国家卫生和计划生育委员会"十三五"规划教材

全 国 高 等 学 校 教 材

供 麻 醉 学 专 业 用

麻醉解剖学 第4版

Anaethesioanatomy

主　编　张励才

副主编　曹焕军　马坚妹

编　委　(以姓氏笔画为序)

马　宇（第二军医大学长海医院）　　　张剑凯（广东医科大学）

马坚妹（大连医科大学）　　　　　　赵小贞（福建医科大学）

王红军（徐州医科大学）　　　　　　赵志英（包头医学院）

付升旗（新乡医学院）　　　　　　　姚柏春（湖北医药学院）

李启华（赣南医学院）　　　　　　　唐朝辉（中南大学湘雅医院）

李昌琪（中南大学湘雅医学院）　　　曹俊平（徐州医科大学）

余崇林（西南医科大学）　　　　　　曹焕军（潍坊医学院）

宋焱峰（兰州大学基础医学院）　　　鲁显福（安徽医科大学第一附属医院）

张励才（徐州医科大学）　　　　　　雒　珉（山西医科大学）

编写秘书　王松山（徐州医科大学）

人民卫生出版社

图书在版编目（CIP）数据

麻醉解剖学/张励才主编. —4 版. —北京：人民卫生
出版社,2016
全国高等学校麻醉学专业第四轮规划教材
ISBN 978-7-117-22440-6

Ⅰ.①麻… Ⅱ.①张… Ⅲ.①麻醉学-人体解剖学-
高等学校-教材 Ⅳ.①R614②R322

中国版本图书馆 CIP 数据核字(2016)第 075080 号

| 人卫社官网 | www.pmph.com | 出版物查询，在线购书 |
| 人卫医学网 | www.ipmph.com | 医学考试辅导，医学数据库服务，医学教育资源，大众健康资讯 |

麻醉解剖学
第 4 版

主　　编：张励才
出版发行：人民卫生出版社（中继线 010-59780011）
地　　址：北京市朝阳区潘家园南里 19 号
邮　　编：100021
E - mail：pmph @ pmph. com
购书热线：010-59787592　010-59787584　010-65264830
印　　刷：北京铭成印刷有限公司
经　　销：新华书店
开　　本：850×1168　1/16　　印张：23
字　　数：618 千字
版　　次：2000 年 5 月第 1 版　　2016 年 6 月第 4 版
　　　　　2024 年 9 月第 4 版第 13 次印刷（总第 33 次印刷）
标准书号：ISBN 978-7-117-22440-6/R·22441
定　　价：75.00 元

打击盗版举报电话：010-59787491　E-mail：WQ @ pmph. com
（凡属印装质量问题请与本社市场营销中心联系退换）

全国高等学校麻醉学专业规划教材，是国家教育部《面向21世纪麻醉学专业课程体系和教学内容改革研究》课题的重要组成部分，2000年、2005年和2011年分别出版了第一轮、第二轮和第三轮，为我国麻醉学的发展作出了重要贡献。为适应我国高等医学教育改革的发展和需要，在广泛听取前三版教材编写及使用意见的基础上，2015年4月，全国高等学校麻醉学专业第四届教材编审委员会成立，讨论并确立本科麻醉学专业本轮教材种类及编委遴选条件等。全国一大批优秀的中青年专家、学者、教授继承和发扬了老一辈的光荣传统，以严谨治学的科学态度和无私奉献的敬业精神，积极参与本套教材的修订与编写工作，并紧密结合专业培养目标、高等医学教育教学改革的需要，借鉴国内外医学教育的经验和成果，不断创新编写思路和编写模式，不断完善表达形式和内容，不断追求提升编写水平和质量，努力实现将每一部教材打造成精品的追求，以达到为专业人才的培养贡献力量的目的。

第四轮教材的修订和编写特点如下：

1. 在广泛听取全国读者的意见，深入调研教师与学生的反映与建议基础上，总结并汲取前三轮教材的编写经验和成果，进行了大量的修改和完善。在充分体现科学性、权威性的基础上，科学整合课程，实现整体优化，淡化学科意识，注重系统科学。全体编委互相学习，取长补短，通盘考虑教材在全国范围的代表性和适用性。

2. 依然坚持教材编写"三基、五性、三特定"的原则。

3. 内容的深度和广度严格控制在教学大纲要求的范畴，精练文字，压缩字数，力求更适合广大学校的教学要求，减轻学生的负担。

4. 为适应数字化和立体化教学的实际需求，本套规划教材除全部配有网络增值服务外，还同步启动编写了具有大量多媒体素材的规划数字教材，以及与理论教材配套的《学习指导与习题集》，形成共7部21种教材及配套教材的完整体系，以更多样化的表现形式，帮助教师和学生更好地学习麻醉学专业知识。

本套规划教材将于2016年6月全部出版发行，规划数字教材将于2016年9月陆续出版发行。希望全国广大院校在使用过程中，能够多提宝贵意见，反馈使用信息，以逐步修改和完善教材内容，提高教材质量，为第五轮教材的修订工作建言献策。

为适应高等医学教育事业信息化、数字化步伐，进一步满足院校教育改革需求和新时期麻醉学专业人才培养需要，全国高等学校麻醉学专业第四届教材编审委员会和人民卫生出版社在充分调研论证的基础上，在全国高等学校麻醉学专业第四轮规划教材建设同时启动首套麻醉学专业规划数字教材建设。全套教材共7种，以第四轮规划教材为蓝本，借助互联网技术，依托人卫数字平台，整合富媒体资源和教学应用，打造麻醉学专业数字教材，构建我国麻醉学专业全媒体教材体系。

本套数字教材于2015年7月31日召开了主编人会，会议确定了在充分发挥纸质教材优势的基础上，利用新媒体手段高质量打造首套麻醉学专业数字教材。全部纸质教材编写团队均参与数字教材编写，并适当补充懂技术、有资源的专家加入编写队伍，组成数字教材编写团队。2015年年底前，全套教材均召开了编写会，确定了数字教材的编写重点与方向，各教材主编认真把握教材规划，全体编委高度重视数字教材建设，确保数字教材编写的质量。

本套数字教材具有以下特点：

1. 坚持"三基、五性、三特定"的编写原则，发挥数字教材优势，服务于教育部培养目标和国家卫生计生委用人需求，并紧密结合麻醉学专业教学需要与特点，借鉴国内外医学教育的经验特点，创新编写思路及表达形式，力求为学生基础知识掌握与临床操作能力培养创造条件。

2. 创新媒体形式，融合图片、视频、动画、音频等多种富媒体形式，使教材完成从纸质向全媒体转变。全新的数字教材支持个人电脑、平板电脑、手机等多种终端，在满足一般的阅读学习需求外，还可实现检索、测评、云笔记、班级管理等功能。

3. 数字教材可不断地优化及更新。数字教材具有数字产品的优势，支持内容的更新发布和平台功能的优化升级，期望紧跟时代的发展，为广大读者提供更加优质的服务及用户体验。

全国高等学校麻醉学专业规划数字教材在编写出版的过程中得到了广大医学院校专家及教师的鼎力支持，在此表示由衷的感谢！希望全国广大院校和读者在使用过程中及时反馈宝贵的使用体验及建议，并分享教学或学习中的应用情况，以便于我们进一步更新完善教材内容和服务模式。

国家级医学数字教材

国家卫生和计划生育委员会"十三五"规划数字教材

全国高等学校本科麻醉学专业规划数字教材

麻醉解剖学
Anaethesioanatomy

主　编　张励才　曹焕军

副主编　马坚妹　宋焱峰　赵志英　马　宇

编　委　(以姓氏笔画为序)

于剑锋 (潍坊医学院)	张剑凯 (广东医科大学)
马　宇 (第二军医大学长海医院)	范　凯 (大连医科大学)
马坚妹 (大连医科大学)	赵小贞 (福建医科大学)
王红军 (徐州医科大学)	赵志英 (包头医学院)
付升旗 (新乡医学院)	姚柏春 (湖北医药学院)
李启华 (赣南医学院)	唐朝辉 (中南大学湘雅医院)
李昌琪 (中南大学湘雅医学院)	曹俊平 (徐州医科大学)
杨　涛 (第二军医大学长海医院)	曹焕军 (潍坊医学院)
余崇林 (西南医科大学)	鲁显福 (安徽医科大学第一附属医院)
宋焱峰 (兰州大学基础医学院)	雒　珉 (山西医科大学)
张励才 (徐州医科大学)	

编写秘书　王松山 (徐州医科大学)

全国高等学校麻醉学专业第四轮规划教材目录

规划教材目录

序号	书名	主编		副主编		
1	麻醉解剖学（第4版）	张励才		曹焕军	马坚妹	
2	麻醉生理学（第4版）	罗自强	闵 苏	曹 红	刘菊英	张 阳
3	麻醉药理学（第4版）	喻 田	王国林	俞卫锋	杨宝学	张 野
4	麻醉设备学（第4版）	连庆泉		贾晋太	朱 涛	王晓斌
5	临床麻醉学（第4版）	郭曲练	姚尚龙	衡新华	王英伟	高 鸿
6	危重病医学（第4版）	邓小明	李文志	袁世荧	赵国庆	缪长虹
7	疼痛诊疗学（第4版）	郭 政	王国年	熊源长	曹君利	蒋宗滨

规划数字教材目录

序号	书名	主编			副主编			
1	麻醉解剖学	张励才	曹焕军		马坚妹	宋焱峰	赵志英	马 宇
2	麻醉生理学	罗自强	闵 苏		曹 红	刘菊英	张 阳	汪萌芽
					顾尔伟	张良清		
3	麻醉药理学	王国林	喻 田		李 军	张马忠	董海龙	
4	麻醉设备学	连庆泉	李恩有		贾晋太	朱 涛	王晓斌	赵仁宏
					阮肖晖			
5	临床麻醉学	郭曲练	姚尚龙	于布为	王英伟	高 鸿	郑 宏	赵 晶
					戚思华			
6	危重病医学	李文志	袁世荧	邓小明	赵国庆	缪长虹	刘克玄	于泳浩
					张 蕊	思永玉		
7	疼痛诊疗学	郭 政	傅志俭		熊源长	曹君利	蒋宗滨	冯 艺

学习指导与习题集目录

序号	书名	主编			副主编		
1	麻醉解剖学学习指导与习题集（第3版）	张励才			赵小贞	王红军	
2	麻醉生理学学习指导与习题集	闵 苏	张 阳	罗自强	曹 红	刘菊英	王凤斌
3	麻醉药理学学习指导与习题集	喻 田	王国林		俞卫锋	杨宝学	张 野
4	麻醉设备学学习指导与习题集	连庆泉	李恩有		贾晋太	朱 涛	王晓斌
					赵仁宏	阮肖晖	
5	临床麻醉学学习指导与习题集	郭曲练	姚尚龙	刘金东	郑 宏	李金宝	戚思华
6	危重病医学学习指导与习题集	李文志	朱科明	于泳浩	刘敬臣	思永玉	徐道妙
7	疼痛诊疗学学习指导与习题集	王国年	曹君利	郭 政	杨建新	王祥瑞	袁红斌

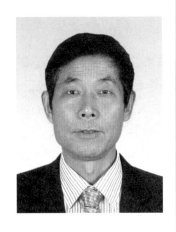

张励才

男,1955 年 8 月生,江苏省新沂市人。徐州医科大学二级教授,博士生导师,国务院特贴专家、江苏省教学名师、首届徐州医科大学大学生最喜爱老师。现任中国高等教育学会麻醉学教育学组常务理事,中国解剖学会神经解剖学专业委员,中华医学会疼痛学会委员、江苏省解剖学会副理事长,江苏省麻醉学重点实验室副主任,徐州医科大学麻醉解剖学教研室主任。曾任徐州医科大学麻醉学院党委书记、副院长,徐州医科大学麻醉学国家教学团队、国家重点学科建设点、国家特色专业首席带头人。

从事教学工作 35 年,承担本科、硕士、博士不同层次、不同专业《系统解剖学》《局部解剖学》《麻醉解剖学》《护理解剖学》《麻醉与镇痛神经生物学》《临床科研设计》等多种课程。主编《麻醉解剖学》《麻醉与镇痛的神经生物学》《气管插管通道应用解剖学》等多部本科生、研究生教材;主持完成国家、省部级课题 12 项,在国际上首先发现并命名接触脑脊液神经核,发表学术论文 100 余篇,获江苏省科学技术一等奖、教育部自然科学二等奖、江苏省教学成果二等奖、江苏省教学成果特等奖和国家教学成果二等奖各一项。1997 年起担任研究生导师,迄今指导硕、博士研究生百余人,学子遍布海内外。

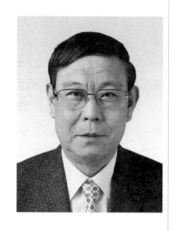

曹焕军

　　男,1955 年 6 月出生于山东省安丘市。现任麻醉学硕士研究生导师、教授;曾任潍坊医学院麻醉学系主任、党总支书记。系中国解剖学会会员、山东解剖学会会员、山东麻醉质控中心常务委员,山东省疼痛学会会员、潍坊市麻醉学会副主任委员。

　　从事人体解剖学、麻醉解剖学教学、科研工作 39 年。在国内学术期刊上发表论文 42 篇,参编教材 5 部。其中参编国家卫生和计划生育委员会规划教材《麻醉解剖学》1、2、3 版的编写工作,主编《麻醉学专业基础课》和《麻醉学专业临床课》教材二部。获山东省、教育厅、潍坊市科技进步二、三等奖共五项。

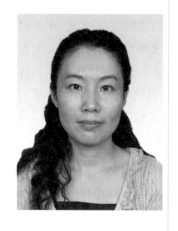

马坚妹

　　女,1968 年 8 月生,博士,教授,博士生导师,辽宁省特聘教授,大连医科大学基础医学院副院长,中国神经解剖学专业委员会委员,《神经解剖学杂志》编委。

　　从事解剖学教学 25 年,主讲以五年制、七年制、留学生、研究生等多层次为对象的“系统解剖学”“局部解剖学”等多门课程。主要从事分子神经生物学神经胶质功能与疾病的研究,在国内、外发表学术论文 40 余篇。主持多项国家自然科学基金、辽宁省自然科学基金、辽宁省教育厅、大连市优秀青年基金等科研项目,曾获辽宁省科技进步二等奖、三等奖和大连市科技进步二等奖等科技奖项。

一本好的教材应该做到内容与时俱进,实践便于参考,学生好学,教师好教。本教材努力向此目标迈进。麻醉解剖学历经 30 余年的创新与实践,积累了丰富的经验,本教材也是这些经验的结晶。

教材共分十一章,各章以局部结构为基础,紧密地融入了麻醉实践如血管穿刺、神经阻滞、气管插管等所特需的应用解剖学知识。内容既包含人体配布规律的基础知识,又彰显了临床实践的应用特色,同时也反映了麻醉与镇痛领域解剖学研究的最新进展。本教材不仅是学习后续课程的桥梁,也是整个麻醉学的主干课程之一。由于增加了一些临床专家作为编委,也使其临床应用内容更加贴合实际。特别是解剖实地操作部分,更加注重临床麻醉与镇痛的模拟训练。

教材共选图片 280 幅。其中新增 13 幅,更换 5 幅,原图修订 8 幅。除纸质教材外,还为读者提供了配套的学习指导与习题集,以及进一步拓展的数字化教材和网络增值服务 PPT。这将为读者采取多种方式学习提供更大的方便。

麻醉解剖学是一门实践性很强的课程,实地解剖是医学生不可缺少的内容。各校也可根据培养目标与层次,辅以挂图、标本、模型、多媒体课件等手段,自行选定相关内容以相应的学时进行学习。教学安排以 90~100 学时为宜。

本教材主要为麻醉学专业本科学生用,也可作为麻醉科住院医师培训、职称晋升、研究生考试和临床麻醉与疼痛诊疗医师的参考书。

本教材在编写过程中得到了各参编单位和徐州医科大学各级领导的大力支持与关心,在此一并表示衷心的感谢。

各位编委以高度负责的精神参与本教材的修订,花费了巨大的心血。编写秘书、责任编辑也在形式整理上付出了辛勤的劳动。教材历经个人初修、交换互审、副主编再审、主编通读完善等反复修订程序,质量得到了空前地提高。尽管如此,错讹之处依然难免,敬请广大读者不吝赐教。

张励才

2016 年 5 月

目录

27

随着医学领域的不断拓展,现代麻醉学已从单纯的手术麻醉,逐步扩展到急救与复苏、围术期的危重病监测与治疗、疼痛的诊断与治疗、药物成瘾、依赖与戒断的防治、麻醉医学工程、麻醉护理等不同的领域。进入新世纪以来,随着"无痛医院,舒适医疗"理念的提出,麻醉不再局限于与传统的手术科室相关,也深入或即将深入医疗工作的各个角落。毋庸置疑,人体解剖学是整个医学包括麻醉学的基础,随着临床麻醉工作领域的拓展,与之相应的解剖学知识也在增加。

在人体解剖学的形成和发展过程中,随着研究方法的革新,认识观点的发展和应用范围的开拓,新的学科分支不断形成。例如,**人体断面与影像解剖学** human sectional and imaging anatomy是随着影像医学的发展而诞生的,而**运动解剖学** sports anatomy 则是体育专业的主干课程。

一、麻醉解剖学的发展史

麻醉解剖学是一门新兴科学,其诞生与发展历史不长。早在 1963 年,国外可见的参考书仅有 Black well Scientific Publications 出版的由 Harold Ellis 和 Stanley Feldman 编写的 *Anatomy for Anaesthetists*。其内容主要包括呼吸道、肺、胸壁与膈,心及大静脉,椎管及其内容物和周围神经等四部分。至 2013 年历经 9 次修订,新版 *Anatomy for Anaesthetists* 除了前述四部分内容外,又新增了自主神经系统、疼痛解剖学、麻醉相关带以及临床提示、超声解剖学等内容。该书为麻醉学工作者的临床实践提供了有价值的参考。但该书并非教科书,也未建立起麻醉解剖学的基本概念。

作为教科书的《麻醉解剖学》是随着我国麻醉学高等教育的建立而诞生的。20 世纪 80 年代初,改革开放极大地促进了我国卫生事业的快速发展,体外循环、器官移植等先进技术的引进使得手术科室的医疗水平迅猛提高,而与之匹配的麻醉从业人员却无法应对面临的挑战。他们中 80% 以上为中专以下学历,未经医学训练者甚至占有相当大的比例。全国达到麻醉专科医师(相当于主治医生)水平者不足千人,而与此同时,美国麻醉医师则超过 17 000 人。这种现象不仅严重制约我国整体医疗水平的提高,而且令我国与发达国家的差距越来越大。完全照搬发达国家的麻醉医师培养模式,即在获得医学博士的基础上进一步经 3 年以上规范化住院医师和若干年专科医师培训,显然无法解决我国高水平麻醉学人才极度短缺的燃眉之急,而直接创办麻醉学本科教育,无疑是快出人才和提升人才质量的最有效途径。

1986 年具有中国特色的麻醉学本科教育经国家教育委员会批准在国内首创。麻醉学专业学生除了学习临床医学生所必修的公共基础课、专业基础课和临床专业课以外,经专家论证还需特别学习《麻醉解剖学》《麻醉生理学》《麻醉药理学》《临床麻醉学》《危重病监测与治疗学》《疼痛诊疗学》和《麻醉设备学》等 7 门主干课程。

我国最早的《麻醉解剖学》是由徐州医科大学石中梁教授和中国医科大学盛卓仁教授在

1986 年编写的。经部分院校试用 4 年后,先后又做了 2 次修订,分别由中国医药科技出版社(1990)和上海科技文献出版社(1995)出版,供全国高校麻醉学专业用。教材体例和内容与 Harold Ellis 和 Stanley Feldman 编写的第 5 版 *Anatomy for Anaesthetists* 类似,主要包括呼吸道、心脏、椎管和周围神经等四部分,该教材为麻醉学人才的培养做出了重要贡献。

进入 21 世纪,《麻醉解剖学》首次被列入教育部面向 21 世纪课程教材和卫生部规划教材,并由人民卫生出版社(2000)出版。麻醉解剖学的概念第一次得到明确,其内容历经 3 次修订(2005、2010、2015)而变得更加实用。

二、麻醉解剖学的概念与内容

麻醉解剖学 anaethesioanatomy 是从麻醉学的角度研究人体局部配布规律及临床应用的一门科学。确切地说,它是人体解剖学的分支。由于它侧重关注与麻醉相关的人体形态学的基本理论、基本知识和基本技能,因而也可以说它是现代麻醉学的重要组成部分。

麻醉解剖学的内容既包括作为临床医学生必修的**局部解剖学** topographic anatomy 知识,同时还包括临床麻醉实践所特需的**应用解剖学** applied anatomy 知识。一方面通过对人体表面标志的摸认、器官体表投影的度量、脏器位置毗邻的观察、血管神经走向的辨识以及局部层次结构的剖查,了解、熟悉和掌握人体局部结构的配布规律;另一方面,还要特别关注在临床麻醉实践中常用的解剖学结构。例如:①动、静脉血管穿刺的定位;②周围神经阻滞的定位;③重要腔隙(如胸膜腔、心包腔等)的定位;④气管插管通道的解剖(含小儿气道的特点);⑤椎管的内容及其穿刺入路;⑥血液循环与灌注的解剖学基础;⑦痛与镇痛的细胞与分子解剖学;⑧常见手术反射的解剖学基础等。这些内容大多融于相应的局部解剖之中,有的也独立成章。可见现行的麻醉解剖学既区别于传统的局部解剖学,也不同于国外学者编写的参考书 *Anatomy for Anaesthetists*,而是两者的有机统一。

学习麻醉解剖学的目的,是要熟悉和掌握人体局部结构的配布规律以及临床麻醉实践专用的解剖学知识,为学习后续课程和将来临床实践提供必备的基本理论、基本知识和基本技能。麻醉解剖学在整个麻醉学的知识体系中占有重要地位,它是麻醉学专业特设的 7 门课程之一,既是麻醉学专业学生学习后续课程的桥梁,也是麻醉学工作者从事临床实践不可缺少的知识基础。

三、人体基本分区和结构概况

建立人体基本分区的概念,熟悉人体局部层次结构与器官配布的关系,对麻醉与镇痛的科学操作、精确定位、准确记述等临床实践是十分必要的。

(一) 人体基本分区

人体基本分区是人为做出的。目的是为了方便记述,避免混乱,实际上相邻区域之间并无截然界限。

人体从外形上可分头、躯干、四肢等若干个大的局部。每一大的局部又可分为较小或更小的局部。如头部又分为颅、面两部,躯干包括颈、胸、腹、盆、会阴等部,颈部又可分为颈前、颈后(项)和颈外侧区,胸、腹、盆部又可分为胸、腹、盆壁和胸、腹、盆腔等。四肢包括上肢和下肢,上肢可分为上肢根和自由上肢两部,后者再分为臂、前臂、手三部。本教材为解剖观察方便起见,将上肢分为肩、臂、肘、前臂和手等部。肩部又分为腋区、三角肌区和肩胛区;臂、肘、前臂合并分为前、后两区;手部分为手掌和手指掌面、手背和手指背面两部。下肢分为臀、股、膝、小

腿、踝、足等部。基于上述同样的理由,本教材将股、膝、小腿、踝合并再分为前、后两区,而足则
分为足背与足底。

尽管人体基本分区的划分是人为做出的,甚至可根据需要做出其他划分,但又是具有科学
依据、约定成俗和国际通认的,因而不可随意编造,以免混乱导致误解。

(二) 人体结构概况

系统解剖学是以功能系统为单元来认识人体结构的,而临床实践特别是麻醉与镇痛的操作
更多的是以局部结构为基础的。不同系统的结构可在相同局部有机地配布,从而使人体局
部结构更加复杂多变。但任何局部不外乎由皮肤、筋膜、肌肉、骨、血管、神经和脏器这些部件
组成。

1. **皮肤**skin　覆于体表,可分两层,浅层为上皮构成的表皮,深层为致密结缔组织构成的
真皮。真皮突起无数乳头,嵌入表皮,真皮与其深侧的皮下组织借结缔组织纤维细束(皮肤支
持带)相连。身体各处皮肤厚薄不一,厚者可达 3~4mm,薄者不到 2mm。一般而言,肢体屈侧
皮肤较薄,伸侧较厚,但手足相反。手掌、足底与项、背部皮肤最厚,眼睑、阴茎、小阴唇皮肤最
薄。由于机体各部的运动方向不同,造成局部皮肤的纹理也各不相同。临床上手术切口方向
的选择应尽量与局部皮纹方向一致。特别是在面部等体表或特殊功能区,保持切口方向与皮
肤纹理的一致对于术后功能的恢复和美观等是十分重要的。

2. **浅筋膜**superficial fascia　位于皮肤下面,故又称**皮下筋膜**subcutaneous fascia 或**皮
下组织**subcutaneous tissue,由疏松结缔组织构成,新鲜状态下呈黄色,这是由于富含脂肪的
缘故。浅筋膜在不同个体、不同部位厚薄差异很大。除眼睑、乳头及男性外生殖器等处的浅筋
膜不含脂肪外,其余各部位均含有多少不等的脂肪。儿童、肥胖者浅筋膜较厚,脂肪丰富;老
年、瘦弱者则反之。同一个体不同部位也不一致,腹壁、臀部较厚,眼睑、阴茎则较薄。

浅筋膜中有浅的动脉、静脉、淋巴管、淋巴结和皮神经分布,它们往往结伴而行。浅动脉一
般细小,与之伴行的浅静脉则相对较粗。在某些局部,有的浅静脉相当粗大,且一般不与动脉
伴行,这对于静脉穿刺注射显然是有利的。皮下淋巴管丰富、细小、壁薄、透明,通常难以辨认。
在浅淋巴管经过的某些部位可以见到浅淋巴结,如在头颈、腋窝、腹股沟等处常可见聚集成群
的浅淋巴结。皮神经先在深筋膜深侧,然后穿至深筋膜浅面,在浅筋膜层内经行,其细支可进
一步浅出分布于皮肤。

3. **深筋膜**deep fascia　又名**固有筋膜**fascia propria,位于浅筋膜的深面,是致密的纤维
组织膜,主要由胶原纤维构成,并含有少量弹性纤维和网状纤维。深筋膜包括各部肌块的浅面
和深面,可形成**肌鞘**muscle sheath,如竖脊肌鞘;有的深筋膜包裹大血管形成**血管鞘**vagina
vasorum,如股鞘;有的深筋膜包裹大血管与神经干形成**血管神经鞘**vaso neurolemma,如腋
鞘和颈动脉鞘;有的深筋膜包裹脏器或腺体形成**鞘**sheath 或**囊**tunic,如甲状腺鞘(或甲状腺假
被囊)。在四肢,深筋膜向深部发出膜片,连于骨,分隔肌群,特称**肌间隔**。肌间隔与骨(骨膜)
之间还可以形成**骨筋膜鞘**。深筋膜的厚薄强弱在身体各部也有不同,躯干部较弱,四肢部较
强,上肢部较弱,下肢部较强。腕、踝部的深筋膜特别增厚并附着骨,形成**支持带**tenaculum,
对行于其深面的肌腱有约束作用。有的部位,深筋膜作为肌肉的起点,因而增强,呈腱样结构,
如腰背筋膜、髂胫束等。在感染时这些筋膜鞘一方面可以潴留积液(脓)而阻止感染的扩散,
另一方面又可以使感染沿筋膜鞘或筋膜间隙按一定方向蔓延。而利用上述特点,将局麻药物
引入鞘内,理论上可以达到最佳的神经阻滞效果。因此,认识深筋膜形成的这些结构,对于理
解诊断感染蔓延和脓液扩散的途径以及实施神经鞘内的局麻阻滞都有重要的临床意义。

4. **肌**muscle　这里主要指骨骼肌,骨骼肌可分**肌质**与**腱质**两部。肌质主要由肌细胞构
成。肌细胞是一种特殊分化的细胞,呈细长的纤维状,通称**肌纤维**muscle fiber。在显微镜下

观察,肌纤维显有明暗相间的横纹,所以,骨骼肌又可称为横纹肌。腱质由强韧的腱纤维组织构成,主要成分是胶原纤维,连附于骨面或筋膜上,既有很强的牢固性,又有很大的抗牵引力。每块肌肉均有血管、神经分布,它们常相互伴行,并在肌的特定部位进入肌内,该部称为**血管神经门**nervus vascularis gate,它对带血管蒂的肌移植具有重要意义。

5. **内脏**viscera 内脏器官按结构可分两类,一类为中空性器官,腔壁为分层结构,如呼吸道、消化道、泌尿生殖道的器官;另一类为实质性器官,大多是分叶性结构,如肝、胰、肾、睾丸等,也有的实质性器官不分叶,如卵巢。实质性器官的血管、神经一般集中一处进出脏器,此出入处为该脏器之"门"。

6. **脉管**blood vessel 包括动脉、静脉、淋巴管,它们常与神经伴行。

(1) **动脉**artery 管径较伴行静脉为小,壁厚,腔圆,有弹性;尸体动脉颜色发白,管腔空虚。

(2) **静脉**vein 中、小血管,一条动脉常有两条伴行静脉。与动脉相比,静脉管径相对较粗,壁较薄少弹性,内腔面多有瓣膜,并且吻合丰富;尸体静脉多因充满凝血,呈紫蓝色。

(3) **淋巴管**lymphatic vessel 径细、壁薄,内腔有瓣。

(4) **淋巴结**lymphatic node 插入淋巴管经过之中,正常时小的如芝麻,大的如蚕豆,颜色灰红,实质性,硬度如煮熟的蚕豆。

7. **神经**nerve 包括中枢神经和周围神经两个部分。中枢神经包括脑和脊髓,分别位于颅腔和椎管之中,并为脑和脊髓的被膜所封裹。它们都是实质性结构,由大量的神经细胞、神经胶质和血管构成。

周围神经连于脑和脊髓,分布于相应器官,一般为白色索条状,有的吻合成为网、丛。它们无弹性、无管腔,在一定部位膨大形成神经节。周围神经由神经纤维组成,许多纤维集为一束,若干束结合而成一条神经。神经节则由神经节细胞体集聚而成。

在尸体解剖过程中,往往会遇到器官结构的变异和畸形,应注意发现和观察。

四、常用解剖器械的使用和操作技术要领

解剖操作是医学生必须掌握的基本技术之一,能否正确运用,不仅影响解剖观察与学习效果,同时也对培养学生科学态度和将来从事临床工作良好的习惯具有一定影响。因此应认识常用的解剖器械并掌握正确的使用方法。

(一) 常用解剖器械及其使用方法

尸体解剖常用的基本工具是刀、镊、剪、血管钳等(图 1-1),这些器械与手术用具基本一致。

1. **解剖刀**scalpel 尸体解剖通常使用专门的解剖刀,目前多用手术刀代替。一般以刀刃切开皮肤、切断肌肉和其他软组织,以刀尖修洁血管和神经,以刀柄钝性分离组织。持刀方式可随不同需要而异。切皮肤时宜用抓持法,亦称之为"操琴法",如操提琴弓状,即将刀柄捏于拇指与中、环、小三指之间,示指指腹压在刀背上,刀刃与皮肤垂直,用均衡的腕力切开皮肤(图 1-2A)。修洁血管神经时,多采用执笔法,如执钢笔状,即用拇、示指尖与中指末节的桡侧缘夹持刀柄,运用指骨间关节和掌指关节的小幅度动作,沿血管、神经支修剔(图 1-2B)。

2. **镊子**forceps 分有齿镊和无齿镊两种。前者用于夹持皮肤或较坚硬的结构,后者用以夹持神经、血管及其他软组织。正确的持镊方法是,将镊柄夹于拇指与示指、中指指腹之间,用手指力量捏紧(图 1-2C)。解剖镊使用时不可用力旋扭,以免镊齿对合不良。

3. **剪**scissors 常用的有圆头剪和尖头剪两种,前者用于分离组织;后者用于剪断较坚韧

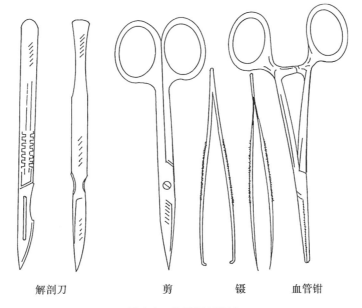

图 1-1　常用解剖器械

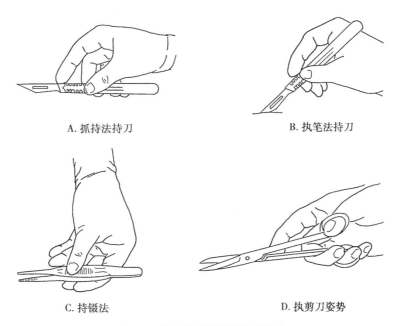

A. 抓持法持刀

B. 执笔法持刀

C. 持镊法

D. 执剪刀姿势

图 1-2　常用解剖器械的使用方法

结构,如肌腱、韧带等。持剪方法应将拇指与环指分别套入剪柄环内,示指末节贴于剪的关节处(图 1-2D)。持剪方法也适用于血管钳和持针器等。

4. 血管钳 hemostatic forceps　分全齿钳、半齿钳、直钳、弯钳等。血管钳通常用于分离血管神经及软组织,在解剖时也可钳夹肌腱、韧带、皮肤等作牵引固定之用。

此外,还可能使用的其他工具,如剪断肋骨的肋骨剪,打开椎管的石膏锯、咬骨钳等。

(二) 解剖操作技术要领

为了观察人体各部的结构情况,通常采用局部、分层剖查法,由浅入深,逐层解剖。一般先结合活体,观察、摸认体表标志,然后切开、剥离皮肤、清除筋膜结缔组织,修去中、小静脉、淋巴管,显露肌肉、动脉、神经和脏器等,必要时还要切断肌肉,卸下脏器,凿开骨块,剖查器官的内部结构。

1. **皮肤解剖法**　先浅划切线,再沿切线切开皮肤。于两条切线相交处牵起皮肤的一角,用刀沿致密的真皮与疏松的皮下组织之间切断皮肤支持带,剖离皮片,掀起皮肤(图 1-3)。如不需仔细解剖皮下结构,可将皮肤连同皮下组织一齐掀起,直接暴露深筋膜。

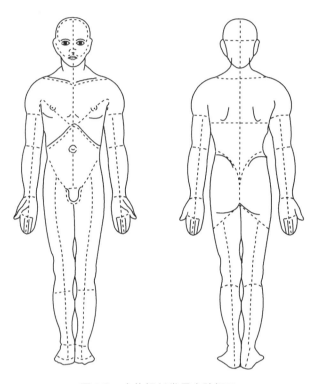

图 1-3　人体解剖常用皮肤切口

2. **皮下结构解剖法**　解剖皮下结构的目的是暴露浅静脉、皮神经等。浅静脉在浅筋膜层中走行,沿其行经处切开纤维脂肪组织即可显露。皮神经初在浅筋膜深处潜行,逐渐分支浅出,可由皮神经穿出深筋膜处开始,向神经末梢端追寻。重要的浅静脉与皮神经检出后,予以保留,其余脂肪、纤维组织与小静脉一律修去,暴露深筋膜。

3. **肌解剖法**　解剖肌的目的是观察肌的位置、形态、起止、肌质与腱质的分布、肌纤维的方向以及血管神经分布,进而领会其作用。为此,必须修出肌肉的境界,清除肌表的结缔组织。肌的起止点,有的位置较深,不必深究。肌的血管、神经多从深面入肌,掀起肌时应予以留意,重要肌的血管神经应予剖出,以利观察学习。有时为了观察深部结构,需要切断肌。通常在近起点处切断,但根据需要也可在肌腹或止端切断。应尽量保持肌与其血管、神经的完整性。

4. **血管神经解剖法**　解剖血管、神经的目的是认明血管、神经的起始、经过、分支和分布。为此应清除中、小静脉、淋巴结和结缔组织,以充分显露动脉和神经。剖查时应从粗的一端开始,沿血管、神经经过,直到其进入器官为止。操作宜先用钝性分离法,如欲去除静脉、淋巴、结缔组织,必先分离清楚,用镊尖夹起,确认无动脉或神经连附时,方可在直视下清除。较大的静脉切除时须先在切除段的两端分别作双重结扎,在双扎线间将血管切断去除,以免淤血挤出沾染周围结构。

5. **脏器解剖法**　解剖脏器的目的是观察脏器的位置、形态、结构与血管、神经分布。故首先需原位暴露,观察其所在位置、体表定位、邻接关系、浆膜配布与表面形态,进而剖查其血管、神经,必要时可断离血管、神经及其他固定装置,完整地卸下脏器予以观察复认,或可进一步切开脏器,观察其内腔与腔壁结构或切面的形态。

6. 麻醉解剖学的特殊解剖法 如解剖大中血管、神经干等,在解剖前可行体表定位的度量,血管的模拟穿刺;神经干模拟阻滞可先向阻滞部位注射染料,然后再行解剖并验证其准确性。如解剖椎管及其内容亦可于解剖前通过注射染料模拟各种穿刺,打开椎管后再进行验证。从而增强学习兴趣,提高学习效果。

五、学习麻醉解剖学的基本要求

学习麻醉解剖学必须坚持理论与实践相结合的原则,即以书本知识为指导,通过解剖操作,培养与提高观察、独立思考、实际动手以及临床应用能力。

1. 思想要重视 尸体解剖是认识人体局部结构最基本、最有效的方法,并能为临床麻醉快速、准确的操作提供相应的解剖基础。因此,必须从思想上高度重视,要不怕脏腻,不怕甲醛刺激,敢于动手,勤于动手。

2. 解剖前要预习 解剖前预习是保证剖查效果的必要前提。每次解剖前,学生必须阅读教材,参考有关图谱和示范标本,甚至复习系统解剖学的有关知识,了解将要剖查局部的结构概况和大致的操作步骤,做到心中有数。

3. 操作要认真 解剖操作的结果和质量直接影响对局部结构的观察和认识。学生必须严格按照操作技术要求和各局部的解剖步骤依次进行,需要剖查的各种结构都应解剖清楚,充分暴露,切忌盲目切割。

4. 观察要仔细 观察辨认局部结构是解剖操作的中心目的。解剖时必须一边操作,一边观察思考,通过剖查、摸认,熟悉和掌握局部结构。

5. 分工要明确 分工合作是解剖课堂教学紧张有序的重要保证。鉴于尸源匮乏,同学在解剖尸体时,一般不可能人人同时操作,故每次解剖应有明确分工,轮流负责。如执刀、助手、指导、阅读、查图等,各司其职,形成一个团结协作的学习集体。

6. 课后要复习 课后复习是巩固已学知识的有效措施。温故而知新,学生对已学过的解剖知识要经常复习,一是在已解剖过的尸体上再次观察学习,二是可充分利用电视录像、多媒体光盘、学习指导与习题集、数字化教材、慕课、微课等现代化网络资源的学习手段强化复习。

此外,在解剖观察过程中,必须十分注意尊重尸体、保护尸体。仅暴露当次解剖的局部,不宜将尸体全部敞开,以免风干变硬。每次解剖完毕应即包好,并将解剖下的废弃物放到指定的部位,以保持良好的卫生环境。同时,还应遵守实验室的其他规则。

(张励才)

第一节 概 述

一、境界与分部

头部借下颌骨下缘、下颌角、乳突尖端、上项线和枕外隆凸的连线与颈部分界,又以眶上缘、颧弓上缘、外耳门上缘和乳突的连线为界,分为后上方的颅部和前下方的面部。头部以颅骨为基础,外覆皮肤、筋膜和肌肉,颅内容纳脑及其被膜。面部有视器、前庭蜗器、口、鼻等器官。鼻腔与口腔是呼吸、消化道的门户,也是麻醉与急救行气管插管术的路径。头部的血液供应来自颈内动脉、颈外动脉和椎动脉,经颈内静脉回流。淋巴均直接或间接流经颈深淋巴结。神经主要是脑神经,少部分是脊神经颈丛的分支。

二、体表及骨性标志

枕外隆凸 external occipital protuberance 是枕骨外面中央向后的骨性隆起,与枕骨内面的窦汇相对应。枕外隆凸在幼儿时不明显。枕外隆凸有项韧带附着,其下方有枕骨导血管。颅内压增高时此导血管常扩张,施行颅后窝开颅术若沿枕外隆凸做正中切口时,注意勿伤及导血管和窦汇,以免导致大出血。

上项线 superior nuchal line 为枕外隆凸向两侧延伸至乳突的骨嵴,内面适对横窦。

乳突 mastoid process 位于耳垂后方的锥形突起,其根部的前内方有茎乳孔,面神经由此孔出颅。在乳突后部的颅底内面有乙状窦沟,容纳乙状窦。乳突根治术时,应注意勿伤及面神经和乙状窦。

翼点 pterion 为蝶骨大翼、顶骨、额骨及颞骨鳞部相接处,呈 H 形,其中心位于颧弓中点上方 4cm 及额骨颧突后方 3cm 处。翼点是颅骨的薄弱部分,内面有脑膜中动脉前支通过。此处受暴力打击时易发生骨折,常伴有上述动脉的撕裂出血,形成硬膜外血肿。

眉弓 superciliary arch 位于眶上缘上方 1.5cm 的弓状隆嵴。眉弓发育明显者男性约占 95%,女性约占 12.5%,老年人尤为明显。眉弓适对大脑额叶的下缘,其内侧份的深面有额窦。

眶上切迹 supraorbital notch 有时成孔,位于眶上缘内、中 1/3 相交处,距正中线约 25mm,有眶上血管和神经通过。用力按压该处,可引起明显压痛。据国人资料统计,两侧均呈切迹者占 59.2%,两侧成孔者占 36.1%,一侧成孔而另一侧为切迹者占 4.7%。

眶下孔 infraorbital foramen 位于眶下缘中点下约 8.7mm,距正中线约 28.4mm,相当于鼻翼与眼外眦连线的中点处。孔口朝向前下内方,呈卵圆形,纵径平均 5mm,横径平均 3mm。眶下血管、神经由此穿出。

眶下神经阻滞定位 经眶外缘至上唇上缘中点做一连线,再经瞳孔中心做一垂直线,两线的交点即为进针点;进针方向应朝外上、稍偏后,穿刺针与面部中线夹角平均约为 30°

（图 2-1）。

颏孔 mental foramen 位于下颌第一、二前磨牙间的下方，或下颌第二前磨牙根的下方，下颌体上、下缘连线的中点，距面正中线约 30mm。孔口向后外上方，多呈卵圆形，平均纵径 5mm，横径 3mm，有颏神经、血管通过。

颏神经阻滞定位　经瞳孔中心垂直线，与下颌骨上下缘中位线的交点为穿刺点，进针方向应向前内下，稍偏后，与该处皮肤表面的角度约 45°（图 2-2）。颏孔的开口方向可随着年龄增长而逐渐上移和后移，在临床实施阻滞定位时应予考虑。

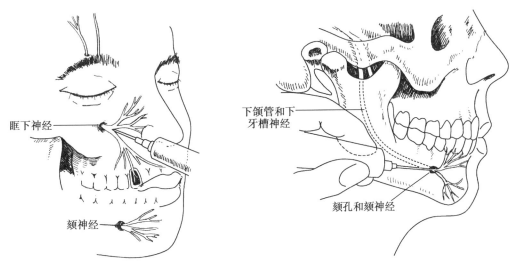

图 2-1　眶下神经的阻滞途径　　　　　　图 2-2　颏神经的阻滞途径

眶上神经、眶下神经和颏神经阻滞简易定位　从下颌第一、二前磨牙之间向上下作一条垂线，眶上孔、眶下孔和颏孔大致位于这条直线上，亦可按此作各神经的阻滞麻醉。

颧弓 zygomatic arch 由颞骨的颧突和颧骨的颞突组成，位于眶下缘和枕外隆凸连线的同一水平面上，全长均可触及。颧弓上缘，相当于大脑半球颞叶前端的下缘。颧弓下缘与下颌切迹间的半月形中点，为咬肌神经封闭及上、下颌神经阻滞麻醉的进针点（详见第二章第三节）。

耳屏 tragus 为耳甲腔前方的扁平突起。在耳屏前方约 1cm 处可触及颞浅动脉的搏动。在它的前方还可以检查颞下颌关节的活动情况。

髁突 condylar process 位于颧弓下方、耳屏的前方，参与构成颞下颌关节。在张、闭口运动时，可触及髁突向前、后滑动。

下颌角 angle of mandible 位于下颌体下缘与下颌支后缘相交处。下颌角位置突出，骨质较为薄弱，为下颌骨骨折的好发部位。

第二节　颅　　部

颅部由颅顶、颅底、颅腔及其内容物等部分组成。颅顶由颅顶软组织和其深面的颅盖骨构成，可分为中间的额顶枕区和左、右颞区。颅底有许多重要的孔道，是神经、血管出入颅的部位。颅腔内容物主要有脑膜、脑血管、脑及脑神经，这些结构容纳在颅底凹凸不平的颅前窝、颅中窝和颅后窝内。

一、颅 顶

（一）额顶枕区

前界为眶上缘，后界为枕外隆凸和上项线，两侧借上颞线与颞区分界。此区的软组织，由浅入深分为5层，即皮肤、浅筋膜（皮下组织）、帽状腱膜及额枕肌、腱膜下疏松结缔组织和颅骨外膜（图2-3）。其中，浅部三层紧密连接，难以分开，因此将此三层合称为"头皮"。

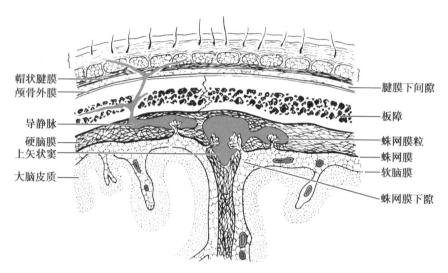

图2-3 颅顶层次

1. **皮肤** 厚而致密，含有大量的毛囊、汗腺和皮脂腺以及丰富的血管。临床上疖肿和皮脂腺囊肿好发于此；外伤时易出血，但创口愈合较快；还可作为植皮的供皮区。

2. **浅筋膜** 由致密的结缔组织和脂肪组织构成，并有许多粗大垂直的纤维束，把皮肤和帽状腱膜紧密连在一起，不易分离，同时将脂肪分隔成无数小格，内有血管和神经穿行。小格内的血管，多被周围结缔组织固定，创伤时血管断端不易自行收缩闭合，故出血较多，常需压迫或缝合止血。感染时渗出物扩散受到限制，张力较大，早期即可压迫神经末梢引起剧痛。

浅筋膜内的血管和神经都是由四周基底部向颅顶走行，按其来源和分布可分为前、后两组（图2-4）。

前组：距正中线约2cm处，有**滑车上动、静脉**和**滑车上神经**。距正中线约2.5cm处，尚有**眶上动、静脉**和**眶上神经**。两动脉均为眼动脉的终支；伴行静脉汇合成为内眦静脉；这些神经为三叉神经第一支眼神经的分支，分布于额、顶区。

滑车上神经的阻滞定位 滑车上神经为额神经的分支，在眶上缘，距正中线2.0cm处为其出眶点，用指尖压之或可诱发出痛点。经此点沿眶内上壁，进针1.5～2.0cm，回抽无血即可注药。

眶上神经的阻滞定位 眶上神经为额神经的分支，在眶上缘，距正中线2.5cm处可触及眶上切迹（孔），用指尖压之可诱发出痛扳机点，沿切迹（孔）刺入0.5cm即可。

后组：有**枕动、静脉**和**枕大神经**等，分布于枕区。枕动脉为颈外动脉的分支；枕静脉汇入颈外静脉；枕大神经为第2颈神经后支的内侧支。

枕大神经阻滞定位 以枕外隆凸与乳突尖连线中点为进针点；针尖向上约45°缓慢推进，当患者诉有放射感时，表明针尖已刺中或接近枕大神经，注药即可。

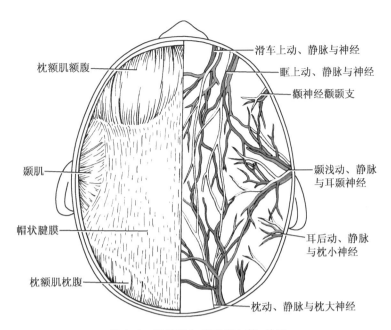

图 2-4　枕额肌和颅顶部血管、神经

由于颅顶的神经分布互相重叠,浅筋膜内有纤维束存在,注射阻力较大,故在局部麻醉时,如仅阻滞一支神经,常得不到满意效果,需扩大神经阻滞的范围。

3. 帽状腱膜 epicranial aponeurosis 和枕额肌　在种系发生上两者原是一层完整的肌肉,现中部为一层宽大的腱膜(即帽状腱膜),仅前后部仍保留着肌腹。前为一对枕额肌的额腹,止于鼻背和眉弓附近的皮肤;后为一对枕腹,起于枕骨上项线的外侧部;两侧逐渐变薄,续于颞浅筋膜。头皮裂伤,伴有帽状腱膜横向断裂时,因枕额肌的收缩,创口裂开较大。缝合头皮时,应将腱膜仔细缝合,以减少皮肤张力,有利于止血和伤口愈合。

4. 腱膜下疏松结缔组织 loose subaponeurotic tissue　又称**腱膜下间隙**,是一薄层疏松结缔组织,其范围较广,前至上眼睑和鼻根,后达上项线。头皮借此层与颅骨外膜疏松连接,因此外伤撕脱头皮时,整个头皮可与深层分离,开颅时可经此间隙将皮瓣游离后翻起。腱膜下间隙内出血或化脓性感染时,可迅速弥散到整个颅顶,瘀斑或脓液可出现于鼻根及上眼睑皮下。此间隙内的静脉,经导静脉与颅骨的板障静脉及颅内的硬脑膜静脉窦相通;若发生感染,还可经上述途径继发颅骨骨髓炎或向颅内扩散,因此腱膜下间隙被认为是颅顶部的"危险区"。

5. 颅骨外膜 pericranium or periosteum　由致密结缔组织构成,借少量结缔组织与颅骨表面相连,手术时较易剥离;但在骨缝处结合牢固,因此骨膜下血肿或感染时,血液或脓液常局限于一块颅骨的范围内。此点可与腱膜下间隙血肿或感染相鉴别。

（二）颞区

位于颅顶的两侧,上界为上颞线,下界至颧弓上缘,前界是额骨颧突和颧骨额突,后界为上颞线的后下段。

此区软组织由浅入深有:皮肤、浅筋膜、颞浅筋膜、颞深筋膜、颞肌和颅骨外膜。

1. 皮肤　前部较薄,后部较厚;移动性较大。手术时无论选择纵行或横行切口,均易缝合,愈合后的瘢痕亦不明显。

2. 浅筋膜　含脂肪组织较少,向上与颅顶浅筋膜相延续,向下续于面部浅筋膜;其内的血管和神经可分为耳前和耳后两组(图 2-4)。

（1）耳前组:有**颞浅动、静脉和耳颞神经**,三者伴行,出腮腺上缘,越颧弓到达颞区;分布于颞区和额顶区。颞浅动脉为颈外动脉的两终支之一,其搏动可在耳屏前方触及;颞浅静脉汇入下颌后静脉;耳颞神经是三叉神经第三支下颌神经的分支。

(2) 耳后组:有**耳后动、静脉和枕小神经**,分布于耳后和颞区后部。耳后动脉起自颈外动脉;耳后静脉汇入颈外静脉;枕小神经来自第2、3颈神经,属颈丛的分支。

3. **颞浅筋膜** 很薄弱,为帽状腱膜的延续,向下至面部逐渐消失。

4. **颞深筋膜** 致密坚韧,覆盖颞肌,上方沿上颞线起于骨膜,向下至颧弓上方分为浅、深两层。浅层附于颧弓的上缘和外面,深层终于颧弓的上缘和内面。两层之间为**颞筋膜(间)间隙**,有脂肪、发自上颌动脉的颞中动脉和伴行的静脉。

5. **颞肌 temporal muscle** 厚,呈扇形,起自颞窝和颞深筋膜深面,前部肌纤维向下,后部肌纤维向前,逐渐集中,经颧弓深面,止于下颌骨的冠突和下颌支前缘与内侧面。颞肌和颞深筋膜坚韧,手术时即使切除其深面的颞骨鳞部,还能对脑膜和脑组织起到足够的保护作用,故开颅减压术常采用颞区入路。颞肌深方有颞深血管和神经。颞深前、后动脉来自上颌动脉,颞深前、后神经来自下颌神经,支配颞肌。

颞肌浅面与颞深筋膜下部之间、颞肌下部深面与颞骨骨膜之间分别称为**颞浅间隙**和**颞深间隙**,其都含有疏松结缔组织和大量脂肪,称为**颞筋膜下疏松结缔组织**。它们经颧弓深面向下与颞下间隙相通,再向前与面部的颊脂体相延续。因此,颞筋膜下疏松结缔组织中有出血或炎症时,可向下蔓延至面部,形成面深部的血肿或脓肿;而面部炎症,如牙源性感染也可蔓延至颞筋膜下疏松结缔组织中。颞深动脉和颞深神经通过颞深间隙进入颞肌。

6. **骨膜 periosteum** 较薄,与颞骨连接紧密,因而此区很少发生骨膜下血肿。

(三) 颅顶骨

颅顶各骨均属扁骨。前为额骨鳞部,后为枕骨鳞部,额、枕骨之间是左、右顶骨,两侧前方小部分为蝶骨大翼,后方大部分为颞骨鳞部。各骨毗邻缘借致密结缔组织连接,形成牢固的**颅骨缝**。

颅顶骨在胚胎发育时期是膜内化骨,出生时尚未完全骨化,因此,在某些部位仍保留膜性结构,如前囟和后囟等处。**前囟**呈菱形,在1~2岁时闭合。**后囟**呈三角形,出生后不久即闭合。

颅顶骨分为外板、板障和内板三层。**外板**较厚,对张力的耐受性较大,而弧度较内板为小。**内板**较薄,质地亦较脆弱。因此,外伤时可出现外板完整,而内板却发生骨折,或外板线形骨折,内板呈粉碎性骨折。内、外板之间的骨松质称为**板障 diploe**,含有红骨髓。在颅骨较薄的部位可缺少板障,如颞鳞和枕鳞等部。板障内有大量的静脉丛,通常每侧吻合成5条主要的板障静脉:①**额板障静脉**;②**颞前板障静脉**,有2条;③**颞后板障静脉**;④**枕板障静脉**。板障静脉无瓣膜,静脉内的血液可向颅内或颅外流动。板障静脉穿经骨板处呈一管道,即板障管。**板障管**在X线片上呈裂纹状,有时可被误认为骨折线,应注意鉴别。

二、颅　底

颅底在结构以及相关临床意义上有其特点:①颅底各部的骨质厚薄不一,由前向后逐渐增厚,颅前窝最薄,颅后窝最厚,骨质较薄的部位在外伤时易骨折;②颅底的孔、裂、管多,是神经、血管进出的通道,而某些骨内部又形成空腔性结构,如鼻旁窦、鼓室等,这些部位都是颅底本身的薄弱点,不但外伤时容易骨折,而且常伴有脑神经和血管损伤;③颅底与颅外交通丰富。一些结构不但关系密切,而且紧相连接,如翼腭窝、咽旁间隙、眼眶等,这些部位的病变,如炎症、肿瘤等,可蔓延入脑;相反,颅内病变也可引起其中某些部位的症状。④颅底骨与硬脑膜紧密愈着,外伤后不会形成硬膜外血肿;相反,因脑膜同时损伤,却可引起脑脊液外漏。

(一) 颅前窝

颅前窝 anterior cranial fossa 容纳大脑半球额叶及嗅神经、嗅球和嗅束,由额骨眶部、筛骨筛板、蝶骨小翼和蝶骨体前部构成。前部正中有一隆起为鸡冠。窝的中部凹陷处为筛骨筛板,构成鼻腔顶。筛板上有许多筛孔,**嗅神经(Ⅰ)** 的嗅丝穿筛孔入颅,连于嗅球。颅前窝骨折累及筛板时,常伴有脑膜和鼻腔顶部黏膜撕裂,引起脑脊液鼻漏,可伤及嗅神经导致嗅觉丧失(图2-5)。

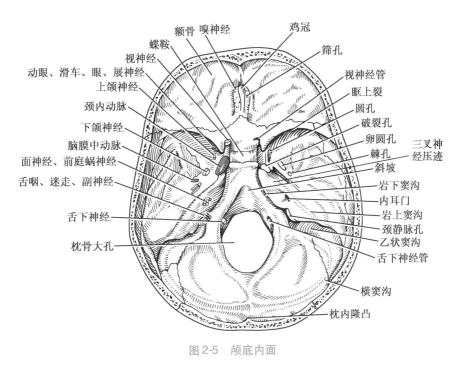

图2-5 颅底内面

(二) 颅中窝

颅中窝 middle cranial fossa 呈蝶形,由蝶骨体的上面和侧面、蝶骨大翼的脑面、颞骨岩部前面及颞骨鳞部构成,可分为较小的中央部和两个较大而凹陷的外侧部。

1. 颅中窝中央部 即**蝶鞍** sella turcica,为蝶骨体的上面和侧面,该区主要结构有垂体、垂体窝和两侧的海绵窦等。在蝶鞍的前部有较浅的交叉沟,交叉沟向两侧连至视神经管。视神经(Ⅱ)和眼动、静脉由此通过。视神经连于视交叉;眼动脉来自颈内动脉,眼静脉汇入海绵窦。

(1) **垂体窝** hypophyseal fossa 位于蝶鞍中央,窝的前方为**鞍结节** tuberculum sellae,后方为**鞍背** dorsum sellae,顶为硬脑膜形成的鞍膈,底为蝶窦上壁,两侧为颈动脉沟和海绵窦。**垂体** hypophysis 位于垂体窝内,向上借漏斗穿过鞍膈与第三脑室底的灰结节相连。

垂体肿瘤时,可使垂体窝的深度增加,甚至侵及蝶窦;鞍结节和鞍背两处的骨质可因受压变薄,甚至出现骨质破坏现象;垂体前叶肿瘤还可将鞍膈前部推向上方,压迫其前上方的视交叉和视神经,出现视野缺损;肿瘤向两侧扩展时,可压迫海绵窦,发生海绵窦淤血及神经受损的症状。在垂体肿瘤切除术中,要注意避免损伤视神经及视交叉、海绵窦和颈内动脉等。

(2) **海绵窦** cavernous sinus 为一对重要的硬脑膜静脉窦,位于蝶鞍的两侧,是硬脑膜两层间前后狭长的不规则海绵状腔隙,前达眶上裂内侧部,后至颞骨岩部尖端。窦内有众多衬着内皮的结缔组织小梁,将窦腔分隔成许多小腔。窦中血流缓慢,感染时易形成栓塞(图2-6)。亦有学者报道,海绵窦实际上是一团静脉丛。

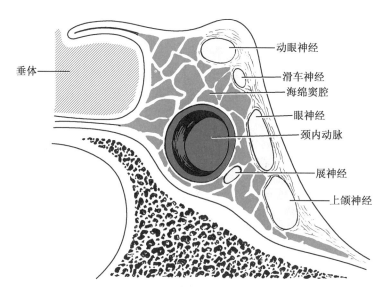

图2-6　海绵窦冠状切面

海绵窦在经蝶骨前、后床突中点的额状切面上呈近似直角三角形,其直角朝外上方。上壁邻接额叶,与鞍膈平行,并相互移行。内侧壁或内下壁为三角的斜边,其上部紧靠垂体和蝶鞍,下部借薄的骨壁与蝶窦相邻,当蝶窦炎时可引起海绵窦血栓形成。外侧壁与颞叶相邻,壁内自上而下依次有动眼神经、滑车神经、眼神经和上颌神经通过。窦腔内近内侧壁处,有颈内动脉和居其外侧的展神经穿行,两者借结缔组织小梁固定于窦壁。海绵窦后端与位于颞骨岩部尖处的三叉神经节相邻,所以在三叉神经节手术时应避免损伤海绵窦。

海绵窦发生病变时,可出现海绵窦综合征,表现为上述神经麻痹和神经痛,结膜充血水肿等症状。颅底骨折时,除可伤及海绵窦外,亦可伤及颈内动脉和展神经。垂体肿瘤可压迫窦内的动眼神经和展神经等,以致引起眼球运动障碍、眼睑下垂、瞳孔开大及眼球突出等。

海绵窦接受许多静脉属支,并与颅外静脉有着广泛交通:①前部接受眼静脉、脑膜中静脉额支及蝶顶窦的静脉血液,而眼静脉又经内眦静脉与面静脉交通;②后部经岩上窦与横窦或乙状窦交通,经岩下窦连于颈内静脉,还经枕骨斜坡上的基底静脉丛连接椎内静脉丛,进而与腔静脉系交通,故腹、盆部的感染可经此途径进入颅内;③上方收纳大脑浅中静脉和大脑额叶下面的静脉;④下方经卵圆孔导静脉丛、圆孔和破裂孔的导静脉与翼丛及咽丛交通;⑤两侧海绵窦借前、后、下海绵间窦相连接,一侧海绵窦的感染可蔓延到对侧。

上述这些与海绵窦相连的静脉均无瓣膜,血液可以逆流,因此,面部、咽部甚至腹膜后的化脓性感染可借相应通道扩散至海绵窦,引起海绵窦炎与血栓形成。

2. 颅中窝外侧部　容纳大脑半球的颞叶。前方的眶上裂有动眼神经(Ⅲ)、滑车神经(Ⅳ)、展神经(Ⅵ)、眼神经及眼上静脉穿行。动眼神经(Ⅲ)连于中脑的脚间窝,滑车神经(Ⅳ)连于中脑背面下丘的下方,展神经(Ⅵ)连于延髓脑桥沟内侧份。眼神经是三叉神经(Ⅴ)的第一支。颈动脉沟外侧蝶骨大翼上由前内向后外有圆孔、卵圆孔和棘孔,各孔内分别有三叉神经第二支上颌神经、第三支下颌神经和脑膜中动脉通过。在弓状隆起的外侧有鼓室盖,后者由薄层骨质构成。在颞骨岩部尖端处有三叉神经压迹,三叉神经节即坐落于其上(图2-5)。

三叉神经节 trigeminal ganglion 形似半月形,凸向前,又称**半月神经节** semilunar ganglion,位于颞骨岩部的三叉神经压迹处,包于硬脑膜两层间的裂隙内。蛛网膜和蛛网膜下隙也延伸入裂隙腔中,包绕三叉神经根和三叉神经节的后部,此裂隙腔被称作**三叉神经腔** trigeminal cavity。神经节前缘凸隆,发出三大分支,它们为三叉神经节中假单极神经元的周围突所形成。神经节后缘凹陷,连接感觉根,为神经元的中枢突所形成。三叉神经节的下面贴有三叉神经运动根;内侧邻接海绵窦后部及颈内动脉;外侧有卵圆孔、棘孔、脑膜中动脉等结构;上方与颞叶毗邻。三叉神经(Ⅴ)的感觉根和运动根与脑桥的小脑中脚相连。

　　三叉神经节阻滞定位　三叉神经痛是临床常见的神经病理性疼痛疾患之一。常采用三叉神经节阻滞进行治疗,其阻滞途径(图2-7)是从颧弓后1/3下方,口角外侧2.5cm稍上方正对上颌第二磨牙处进针,沿下颌支内面刺向后内方达翼突基部,到卵圆孔前方,用X线证实针位,再退针,改向后上穿入卵圆孔,到达三叉神经压迹处三叉神经节内,仔细回抽、确认无血液和脑脊液反流后注射阻滞剂。

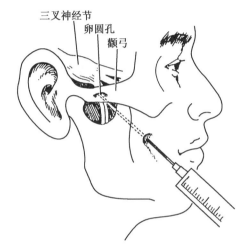

图2-7　三叉神经节的阻滞途径

　　由于蛛网膜下隙延伸入三叉神经腔内,即使很少量的局麻药误入脑脊液内,亦可迅速地扩散至脑干,引起意识丧失或心搏骤停的严重后果,故三叉神经节阻滞术必须谨慎施行。为安全起见,临床上多在影像技术引导下实施三叉神经节阻滞术。

　　颅中窝有许多孔、裂和腔存在,为颅底骨折好发部位,且多发生于蝶骨中部和颞骨岩部。蝶骨中部骨折时,常同时伤及脑膜和蝶窦黏膜而使蝶窦与蛛网膜下隙相通,血性脑脊液经鼻腔流出;如伤及颈内动脉和海绵窦,可形成海绵窦动静脉瘘,而引起眼静脉淤血,并伴有搏动性突眼症状;如累及穿过窦内和窦壁的神经,则出现眼球运动障碍和三叉神经刺激症状。岩部骨折侵及鼓室盖且伴有鼓膜撕裂时,血性脑脊液可经外耳道溢出,穿经岩部内的面神经和前庭蜗神经亦可能受累。

(三) 颅后窝

　　颅后窝 posterior cranial fossa(图2-5)大而深,由颞骨岩部后面和枕骨内面组成。脑桥和延髓贴在中部的斜坡上,两侧部容纳小脑半球。窝底中央有枕骨大孔,为颅腔与椎管相接处,孔的长径约3.6cm,宽约3cm,延髓经此孔与脊髓相连,并有左、右椎动脉和副神经的脊髓根通过。颅内的三层脑膜在枕骨大孔处与脊髓被膜相应的三层相互移行,但硬脊膜在枕骨大孔边缘与枕骨紧密愈着,故硬脊膜外隙与硬脑膜外隙互不相通。颅后窝骨折时,由于出血和渗漏的脑脊液无排出通道,易被忽视,而更具危险性。

　　枕骨大孔的前外侧缘有舌下神经管,为舌下神经的出颅部位;后方有枕内隆凸,为窦汇所在处。横窦起自窦汇的两侧,在同名沟内,走向颞骨岩部上缘的后端,续于乙状窦。乙状窦沿颅侧壁下行,继而转向内侧,经枕骨外侧部与颞骨岩部间达颈静脉孔,续于颈内静脉。另外,舌咽神经(Ⅸ)、迷走神经(Ⅹ)和副神经(Ⅺ)也穿经颈静脉孔。颞骨岩部后面中份有内耳门,内有面神经(Ⅶ)、前庭蜗神经(Ⅷ)和迷路动、静脉通过。

　　这些脑神经与脑相连的部位分别是:面神经(Ⅶ)连于延髓脑桥沟外侧端,前庭蜗神经(Ⅷ)位于面神经的外侧;从延髓橄榄后沟头端向尾端分别是舌咽神经(Ⅸ)、迷走神经(Ⅹ)和副神经(Ⅺ);舌下神经(Ⅻ)连在延髓前外侧沟上份。

　　舌咽神经在行程中与迷走神经、副神经关系密切,舌咽神经受损时可伴有迷走神经、副神

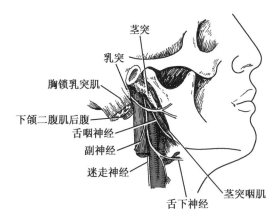

图 2-8 舌咽神经的毗邻关系

经损害的症状。脑干内部的病变累及舌咽神经有关核团时,一般只出现感觉障碍与咽肌瘫痪。当肿瘤压迫或损害舌咽神经时,则可产生剧烈的疼痛,此时可根据舌咽神经感觉纤维与三叉神经分布区域的差异,与三叉神经痛相鉴别(图 2-8)。

舌咽神经阻滞定位 可从外耳道外口下方、乳突前缘稍前方垂直进针,刺入 1.25～2.50cm,即可达茎突部位,过茎突后方继续进针 1.25～2.50cm,针尖可达颈静脉孔下方,注入局麻药,即可达到阻滞舌咽神经的目的。

值得注意的是,在行舌咽神经阻滞时,第 X、XI 对脑神经和颈交感干可同时被阻滞。此外,舌咽神经阻滞也可在乳突尖与下颌角两者中点间垂直进针,针尖过茎突前方少许,将局麻药注入茎突前方。

(四) 十二对脑神经连接脑部与进出颅腔的部位

十二对脑神经连接脑部与进出颅腔的部位见表 2-1。

表 2-1 十二对脑神经的性质及其连脑穿颅的部位

顺序及名称	性质	连接脑的部位	进出颅腔的部位
Ⅰ 嗅神经	感觉性	端脑的嗅球	筛孔
Ⅱ 视神经	感觉性	间脑的视交叉	视神经管
Ⅲ 动眼神经	运动性	中脑的脚间窝	眶上裂
Ⅳ 滑车神经	运动性	中脑的下丘下缘	眶上裂
Ⅴ 三叉神经	混合性	脑桥的小脑中脚	第Ⅰ支眼神经为眶上裂 第Ⅱ支上颌神经为圆孔 第Ⅲ支下颌神经为卵圆孔
Ⅵ 展神经	运动性	延髓脑桥沟	眶上裂
Ⅶ 面神经	混合性	延髓脑桥沟	内耳门→茎乳孔
Ⅷ 前庭蜗神经	感觉性	延髓脑桥沟	内耳门
Ⅸ 舌咽神经	混合性	延髓橄榄后沟	颈静脉孔
Ⅹ 迷走神经	混合性	延髓橄榄后沟	颈静脉孔
Ⅺ 副神经	运动性	延髓橄榄后沟	颈静脉孔
Ⅻ 舌下神经	运动性	延髓前外侧沟	舌下神经管

三、颅腔内容物

(一) 脑的被膜

脑表面由外向内依次为硬脑膜、蛛网膜、软脑膜,它们有保护、支持脑的作用。

1. **硬脑膜 cerebral dura mater**　厚而坚韧,由硬膜和颅骨内骨膜愈合形成。脑膜的血管和神经穿行在两层之间。硬脑膜在颅腔顶部与颅骨疏松相连,当颅顶骨损伤出血时,易形成硬膜外血肿;在颅底和骨缝处与颅骨紧紧相连,故颅底骨折易将硬脑膜、蛛网膜撕裂,致脑脊液外漏。硬脑膜在脑神经出入颅处移行为神经的被膜。

硬膜内层在一定部位折叠并突入脑的裂隙中形成隔幕,主要有:①**大脑镰 cerebral falx**:呈镰刀形,沿正中线插入大脑半球纵裂,下缘游离直至胼胝体上方;②**小脑幕 tentorium cerebelli**:呈半月襞,介于大脑半球与小脑之间。小脑幕圆凸的后外侧缘附着于横窦沟及颞骨岩部的上缘,达后床突;前缘游离,向前延伸附着于前床突,形成小脑幕切迹,围绕中脑。幕切迹上方与海马旁回及钩紧邻。当幕上的颅内压显著增高时(如出现颅内血肿之际),海马旁回钩被推移至幕切迹的下方,形成小脑幕切迹疝,使脑干受压,并导致动眼神经的牵张或挤压,出现同侧瞳孔扩大,对光反射消失,对侧肢体轻瘫等体征。③**小脑镰 cerebellar falx**:深入小脑半球之间;④**鞍膈 diaphragma of saddle**:在蝶鞍上面,由硬脑膜封闭垂体窝形成;鞍膈中央有一小孔,让漏斗通过(图2-9)。

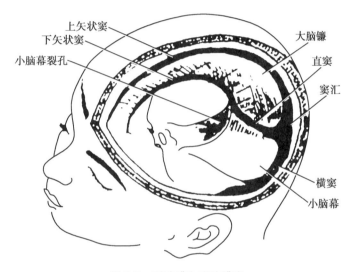

图 2-9　硬脑膜和硬脑膜窦

2. **蛛网膜 arachnoid mater**　为无血管的半透明薄膜,跨越脑的沟裂,其与硬脑膜间的腔隙为硬膜下隙,与软脑膜之间为**蛛网膜下隙 subarachnoid space**,与椎管内的蛛网膜下隙相交通,其内充满脑脊液。蛛网膜下隙在某些部位扩大称为池。如位于小脑与延髓之间的小脑延髓池,脚间窝内的是脚间池,视交叉前方有交叉池。

蛛网膜在上矢状窦两侧形成许多绒毛样突起,突入上矢状窦内,称**蛛网膜粒 arachnoid granulation**,脑脊液由此渗入硬脑膜窦内,汇流入静脉。

3. **软脑膜 cerebral arachnoid mater**　薄,富含血管和神经,紧贴脑表面并深入到脑的沟裂中,与脑不易分离。

4. **脑膜中动脉 middle meningeal artery**　为上颌动脉在下颌颈内侧发出的分支(图2-10),经耳颞神经两根之间垂直上行,沿翼外肌深面上升,穿棘孔至颅后窝,在颞骨鳞部前份内面的沟内向前外行,旋即分为前、后两支:**前支**大,向前经翼点内面附近,向后上行并分成数支,分布于硬脑膜;**后支**在颞骨鳞部内面弓形向后,至顶骨后下角与颞骨鳞部结合处,分支分布于后部的硬脑膜和颅骨。脑膜中动脉及其分支位于颅中窝,外力对颞区的打击所造成的骨折,可损伤此动脉(特别是前支近翼点处易受损伤)而形成硬膜外血肿。

脑膜中动脉的投影　本干经前垂直线(过颧弓中点)与下水平线(眶下缘与外耳门上缘)

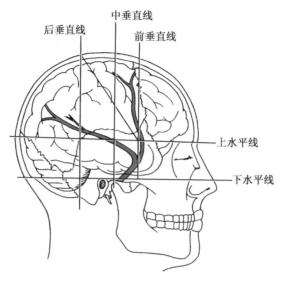

图 2-10　脑膜中动脉的体表投影

的交点；前支通过前垂直线与上水平线（经眶上缘与下水平线平行）的交点；后支通过后垂直线（过乳突基部后缘）与上水平线的交点（图 2-10）。

（二）脑

脑 brain 由脑干、小脑、间脑和端脑组成（图 2-11）。中国成年人脑重男性平均为 1380g，女性为 1268g。

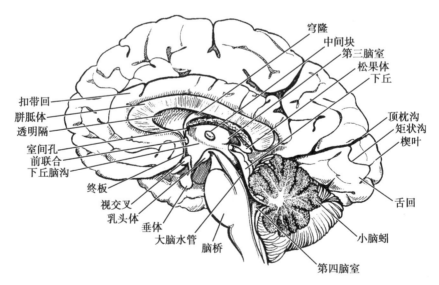

图 2-11　脑的正中矢状面

脑干 brain stem 位于颅后窝，自下而上由延髓、脑桥和中脑组成。

小脑 cerebellum 位于颅后窝，在脑桥和延髓的背侧，借小脑上、中、下脚与脑干相连，上面借小脑幕与端脑枕叶相邻。

间脑 diencephalon 位于中脑和端脑之间，以丘脑为中心分为**丘脑**（背侧丘脑）thalamus、**下丘脑** hypothalamus、**后丘脑**、**上丘脑**、**底丘脑**五部分。

端脑 telencephalon 又称**大脑** cerebrum，由两侧大脑半球组成。两半球之间为纵行的大脑纵裂,裂底面是连接两半球的大纤维束**胼胝体** corpus callosum。大、小脑之间是大脑横裂。

大脑半球借三条比较恒定的沟和两条人为的虚线分为五叶。三条沟:**外侧沟** lateral sulcus、**中央沟** central sulcus 和**顶枕沟** parietooccipital sulcus。两条虚线:①在大脑半球背外侧面,从顶枕沟至半球下缘后端前方约4cm 处的枕前切迹作一连线;②外侧沟末端向上述连线的中点引一直线。

五叶:①**额叶** frontal lobe 为中央沟以前、外侧沟上方的部分;②**顶叶** parietal lobe 的前界为中央沟,后界为顶枕沟与枕前切迹连线的上半,下界为上述连线中点至外侧沟末端的连线;③**颞叶** temporal lobe 居外侧沟下方的部分;④**枕叶** occipital lobe 在顶枕沟和枕前切迹连线的后方;⑤**岛叶** insula 埋在大脑外侧沟深面,被额叶、顶叶和颞叶遮盖。

(三) 脑室

第四脑室 fourth ventricle 为位于延髓、脑桥和小脑之间的室腔。上接中脑水管,下通延髓和脊髓的中央管。室底是菱形窝,顶从上往下为上髓帆、小脑、下髓帆和第四脑室脉络丛。在下角有一**正中孔** median aperture,在两侧角有一对**外侧孔** lateral aperture 与蛛网膜下隙相通(图 2-12)。

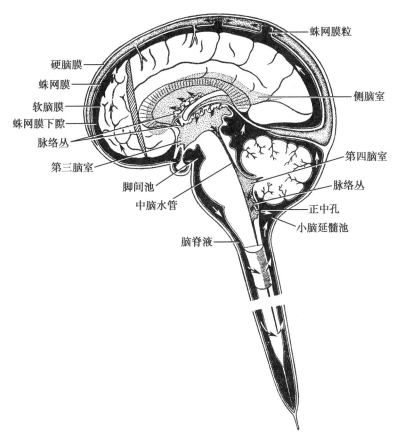

图 2-12　脑室系统模式图

第三脑室 third ventricle 为正中矢状窄细的间脑内腔,顶由脉络组织构成,底由视交叉、灰结节、漏斗和乳头体组成,前壁为终板,侧壁为丘脑和下丘脑。室前部借左、右室间孔通向侧脑室,室后部经中脑水管与第四脑室相通(图 2-12)。

侧脑室 lateral ventricle 是两侧大脑半球内的腔隙,其中央部位于顶叶,前角伸入额叶,后角伸入枕叶,下角伸入颞叶。侧脑室的脉络丛位于中央部和下角内。侧脑室经左、右**室间孔** interventricular foramen 与第三脑室相通(图 2-12)。

(四) 脑的血管

1. 脑的动脉　来自颈内动脉和椎动脉。

(1) **颈内动脉** internal carotid artery:营养大脑半球的前 2/3 和间脑前半部,主要分支有大脑前动脉、大脑中动脉、脉络丛前动脉和后交通动脉。

(2) **椎动脉** vertebral artery:营养脑干、小脑、间脑后半部和大脑半球的后 1/3,主要分支有脊髓动脉、小脑下后动脉。在脑桥延髓交界处,左、右椎动脉汇合成一条基底动脉 basilar artery,其发出大脑后动脉、小脑下前动脉和小脑上动脉等。

(3) **大脑动脉环** cerebral arterial circle:又称 Willis 环(图 2-13),位于脑底下方,由前交通动脉、两侧大脑前动脉起始段、两侧颈内动脉末段、两侧后交通动脉和两侧大脑后动脉起始段组成。在蝶鞍上方围绕视交叉、灰结节周围形成环状。

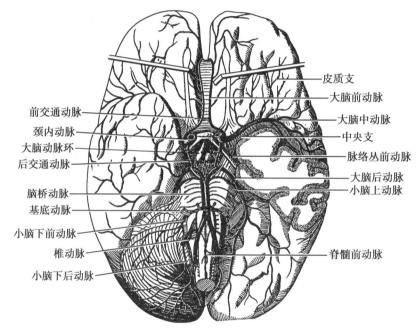

图 2-13　大脑动脉环

2. 脑的静脉　一般分为浅、深两组,不与动脉伴行,最后经**大脑大静脉** great cerebral vein 注入直窦。

四、颅内、外静脉的交通

颅内的静脉血,除经乙状窦汇入颈内静脉外,尚有下列途径使颅内、外的静脉相互交通 (图 2-14)。

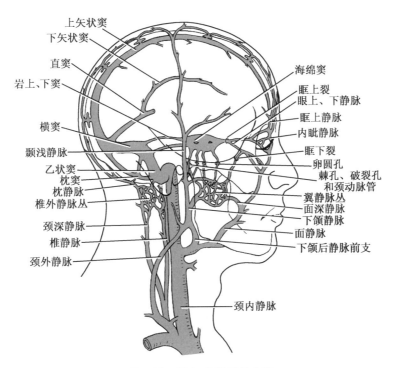

图 2-14　颅内、外静脉的交通

（一）通过面部静脉与翼丛的交通途径

通过面部静脉与翼丛的交通途径如下。

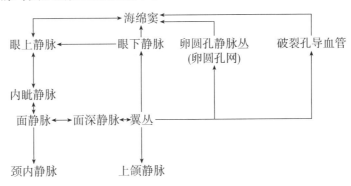

（二）通过导静脉的交通途径

1. **顶导静脉**　穿过颅顶中点后方矢状线两侧的顶骨孔,连接枕静脉和上矢状窦。
2. **乳突导静脉**　有一至多支,穿过乳突基底部后方的乳突孔,使枕静脉或耳后静脉与乙状窦相交通。
3. **髁导静脉**　不恒定,通过髁管,使枕下静脉丛与乙状窦相交通。
4. **额导静脉**　见于儿童及部分成人,通过盲孔,使额窦及鼻腔的静脉与上矢状窦相交通。
5. **枕导静脉**　单支,有时存在,穿枕外隆凸,连接枕静脉与窦汇。

（三）通过板障静脉的交通途径

1. **额板障静脉**　位于额部,通过内板与上矢状窦交通。
2. **颞前板障静脉**　两支,通常在冠状缝前后方下行,使颞深前静脉与蝶顶窦相交通。
3. **颞后板障静脉**　位于顶骨内,向下至乳突部,与颅外浅静脉及横窦相交通。

4. 枕板障静脉　向颅外经乳突导静脉注入枕静脉,向颅内注入横窦。

(赵小贞)

第三节　面　　部

面部血管和神经丰富,根据解剖学特点与临床应用需要,可划分为眶区、鼻区、口区、耳区和面侧区。面侧区为位于颧弓、鼻唇沟、下颌骨下缘与胸锁乳突肌上份前缘之间的区域,又分为颊区、腮腺咬肌区和面侧深区。本节仅叙述面部浅层结构、腮腺咬肌区和面侧深区。

一、面部浅层结构

(一) 皮肤

面部皮肤薄而柔软,富有弹性。含皮脂腺、汗腺、毛囊较多,是皮脂腺囊肿、疖肿的好发部位。面部皮肤真皮内的弹性纤维和胶原纤维束的排列方向在各区不同而形成皮纹。此外皮肤深面尚有表情肌附着,造成许多皮肤皱纹。面部手术选择切口时应尽可能与皮纹以及皮肤皱纹的方向一致,以利切口早期愈合,避免和减小愈合后瘢痕对美观及运动功能影响。面部皮肤血供丰富,外伤或手术时出血较多,但再生、修复和抗感染力强,创口愈合较快。面部皮肤神经末梢丰富,感觉敏锐。

(二) 浅筋膜

颌面部浅筋膜较为疏松,但不同部位发达程度不同,所含脂肪分布不均。睑部浅筋膜疏松,一般不含脂肪,当心、肾疾病时,易造成眼睑水肿;颊部浅筋膜内脂肪组织发达,称颊脂体;外鼻皮下缺乏皮下组织,皮肤与骨和软骨紧密相贴,当发生疖肿时,局部张力较大,疼痛剧烈。当机体失水或患消耗性疾病时,由于体液的丧失或脂肪组织的减少,而呈现消瘦面容。颌面部浅筋膜内有表情肌、血管、神经、淋巴管以及腮腺管等。由于面部血管有丰富的交感神经末梢支配,故当情绪激动时,这些血管舒缩而使面色改变(图 2-15)。

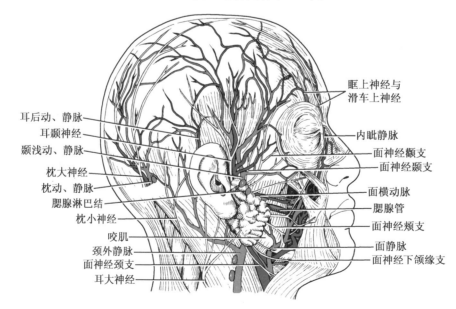

图 2-15　头面部浅层结构(侧面观)

（三）面肌

面肌又称**表情肌**,属于皮肌,薄弱而纤细,起自面颅诸骨或筋膜,止于皮肤,使面部呈现各种表情。面肌主要集中在眼裂、口裂、鼻孔和耳的周围,全由面神经支配,面神经受损时,可引起面瘫。

（四）动脉

面部浅层主要由面动脉分支供应,并与上颌动脉、颞浅动脉及颈内动脉的分支形成广泛的吻合。

1. **面动脉** facial artery　在颈动脉三角内自颈外动脉发出,行向前上方,在咬肌止点前缘绕下颌骨下缘到面部,经口角和鼻翼外侧斜向内上,至内眦改称内眦动脉。面动脉的分支主要有上、下唇动脉和鼻外侧动脉,分布于相应区域。面动脉在咬肌前缘与下颌骨下缘相交处位置浅表,可在此触及其搏动,面部浅层出血可在此处压迫止血。面动脉的后方有同名静脉伴行,浅面有部分面肌覆盖,并有面神经的下颌缘支和颈支越过。

2. **上颌动脉的分支眶下动脉** infraorbital artery　穿经眶下管,出眶下孔,分布眶以下的皮肤和肌肉。**颊动脉** buccal artery 分布于颊肌及颊黏膜。

3. **颞浅动脉的分支**　主要有面横动脉,沿途分为数支至腮腺、腮腺导管、咬肌及附近皮肤。

（五）静脉

1. **面静脉** facial vein　起自**内眦静脉** angular vein,伴行于面动脉的后方,至下颌角下方,与下颌后静脉的前支汇合,注入颈内静脉。口角平面以上的一段面静脉通常无瓣膜。因此,在两侧口角至鼻根连线所形成的三角区内,若发生化脓性感染时,面静脉可经内眦静脉、眼上静脉逆行至海绵窦,或经眶下静脉、面深静脉而至翼丛再达海绵窦,导致海绵窦血栓或化脓性脑膜炎,故此区有面部"危险三角"之称。

2. **眶下静脉** infraorbital vein　与眶下动脉伴行,向前通内眦静脉,向后连于翼丛,向上则汇入眼下静脉。

（六）淋巴

面部浅层的淋巴管非常丰富,吻合成网。这些淋巴管通常注入下颌下淋巴结和颏下淋巴结。此外,面部还有一些不恒定的淋巴结,如位于眶下孔附近的颧淋巴结,颊肌表面的颊淋巴结和位于咬肌前缘处的颌上淋巴结。以上三群淋巴结的输出管均注入下颌下淋巴结。

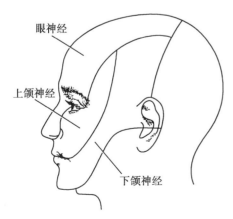

图 2-16　三叉神经皮支分布示意图

（七）神经

面部浅层的感觉神经来自三叉神经,支配面肌活动的是面神经的分支。

1. **三叉神经及其分支分布**　三叉神经 trigeminal nerve 为混合性神经,含有两种纤维成分。一种是止于三叉神经感觉核群的躯体感觉纤维,一种是发自三叉神经运动核的躯体运动纤维,分别形成粗大的感觉根和细小的运动根。感觉根由三叉神经节细胞的中枢突形成。三叉神经节细胞的周围突则分为眼神经、上颌神经和下颌神经三大分支(图 2-16)。

（1）**眼神经** ophthalmic nerve：经眶上裂入眶，进一步分为鼻睫神经、额神经和泪腺神经三支，传导鼻背（腔）、眼球壁、睑裂以上额、顶等部的感觉。

（2）**上颌神经** maxillary nerve：穿圆孔出颅入翼腭窝，在此窝内分出上牙槽神经后支、翼腭神经、颧神经等分支，主干延续为眶下神经。主要管理口裂与眼裂之间、颊部皮肤黏膜的感觉。

上颌神经的阻滞定位 通常让患者稍张开口，在眶外侧缘与外耳道口连线中点下方，即颧弓下方下颌切迹处垂直进针，触及翼突外侧板，然后退针至皮下，继而将针尖朝向同侧瞳孔方向进针，经翼突外侧板前缘刺入翼腭窝，进针约4.5cm，将局麻药注入窝内即可阻滞上颌神经。

上颌神经阻滞术适用于上颌骨、上颌窦、上颌牙与腭部手术。进针过程中，针尖穿经颞下窝时，偶可刺破翼丛，形成血肿（图2-17）。

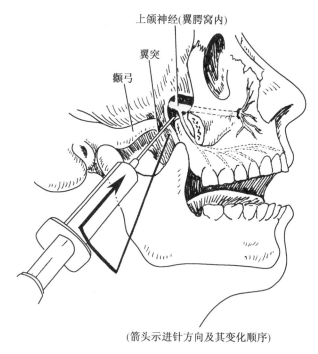

（箭头示进针方向及其变化顺序）

图2-17 上颌神经的阻滞途径

（3）**下颌神经** mandibular nerve：自卵圆孔出颅后至颞下窝，为混合性神经。三叉神经的运动成分随其出卵圆孔分为各咀嚼肌支，支配咀嚼肌。下颌神经的感觉纤维由来自司耳前、舌前、口裂以下等相应区域皮肤、黏膜感觉的耳颞神经、下牙槽神经、颊神经、舌神经组成（详见本节面侧深区）。

2. 面神经 facial nerve 由茎乳孔出颅，向前穿入腮腺，先分为上、下两干，再各分为数支并相互交织成丛，最后呈扇形分为5组分支，支配面肌（图2-15）。

（1）**颞支** temporal branches：多为2支，离腮腺上缘，斜越颧弓，支配额肌和眼轮匝肌上部。

（2）**颧支** zygomatic branches：有3~4支，自腮腺前上方穿出，支配眼轮匝肌下部、颧肌及上唇诸肌。

（3）**颊支** buccal branches：有3~4支，出腮腺前缘，支配颊肌和口裂周围诸肌。

（4）**下颌缘支** marginal mandibular branch：仅1支，从腮腺下端穿出后，行于颈阔肌深面，越过面动、静脉的浅面，沿下颌骨下缘前行，支配下唇诸肌及颏肌。

（5）**颈支** cervical branch：由腮腺下端穿出，在下颌角附近至颈部，行于颈阔肌深面，并支配该肌。

二、腮腺咬肌区

腮腺咬肌区 即腮腺和咬肌所在的下颌支外面和下颌后窝。其上界为颧弓与外耳道,下界为下颌骨下缘,前界为咬肌前缘,后界为乳突和胸锁乳突肌上部的前缘。**下颌后窝**是一尖向前内、底向外的凹窝,境界:上界为外耳道软骨;下界为下颌骨下缘的延长线;前外界为下颌支内面后份和翼内肌后缘;后内界为由后向前的胸锁乳突肌上份前缘、二腹肌后腹、茎突舌骨肌和茎突咽肌。腮腺咬肌区内主要有腮腺、咬肌、面神经、耳颞神经、颈外动脉及其分支与下颌后静脉及其属支(图 2-15、2-18 ~ 2-20)。

(一) 腮腺咬肌筋膜

由颈深筋膜浅层向上延续而成,在腮腺后缘分为浅、深两层,包绕腮腺形成**腮腺鞘**,两层在腮腺前缘处融合,并移行为**咬肌筋膜**,覆盖于咬肌表面。腮腺鞘深层薄弱且不完整,浅层与腮腺结合紧密,并发出许多筋膜间隔,深入到腺实质内,将腮腺分隔成无数小叶。化脓性腮腺炎常为多个小叶脓肿,切开排脓时应注意引流每一脓腔。由于腮腺有致密的筋膜鞘包裹,炎症时常引起剧痛。若形成脓肿,脓液易穿破腮腺鞘深层,蔓延至咽旁间隙、面颊深部或者下颌关节与外耳道附近(图 2-18)。

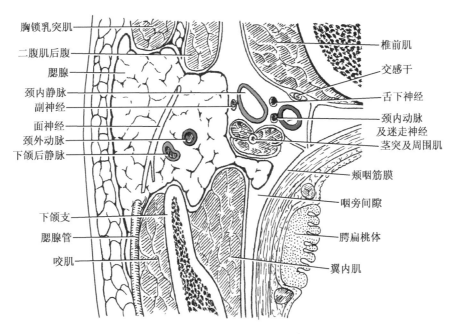

图 2-18　腮腺和面侧区的水平断面

(二) 腮腺

1. 腮腺的形态分部 腮腺 parotid gland 略呈锥体形,底向外侧,尖向内侧突向咽旁,通常以下颌骨后缘或以穿过腮腺的面神经丛为界,分为深、浅两部(图 2-15、2-18、2-19)。

2. 腮腺的位置毗邻 腮腺位于面侧区外耳道前下方,上缘邻接颧弓、外耳道和颞下颌关节;下平下颌角;前邻咬肌、下颌支和翼内肌的后缘;后缘邻接乳突前缘及胸锁乳突肌前缘的上份。浅部向前延伸,覆盖于咬肌后份的浅面;深部绕下颌支后缘延入下颌后窝内和下颌支深面。

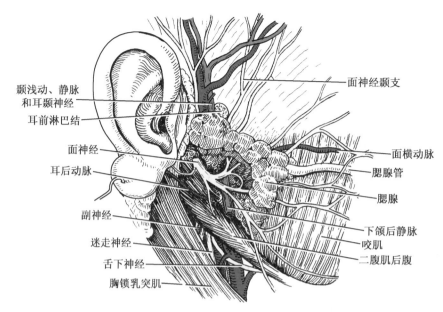

图 2-19 腮腺及穿经腮腺的血管、神经

颞浅动、静脉和耳颞神经
耳前淋巴结
面神经
耳后动脉
副神经
迷走神经
舌下神经
胸锁乳突肌

面神经颞支
面横动脉
腮腺管
腮腺
下颌后静脉
咬肌
二腹肌后腹

腮腺浅面覆以皮肤、浅筋膜与部分颈阔肌、耳大神经分支及腮腺浅淋巴结。腮腺实质内及其深面有血管和神经穿行。通常把与腮腺深部相邻的茎突和起于茎突的肌肉，以及颈内动、静脉，舌咽神经、迷走神经、副神经及舌下神经等结构，称为"**腮腺床**"（图 2-18～2-20）。

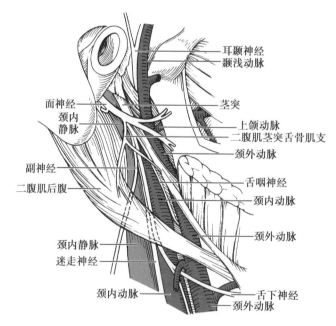

图 2-20 腮腺深面的结构

面神经
颈内静脉
副神经
二腹肌后腹
颈内静脉
迷走神经
颈内动脉

耳颞神经
颞浅动脉
茎突
上颌动脉
二腹肌茎突舌骨肌支
颈外动脉
舌咽神经
颈内动脉
颈外动脉
舌下神经
颈外动脉

3. **腮腺管** parotid duct 由腮腺浅部的前缘发出，在颧弓下一横指处，向前横行越过咬肌表面，至咬肌前缘急转向内侧，穿颊肌、颊脂体和颊黏膜，开口于平对上颌第二磨牙的**腮腺管乳头** papilla of parotid duct 上。用力咬牙时，在咬肌前缘处可以触摸到腮腺管。腮腺管的体表投影相当于自鼻翼与口角间的中点至耳屏间切迹连线的中 1/3 段。临床可经腮腺乳头插管进行腮腺管造影。

4. **腮腺淋巴结** parotid lymph nodes 腮腺的淋巴经腮腺浅、深淋巴结而到下颌下淋巴结和颈深上淋巴结。浅淋巴结位于腮腺表面,深淋巴结位于腮腺实质内。

(三) 穿经腮腺的血管、神经

穿经腮腺的血管、神经,纵行的有颈外动脉,颞浅动、静脉,下颌后静脉及耳颞神经;横行的有上颌动、静脉,面横动、静脉及面神经的分支。上述血管神经的位置关系,由浅入深依次为:面神经分支、下颌后静脉、颈外动脉及耳颞神经(图 2-15、2-18 ~ 2-20)。

1. 面神经分段及其阻滞途径 面神经 facial nerve 在颅外的行程中,因穿经腮腺而分为 3 段。

(1) 第 1 段:是面神经干从茎乳孔穿出至进入腮腺以前的一段,位于乳突与外耳道之间的切迹内。此段长 10 ~ 15mm,向前经过茎突根部的浅面,此段虽被腮腺所遮盖,但尚未进入腮腺实质内,故可在此处显露面神经主干,面神经阻滞亦可在此处进行。

面神经阻滞定位 面神经阻滞穿刺点在乳突前方 5mm 处,穿刺针方向与正中矢状面约呈 30°角,针尖向内上方,深 25 ~ 40mm,达茎乳孔,针压面神经,则出现面神经麻痹。

(2) 第 2 段:为腮腺内段。面神经主干于腮腺后内侧面进入腮腺,在腮腺内通常分为上、下两干,再发出分支,彼此交织成丛,最后形成颞、颧、颊、下颌缘、颈 5 组分支。

(3) 第 3 段:为面神经穿出腮腺以后的部分。面神经的 5 组分支,分别由腮腺浅部的上缘、前缘和下端穿出,呈扇形分布至各相应区域,支配面肌。

2. 下颌后静脉 retromandibular vein 由颞浅静脉和上颌静脉入腮腺后汇合形成,继颈外动脉的浅面下行,并回流腮腺的静脉血,在下颌角后方分为前、后两支穿出腮腺。前支与面静脉汇合,注入颈内静脉;后支与耳后静脉汇成颈外静脉。

3. 颈外动脉 external carotid artery 由颈部上行,经二腹肌后腹和茎突舌骨肌深面,入下颌后窝,由深面穿入腮腺,行于下颌后静脉的前内侧,至下颌颈平面分为两个终支——上颌动脉和颞浅动脉。上颌动脉行经下颌颈内侧入颞下窝;颞浅动脉在腮腺深面发出面横动脉,并有分支供应腮腺,然后越颧弓至颞区。

4. 耳颞神经 auriculotemporal nerve 为下颌神经的分支,自下颌颈内侧向后穿入腮腺鞘,在腮腺深面上行,分支与耳大神经的分支一起管理腮腺的感觉,继出腮腺至颞区。

(四) 咬肌

咬肌 masseter muscle 起自颧弓下缘及其深面,止于下颌支外侧面和咬肌粗隆。该肌覆以咬肌筋膜,其后上 1/3 部被腮腺掩盖。肌浅面有面横动脉、腮腺管、面神经的颊支和下颌缘支横过。

咬肌神经阻滞定位 如果咬肌发生炎性痉挛、挛缩(牙关紧闭),可行咬肌神经阻滞,进针点在颧弓中点下方与下颌切迹连线的中点。

三、面 侧 深 区

面侧深区又称**下颌支深区**,位于下颌支深面、颅底下方、口腔及咽的外侧,有一顶、一底和四个壁:前壁为上颌骨体的后面;后壁为腮腺深部和茎突诸肌;外侧壁为下颌支;内侧壁为翼突外侧板和咽侧壁;顶为蝶骨大翼的颞下面和颞肌;底平下颌骨下缘。该区上部为**颞下窝**,区内有翼内肌、翼外肌、翼丛、上颌动脉和下颌神经等(图 2-21、2-22)。

(一) 翼内肌、翼外肌

1. 翼内肌 medial pterygoid muscle 起自翼窝,肌纤维斜向后外下,止于下颌支内侧面的

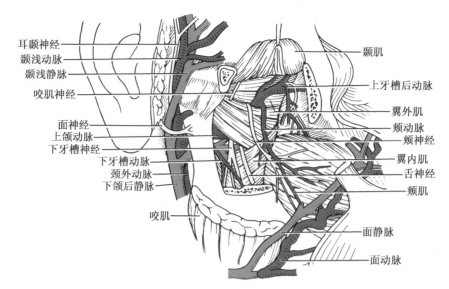

图 2-21　面侧深区的血管(浅部)

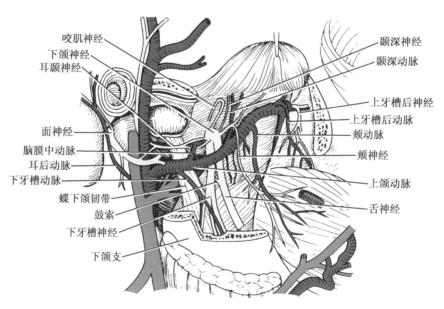

图 2-22　面侧深区的血管神经(深部)

翼肌粗隆,作用为上提和前移下颌骨。一侧收缩时牵引下颌骨向对侧移动。

2. **翼外肌** lateral pterygoid muscle　　上头起自蝶骨大翼的颞下面,下头起自翼突外侧板的外面,肌纤维斜向外后方,止于下颌颈和下颌关节囊,收缩时拉下颌关节连同下颌头向前至关节结节的下方,做张口运动,一侧作用时使下颌移向对侧。

翼内肌位于颞下窝的下内侧部,翼外肌位于上外侧部。两肌腹间及其周围的疏松结缔组织中,有血管与神经交错穿行。

(二) 翼丛

翼丛 pterygoid plexus 是位于翼内、外肌周围的静脉丛,收纳与上颌动脉分支伴行的静脉,最后在丛的后端汇成一条上颌静脉,回流到下颌后静脉。翼丛与上颌动脉位居颞下窝的浅部;翼内、外肌的肌腹,下颌神经及其分支则在该窝的深部。

翼丛向上经卵圆孔静脉丛及破裂孔导血管与海绵窦相通;向前经面深静脉与面静脉

相通,再经内眦静脉通入眼上静脉;向前上借通过眶下裂的静脉连于眼下静脉;而眼上静脉和眼下静脉向后与颅内的海绵窦交通;故口、鼻、咽等部的感染,可沿上述途径蔓延至颅内(图2-14)。

(三) 上颌动脉

上颌动脉maxillary artery平下颌颈高度起自颈外动脉,经下颌颈的深面入颞下窝,行经翼外肌的浅面或深面,至翼外肌两头间弯入翼腭窝。主干以翼外肌为界分为3段(图2-21、2-22)。

第1段:又称下颌段,位于下颌颈深面,自起点至翼外肌下缘。主要分支有:①**下牙槽动脉**inferior alveolar artery经下颌孔入下颌管,分支至下颌骨、下颌牙及牙龈,终支出颏孔,分布于颏区;②**脑膜中动脉**如前述。

第2段:又称翼肌段,位于翼外肌的浅面或深面,主要分支有:①**咀嚼肌支**,有数条,营养各咀嚼肌;②**颊动脉**buccal artery与颊神经伴行,至颊肌和颊黏膜。

第3段:又称翼腭窝段,位于翼腭窝内,主要分支有:①**上牙槽后动脉**posterior superior alveolar artery向前下穿入上颌骨后面的牙槽孔,分布于上颌窦、上颌后份的牙槽突、牙、牙龈等;②**眶下动脉**infraorbital artery为上颌动脉的终支,穿眶下裂入眶,分支分布于上颌前份的牙槽突、牙、牙龈,末端出眶下孔至下睑及眶下方的皮肤。

(四) 下颌神经及其阻滞定位

下颌神经mandibular nerve为三叉神经最粗大的一支,自卵圆孔出颅进入颞下窝。为混合性神经。

下颌神经主干阻滞定位　令患者口稍张开,入针部位同上颌神经阻滞,即在颧弓下缘与下颌切迹中点处垂直刺入,针抵翼突外侧板基部时退针,转向后(向耳侧)15°~20°角、向上5°~15°角,刺过翼突外侧板后缘即至卵圆孔下颌神经出颅处(距皮表入针点深约40mm),出现下颌区异感,表明已刺中下颌神经,可注入局麻药,阻滞下颌神经(图2-23)。此法适用于舌及下颌骨的手术。

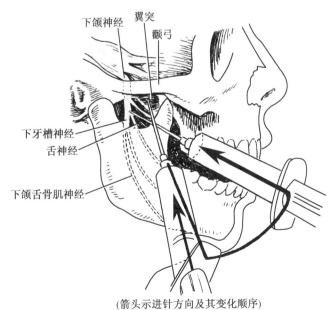

(箭头示进针方向及其变化顺序)

图2-23　下颌神经的阻滞途径

三叉神经的运动成分随下颌神经出卵圆孔分为各咀嚼肌支,支配咀嚼肌。下颌神经的感觉支主要包括以下 4 个分支:

1. **颊神经**buccal nerve　经翼外肌两头之间穿出,沿下颌支前缘的内侧下行至咬肌前缘,穿颊肌分布于颊黏膜、颊侧牙龈,另有分支穿颊脂体分布于颊区和口角的皮肤。

颊神经的阻滞定位　在上颌第三磨牙后方的磨牙后窝表面黏膜进针,刺中时可有颊部电击样感觉,稍退针后注药。

2. **耳颞神经**auriculotemporal nerve　以两根起自下颌神经,从内、外夹持脑膜中动脉,然后合成一干,沿翼外肌深面,绕下颌骨髁突的内侧至其后方转向上行,并与颞浅动脉伴行。穿入腮腺鞘,于腮腺上缘处浅出,分布于外耳道、耳郭及颞区的皮肤。

耳颞神经的阻滞定位　在外耳道与颞下颌关节之间或近耳部的颧弓上缘约 10mm 的发际处,也可在颧弓中点下 10mm 处,触到颞浅动脉的搏动。在颞浅动脉搏动点的同一水平处进针,刺入深度约 5mm。

3. **舌神经**lingual nerve　经翼外肌深面下行,途中接受鼓索的味觉纤维和副交感神经纤维,继续行向前下,经下颌支与翼内肌之间,弓形越过下颌下腺上方,再沿舌骨舌肌的浅面前行至口底,分布于下颌舌侧牙龈、下颌下腺、舌下腺、舌前 2/3 及口底的黏膜。

舌神经的阻滞定位　舌神经位于下牙槽神经的前方。在下颌最后磨牙的稍后方,仅被口腔黏膜所覆盖。术者可用左手示指深入口内,在下颌骨内侧面触及、压迫并固定该神经与下颌骨面,邻近刺入 10mm,即可阻滞该神经。

4. **下牙槽神经**inferior alveolar nerve　在舌神经后方,沿翼内肌外侧面伴同名动、静脉下行,经下颌孔入下颌管,发支分布于下颌骨、下颌诸牙和牙龈。终支自颏孔浅出称颏神经,分支分布于颏部和下唇的皮肤和黏膜。下牙槽神经所含的运动纤维组成下颌舌骨肌神经,支配下颌舌骨肌和二腹肌前腹。因此下牙槽神经为混合性神经。

下牙槽神经的阻滞定位　在下颌第三磨牙后,用左手示指先触及下颌支前缘,再向后约 15mm,此处应在下颌孔前方,经上、下磨牙咬合面平行处,沿黏膜和下颌支内面之间缓缓进针 25~35mm,下颌磨牙和舌前部出现异感,注射局麻药即可。若进针无异感,可适当加大药物剂量(图 2-24)。

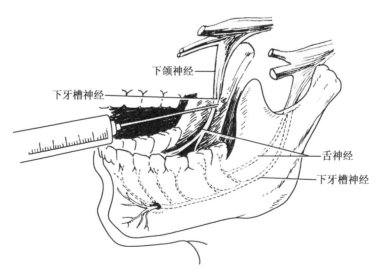

图 2-24　下牙槽神经的阻滞途径

四、面侧区的间隙

面侧区的间隙(图2-18、2-25)位于颅底与上、下颌骨之间,是散在于骨、肌肉与筋膜之间的间隙,彼此相通。间隙内充满疏松结缔组织,感染可沿间隙扩散。主要间隙如下。

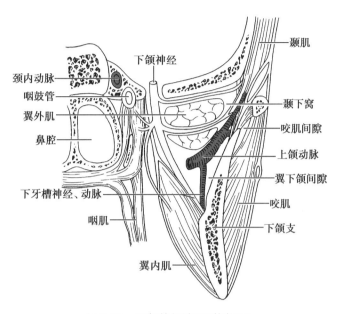

图 2-25　面部的间隙(冠状断面)

(一) 咬肌间隙

咬肌间隙 masseter space 为位于咬肌深面与下颌支上部之间的狭隙,咬肌的血管神经通过下颌切迹穿入此隙,再从深面进入咬肌。此间隙的前方紧邻下颌第三磨牙,许多牙源性感染均有可能扩散至此间隙。

(二) 翼下颌间隙

翼下颌间隙 pterygomandibular space 位于翼内肌与下颌支之间,前界为颊肌和下颌支前缘,后界为腮腺,上界平翼外肌下缘,下界在翼内肌止点处。间隙内充满疏松结缔组织,并有舌神经和下牙槽血管神经穿行。下牙槽神经阻滞即注射麻醉药液于此间隙内,牙源性感染常累及此间隙。此间隙上续颞下间隙,前下通舌下间隙,内侧通咽旁间隙,外侧经下颌切迹与咬肌间隙相通。

(三) 颞下间隙

颞下间隙 infratemporal space 为翼下颌间隙向上的延续,此隙前界是上颌体的后面,后界为茎突和茎突诸肌,上界为蝶骨大翼,下界平翼外肌下缘,外侧界是颧弓和下颌支,内侧界是翼突,间隙内在翼外肌周围充有疏松结缔组织,并有翼静脉丛、上颌动脉及其分支以及下颌神经及其分支的始段。此间隙向上连通颞浅、深间隙和颅内,向下移行为翼下颌间隙,向前内侧通翼腭窝,向后内侧通咽旁间隙。

解剖操作

一、摸认头面部体表标志与确定体表投影

（一）摸认头面部的体表标志

参照本章相关内容,摸认枕外隆凸、上项线、乳突、翼点、眉弓、眶上切迹、眶下孔、颏孔、颧弓、耳屏、髁突、下颌角等体表标志。

（二）确定头面部的体表投影

参照本章相关内容,确定眶上神经、眶下神经、额神经、枕大神经、滑车上神经、三叉神经节、舌咽神经、上颌神经、咬肌神经、面神经、下颌神经、耳颞神经、下牙槽神经阻滞点、脑膜中动脉、面动、静脉、颞浅动脉等体表投影。

二、模拟头面部神经阻滞定位

（一）模拟定位技术要点

1. 摆正尸位暴露部位　摆正尸体位置,暴露模拟阻滞部位。

2. 标记定位点　以记号笔描记好体表标志,并确定阻滞点的位置。

3. 注射有色染料　用穿刺针管抽取适量有色染料,参照教材定位操作规程,模拟阻滞、穿刺,体会进针的层次和手感,在相应部位注入染料。

4. 解剖验证　遵照解剖操作要求,剖查穿刺路径和注射点的位置,以资验证,解剖并显示该部的相关结构,深化对阻滞和穿刺术的理解。

（二）模拟头面部相关神经阻滞定位

参照本章相关内容对下列神经进行模拟阻滞:眶上神经、眶下神经、额神经、枕大神经、滑车上神经、三叉神经节、舌咽神经、上颌神经、咬肌神经、面神经、下颌神经、耳颞神经、颊神经、舌神经、下牙槽神经。

三、解剖颅部

（一）尸位

尸体取仰卧位,肩部垫高,使头后仰。可根据剖查需要临时再作必要的调整。

（二）切口

自枕外隆凸至前发际作正中切口,在头部侧面作纵切口,上起颅顶,下抵耳郭上端。剥去皮肤,保留浅筋膜。

（三）解剖额顶枕区

1. 解剖额区　修洁枕额肌额腹,清除浅筋膜,显露帽状腱膜前缘。清理滑车上和眶上血管、神经,顺枕额肌额腹纤维方向分开肌束,向上追踪血管及神经的分支。模拟滑车上神经、眶上神经阻滞定位。

2. 解剖颞区　清理颞浅动、静脉和耳颞神经,可见它们的分支上行达颅顶前外侧部。

3. 解剖耳后区　剖查耳后动、静脉和沿胸锁乳突肌后缘上升的枕小神经。向上追踪它们的分支至顶后外侧部。

4. 解剖枕区　翻转尸体,在枕外隆凸外侧 2 ~3cm 处,可找到穿斜方肌上端浅出的枕动

脉和枕大神经，追踪至颅顶，然后修洁枕额肌枕腹及与其相连的帽状腱膜。 模拟枕大神经阻滞定位。

5. 剖查腱膜下隙和颅骨外膜　沿正中切口和冠状切口切透帽状腱膜，将刀柄伸入腱膜与颅骨外膜之间，探查腱膜下间隙。 然后剥离腱膜，并向周围翻开。 再切开颅骨外膜，将刀柄伸入骨膜下，作钝性分离，可探知骨膜下间隙乃局限于相应颅骨的范围之内，而颅骨外膜与骨缝则紧密相连。 去除颅骨外膜，观察冠状缝、矢状缝、人字缝、前囟点和人字点的位置。

（四）开颅取脑

1. 锯除颅盖

（1）从颞窝骨面上切断颞肌起点，除去颞肌。

（2）通过眶上缘上方与枕外隆凸上方各 1 cm 处的平面，用刀作环形线，沿此线切开骨膜，向上下稍剥离，并用铅笔做标记。 依此线逐段锯透颅骨外板、板障和部分内板，深浅以勿伤及脑表面为度。 再用凿子向上插入锯口，紧贴颅盖内面推开硬脑膜，然后将颅盖撬除。

2. 打开硬脑膜

（1）在上矢状窦两侧约 0.5 cm 处剪开硬脑膜。 为防止伤及深面的脑组织，先用镊子挟起稍许硬脑膜，在挟起的皱褶上剪一小口，紧贴硬脑膜内面伸入剪刀，向前后延长切口。 再于上述切口中点处，向两侧冠状剪开。 将四片硬脑膜翻向下方。 观察包裹脑表面的硬脑膜，脑膜中动脉走行于硬脑膜内、外层之间，同时观察脑膜中动脉的分布及其前支经过翼点内面的状况。

（2）观察蛛网膜。 透过蛛网膜和蛛网膜下隙，可见随软脑膜分布的脑表面血管。 查看来自两侧大脑半球内侧面和背外侧面而注入上矢状窦的大脑上静脉。

（3）切断由两侧注入上矢状窦的大脑上静脉，用手指向两侧分开大脑半球，显示大脑镰。 于鸡冠处剪断大脑镰，并将它从大脑纵裂内抽出，牵向后上方。 探查位于大脑纵裂深处的胼胝体及其后方的大脑大静脉。

（4）托起枕叶，沿直窦两侧切断小脑幕，注意勿伤及幕下的小脑，再向两侧延伸，沿横窦沟切断小脑幕的附着缘（或切透横窦的上、下壁）。 剪断注入直窦前端的大脑大静脉，然后将大脑镰连同直窦一起拉向枕后，此时，仅小脑幕的前外侧部尚连着颞骨岩部的上缘。

3. 断离脊髓　在寰椎与枕骨之间将刀插入，从颈部切断脊髓与脑干的联系，并切断椎动脉。

4. 取脑

（1）将尸体上移，使其头部移出解剖台边缘，自然后垂。 在颅前窝处将两半球额叶用手轻轻托起，右手将刀插入，从筛板处剥离嗅球，离断由鼻腔穿过筛孔的嗅神经。

（2）将额叶推离颅前窝，在颅中窝前部的视神经管处，贴近颅底切断视神经和颈内动脉，沿眶上裂、圆孔和卵圆孔切断眼神经、滑车神经、展神经和三叉神经等。 再于视交叉的后下方，切开鞍膈前、后缘，紧贴鞍膈切断漏斗，可见围绕于垂体前、后的海绵间窦，它们与海绵窦共同形成一环。 切除鞍膈，将垂体从垂体窝中取出。

（3）将头颅偏向左侧，把右侧大脑颞叶从颅中窝轻轻移出，然后采用同样方法将左侧大脑颞叶移出。

（4）沿颞骨岩部上缘切断两侧小脑幕附着处，切断面神经和前庭蜗神经，将大脑镰和小脑幕向后拉出。 注意托住脑，以防掉下。

（5）切断通过颈静脉孔的舌咽神经、迷走神经和副神经以及穿过舌下神经管的舌下神经。 这时即可取出完整的脑。

（五）剖查硬脑膜和颅底内面的结构

1. 查看脑膜中动脉　观察其入颅部位，分叉高度，前、后支的行经及体表投影。

2. 观察大脑镰、小脑幕　观察大脑镰、小脑幕和鞍膈的位置和附着部位。 验证小脑幕切迹与大脑半球颞叶及脑干的关系。

3. 剖开上矢状窦　纵行剖开上矢状窦的全长，查看位于该窦与外侧隐窝内的蛛网膜粒。

4. 解剖颅底内面

（1）对照颅底内面，观察脑各部在颅底三窝中的位置。

（2）剖查垂体：先在蝶鞍中部找到鞍膈，将其前后缘切开，辨认海绵窦。 切除鞍膈，用镊子取出垂体，辨认垂体的前叶和后叶。

5. 解剖海绵窦　在蝶骨小翼后缘内侧端近前床突处，切开硬脑膜，找到海绵窦的前端；沿颞骨岩部上缘的岩上窦向前找到海绵窦的后端。 沿动眼神经、滑车神经、展神经剪开硬脑膜，注意动眼神经、滑车神经行于海绵窦的外侧壁中，而展神经与颈内动脉则穿经海绵窦内。 追踪上述各神经到眶上裂。

6. 剖查三叉神经　沿三叉神经根的方向切开硬脑膜，暴露三叉神经节。 辨认三叉神经感觉根和贴附于神经节深面的运动根。 找出三叉神经节前方的三大分支：眼神经和上颌神经沿海绵窦外侧壁前行，眼神经入眶上裂，上颌神经入圆孔，下颌神经则通过卵圆孔。

理解三叉神经节及其主要分支的阻滞定位。

7. 清理颈内动脉　经颈动脉管入颅，前行于海绵窦内，继而弯曲上行出海绵窦，经前床突内侧，转向后上。 找出颈内动脉的分支眼动脉，追踪到其入视神经管处。

8. 检查第Ⅰ～Ⅻ对脑神经的出颅部位　嗅球、视神经、视交叉、脚间窝内的动眼神经和细小的滑车神经；在小脑中脚与脑桥交界处可见粗大的三叉神经根；在脑桥延髓沟自内向外可见展神经、面神经和前庭蜗神经；在延髓橄榄后沟由上往下有舌咽神经、迷走神经和副神经；舌下神经从锥体与橄榄之间穿出。

四、解剖面部

（一）尸位

尸体取仰卧位，肩下垫木枕，使面部略抬高。

（二）切口

面部皮肤很薄，切记皮肤切口要浅。 ①自眉间正中向前下，经鼻背、人中至下颌体下缘，作正中切口；②沿上、下睑缘、鼻孔周围及唇缘作环形切口；③平睑裂两端作横切口，内侧至正中线，外侧至耳前；④从口角至耳前作横切口；⑤沿下颌体下缘作横切口至下颌角，然后转向后上方至乳突尖。 沿上述切口，依次将上、中、下三块皮片翻向外侧，翻皮时要小心，以免损伤位于皮下的面肌、血管和神经。

（三）解剖面浅层

1. 剖查表情肌　依次剖修出眼轮匝肌、额肌、口轮匝肌、颧肌、提上唇肌、笑肌、降口角肌和降下唇肌及覆盖面下缘的颈阔肌。 注意尽可能保留穿面肌达浅层的血管和神经分支。

2. 解剖腮腺浅表及其周围的结构

（1）先在浅筋膜内找到由颈部上行达腮腺下端浅面的耳大神经。 修洁腮腺鞘，于颧弓下方一横指处，找出由腮腺前缘发出的腮腺管，并向前追踪到其穿入颊肌处。

（2）由上而下，逐一剖查于腮腺边缘处穿出的血管、神经。 于耳屏前方、近腮腺上缘处，剖出颞浅动、静脉及其后方的耳颞神经。 在颞浅血管前方寻认越颧弓上行的面神经颞支，以及越颧骨向前上行的颧支。 在腮腺管上、下方找出面神经的颊支及位于腮腺管上方与颊支伴行的面横动、静脉。 沿下颌体下缘寻找面神经的下颌缘支，以及由腮腺下端穿出走向颈阔肌深面的面神经颈支。 追踪面神经的上述分支至进入面肌处，观察上述分支相互间以及它们与三叉神经分支间的吻合情况。

（3）寻认于腮腺下端穿出的下颌后静脉前支，并向下追踪到它与面静脉会合处。

3. 解剖面动、静脉 将笑肌和颈阔肌翻向口角，显露于咬肌前缘附近绕下颌骨下缘至面部的动、静脉，注意动脉在静脉前方。 追踪面动脉和面静脉，向内上直到内眦。 切断覆盖上述血管的颧肌和提上唇肌，依次剖出面动脉的分支下唇动脉、上唇动脉、鼻外侧动脉，以及它的终支内眦动脉。 寻认面静脉的属支面深静脉，该静脉向后与面深部的翼丛相连。

4. 剖查三叉神经的面部分支 除耳颞神经外，尚待剖查的三叉神经分支有滑车上神经、眶上神经、眶下神经、颊神经和颏神经，这些神经均有血管伴行。

（1）剖查滑车上和眶上神经、血管：在眶上缘内、中 1/3 交界处，剥开眼轮匝肌，寻找从眶上切迹（或孔）穿出的眶上神经、血管。 滑车上神经、血管则位于其内侧约 1cm 处。

（2）剖查眶下神经和血管：沿眶下缘分离提上唇肌及结缔组织，找出由眶下孔穿出的眶下神经和血管。

（3）剖查颏神经和血管：沿下颌体下缘，在距正中线 2 ~3cm 处作横切口，切口深达骨膜，寻找由颏孔穿出的颏神经和血管。

（4）剖查颊神经和血管：细心除去位于咬肌前方及深面的颊脂体，追踪面神经的颊支到颊肌，寻找下颌神经的分支颊神经和与之伴行的颊动脉，清理腮腺管，然后修洁颊肌。

模拟上述各神经的阻滞定位。

（四）解剖面深层

1. 解剖穿经腮腺的血管和神经

（1）剖除腮腺鞘：注意鞘内腺表面也可有腮腺浅淋巴结。 清除腺鞘与浅淋巴结时，慎勿伤及从腮腺内穿出的血管、神经。

（2）剖查面神经干及其分支：沿面神经一条分支切开其浅面的腮腺组织，向后追踪至面神经干，然后逐一剖出其他分支。

模拟面神经干的阻滞定位。

（3）剖查上颌动脉：沿颞浅动、静脉向下剥离腮腺实质，显露下颌后静脉和颈外动脉，在下颌颈高度找出颈外动脉的另一终支上颌动脉。

2. 剖查咬肌

（1）清除咬肌筋膜，查看咬肌的纤维方向和起止。

（2）沿颧弓上缘切开颞筋膜，注意其下端分为两层，分别附着于颧弓的内、外面。

（3）于咬肌起点的前、后缘锯断颧弓，将锯下的骨段连同咬肌牵向外侧，打开咬肌间隙，找到穿出下颌切迹入咬肌深面的咬肌血管、神经，观察后切断。

3. 解剖颞肌和颞下颌关节

（1）修洁颞筋膜，尽量保留颞浅动、静脉和耳颞神经及其分支，沿上颞线切开颞筋膜，由前向后翻起筋膜，充分暴露颞肌，观察该肌起止及纤维方向。

（2）锯断下颌骨冠突，将冠突连同颞肌止端向上翻起，显示出颞深间隙，观察颞深血管及神经。

（3）切除颞下颌关节囊的外侧壁，显示关节盘及上、下两个关节腔。 观察颞下颌关节的组成。

4. 显露面侧深区（颞下窝）和舌下区

（1）将刀柄由后方插入下颌支深面，使其与深面的软组织分离。 紧靠颞下颌关节下方锯断下颌颈。

（2）于正中线旁约 1cm 处锯断下颌体，保留二腹肌前腹、颏舌骨肌和颏舌肌的附着点。

（3）切断翼内肌在下颌角内面的止点。 紧靠下颌孔剪断下牙槽血管、神经。 沿下颌体下缘切断面动、静脉及下颌舌骨肌。

（4）经口腔前庭，切断唇、颊与下颌体的联系。 紧贴下颌体内面切开固有口腔底的黏膜，用刀柄分离下颌体与口底结构间的联系。 然后除去已游离的一段下颌骨。

5. 解剖面侧深区浅部

（1）细心清除翼内、外肌表面的结缔组织，查看翼丛及其属支。 观察后，将翼丛及其属支逐一清除，但注意保全动脉。

（2）上颌动脉第 1 段行于下颌颈内侧，第 2 段通常行经翼外肌的浅面（约占 2/3），有时通过翼外肌下头的深面（约占 1/3），第 3 段进入翼腭窝。 追踪上颌动脉，辨认它的分支，此时可先寻认下牙槽动脉、颞深动脉和颊动脉，三者均有神经伴行。

（3）寻认由翼外肌上缘穿出的咬肌神经、由翼外肌两头间穿出的颊神经和出现于翼外肌下缘的下牙槽神经及其前方的舌神经。

（4）清理翼内、外肌，观察其起止及纤维方向。

6. 解剖面侧深区深部

（1）切除翼外肌，在该肌深面剖查从卵圆孔穿出的下颌神经及其分支。

（2）找出上颌动脉第 1 段发出的脑膜中动脉，向上追踪到它穿入棘孔处。

（3）清理下颌神经及其分支。 循下牙槽神经和舌神经向上追踪至下颌神经出卵圆孔处。 辨认下颌神经的另外两个感觉支：颊神经和耳颞神经。 查看耳颞神经的两个根夹持着脑膜中动脉，继而合成一干，向后经过髁突的内侧至下颌后窝，穿腮腺上行至颞部。

（4）在舌神经的后缘寻认鼓索。

（5）在近翼腭窝处，于上颌结节表面，寻认穿入牙槽孔的上牙槽后神经和动脉。

模拟上述各神经的阻滞定位。

7. 解剖下颌后窝

（1）清理面神经：寻认由面神经发出至二腹肌后腹和茎突舌骨肌的肌支。

（2）复查下颌后静脉：该静脉位于腮腺丛深侧，由颞浅静脉、上颌静脉汇合而成，向下分为两支，分别注入面静脉和颈外静脉。

（3）清理颈外动脉及其两个终支，颞浅动脉和上颌动脉：修洁二腹肌后腹，寻找颈外动脉的另外两个分支，枕动脉沿二腹肌后腹下缘向后上至乳突深部，耳后动脉则沿后腹上缘至乳突浅面。

（4）剖查耳颞神经：它从颞下窝经髁突后方达下颌后窝，继而转折向上与颞浅动脉伴行，经动脉深面至其后方。

模拟耳颞神经的阻滞定位。

8. 解剖舌下间隙的内容

（1）清理舌神经，找出位于舌神经下方与下颌下腺之间的下颌下神经节。

（2）剖出下颌下腺和舌下腺及下颌下腺管。

（3）在二腹肌中间腱上方，清理出位于舌骨舌肌浅面的舌下神经。 在舌骨大角上方找到舌动脉，可见它进入舌骨舌肌的深面。

（李启华）

第一节 概　　述

　　颈部介于头部、胸部和上肢之间,以脊柱颈部为支架,前方正中有喉与气管颈段、咽与食管颈段、甲状腺和甲状旁腺等重要器官。两侧为纵行排列的大血管和神经等,胸膜顶和肺尖亦突入颈根部,在颈根部还有连接颈部和上肢的大血管及神经。颈部的筋膜和疏松结缔组织特别发达,包绕颈部诸器官并形成筋膜鞘和筋膜间隙。

　　颈部运动灵活,移动时其长度与器官的位置都有所改变。头部后仰时,颈前部变长,气管颈段与皮肤接近,当头部向一侧转动时,喉、气管均向旋转侧移动,食管则移向对侧。

　　颈部是麻醉医师经常实施技术操作的重要部位之一,例如,颈丛、臂丛神经阻滞,颈内静脉、锁骨下静脉穿刺置管,气管切开等。正确掌握颈部的麻醉解剖知识具有重要的临床意义。

一、境界与分区

(一) 境界

　　颈部的上界为下颌骨下缘、下颌角、乳突尖、上项线和枕外隆凸的连线;下界为胸骨的颈静脉切迹、胸锁关节、锁骨上缘、肩峰至第7颈椎棘突的连线。

(二) 分区

　　颈部以两侧斜方肌前缘之间和脊柱颈部为界,分为前、后两部分。

　　斜方肌前缘以前的部分称为**固有颈部**,即通常所指的**颈部**。斜方肌前缘以后的部分称为颈后部或称**项部**(由第八章脊柱区叙述)。

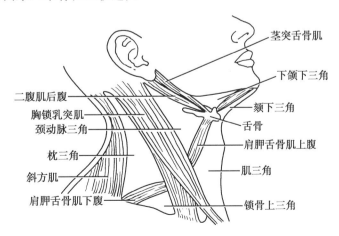

图 3-1　颈部分区

固有颈部又以胸锁乳突肌前、后缘为界,分为颈前区、胸锁乳突肌区和颈外侧区。

颈前区以舌骨为界分为舌骨上区和舌骨下区,前者又以二腹肌为界,分为颏下三角和下颌下三角;后者以肩胛舌骨肌上腹为界,分为上方的颈动脉三角和下方的肌三角(图 3-1)。

颈外侧区又称颈后三角,以肩胛舌骨肌下腹为界,分为枕三角(肩胛舌骨肌斜方肌三角)和锁骨上三角(肩胛舌骨肌锁骨三角),后者亦称锁骨上大窝。胸锁乳突肌区是指该肌所在的区域。

二、体表标志与投影

(一) 体表标志

1. **甲状软骨**thyroid cartilage 位于舌骨下方,其上缘对应第 4 颈椎体,此平面也是颈总动脉分叉处。甲状软骨前角上缘两板间的凹陷,为甲状软骨切迹,是颈部体表定位的重要标志。前正中线上的突起称为**喉结**laryngeal prominence。成年男性尤为明显,女性及小儿不明显。

2. **环状软骨**cricoid cartilage 位于甲状软骨的下方,环状软骨弓平对第 6 颈椎水平,是喉与气管、咽与食管的分界标志,又是计数气管环的标志。

3. **胸锁乳突肌**sternocleidomastoid 斜列于颈部两侧,是颈部分区的重要肌性标志。该肌起端两头之间有一凹陷,称为**锁骨上小窝**lessersupraclavicular fossa,位于胸锁关节的上方,其深面左侧有颈总动脉,右侧为头臂干分叉处。该肌是颈丛神经、臂丛神经阻滞以及颈内静脉和锁骨下静脉穿刺的常用体表定位标志。

4. **颈动脉结节**carotid tubercle 即第 6 颈椎横突前结节,位于环状软骨的两侧,相当于胸锁乳突肌前缘中点的深处,在此处的前方有颈总动脉走行,将颈总动脉向后压于此结节,可暂时阻断颈总动脉的血流。

5. **舌骨**hyoid bone 位于颏隆凸下后方和喉的上方,其后方适对第 3、4 颈椎椎间盘平面,舌骨体的两侧可扪到舌骨大角,是手术中寻找和结扎舌动脉的标志。

6. **气管**trachea 在环状软骨下缘与胸骨上窝之间,沿颈前正中线可触及气管颈部。

7. **锁骨上大窝**greater supraclavicular fossa 又称肩胛舌骨肌锁骨三角,位于锁骨中1/3的上方,窝底可扪到锁骨下动脉的搏动,窝的上外侧有臂丛通过,是锁骨上臂丛阻滞的注射部位。

8. **胸骨上窝**suprasternal fossa 位于胸骨颈静脉切迹上方的凹陷处,是触诊气管的部位(图 3-2)。

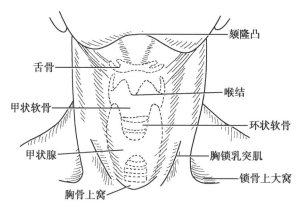

图 3-2 颈部的体表标志

（二）体表投影

1. **颈总动脉** common carotid artery **及颈外动脉** external carotid artery　相当于下颌角与乳突尖端连线的中点,右侧至胸锁关节、左侧至锁骨上小窝之间的连线,此连线以甲状软骨上缘为分界标志,其上为颈外动脉的投影;其下为颈总动脉的投影。

2. **锁骨下动脉** subclavian artery　相当于自胸锁关节向外上至锁骨上缘中点的弧线,线的最高点距锁骨上缘约 1cm。

3. **颈外静脉** external jugular vein　位于下颌角至锁骨中点的连线上,是小儿静脉穿刺和临床观察静脉充盈程度及静脉压高低的常用部位。

4. **副神经** accessory nerve　自乳突尖与下颌角连线中点,经胸锁乳突肌后缘上、中 1/3 交点,至斜方肌前缘中、下 1/3 交点的连线。

5. **神经点** punctum nervosum　为颈丛皮支浅出颈筋膜的集中点,约在胸锁乳突肌后缘中点处,是颈部皮神经浸润麻醉的阻滞点。

6. **臂丛** brachial plexus　由胸锁乳突肌后缘中、下 1/3 交点至锁骨中、外 1/3 交点稍内侧的连线,相当于臂丛中、上干的投影。

7. **胸膜顶** cupula of pleura **及肺尖** apex of lung　位于锁骨内 1/3 的上方,其最高点距锁骨上方 2～3cm,在颈根部施行臂丛阻滞麻醉时,不应在锁骨内侧 1/3 上方进针,以避免发生气胸。

第二节　颈部层次结构

一、浅　层　结　构

（一）皮肤

颈前外侧部的皮肤较薄,其活动性较大,且有横行皮纹,故颈部手术时多选择横行切口,以保持美观并有利于皮肤愈合。颈后部的皮肤较厚,其活动性较小。

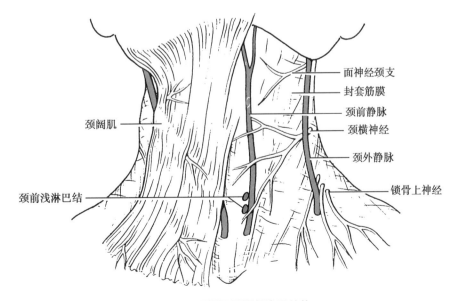

图 3-3　颈阔肌及颈部浅层结构

（二）浅筋膜

浅筋膜即皮下组织，主要为脂肪组织。浅筋膜内有颈丛皮支、面神经颈支、浅静脉和浅淋巴结。在颈前外侧部脂肪层的深面有**颈阔肌** platysma，该肌为一皮肌，薄而宽阔，起自胸大肌和三角肌筋膜，越过锁骨，覆盖颈前外侧部，其前部纤维止于下颌骨下缘，并有部分纤维交叉；后部纤维移行于腮腺咬肌筋膜、降下唇肌和笑肌。因此颈部手术切断该肌时，必须对位缝合，以免形成较大的瘢痕（图 3-3）。

二、颈深筋膜及筋膜间隙

颈深筋膜 deep cervical fascia 位于浅筋膜和颈阔肌的深面，分层围绕颈、项部诸肌及其器官结构，并在血管、神经周围形成筋膜鞘和筋膜间隙。

（一）颈深筋膜

可分为浅、中、深三层（图 3-4、3-5）。

1. **颈深筋膜浅层** superficial layer of deep cervical fascia　又称**封套筋膜**。此层包绕整个颈部，呈圆桶状，该筋膜上方附着于枕外隆凸、上项线、乳突、颧弓和下颌骨下缘；下方除与背部深筋膜续连外，还附着于肩峰、锁骨及胸骨柄；其前方与对侧愈合参与构成颈白线；在后方附于项韧带及第 7 颈椎棘突。封套筋膜至斜方肌和胸锁乳突肌的后缘，分为两层包绕该两肌，并形成两肌的鞘。此层筋膜在腮腺区和下颌下三角也分为两层，分别包裹腮腺和下颌下腺，并形成该两腺的筋膜鞘。

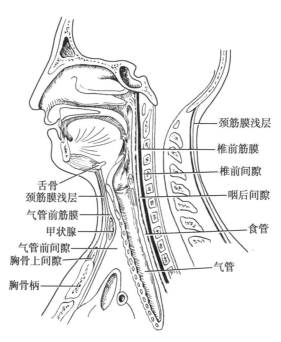

颈筋膜浅层
椎前筋膜
椎前间隙
咽后间隙
食管
气管

舌骨
颈筋膜浅层
气管前筋膜
甲状腺
气管前间隙
胸骨上间隙
胸骨柄

图 3-4　颈筋膜（正中矢状断面）

颈深筋膜浅层在舌骨下方分为浅、深两层，包绕舌骨下肌群，形成该肌群的筋膜鞘。在胸骨柄的上方，此层筋膜分为两层形成胸骨上间隙。

2. **颈深筋膜中层** middle layer of deep cervical fascia　或称**内脏筋膜**，居舌骨下肌群的深面，包绕喉与气管颈部、咽与食管颈部等器官，在甲状腺侧叶的后外方分层包绕甲状腺，形成

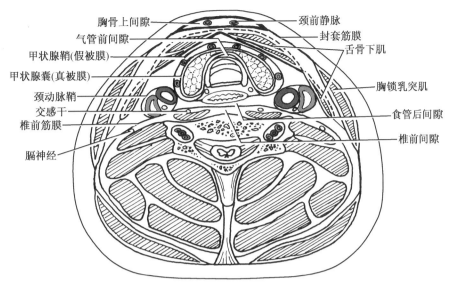

图 3-5　颈筋膜(横断面)

甲状腺鞘 thyroid sheath，又称**甲状腺假被膜**。覆盖于气管前面的筋膜又称**气管前筋膜** pretracheal fascia，覆盖于颊肌和咽缩肌的筋膜称为**颊咽筋膜**。颈深筋膜中层在外侧还形成**颈动脉鞘** carotid sheath，包绕颈总动脉、颈内动脉、颈内静脉和位于动、静脉后方的迷走神经。该鞘向上起自颅底，向下到达纵隔。

　　3. **颈深筋膜深层** deep layer of deep cervical fascia　又称**椎前筋膜** prevertebral fascia，覆盖在椎前肌和斜角肌的前面，向上附着于颅底，向下续前纵韧带与胸内筋膜。该筋膜的后方有颈交感干、膈神经、臂丛及锁骨下动脉行走，椎前筋膜包绕锁骨下动脉、静脉和臂丛，并向外延伸至腋腔，形成**腋鞘** axillary sheath。

（二）筋膜间隙

　　1. **胸骨上间隙** suprasternal space　是颈筋膜浅层在胸骨颈静脉切迹的上方，分为浅、深两层，分别附着于颈静脉切迹前、后缘所形成的筋膜间隙，内有颈前静脉下段、颈静脉弓、淋巴结和脂肪组织等。

　　2. **气管前间隙** pretracheal space　位于气管前筋膜与气管颈部之间，气管切开时必须经过此间隙。此间隙内有气管前淋巴结、甲状腺下静脉、甲状腺奇静脉丛、甲状腺最下动脉、头臂干和左头臂静脉等。小儿胸腺的上部亦位居此间隙内。气管前间隙内的感染，可蔓延至上纵隔。

　　3. **咽后间隙** retropharyngeal space　位于颊咽筋膜与椎前筋膜之间，向下可连通后纵隔。位于咽壁侧方的部分，称为咽旁间隙。此隙内有淋巴结及疏松结缔组织。咽后间隙的下部为食管后间隙。

　　4. **椎前间隙** prevertebral space　位于脊柱颈部与椎前筋膜之间。颈椎结核所致的脓肿多积于此间隙，并经腋鞘扩散至腋窝。

三、颈肌和肌间三角

（一）颈肌

除颈阔肌外，有斜列于颈侧份的胸锁乳突肌；在舌骨与下颌骨之间有舌骨上肌群，包括二腹肌、下颌舌骨肌、茎突舌骨肌和颏舌肌；舌骨下方正中线的两旁有舌骨下肌群,包括浅层的胸骨舌骨肌、肩胛舌骨肌和深层的胸骨甲状肌、甲状舌骨肌；颈椎两侧,颈深肌外侧群包括前、中、后斜角肌；颈椎前方,颈深肌内侧群(椎前肌)有头长肌、颈长肌等。

(二) 肌间三角

借助颈肌,可将颈前区分为颏下三角、下颌下三角、颈动脉三角和肌三角,将颈外侧区分为枕三角和锁骨上三角(图3-1)。颈深肌的前、中斜角肌与第1肋围成斜角肌间隙。

第三节 颈部的主要血管、神经及其定位

一、颈部血管

(一) 颈部动脉

1. 颈总动脉 common carotid artery 是头颈部的主要动脉干。左侧起自主动脉弓,右侧发自头臂干。左、右颈总动脉均经胸锁关节后方上升,至甲状软骨上缘高度,分为颈内动脉和颈外动脉两大终支。颈总动脉内侧邻食管颈段、气管颈段、喉和甲状腺；外侧邻颈内静脉,动、静脉两者之间的后方有迷走神经。它们共同包于颈动脉鞘内。颈总动脉下段前方有胸锁乳突肌和舌骨下肌群等遮盖；其上段位居颈动脉三角内,位置较浅表,仅有颈浅筋膜及颈阔肌、颈深筋膜浅层被覆,在此处可触摸其动脉搏动。

颈总动脉末端和颈内动脉起始处稍膨大称**颈动脉窦 carotid sinus**,窦壁有压力感受器,可感受动脉血压升高的刺激,反射性地引起心率减慢,使血压降低。颈动脉窦由舌咽神经的分支支配,在颈部手术时,如压迫颈动脉窦以及结扎颈外动脉时,都可引起颈动脉窦反射,出现血压下降和心动过缓,尤其是老年人和动脉硬化患者易发生,临床上应注意预防。在颈总动脉分叉处的后方有**颈动脉小球 carotid glomus**,是一个扁椭圆形小体,为化学感受器。可感受血中二氧化碳分压、氧分压和氢离子浓度的变化,当血中二氧化碳分压增高或氧分压降低时,可反射性地引起呼吸加深、加快,以维持血中二氧化碳和氧气含量的平衡。

2. 颈外动脉 external carotid artery 平甲状软骨上缘自颈总动脉发出,起始处位于颈内动脉的前内侧,垂直上升时逐渐转至颈内动脉的前外侧,经腮腺的实质内,至下颌颈处分为颞浅动脉和上颌动脉两终支。颈外动脉在颈动脉三角内,依次向前发出**甲状腺上动脉 superior thyroid artery、舌动脉 lingual artery** 和**面动脉 facial artery**,向后发出**枕动脉 occipital artery**,从颈外动脉起始处的内侧发出**咽升动脉 ascending pharyngeal artery**。同侧颈外动脉分支之间,颈外动脉与颈内动脉、锁骨下动脉的许多分支之间有较丰富的动脉吻合。头面部大出血或口腔颌面部大手术时,为了防止出血过多,常选择在甲状腺上动脉与舌动脉之间行颈外动脉结扎术(图3-6)。

3. 颈内动脉 internal carotid artery 在颈动脉三角内,自颈总动脉分出后,垂直上升至颅底,经颈动脉管由破裂孔入颅腔,主要分布于脑和视器。颈内动脉在颈部无分支,可与颈外动脉相区别。

4. 锁骨下动脉 subclavian artery 右侧起自头臂干,左侧发自主动脉弓。斜越胸膜顶前面,向外穿斜角肌间隙至第1肋外侧缘续于腋动脉。该动脉常以前斜角肌为界将其分为3段：第1段位于前斜角肌内侧,胸膜顶的前上方；第2段在前斜角肌的后方；第3段位于前斜角肌外侧至第1肋的外侧缘。锁骨下动脉的主要分支有：

(1) **椎动脉 vertebral artery**：起自锁骨下动脉第1段,在前斜角肌的内侧上行,穿第6~1

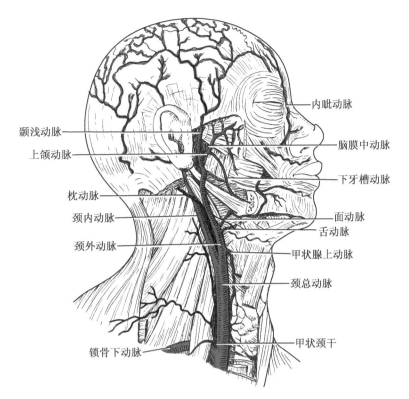

图 3-6　颈外动脉及其分支

颈椎横突孔,经枕骨大孔入颅腔,分布于脑和内耳。

（2）**胸廓内动脉** internal thoracic artery:在椎动脉起始相对侧发自锁骨下动脉第 1 段,经锁骨下静脉后方进入胸腔。

（3）**甲状颈干** thyrocervical trunk:在椎动脉的外侧,起自锁骨下动脉的第 1 段,分支有甲状腺下动脉、肩胛上动脉、颈升动脉和颈横动脉等。

（4）**肋颈干** costocervical trunk:自锁骨下动脉第 1 段或第 2 段发出,分布于颈深肌和第 1、2 肋间隙。

（二）颈部的静脉及穿刺定位

1. **颈内静脉** internal jugular vein 及其穿刺定位　颈内静脉是颈部最粗大的静脉干,由颅内的乙状窦直接延续而来,沿颈总动脉外侧下行,在胸锁关节后方与锁骨下静脉汇合成头臂静脉,汇合处的夹角称为**静脉角** venous angle,左侧有胸导管注入,右侧有右淋巴导管注入。颈内静脉的属支自上而下依次有**面静脉、舌静脉**和**甲状腺上、中静脉**。颈内静脉在颈动脉鞘内,其静脉壁与颈深筋膜及其邻近的肌腱相连,致使静脉管腔经常处于开放状态,有利于血液回流。当颈内静脉损伤时,由于静脉管腔不易闭合,以及胸腔负压对静脉血的吸引,有导致空气栓塞的危险(图 3-7)。

颈内静脉常被选择穿刺插入导管,用于对中心静脉压、肺动脉压的测定,还可作为全胃肠外高营养疗法和建立体外循环的重要途径,被广泛用于临床。因右颈内静脉较粗,与右头臂静脉、上腔静脉几乎成一直线,且接近右心房,而右侧胸膜顶因低于左侧不易受损,再者为避免损伤于左静脉角注入的胸导管,故临床上多选右侧颈内静脉穿刺。

颈内静脉的体表定位常以胸锁乳突肌、颈总动脉搏动点及锁骨为标志,又以甲状软骨上缘水平为界将颈内静脉分为 3 段:甲状软骨上缘水平以上为上 1/3 段,以下又分为中 1/3 段和下

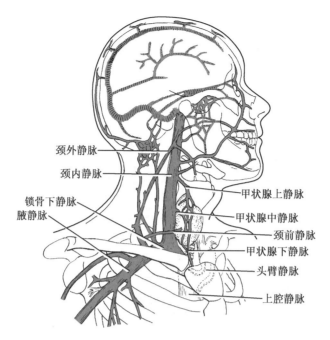

图 3-7　颈部的静脉

1/3 段,上、中、下各段的外径分别为 1.20cm、1.39cm 和 1.46cm。颈内静脉上段位置较浅表,与颈总动脉、颈内动脉的距离较近,并有部分重叠,故不宜在此段穿刺;中段位于胸锁乳突肌锁骨端前部的深面,此段静脉的中点与该肌前缘的距离为 0.79cm,与该肌外侧缘的距离 1.27cm,并居颈总动脉的外前方。

颈内静脉穿刺插管定位　临床上可分别在胸锁乳突肌的前、中、后三个方向进行穿刺,以中路为首选(图 3-8)。

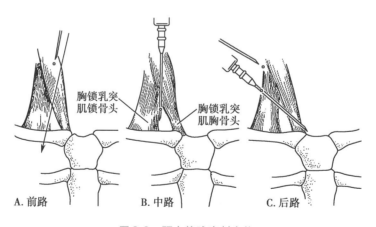

图 3-8　颈内静脉穿刺定位

（1）前路:在颈动脉三角处触及颈总动脉搏动,在搏动的外侧旁开 0.5~1cm,相当于喉结或甲状软骨上缘水平作为进针点,穿刺针指向胸锁乳突肌的锁骨端、胸骨端和锁骨三者所形成的三角,与颈内静脉走向一致进针,针干与皮肤呈 30°~40°角。由此路进针基本上可避免发生气胸,但误伤颈总动脉的机会较多。

（2）中路:颈内静脉下段位于胸锁乳突肌二头与锁骨上缘围成的小三角内(锁骨上小窝),恰好位于此三角的中心位置。在三角的顶端约离锁骨上缘 2~3 横指处作为进针点,针干与皮肤呈 30°角,与中线平行直接指向尾端。若试探未成功,针尖向外偏斜 5°~10°指向胸锁乳突肌锁骨头内侧的后缘,容易成功。

（3）后路:常选在胸锁乳突肌的外侧缘中、下1/3交点或锁骨上2~3横指处作为进针点。此段颈内静脉位于胸锁乳突肌的深面略偏外侧。穿刺时肩部垫高,头部尽量转向对侧,针干保持水平位,在胸锁乳突肌的深部指向胸骨上窝方向前进。针尖不宜过分向内侧深入,以免损伤颈总动脉。

2. 颈外静脉 external jugular vein **及其穿刺定位** 颈外静脉是颈部最大的浅静脉,由下颌后静脉的后支与耳后静脉在下颌角附近汇合而成,经胸锁乳突肌的表面向后下方斜行,至该肌的下后缘,穿经颈后三角,在锁骨上方约2.5cm处穿深筋膜注入锁骨下静脉或静脉角。颈外静脉管径粗大(0.75cm),其浅面仅被皮肤、浅筋膜及颈阔肌覆盖,位置浅表,操作容易,故临床上常被选做静脉穿刺置管或婴幼儿麻醉的血管。穿刺时可选在锁骨上方6cm处的胸锁乳突肌浅面至该肌后缘的一段,穿刺方向可沿胸锁乳突肌后缘斜向前下。颈外静脉末端的管腔内虽有一对瓣膜,但不能阻止血液逆流,当上腔静脉血回流受阻时,可引起颈外静脉怒张。

3. 颈前静脉 anterior jugular vein 为颈外静脉的属支。起自颏下部的浅静脉,沿颈前正中线两侧下行,至颈根部附近,穿入胸骨上间隙内,继而转向外侧,经胸锁乳突肌深面注入颈外静脉或锁骨下静脉。左、右颈前静脉之间有一吻合支,称为**颈静脉** jugular venous arch,横越颈静脉切迹上方的胸骨上间隙内。左、右颈前静脉有时在颈前部汇合成一条,称为**颈前正中静脉**。

4. 锁骨下静脉 subclavian vein 自第1肋的外侧缘由腋静脉延续而成,至胸锁关节的后方与颈内静脉合成头臂静脉。锁骨下静脉的前面有锁骨与锁骨下肌,后上方有锁骨下动脉相邻,两者之间隔以前斜角肌,内后方为胸膜顶。在锁骨内1/3后方的该段锁骨下静脉平均长度为48mm,平均外径为12mm。该静脉由于管径大,变异小,其管壁与颈部筋膜、第1肋骨膜、前斜角肌筋膜鞘等结构愈着,因而位置固定,是静脉穿刺、放置导管的良好部位。

5. 锁骨下静脉穿刺定位 临床上常选择经锁骨上和锁骨下两种入路途径。

（1）锁骨上穿刺进路:患者肩部垫高,头部尽量转向对侧并暴露锁骨上大窝。选择在胸锁乳突肌锁骨头的外侧缘、锁骨上约1cm处为穿刺点。针干与锁骨或矢状面(中线)呈45°,在冠状面针干保持水平或略向前偏15°指向胸锁关节方向,通常进针1.5~2.0cm即可进入静脉(图3-9)。

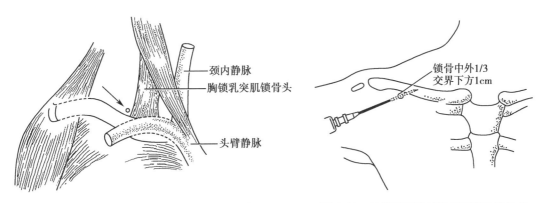

图3-9 经锁骨上穿刺锁骨下静脉定位点　　图3-10 经锁骨下穿刺锁骨下静脉定位点

（2）锁骨下穿刺进路:选择在锁骨中、外1/3交界处,锁骨下方约1cm为进针点,针尖向内轻度向头端指向锁骨胸骨端的后上缘前进。在穿刺过程中尽量保持穿刺针与胸壁呈水平位、贴近锁骨后缘。由于壁层胸膜向上延伸可超过第1肋约2.5cm,因此当进针过深越过了第1肋或穿透了静脉前后壁后刺破了胸膜及肺,就可引起气胸(图3-10)。

二、颈部淋巴

（一）颈前淋巴结

1. **颈前浅淋巴结**superficial anterior cervical lymph nodes 沿颈前静脉排列,收纳颈前部浅层结构的淋巴,其输出淋巴管注入颈外侧下深淋巴结或直接注入锁骨上淋巴结。

2. **颈前深淋巴结**deep anterior cervical lymph nodes 排列于颈部器官的前方和两侧,由上而下有喉前、甲状腺、气管前和气管旁淋巴结四组。其输出淋巴管分别注入颈外侧上、下深淋巴结。

（二）颈外侧淋巴结

1. **颈外侧浅淋巴结**superficial lateral cervical lymph nodes 位于胸锁乳突肌表面及其后缘,沿颈外静脉排列,收纳腮腺、耳后及枕淋巴结引流的淋巴,其输出淋巴管注入颈外侧深淋巴结。

2. **颈外侧深淋巴结**deep lateral cervical lymph nodes 沿颈内静脉排列,上自颅底,下至颈根部。以肩胛舌骨肌下腹与颈内静脉交点处为界,分为上、下两群(图3-11)。

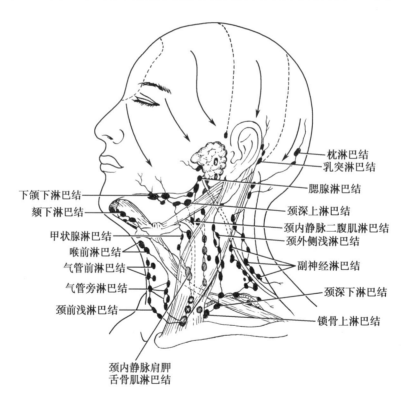

图 3-11 颈部的淋巴结

（1）**颈外侧上深淋巴结**superior deep lateral cervical lymph nodes:沿颈内静脉上段周围排列,收纳颈外侧浅淋巴结、咽、喉、气管、食管、甲状腺和舌根等处淋巴,注入颈外侧下深淋巴结或颈干。其中颈内静脉、面静脉和二腹肌后腹交角处的淋巴结称为**颈内静脉二腹肌淋巴结**,临床上又称为**角淋巴结**,收纳鼻咽部、腭扁桃体和舌根等处的淋巴。位于副神经周围的淋巴结称为副神经淋巴结。

（2）**颈外侧下深淋巴结**inferior deep lateral cervical lymph nodes：排列于颈内静脉下段和颈横血管周围。其中位于颈内静脉与肩胛舌骨肌中间腱交角处的淋巴结称为**颈内静脉肩胛舌骨肌淋巴结**，收纳舌尖的淋巴。沿颈横血管排列的淋巴结，称为**锁骨上淋巴结**supraclavicular lymph nodes，位于左侧颈根部前斜角肌前方的淋巴结又称魏尔啸（Virchow）淋巴结，是胃癌或食管下段癌转移时最先累及的淋巴结，肿大时在锁骨上缘和胸锁乳突肌后缘交角处可触及。颈外侧下深淋巴结主要收纳颈外侧上深淋巴结的输出淋巴管，其输出淋巴管合成颈干，左侧注入胸导管，右侧注入右淋巴导管。

三、颈部的神经及其阻滞定位

（一）颈丛

1. 组成与位置颈丛cervical plexus　由第1～4颈神经的前支组成，依次互相吻合成三个神经袢并发出分支。颈丛位于肩胛提肌和中斜角肌的前方、第1～4颈椎的前外侧、胸锁乳突肌的深面。

2. 颈丛分支　颈丛分支分为浅、深两支。

（1）**颈丛浅支**：有4条分支，它们从胸锁乳突肌后缘中点处穿出，该处称神经点，是颈部阻滞麻醉穿刺的部位。颈丛浅支离开神经点后，分别呈升、横、降走行，放射状分布。**枕小神经**lesser occipital nerve 来自第2～3颈神经前支，勾绕副神经，沿胸锁乳突肌后缘上行，分布于枕部皮肤。**耳大神经**great auricular nerve 来自第2～3颈神经前支，为颈丛皮支的最大分支，沿胸锁乳突肌表面行向前上方，分支分布于耳郭和腮腺区的皮肤。**颈横神经**transverse nerve of neck 来自第2～3颈神经前支，横越胸锁乳突肌中份表面行向前，分布于颈前区的皮肤。**锁骨上神经**supraclavicular nerves 来自第3～4颈神经前支，分为内侧、中间和外侧三支，越过锁骨浅出，分布于颈前外侧部、胸上部（第2肋以上）和肩部的皮肤（图3-12）。

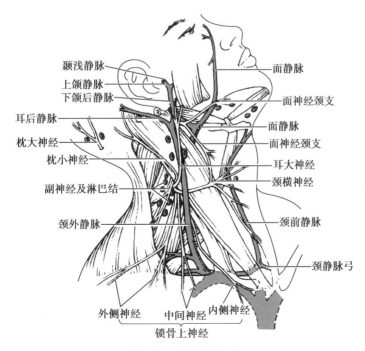

图3-12　颈部浅层结构

（2）**颈丛深支**：支配颈部深肌、肩胛提肌、舌骨下肌群和膈肌。其中第1颈神经前支的部分纤维伴随舌下神经走行，然后在颈动脉鞘前面离开舌下神经下降成为**颈襻上根**，第2～3颈神经前支的纤维经过联合，发出降支，称为**颈襻下根**。上、下根平环状软骨弓高度，在颈动脉鞘浅面合成**颈襻**ansa cervicalis，由颈襻发出分支支配舌骨下肌群的上、下部，故在甲状腺手术需切断舌骨下肌群时，多选在肌的中份进行，以免损伤神经(图3-13)。

膈神经 phrenic nerve 是颈丛的重要分支，起自第3～5颈神经前支，先居前斜角肌上外侧缘，后经该肌的前面下降至其内侧。在颈根部，膈神经的前方与胸锁乳突肌、肩胛舌骨肌的中间腱、颈内静脉、颈横动脉和肩胛上动脉毗邻，左侧前方还邻接胸导管弓；内侧有颈升动脉上行，该神经经胸膜顶的前内侧，迷走神经的外侧，穿锁骨下动、静脉之间进入胸腔。在胸腔内，与心包膈动脉伴行，经过肺根前方，在纵隔胸膜与心包之间至膈肌。据统计，**副膈神经** accessory phrenic nerve 国人出现率较高，可达48%。在膈神经的外侧下行（占85.2%），经锁骨下静脉的后方进入胸腔。副膈神经在锁骨下静脉的下方与膈神经结合者占多数（57.1%）。

膈神经是混合性神经，其中运动纤维支配膈肌的运动，感觉纤维分布于胸膜、心

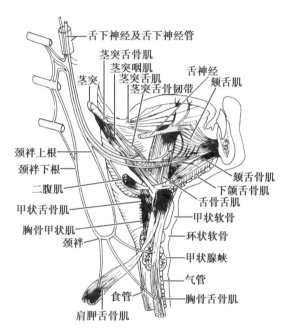

图3-13　颈襻及其支配的肌

包和膈下面中央部的腹膜。右膈神经的感觉纤维尚分布于肝、胆囊和肝外胆道等。当胆道或胆囊病变或手术牵拉时，可刺激右膈神经，引起患者的右肩部不适或疼痛。临床上颈深丛阻滞，有时累及膈神经，如双侧神经受累时可出现呼吸困难及胸闷，此时应立即吸氧，多能缓解。若局麻药浓度过高，膈神经的运动纤维被阻滞致双侧膈神经麻痹时，则应进行人工辅助呼吸。

3. 颈丛神经阻滞定位

（1）**颈丛深支阻滞定位**：患者仰卧位，头部转向对侧。在乳突尖至锁骨中线之间作一连线，此连线中点即为第4颈椎横突位置（相当于成年男性喉结上缘），该点一般在胸锁乳突肌后缘中点与颈外静脉交点处附近。第2颈椎横突位于乳突尖下方1～1.5cm处，第2～4颈椎横突之间为第3颈椎横突。分别在上述确定三点的稍后方0.7～1.0cm处与皮肤垂直进针，当针尖触及横突或引出异感时即可注射局麻药，称为三点法阻滞；临床上也可常应用改良的颈丛阻滞方法，即以第4颈椎横突作穿刺点，当穿刺针抵达第4颈椎横突后一次性注射局麻药，即为一点法阻滞，同样阻滞整个颈丛，满足颈部手术的需要。颈椎的椎孔大，横突短，且颈丛毗邻关系复杂，在颈丛深支阻滞时，容易累及膈神经或喉返神经，引起呼吸困难、声音嘶哑等并发症。尤其是双侧颈丛深支阻滞时，有可能阻滞双侧膈神经或喉返神经而引起呼吸抑制，因此临床上禁忌同时行双侧颈丛深支阻滞。穿刺针过深，进针方向偏内或偏后均可能将局麻药误入蛛网膜下隙，导致全脊髓麻醉的危险(图3-14)。

（2）**颈丛浅支阻滞定位**：适用于颈部浅表部位手术麻醉。患者仰卧位，去枕，头偏向对侧，在胸锁乳突肌后缘中点处穿刺进针。

（3）**膈神经阻滞定位**：适应于顽固性呃逆及膈神经痛的治疗。穿刺点在胸锁乳突肌锁骨端外侧缘，距锁骨上2.5～3cm处为穿刺点，以左手示、拇二指提起胸锁乳突肌，针头刺入皮肤

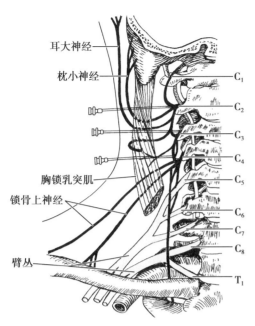

耳大神经

枕小神经

胸锁乳突肌

锁骨上神经

臂丛

C₁
C₂
C₃
C₄
C₅
C₆
C₇
C₈
T₁

图 3-14 颈丛深支阻滞部位

后,沿胸锁乳突肌深面,向内后方深入 2.5 ~ 3cm,回抽无血,即可注入药物图 3-15。

(二)臂丛

1. 臂丛的组成 臂丛 brachial plexus 是由颈 5 ~ 8 和胸 1 神经的前支组成,臂丛 5 条神经根在锁骨下动脉的上方,共同经过斜角肌间隙向外下方走行,其中颈 5 神经、颈 6 神经合成上干,颈 7 神经延续为中干,颈 8 神经和胸 1 神经合成下干,各神经干均分成前、后两股,在锁骨中点后方进入腋窝。5 根、3 干、6 股组成**臂丛锁骨上部**。

2. 臂丛的位置 臂丛锁骨上部包括臂丛的根、干和股,各条神经根分别经相应椎间孔穿出,其中第 5、6、7 颈神经前支沿相应横突的脊神经沟行走,在椎动脉的后方,通过斜角肌间隙。臂丛上、中、下 3 干位于颈外侧区下部,各股位于锁骨后方。3 干在经过中与斜角肌和锁骨下血管共同被椎前筋膜形成的锁骨下血管周围鞘所包绕。鞘与血管之间为锁骨下血管旁间隙。

3. 臂丛神经在颈部的阻滞定位 臂丛包裹在连续相通的筋膜间隙中,故任何途径注入局麻药,只要有足够容量注入筋膜间隙,理论上均可使全臂丛阻滞,临床上常根据手术所需选择不同途径,进行臂丛阻滞(图 3-16)。臂丛神经阻滞有多种途径,部位亦不相同,这里仅介绍位于颈部的常用阻滞途径,而经腋区的阻滞途径则在上肢章节学习。

(1)**斜角肌肌间沟阻滞定位**:患者去枕仰卧位,头偏向对侧。先让患者抬头,显露胸锁乳突肌的锁骨端,其后缘平环状软骨处可触及前斜角肌肌腹,前斜角肌后缘可触及中斜角肌,两斜角肌之间的间隙即为斜角肌肌间沟。此沟上尖下宽,呈三角形,该三角的下界为肩胛舌骨肌。在环状软骨水平线与斜角肌肌间沟相交处,为斜角肌肌间沟阻滞的穿刺点。穿刺针于穿刺点垂直刺入皮肤,略向下方进针,直至出现上肢异感或触及颈椎横突为止,回抽无血或脑脊液后,注入局麻药。此种阻滞途径如穿刺

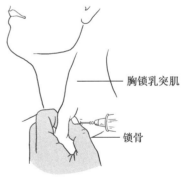

胸锁乳突肌

锁骨

图 3-15 膈神经的阻滞定位

不当时,有误入蛛网膜下隙或颈部硬膜外隙的可能,局麻药波及膈神经或星状神经节时,可能引起呼吸困难或一过性霍纳(Horner)综合征;如损伤椎动脉则引起血肿。

(2)**锁骨上臂丛阻滞定位**:患者仰卧位,肩部下垫一薄枕,头部转向对侧。在锁骨中点上方 1.0 ~ 1.5cm 处刺入皮肤,针向内、后、下方向推进,直达第 1 肋,在肋骨上寻找异感,当出现异感并回抽无血或气体时,可注入局麻药。此种穿刺法临床上称**传统锁骨上阻滞法**,定位简单,但容易刺伤胸膜或肺尖,造成血胸、气胸。

(3)**锁骨下血管旁阻滞定位**:为 Winnie 于 1964 年根据臂丛解剖对传统锁骨上入路的改进。穿刺点仍在锁骨上方,先触到斜角肌肌间沟,在此沟最低处用左手示指摸到锁骨下动脉搏动点并压向内侧,在锁骨下动脉搏动点的外侧穿刺,右手持针,针尖朝下方向直刺,沿中斜角肌内侧缘推进,穿破血管鞘时有落空感,再稍深入即出现异感。但此法仍不能防止出现气胸、星

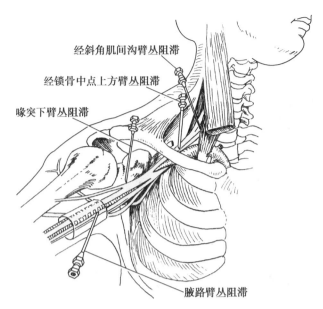

经斜角肌间沟臂丛阻滞

经锁骨中点上方臂丛阻滞

喙突下臂丛阻滞

腋路臂丛阻滞

图 3-16 臂丛阻滞途径

状神经节及膈神经阻滞等并发症。

随着神经刺激器和超声引导定位技术的应用,神经穿刺阻滞的并发症有所下降。

(三) 迷走神经

迷走神经 vagus nerve 为分布范围最广、行程最长的一对脑神经,含有内脏感觉、内脏运动和躯体感觉、躯体运动四种纤维成分,经颈静脉孔出颅,在颈静脉孔内及稍下方处,有膨大的上、下神经节。迷走神经干在颈部行于颈动脉鞘内,位于颈内动脉、颈总动脉与颈内静脉之间的后方,下行至胸廓上口入胸腔。在颈动脉三角内,迷走神经分出**喉上神经**和颈**心支**。 喉上神经内支穿甲状舌骨膜进入喉内,管理声门裂以上喉黏膜的感觉;外支支配环甲肌和咽下缩肌。心支参与心丛的组成。迷走神经在颈部还有咽支、耳支和脑膜支等分支。

(四) 副神经

副神经 accessory nerve 自颈静脉孔出颅后,经二腹肌的深面和颈内静脉的前外侧,在乳突尖端下方约 3.5cm 处,发出分支支配胸锁乳突肌,并在该肌的后缘上、中 1/3 交点进入枕三角,最后经斜方肌前缘中、下 1/3 交界处进入该肌。在枕三角内,沿肩胛提肌的表面走行,此段的位置浅表,紧贴颈筋膜浅层,周围有副神经淋巴结排列。颈部淋巴结清除术时,应注意防止伤及副神经。

(五) 舌下神经

舌下神经 hypoglossal nerve 是运动性神经,穿舌下神经管出颅,经二腹肌后腹的深面进入颈动脉三角,在颈内动脉及颈外动脉的浅面,发出颈袢上根(为第 1 颈神经前支的部分纤维)参与颈袢组成。主干行向前上方,沿舌骨舌肌表面进入舌,支配舌内肌和舌外肌。

(六) 颈交感干

颈交感干 cervical part of sympathetic trunk 位于颈椎横突的前方,颈动脉鞘和椎前筋膜的后方,由颈上、中、下交感神经节及其节间支组成,上端起自颅底,下与胸交感干相延续。

1. **颈上神经节** superior cervical ganglion　是交感干上最大的神经节,呈梭形,位于第2、3颈椎横突的前方。

2. **颈中神经节** middle cervical ganglion　是颈交感干神经节中最小的神经节,位于第6颈椎横突处,其形态位置变异较多,有时缺如。

3. **颈下神经节** inferior cervical ganglion　位于第7颈椎横突与第1肋颈的前方,椎动脉的后方,大多数(约占65%)与第1胸神经节融合,组成**颈胸神经节** cervicothoracic ganglion (又称**星状神经节** stellate ganglion)。该神经节毗邻关系复杂,其下前方有锁骨下动脉的第1段、椎动脉的起始部及胸膜顶;后外侧有肋颈干;前内侧有胸导管(左侧)及右淋巴导管(右侧)。

4. **星状神经节阻滞** stellate ganglion block 定位　临床上常用气管旁入路,即在胸锁关节上2.5cm与前正中线外侧1.5cm相交处向第7颈椎横突基部穿刺,用手指将颈总动脉推向外侧,针尖遇骨质,回抽无血或脑脊液后,注入局麻药。若阻滞有效,可出现Horner综合征(患侧瞳孔缩小、上眼睑下垂及眼球内陷等)。临床上应注意防止气胸、全脊髓麻醉和喉返神经阻滞等并发症的发生(图3-17)。

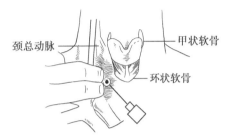

图3-17　星状神经节的阻滞定位

第四节　甲状腺与甲状旁腺

一、甲　状　腺

(一) 甲状腺的形态与被膜

1. **甲状腺的形态**　**甲状腺** thyroid gland 是成人体内最大的内分泌腺,正常成人重20~30g,呈H形,由左、右两个侧叶和一个峡部组成。有时自峡部向上伸出一个锥状叶,其长短不一,长者可达舌骨。

2. **甲状腺的被膜**　甲状腺有真、假两层被膜。紧裹甲状腺的外膜称真被膜,或称**纤维囊**。在其深面发出许多纤维束伸入腺实质内,将甲状腺分成许多小叶。在真被膜深面有稠密的血管丛,损伤真被膜后,将引起广泛出血。颈深筋膜中层包绕甲状腺形成该腺的**假被膜**,或称**甲状腺鞘**。在真、假被膜之间为囊鞘间隙,内含疏松结缔组织、血管、喉返神经、甲状旁腺、淋巴结等。假被膜在甲状腺上极增厚形成**甲状腺悬韧带**,将甲状腺悬吊于甲状软骨上,对该腺起到固定作用,故当吞咽时,甲状腺可随喉上、下移动。甲状腺内侧面中部的被膜增厚形成**侧韧带**,又称**Berry悬韧带**。它与环状软骨下缘侧面及第1~2气管软骨环侧面相连接,喉返神经穿过侧韧带或经其后方入喉。甲状腺侧叶切除手术切断此韧带时,应紧贴甲状腺真被膜切开,防止损伤喉返神经。

(二) 甲状腺的位置与毗邻

1. **甲状腺的位置**　甲状腺位于喉和气管的前外侧,两侧叶的上极平甲状软骨板中点,下极至第6气管软骨环,有时甲状腺的下极向下深入胸腔,称为胸骨后甲状腺。峡部位于第2~4气管软骨环的前面。气管切开术时,需将峡部分离并向上牵开,以免妨碍显露气管。

2. **甲状腺的毗邻**　甲状腺的前方由皮肤、浅筋膜、颈筋膜浅层、舌骨下肌群及气管前筋膜覆盖;后内侧邻喉、气管、咽、食管、喉返神经和甲状旁腺等;后外侧邻颈动脉鞘以及鞘内的颈总动脉、颈内静脉和迷走神经,并与椎前筋膜深面的颈交感干相邻。当甲状腺肿大时,可压迫气管与食管,导致呼吸、吞咽困难。若压迫喉返神经,可引起声音嘶哑,向后外方压迫颈交感干时,可出现 Horner 综合征。

（三）甲状腺的动脉与喉的神经

1. **甲状腺上动脉**superior thyroid artery 与**喉上神经内支**　自颈外动脉起始处的前面发出,与**喉上神经**(起自迷走神经)**外支**相伴行,至甲状腺侧叶上极附近分为前、后两支,分别经甲状腺的前、后面进入腺内,并与对侧的同名动脉的分支相吻合。甲状腺上动脉沿途还发出**舌骨上支、胸锁乳突肌支、喉上动脉和环甲肌支**等分支。**喉上神经内支**与喉上动脉相伴行,穿甲状舌骨膜入喉内,分布于声门裂以上的喉黏膜。喉上神经外支伴甲状腺上动脉行向前下方,在甲状腺侧叶上极 1.0cm 处,逐渐与动脉分开,转向内下侧至环甲肌和咽下缩肌。行甲状腺次全切除手术,结扎甲状腺上动脉时,应紧靠腺体的上极进行,如结扎位置过高,损伤外支,可导致声音低钝,损伤内支则可引起呛咳等(图 3-18、3-19)。

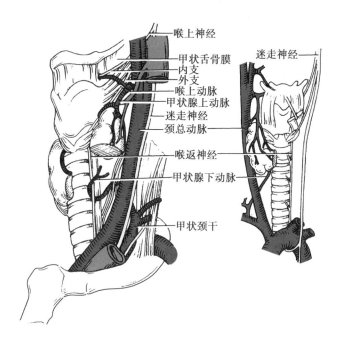

图 3-18　甲状腺的动脉和神经

2. **甲状腺下动脉**inferior thyroid artery 与**喉返神经**recurrent laryngeal nerve　起自锁骨下动脉的甲状颈干,初沿前斜角肌内侧上升,至第 6 颈椎水平,以近直角转向内下方,经颈动脉鞘后,达甲状腺侧叶后缘中点或稍下方进入甲状腺筋膜鞘,分为上、下两支分布于腺体、气管和食管等。左、右侧喉返神经自迷走神经发出后,分别自前向后勾绕主动脉弓和右锁骨下动脉,折返向上,沿气管、食管沟上行,经环甲关节后方入喉,终支称为喉下神经,分布于声门裂以下的喉黏膜和除环甲肌以外的所有喉肌。喉返神经多在甲状腺侧叶下极的后方与该动脉交叉,动脉可能在神经的前方或后方经过,也可能在动脉终支的分叉之间通过。因此,行甲状腺次全切除术时,应远离甲状腺下极结扎甲状腺下动脉,以免损伤喉返神经,引起声音沙哑等。

3. **甲状腺最下动脉**arteria thyroidea ima　甲状腺最下动脉出现率仅为 10.3%,起始变异多,可发自右颈总动脉、头臂干、主动脉弓、锁骨下动脉、甲状颈干或胸廓内动脉等处,其行程也不一致,多沿气管前方上升,达甲状腺峡,参与甲状腺动脉在腺内、外的吻合。由于甲状腺最下动脉行程位置浅表,且走行于颈内静脉和气管的前方,临床行颈根部手术时,应防止损伤引起出血。

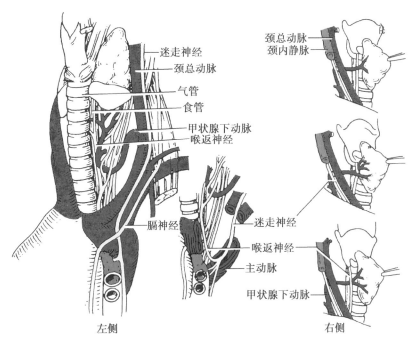

图 3-19　甲状腺的动脉和神经

（四）甲状腺的静脉

1. **甲状腺上静脉 superior thyroid vein**　在甲状腺侧叶上极汇成后,与甲状腺上动脉伴行,汇入颈内静脉(图 3-20)。

2. **甲状腺中静脉 middle thyroid vein**　起自甲状腺侧叶外侧缘中部。该静脉短而粗,全长仅 1cm,外径 2～4mm,经颈总动脉的浅面汇入颈内静脉。甲状腺手术牵拉腺体时,应注意此静脉及其注入的颈内静脉,如将其拉断或撕裂颈内静脉,可造成严重出血。

3. **甲状腺下静脉 inferior thyroid vein**
甲状腺下静脉起始于侧叶下极或峡部下缘,经气管的前方入胸腔,分别注入左、右头臂静脉,有的甲状腺下静脉在气管的前面的属支互相吻合,合成甲状腺奇静脉丛。在行低位气管切开时,应防止损伤该静脉而导致出血。

二、甲 状 旁 腺

（一）形态

甲状旁腺 parathyroid gland 为扁椭圆形的上皮小体,呈淡黄色,形态大小似黄豆,表面光滑。甲状旁腺数目一般为 4 个,即上、下各一对,亦有出现 3 个或 5 个者。

甲状旁腺分泌甲状旁腺素,调节体内血钙的代谢,维持血钙的平衡。甲状腺手术时如不慎将其摘除或损伤,将会引起血钙降

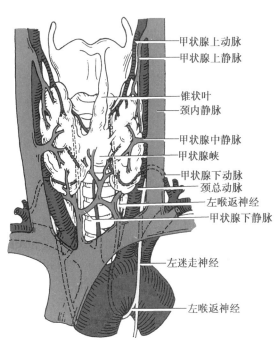

图 3-20　甲状腺的静脉

低,导致手足搐搦症,甚至危及生命。

(二) 位置

甲状旁腺多位于甲状腺侧叶的后面,居甲状腺真、假被膜之间。上一对多数(95.9%)位于甲状腺侧叶后缘中点以上,在环状软骨下缘附近,位置较隐蔽,不易伤及。少数位于甲状腺侧叶后缘近上端附近,甲状腺手术时,易受到损伤,应加以注意。下一对甲状旁腺位置变异较多,多数(62.2%)居甲状腺侧叶后缘中、下 1/3 交界处以下至下端的后下方。少数(8.1%)位于侧叶下端下方,位置表浅,有的甲状旁腺可埋于甲状腺组织内,在甲状腺手术时寻找困难。

第五节　气 管 颈 部

一、形态与位置

气管trachea 由 16~20 个 C 形的气管软骨环以及连接各环间的环韧带构成,气管软骨后方的缺口由结缔组织和平滑肌构成的膜壁所封闭,其上端接环状软骨下缘(相当于第 6 颈椎的平面),向下至胸骨角平面(平对第 4 胸椎体下缘)分为左、右主支气管,气管分权处称为**气管权**bifurcation of trachea。气管权内有一呈向上的半月状隆起,称**气管隆嵴** carina of trachea,为支气管镜检查时判定左、右主支气管分叉的重要标志。隆嵴的黏膜内有丰富的迷走神经末梢分布,极为敏感,遇支气管导管刺激时,可引起反射性的血压降低,心动过缓甚至心搏骤停。

气管全长成年男性为 11.1cm,女性为 10.9cm。管腔内横径男性平均为 1.7cm,前后径为 1.5cm;女性横径为 1.4cm,前后径为 1.3cm。自中切牙至气管隆嵴的距离男性为 26~28cm,女性为 24~26cm,婴儿约为 10cm。气管的长度和管径男性均大于女性,成人均大于小儿。

气管颈部cervical part of trachea 向上接环状软骨下缘,向下平胸骨颈静脉切迹处移行为气管胸部。长约 6.5cm,由 6~8 个气管软骨环组成。

二、气管颈部毗邻

气管颈段的位置浅表,其前方由浅入深为皮肤、浅筋膜、颈筋膜浅层、胸骨上间隙及颈静脉弓、舌骨下肌群和气管前筋膜。甲状腺峡横过第 2~4 气管软骨,峡的下方有甲状腺下静脉、甲状腺奇静脉丛及甲状腺最下动脉(仅 10.3%)。气管颈部的两侧,上部有甲状腺侧叶覆盖,下部与颈总动脉相邻。其后方与食管毗邻,在两者之间的气管食管沟内有喉返神经走行。

三、气管切开术的层次解剖

气管切开术是抢救危重患者的急救手术,其方法是在颈部切开皮肤及气管,将套管插入气管,患者可以直接经套管呼吸。气管切开术对于呼吸衰竭、昏迷及上呼吸道梗阻患者的抢救具有极其重要的临床意义。气管颈部在环状软骨处,距皮肤仅 1.5~2cm;在胸骨上缘处距离皮肤 3~4cm。气管前方由皮肤、皮下组织、浅筋膜和颈阔肌覆盖,颈阔肌深面是颈深筋膜浅层在中线结合形成的颈白线,其深面即为气管前筋膜和气管,气管前筋膜附着在气管的前壁。甲状腺峡部位于第 3、4 气管环的前方,被气管前筋膜包绕,手术时应将甲状腺峡部向上推开后再切开气管。气管两侧有甲状腺和颈部大血管,因此在行气管切开时,切口必须在颈部安全三角区内进行(三角的底为环状软骨、两侧为胸锁乳突肌,下角位于胸骨颈静脉切迹中点)。

气管切开位置宜在第 3~4 气管软骨环,如太高,易伤及第 1 气管软骨环,会引起喉咽部狭窄;如太低,易使套管脱出或顶住气管隆嵴致黏膜损伤出血,或造成纵隔气肿,甚至伤及胸内大血管。小儿右侧胸膜顶较高,注意防止损伤。气管具有一定的活动度,当头后仰时,气管可上升1.5cm 左右。当头部转向一侧时,气管随之转向同侧,食管则移向对侧。故在施行气管切开术时,应严格保持患者头部正中位并尽量后仰,避免伤及食管或周围的血管和神经。

第六节 颈 根 部

一、境 界

颈根部 root of neck 是颈胸区和颈腋区之间的邻接区。前界为胸骨柄,后界为第 1 胸椎体,两侧为第 1 肋。颈根部两侧可以前斜角肌为重要标志,该肌前内侧主要有走行于颈、胸部之间的纵行结构,如颈总动脉、颈内静脉、迷走神经、膈神经、颈交感干、胸导管和胸膜顶等;前、后方及外侧主要有往来于胸、颈部与上肢间的锁骨下动脉、静脉和臂丛等横行结构(颈根部的血管、神经见本章第三节)(图 3-21)。

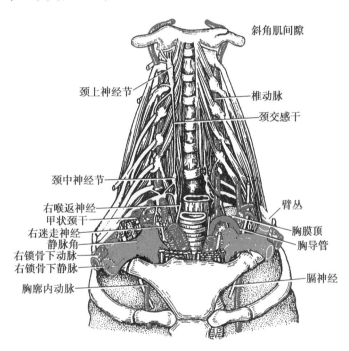

图 3-21 颈根部

二、内容及毗邻

1. **前斜角肌** scalenus anterior 位于胸锁乳突肌的深面,部分位于颈外侧三角内。该肌起自第 3 ~ 6 颈椎横突前结节,向下外侧斜行止于第 1 肋上面的斜角肌结节。前斜角肌与其后方的中斜角肌及下方的第 1 肋之间围成斜角肌间隙,有臂丛及锁骨下动脉通过(图 3-22)。

2. **胸膜顶** cupula of pleura 包被于肺尖的上方,是肋胸膜和纵隔胸膜向上的延续,突出胸廓上口至颈根部,通常高出锁骨内侧 1/3 上缘 2 ~ 3cm。胸膜顶的体表投影,为胸锁关节与锁骨内、中 1/3 交界处之间向上的弧线,最高点在锁骨上方约 2.5cm 处。

在胸膜顶的前、外侧及后方分别有前、中、后斜角肌覆盖,其周围毗邻关系较为复杂,前方邻接锁骨下动脉及其分支、膈神经、迷走神经、锁骨下静脉及左侧颈根部的胸导管;后方与交感神经颈下节、第 1、2 肋和第 1 胸神经相邻;外侧邻臂丛;内侧邻气管、食管及左侧的胸导管和左

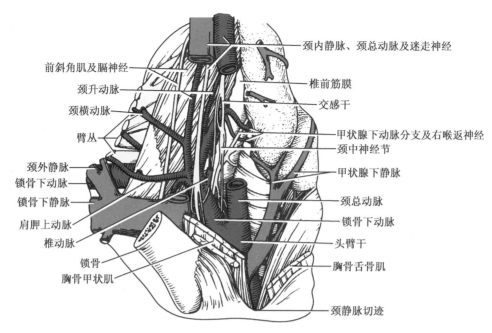

前斜角肌及膈神经

颈升动脉

颈横动脉

臂丛

颈外静脉

锁骨下动脉

锁骨下静脉

肩胛上动脉

椎动脉

锁骨

胸骨甲状肌

颈内静脉、颈总动脉及迷走神经

椎前筋膜

交感干

甲状腺下动脉分支及右喉返神经

颈中神经节

甲状腺下静脉

颈总动脉

锁骨下动脉

头臂干

胸骨舌骨肌

颈静脉切迹

图 3-22　前斜角肌的毗邻关系

喉返神经等,因此在施行臂丛神经阻滞时,为避免损伤胸膜顶和肺尖,进针点部位应选在胸膜顶最高点的上方,同时还要掌握好进针方向,避免损伤胸膜而造成气胸。胸膜顶外面覆盖有一层筋膜称**胸膜上膜** suprapleural membrane,此膜从第 7 颈椎横突、第 1 肋颈和第 1 胸椎体连至胸膜顶,又称 Sibson 筋膜,起悬吊作用。

3. **胸导管** thoracic duct　沿脊柱左前方上行,经胸廓上口至颈部。胸导管平第 7 颈椎高度,向左呈弓状跨过胸膜顶,形成胸导管弓。其弓的前方邻接颈动脉鞘;后方有锁骨下动脉、椎动、静脉、颈交感干、甲状颈干和膈神经。此外,胸导管注入静脉的部位不十分恒定,以注入左静脉角者居多,少数可注入左颈内静脉或左锁骨下静脉。左颈干、左锁骨下干和左支气管纵隔干通常注入胸导管末端,也可单独注入静脉。

4. **右淋巴导管** right lymphatic duct　长 1.0 ~ 1.5cm,是由右颈干、右锁骨下干和右支气

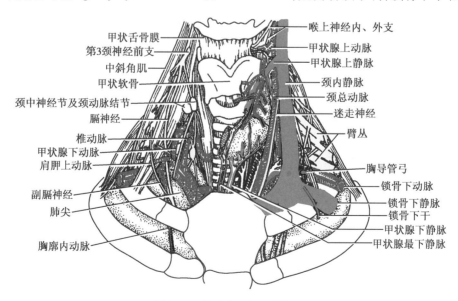

甲状舌骨膜

第3颈神经前支

中斜角肌

甲状软骨

颈中神经节及颈动脉结节

膈神经

椎动脉

甲状腺下动脉

肩胛上动脉

副膈神经

肺尖

胸廓内动脉

喉上神经内、外支

甲状腺上动脉

甲状腺上静脉

颈内静脉

颈总动脉

迷走神经

臂丛

胸导管弓

锁骨下动脉

锁骨下静脉

锁骨下干

甲状腺下静脉

甲状腺最下静脉

图 3-23　椎动脉三角及其内容

管纵隔干汇合而成,注入右静脉角。由于右淋巴导管出现率仅为 20% 左右,故有时各淋巴干也可直接注入右锁骨下静脉或右颈内静脉。

5. 椎动脉三角 其境界为:外侧界为前斜角肌,内侧界为颈长肌内侧缘,下界(底)为横过胸膜顶前方的锁骨下动脉第 1 段,尖是第 6 颈椎横突前结节。该三角的后方为胸膜顶、第 7 颈椎横突、第 8 颈神经前支及第 1 肋颈;前方有颈动脉鞘、膈神经及胸导管弓(左侧)等。椎动脉三角内的主要结构有椎动、静脉,甲状腺下动脉以及位于椎动脉起始部后方的颈交感干及颈胸神经节等(图 3-23)。

解剖操作

一、摸认、确定体表标志与投影

（一）摸认颈部体表标志

下颌角、乳突、舌骨、甲状软骨、喉结、环状软骨、气管软骨环、颈动脉结节、胸骨上窝、锁骨上大窝、锁骨、胸锁乳突肌、斜方肌等。

（二）确定颈部体表投影

颈丛深、浅支及臂丛神经阻滞点、胸膜顶及肺尖、颈总动脉、颈外动脉、颈内静脉、锁骨下静脉。

（三）辨识颈部的各个分区

二、模拟神经阻滞与血管穿刺

（一）模拟神经阻滞和血管穿刺技术要点

1. 摆正尸位暴露部位 摆正尸体位置,暴露模拟穿刺部位。

2. 标记定位点 以记号笔描记好体表标志,并确定阻滞、穿刺点的位置。

3. 注射有色染料 用穿刺针管抽取适量有色染料,参照教材定位操作规程,模拟阻滞、穿刺,体会进针的层次和手感,在相应部位注入染料。

4. 解剖验证 遵照解剖操作要求,剖查穿刺路径和注射点的位置,以资验证,解剖并显示该部的相关结构,深化对阻滞和穿刺术的理解。

（二）模拟颈部神经阻滞

1. 颈丛浅、深支阻滞。

2. 斜角肌肌间沟臂丛阻滞。

3. 锁骨上臂丛阻滞。

4. 星状神经节阻滞。

（三）模拟颈部大血管穿刺

1. 颈内静脉穿刺经前路、中路和后路;颈外静脉穿刺;

2. 锁骨下静脉穿刺经锁骨上和锁骨下两种入路。

三、解剖颈前区和胸锁乳头肌区

（一）尸位

尸体仰卧位,肩部垫高,使头部尽量后仰。

（二）切口

1. **切口** ①自下颌骨下缘中点沿正中线至胸骨柄上缘作一纵切口；②自正中纵行切口上端沿下颌骨下缘及下颌支后缘切至乳突根部；③自正中纵行切口下端沿锁骨切至肩峰。

2. **翻皮瓣** 将皮瓣翻向后外方至斜方肌前缘，其深度以显露颈阔肌为宜，将颈阔肌向上剥离至下颌骨下缘，注意勿伤及颈部浅静脉和皮神经。

（三）解剖颈浅层结

1. 观察颈阔肌的起、止点后，将该肌中部横断，分别向上、下方翻起，注意勿伤及该肌深面的颈丛皮支、面神经的颈支及下颌缘支。

2. 在胸锁乳突肌浅面暴露颈外静脉，向上追踪至下颌角附近，向下追踪到锁骨上大窝入深筋膜处。 在颈前正中线两侧找出颈前静脉，沿颈外静脉上份的附近找出颈外侧浅淋巴结。

3. 于胸锁乳突肌后缘中点处清出颈丛的皮支。 枕小神经循该肌后缘向上分布于枕部；耳大神经沿该肌表面行向前上方，分布于耳郭及其附近的皮肤；颈横神经越过胸锁乳突肌浅面向前分布于颈前部皮肤；锁骨上神经分为2～4支行向外下方，分布于颈侧部、胸、肩上部皮肤。

4. 颈部浅层结构解剖完毕后，保留皮神经和浅静脉，清除浅筋膜，观察颈深筋膜的浅层（封套筋膜），以及该筋膜包被颈部肌肉和器官而形成的筋膜鞘。

（四）解剖舌骨上区

1. 清除颏下深筋膜浅层和颏下淋巴结，暴露舌骨上肌群，辨认颏下三角的境界，并寻找颏下淋巴结。

2. 修去颈深筋膜浅层，清理出下颌下三角的边界。 观察它的围成并清理下颌下淋巴结。

3. 观察下颌下腺，并在下颌下腺表面找出面静脉，该静脉与下颌后静脉的前支汇合后，注入颈内静脉。 在该腺与下颌骨之间找出面动脉，追踪面动脉经下颌骨底至面部。 在下颌下腺深面寻找舌神经、下颌下神经节及舌下神经和舌动脉。

（五）解剖舌骨下区及胸锁乳突肌区

1. **解剖封套筋膜及气管前筋膜**

（1）清除浅筋膜，观察封套筋膜，以及该筋膜包被颈部肌和器官而形成的筋膜鞘。

（2）修出位于浅层的肩胛舌骨肌上腹和胸骨舌骨肌，提起胸骨舌骨肌可见深方的胸骨甲状肌和甲状舌骨肌。

（3）注意在各肌外侧缘处找出支配该肌群的神经，并在颈动脉鞘前壁的浅面找出颈襻。

（4）在胸骨柄上缘切断胸骨舌骨肌和胸骨甲状肌的下端并向上掀起，显露甲状腺、喉和气管颈段等器官。

（5）观察颈深筋膜中层，此层紧贴舌骨下肌群后面，观察覆盖于气管颈部前方的气管前筋膜，以及此层形成的甲状腺鞘膜。

2. **解剖胸锁乳突肌**

（1）清理并观察胸锁乳突肌表面的诸结构，辨识锁骨上小窝，将该肌从起点的稍上方切断，翻向后上，注意副神经自该肌的深面进入胸锁乳突肌。

（2）寻找胸锁乳突肌深面的颈丛及颈丛深支，颈丛深面的肌是肩胛提肌和中斜角肌。在前斜角肌的表面寻找膈神经，并追至胸廓上口。

（3）观察并验证颈丛（浅、深支）神经模拟阻滞穿刺路径定位。

3. **解剖甲状腺**

（1）在甲状腺侧叶上极附近找出甲状腺上动、静脉及喉上神经喉外支，注意它们之间的位置关系。 在舌骨大角与甲状软骨之间剖出喉上动脉及喉上神经内支，两者一起穿甲状舌骨膜入喉。

（2）在甲状腺侧叶与颈总动脉间的间隙中，寻找甲状腺下动脉。将甲状腺侧叶的后部尽量向前内侧牵拉，在气管食管间沟中寻找喉返神经，注意喉返神经与甲状腺下动脉相互交叉关系。

（3）打开甲状腺的假被膜，游离腺体，观察甲状腺侧叶后、外侧的毗邻关系。纵行切断甲状腺峡部，暴露其深面的甲状腺下静脉、甲状腺最下动脉及气管软骨环。并在甲状腺侧叶后面上、下部结缔组织或腺实质中寻找上、下甲状旁腺。

4. 解剖喉与气管颈部

（1）观察喉的上、下界，确定环甲膜穿刺部位并行环甲膜模拟穿刺术。经喉正中纵行切开甲状软骨，查看环甲膜、前庭襞、前庭裂、声襞、声门裂以及喉前庭、喉中间腔和声门下腔。在打开咽后壁的游离标本上观察喉口、梨状隐窝以及会厌的构成。

（2）在舌骨下肌群的深面，纵行切开气管前筋膜，暴露气管软骨环，在第4气管软骨环以下切开气管，并模拟气管切开术和气管插管术。

（六）解剖颈动脉三角及颈动脉鞘

1. 观察沿颈动脉鞘排列的颈深淋巴结后，用刀纵向将颈动脉鞘壁切开，探察鞘内结构：颈内静脉位于颈总动脉和颈内动脉的外侧；动、静脉之间的后方为迷走神经。

2. 解剖颈内静脉，观察并清理颈内静脉的毗邻关系，解剖出颈内静脉的属支：面静脉、舌静脉、甲状腺上、中静脉，观察并验证颈内静脉模拟穿刺术3个入路定位的解剖关系。

3. 修洁颈总动脉，该动脉在甲状软骨上缘的高度，分为颈内动脉和颈外动脉。在颈总动脉的末端和颈内动脉起始部观察颈动脉窦，在颈总动脉分叉处的后方，寻找颈动脉小球。注意在颈动脉窦和颈动脉小球处有舌咽神经的颈动脉窦支上行，应予以保留。

4. 在颈动脉三角内剖查出颈外动脉及其分支，沿颈外动脉起始部向上，依次解剖甲状腺上动脉、舌动脉和面动脉。甲状腺上动脉行向前下方，分布于喉和甲状腺；舌动脉自舌骨大角处行向前内侧，经舌骨舌肌的深面至舌；面动脉经二腹肌后腹的深面入下颌下三角，在下颌下腺的深面，经下颌骨下缘至面部。

5. 在颈总动脉、颈内动脉与颈内静脉之间的后方，清理迷走神经及该神经的分支，并于喉旁找到喉上神经，沿颈内动脉和颈外动脉内侧向后追至其由迷走神经发出该神经处。

6. 在颈动脉三角的上部解剖舌下神经，该神经经二腹肌后腹深面入颈动脉三角上部，越过颈内、外动脉的浅面，发出颈袢上根，参与颈袢的组成，主干行向前方入下颌下三角。

四、解剖颈外侧区

（一）确认颈外侧区境界

观察由胸锁乳突肌后缘、斜方肌前缘和锁骨中1/3上缘围成的颈外侧区。该区被肩胛舌骨肌下腹分为上方的枕三角和下方的肩胛舌骨肌锁骨三角。

（二）解剖枕三角

1. 观察枕三角，该三角由胸锁乳突肌后缘、斜方肌前缘与肩胛舌骨肌下腹上缘围成。

2. 在胸锁乳突肌上部前缘处找出进入该肌的副神经，其主干在该肌后缘上、中1/3交点处进入枕三角，然后沿肩胛提肌表面，斜过颈后三角中份，经斜方肌前缘中、下1/3交点处进入该肌。并找出沿副神经周围排列的淋巴结。

（三）解剖肩胛舌骨肌锁骨三角（锁骨上大窝）

1. 查看肩胛舌骨肌锁骨三角，该三角由胸锁乳突肌下部后缘、肩胛舌骨肌下腹和锁骨上缘围成。

2. 暴露锁骨下静脉，该静脉在前斜角肌内侧与颈内静脉汇合成头臂静脉，于第1肋骨外侧缘延续为腋静脉，在该三角内位于锁骨下动脉第 3 段的前方。 观察并分别确认锁骨下静脉穿刺术锁骨上、下穿刺入路的定位标志。

3. 查看臂丛各根穿出斜角肌间隙，进入肩胛舌骨肌锁骨三角，演变为神经干、股。 观察并验证臂丛神经阻滞（经斜角肌肌间沟和锁骨上）的定位。

五、解剖颈根部

1. **截除锁骨** 在锁骨中、外 1/3 交界处锯断锁骨，紧贴其后面分离锁骨下肌，断离胸锁关节，摘除断离的锁骨。

2. 于前斜角肌的内侧缘暴露锁骨下动脉第 1 段，解剖出其主要分支：椎动脉、胸廓内动脉、甲状颈干及甲状腺下动脉。

3. 将前、中斜角肌分开，暴露斜角肌间隙，查看臂丛神经根和锁骨下动脉，比较它们的排列关系。 解剖臂丛，观察其与前、中斜角肌、椎间孔、椎动脉、锁骨下动脉及胸膜顶之间的关系。

4. **剖查静脉角与淋巴导管** 清理并观察颈内静脉与锁骨下静脉汇合形成的静脉角。 在左静脉角处仔细寻认胸导管终末部，它横过颈动脉鞘后方，转向前注入静脉角，其形状类似小静脉，直径约为 3mm，壁薄呈串珠状。 在右静脉角处寻认右淋巴导管，其长度仅约 1cm。 两导管注入静脉前，分别收集同侧的颈干、锁骨下干和支气管纵隔干。

5. **追踪膈神经和迷走神经** 在锁骨下静脉后方、前斜角肌表面清理复查膈神经，在膈神经内侧追踪迷走神经。 右迷走神经越右锁骨下动脉前方入胸腔，并发出右喉返神经勾绕锁骨下动脉走向后上，进入气管食管间沟。 左迷走神经在左颈总动脉与左锁骨下动脉之间进入胸腔。

6. **解剖并观察锁骨下动脉** 锁骨下动脉呈弓形通过颈根部，其第 1 段位于前斜角肌内侧，该段动脉的前下方有锁骨下静脉，其后方为胸膜。 在前斜角肌内侧剖查锁骨下动脉第一段的主要分支：①椎动脉上行穿上 6 个颈椎横突孔入颅；②甲状颈干较短，上行分为数支，1 支横向内侧，为甲状腺下动脉，2 支横向外侧，上支为颈横动脉，潜入斜方肌深面，并常分出肩胛背动脉，至肩胛提肌和菱形肌，下支为肩胛上动脉，经肩甲切迹至肩胛骨背面，伴行的肩胛背神经和肩胛上神经均系臂丛分支，不必细剖；③在椎动脉起点相对处，解剖胸廓内动脉，可见其下行进入胸廓。 锁骨下动脉第 2 段在前斜角肌后方，沿臂丛下干前面穿出斜角肌间隙，延续为该动脉的第 3 段。 在前斜角肌外侧解剖锁骨下动脉的第 3 段。

7. **解剖并观察胸膜顶** 在锁骨下动脉后下方探查胸膜顶，观察和理解胸膜顶的位置，并查看它在颈根部的毗邻情况。

8. **解剖并观察颈交感干** 将颈总动脉向外侧牵拉，于颈总动脉深面剥开椎前筋膜，找出颈交感干，并向上、下清理出颈上、中、下交感神经节。 确定颈胸神经节（星状神经节）阻滞的标志。 沿颈交感干向下追踪至胸膜顶后方，寻认颈下神经节或颈胸神经节。 在左侧，于颈总动脉和锁骨下动脉间复查胸导管，经颈动脉鞘后方追踪至食管左侧入颈根部处。

（曹焕军）

第一节 概　述

胸部thorax 位于颈部与腹部之间,其上部两侧与上肢相连,由胸壁、胸腔和胸腔内器官结构组成。胸部以胸廓为支架,胸廓及附着在其上的皮肤、筋膜、肌、血管、神经等软组织一起构成胸壁。胸壁与膈围成胸腔。胸腔的中部为纵隔,纵隔两侧有胸膜腔及其包裹的肺。纵隔内有心及出入心的大血管、食管和气管等器官结构。肋间神经阻滞操作时谨防刺破胸膜引起气胸,各类手术麻醉方式和麻醉药用量的选择必须考虑有无心脏大血管畸形以及心功能状况。

一、境界和分区

（一）境界

胸部的上界自颈静脉切迹、胸锁关节、锁骨上缘、肩峰至第 7 颈椎棘突的连线与颈部分界。下界相当于胸廓下口,自剑突向两侧沿肋弓、第 11 肋前端、第 12 肋下缘至第 12 胸椎棘突与腹部分界。两侧的上部以三角肌前、后缘上份和腋前、后襞下缘与胸壁相交处的连线与上肢分界。由于膈向上隆凸,腹腔上部的器官被胸壁下部所遮盖,故此部外伤时,有可能累及腹腔脏器。胸膜顶、肺尖和小儿胸腺向上可突入颈根部,故在颈根部针刺、手术和臂丛麻醉时应注意保护这些结构和器官。

（二）分区

胸部是由胸壁、胸腔及其内的器官、结构组成。

1. **胸壁**thoracic wall　可分为胸前区、胸外侧区和胸背区。胸前区位于前正中线和腋前线之间;胸外侧区介于腋前、后线之间;胸背区位于腋后线和后正中后线之间。

2. **胸腔**thoracic cavity　由胸壁和膈围成,向上经胸廓上口与颈部相通,向下借膈与腹腔分开。由于膈凸向胸腔,故胸壁的范围大于实际上的胸腔范围。下位肋和肋弓跨越腹腔,保护上腹部脏器。胸腔分为三部,即中部的纵隔和左、右部的肺、胸膜和胸膜腔等。

二、体表标志和标志线

（一）体表标志

1. **颈静脉切迹**jugular notch　为胸骨柄上缘横行凹陷,平对第 2、3 胸椎体之间。

2. **胸骨角**sternal angle　在胸骨柄与体连接处,可摸到一向前突出的横嵴。胸骨角相当于第 4 胸椎体下缘的水平,两侧平对第 2 肋,是计数肋和肋间隙的标志。胸骨角平对主动脉弓的起止处、气管杈、食管第 2 狭窄处、胸导管由右转向左行的部位,也是上、下纵隔分界的标志。

3. **剑突**xiphoid process 上端接胸骨体处称剑胸结合,平对第 9 胸椎体。剑胸结合的两侧与第 7 肋软骨相连,下端游离。

4. **锁骨**clavicle 和**锁骨下窝**inferior fossa of clavicle 锁骨全长均可触及,其中、外侧1/3段交界处下方的凹陷为锁骨下窝,在窝内锁骨下方一横指处,可摸到肩胛骨**喙突** coracoid process,该窝深处有腋血管和臂丛通过。

5. **肋弓**costal arch 由第 8 ~ 10 对肋的前端借肋软骨与上位肋软骨连接形成。自剑突两侧向外下易触及,是肝、脾的触诊标志,其最低点平第 2 ~ 3 腰椎体之间。左、右肋弓在中线形成向下的**胸骨下角**infrasternal angle,70° ~ 110°,剑突与肋弓构成**剑肋角**xiphocostal angle,胸骨下角又被剑突分为左、右剑肋角,左侧剑肋角是心包穿刺的常用部位。

6. **乳头**papillae 男性乳头一般在锁骨中线与第 4 肋间隙交界处,女性乳头的位置随乳房的形态不同而有所改变。

7. **胸大肌**pectoralis major 覆盖胸前壁的大部,可触及胸大肌的下缘。

8. **肩胛骨下角**inferior angle of scapula 上肢下垂时,平对第 7 肋或第 7 肋间隙,为计数肋和肋间隙的标志。

(二) 标志线

胸部标志线如图 4-1 所示。

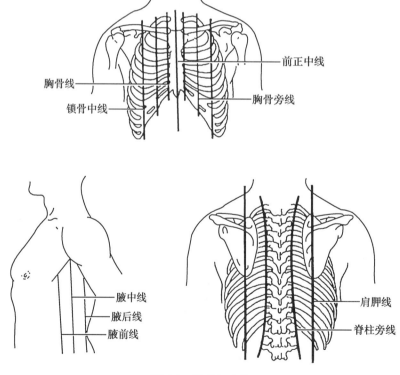

前正中线

胸骨线

锁骨中线

胸骨旁线

腋中线
腋后线
腋前线

肩胛线

脊柱旁线

图 4-1 胸部标志线

1. **前正中线**anterior median line 通过胸骨正中所作的垂直线。
2. **胸骨线**sternal line 沿胸骨最宽处外侧缘所作的垂直线。
3. **锁骨中线**midclavicular line 通过锁骨中点向下所作的垂直线。
4. **胸骨旁线**parasternal line 为沿胸骨线至锁骨中线之间的中点所作的垂直线。

5. **腋前线** anterior axillary line　沿腋前襞与胸壁交界处所作的垂直线。

6. **腋后线** posterior axillary line　沿腋后襞与胸壁交界处所作的垂直线。

7. **腋中线** midaxillary line　通过腋前、后线之间中点所作的垂直线。

8. **肩胛线** scapular line　两臂下垂，通过肩胛骨下角所作的垂直线。

9. **后正中线** posterior median line　相当于各椎骨棘突所作的垂直线。

第二节　胸　壁

　　胸前外侧壁分为浅、深两层。浅层结构包括皮肤、浅筋膜（内含女性乳房）。深层结构包括深筋膜、胸廓、胸廓外肌层、肋间肌、肋间隙、胸廓内血管和胸内筋膜和壁胸膜等。胸膜腔手术入路须切开皮肤、浅筋膜、深筋膜、胸廓外肌层、肋间肌、肋骨、胸内筋膜和壁胸膜。本节仅介绍胸前、外侧区，胸背区详见脊柱区。

一、浅　层　结　构

（一）皮肤

　　胸前外侧壁的皮肤较薄，除胸骨前面的皮肤移动性较小外，其他部位的皮肤均有较大的活动性。

（二）浅筋膜

　　浅筋膜内含脂肪组织、浅血管、浅淋巴管、皮神经和乳腺（图4-2）。

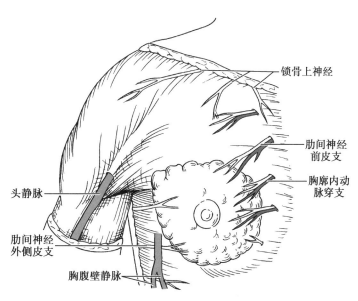

锁骨上神经

肋间神经
前皮支

胸廓内动
脉穿支

头静脉

肋间神经
外侧皮支

胸腹壁静脉

图 4-2　胸前外侧壁浅层结构

　　1. 浅血管　动脉主要来自于胸廓内动脉、肋间后动脉和胸肩峰动脉的分支。静脉相互吻合成静脉网，汇入胸腹壁静脉及上述动脉的伴行静脉。

　　（1）**动脉**：胸廓内动脉的穿支，在距胸骨侧缘约1cm处穿出，分布于胸前区内侧部的皮肤和浅筋膜；其第2~6穿支还分布于乳房。肋间后动脉的前、外侧皮支和胸肩峰动脉的终支分布于胸前、外侧区的皮肤、肌。第3~7肋间后动脉穿支还分布于乳房。

（2）**静脉**：**胸腹壁静脉**thoracoepigastric veins 起于脐周静脉网,沿腹壁上部至胸前外侧壁斜向外上,经胸外侧静脉注入腋静脉,收集腹壁上部、胸前外侧区浅层的静脉血。此静脉是沟通上、下腔静脉的重要通道之一。

2. **浅淋巴管**　胸壁浅淋巴管主要汇入腋淋巴结。

3. **皮神经**　来自于颈丛和上 6 对肋间神经的分支（图 4-2、4-3）。

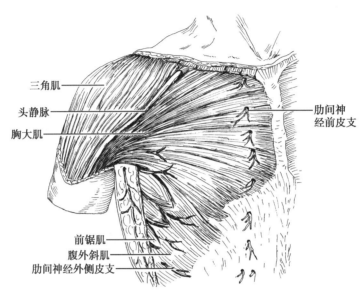

图 4-3　肋间神经的外侧皮支和前皮支

（1）**锁骨上神经**supraclavicular nerves：有 3 ~ 4 支,是颈丛的皮支,从颈丛发出后沿颈部向下跨过锁骨前方,分布于胸壁上部和肩部皮肤,相当于胸前外侧壁第 2 肋以上的皮肤。

（2）**肋间神经的外侧皮支和前皮支**：第 2 ~ 7 对肋间神经的外侧皮支和前皮支分别在腋前线和胸骨两侧穿至皮下。

（三）乳房

1. **位置和形态**　成年女性的**乳房**mamma 位于胸前壁,相当于第 2 ~ 6 肋高度,内侧缘可达胸骨旁线,外侧缘接近腋中线。成年女性未产妇的乳房呈半球形,乳房中心的突起称乳头,乳头周围有色素较多的皮肤区为乳晕,乳头和乳晕的皮肤较薄,易损伤。

2. **结构**　乳房由皮肤、乳腺和脂肪等构成。**乳腺** mammary gland 被结缔组织分隔为 15 ~ 20 个乳腺叶,每个腺叶内又分若干小叶。每个乳腺叶有一条输乳管,在近乳头处膨大为输乳管窦,其末端变细,开口于乳头。乳腺叶和输乳管以乳头为中心呈放射状排列,故乳腺脓肿切开宜做放射状切口。乳腺周围有许多的结缔组织纤维束,一端连于皮肤和浅筋膜浅层,另一端连于浅筋膜深层,称**乳房悬韧带**或 Cooper 韧带（图 4-4）,它们对乳腺起固定作用。由于韧带两端固定,无伸展性,乳腺癌时,淋巴回流受阻引起乳房肿胀,同时乳腺局部的纤维组织增生,乳房悬韧带变短,使皮肤形成许多小凹陷,使皮肤表面呈橘皮样改变。乳房可被固定在胸大肌上。

3. **淋巴回流**　乳房淋巴管分为浅、深两组,彼此广泛吻合。浅组位于皮内和皮下,深组位于乳腺周围的间隙和输乳管壁内。

乳房淋巴回流主要注入腋淋巴结,引流方向主要有 6 个途径（图 4-5）：①乳房外侧部和中央部的淋巴管注入胸肌淋巴结,这是乳房淋巴回流的主要途径;②乳房上部的淋巴管注入尖淋巴结和锁骨上淋巴结;③乳房内侧部的注入胸骨旁淋巴结;④乳房深部淋巴管,穿胸大肌和胸

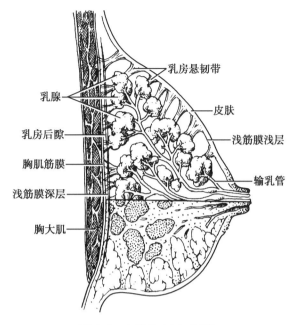

图 4-4　女性乳房（矢状面）

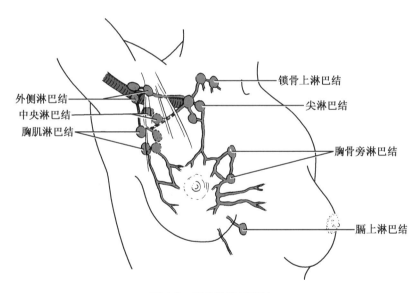

图 4-5　乳房的淋巴回流

小肌，注入胸肌间淋巴结；⑤乳房内侧部的浅淋巴管与对侧乳房淋巴管交通；⑥乳房内下部的淋巴管注入膈上淋巴结前组，并通过腹壁及膈下的淋巴管与肝淋巴管吻合。乳腺癌发生淋巴转移时，可侵犯腋淋巴结和胸骨旁淋巴结。如果淋巴回流受阻，肿瘤细胞可转移至对侧乳房或肝。

二、深层结构

（一）深筋膜

1. 浅层　浅层覆盖胸大肌表面，其上缘附着于锁骨，向下移行于腹部深筋膜，向内侧与胸骨相连,向后与胸背深筋膜浅层相连。

2. **深层**　深层位于胸大肌深面,上方包裹锁骨下肌,下方包被胸小肌,位于喙突、锁骨下肌与胸小肌上缘的深筋膜称**锁胸筋膜**clavipectoral fascia(图 4-6),胸内、外侧神经和胸肩峰动、静脉的分支穿出该筋膜至胸大、小肌,头静脉和淋巴管穿经此筋膜入腋腔。

(二) 胸廓外肌层

胸前外侧区肌层包括胸肌和部分腹肌。由浅入深分为 4 层:第一层从上向下是胸大肌、腹外斜肌和腹直肌的上部,第二层从上向下是锁骨下肌、胸小肌和前锯肌,第三层是肋间肌,第四层为胸前壁内面的胸横肌。

(三) 胸廓和肋间隙

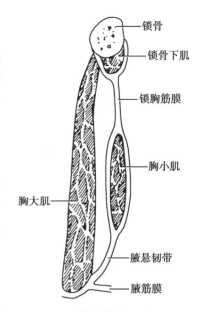

图 4-6　锁胸筋膜(矢状面)

肋与肋之间的间隙为**肋间隙**intercostal space,12 对肋形成 11 对肋间隙,内有肋间肌、血管、神经和结缔组织膜。肋间隙宽窄不一,前部较宽,上位肋间隙比下位肋间隙宽,并随体位而变化。

1. **肋间肌**　自外至内为肋间外肌、肋间内肌和肋间最内肌。**肋间外肌**intercostales externi 后端始于肋结节,至肋软骨交界处移行为肋间外膜,肌纤维走向自后上斜向前下。**肋间内肌**intercostales interni 自胸骨侧缘起,至肋角处移行为肋间内膜,肌纤维走向自后下斜向前上。**肋间最内肌**intercostales intimi 仅存在于肋间隙中 1/3 部,肋间内肌深面,肌纤维走向与肋间内肌一致。

2. **肋间血管**　第 1~2 肋间隙的动脉来自锁骨下动脉的肋颈干,第 3~11 肋间隙的动脉来自于**肋间后动脉**posterior intercostal arteries,肋间后动脉和肋下动脉均由胸主动脉发出,与同名静脉和肋间神经伴行于肋间隙内(图 4-7)。在肋角附近,肋间血管神经各分为上、下支,下支较小,沿下位肋骨上缘前行,上支较大,沿肋沟前行。肋间后血管和肋间神经在肋角内侧的排列顺序不恒定。在肋角前方,三者排列顺序自上而下为静脉、动脉和神经。肋间后动脉的上、下支在肋间隙前部与胸廓内动脉的肋间前支吻合,在每一肋间隙形成动脉环,分支营养胸壁皮肤、肌及乳房。

上位 2~3 条肋间后静脉汇集成肋间最上静脉,注入头臂静脉,其余的向前与胸廓内静脉交通,向后分别注入奇静脉、半奇静脉或副半奇静脉。

3. **肋间神经及其阻滞途径**　肋间神经 intercostal nerves 的胸神经前支 12 对,除第 1 胸神经前支和第 12 胸神经前支分别有纤维参与组成臂丛和腰丛外,其余的均独立经行于相应的肋间隙,称肋间神经。第 12 胸神经前支行于第 12 肋下,称**肋下神经**。

肋间神经出椎间孔后,最初走行于肋间内膜和胸膜壁层之间的结缔组织内,至肋角向前,贴近肋沟,列于肋间后血管下方,走行于肋间最内肌和肋间内肌之间。在腋前线前方又居肋间内肌与胸膜之间,并离开肋沟,行于肋间隙的中间,并在腋前线附近发出外侧皮支。第 2 肋间神经的外侧皮支较粗大,横过腋窝至上臂内侧,称为肋间臂神经,分布于腋窝和臂内侧皮肤,乳癌根治术应注意保护。第 1~6 对肋间神经穿肋间内肌、肋间外肌和胸大肌至皮下,在胸骨外侧缘移行为前皮支,第 7~11 对肋间神经和肋下神经自肋弓处斜向内下,其中第 7~8 肋间神经直接入腹直肌鞘深部,第 9~11 肋间神经和肋下神经先行于腹内斜肌与腹横肌之间,再进入腹直肌鞘。最后,它们均在腹白线附近穿腹直肌鞘前层移行为前皮支。第 1~6 对肋间神经分布于胸壁皮肤、浅筋膜、肋间肌、胸横肌和壁胸膜。第 7~11 对肋间神经和肋下神经除分布于

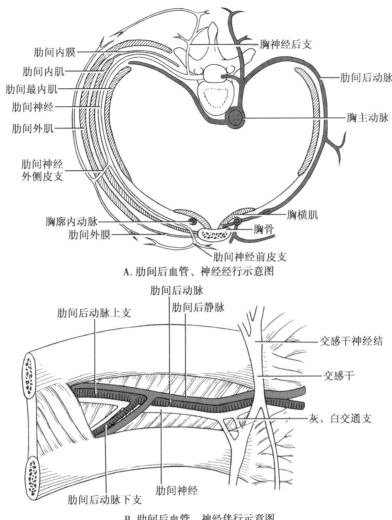

A. 肋间后血管、神经经行示意图

B. 肋间后血管、神经伴行示意图

图 4-7　肋间肌、肋间血管与神经

胸壁外,还分布于腹壁的肌肉和皮肤。

　　肋间神经的皮支,在胸、腹壁皮肤的分布呈明显节段性(图 4-8),对确定硬膜外麻醉的范围,以及对神经系统一些疾病的定位诊断,有十分重要的意义。其自上而下按神经序数排列,呈环形条带状,第 2 肋间神经分布于胸骨角平面,第 4 肋间神经分布于乳头平面,第 6 肋间神经分布于剑突平面,第 8 肋间神经分布于肋弓平面,第 10 肋间神经分布于脐平面,第 12 肋下神经分布于脐与耻骨联合上缘连线的中点平面,也平髂前上棘。各相邻皮神经的分布互相重叠,阻滞或损伤一条神经,其分布区感觉减退,但并不完全丧失;只有当相邻两条肋间神经同时受损,才会出现这两条神经的共同支配区的感觉丧失。

　　肋间神经的阻滞途径　肋间神经阻滞常适用于肋间神经痛、胸部手术后痛、腹部手术后痛、肋骨骨折疼痛等痛症的治疗。根据肋间神经在肋间隙行走的特点,常用的阻滞途径有:在竖棘肌外侧缘距后正中线 8cm 左右进针,可阻滞整条肋间神经;在腋前线进针,只能阻滞远段1/3。操作时自肋骨下缘进针,针尖稍向上方刺到肋骨骨面,然后改变方向使针尖沿肋骨下缘滑过,再进 0.2~0.3cm 即到注药处,穿刺时须谨防刺破胸膜引起气胸(图 4-9)。

　　胸膜腔穿刺　肋间后血管和肋间神经的主干和在肋角处发出的下支,分别沿肋沟和下位肋上缘前行。在肋沟处,血管神经的排列顺序自上而下为静脉、动脉和神经。根据肋间血管神

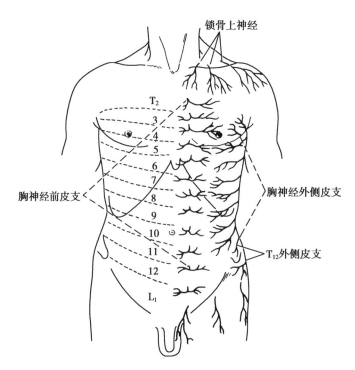

图 4-8　胸神经前支的皮支在胸、腹壁皮肤的节段性分布

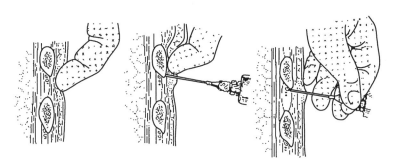

图 4-9　肋间神经阻滞定位

经的行程,常在肩胛线或腋后线第7、8肋间隙中部作胸膜腔穿刺,以免损伤肋间血管神经(图4-10)。因为:①肋膈隐窝后部较深,易抽液;②此处深而远离肺下缘,不会损伤肺;③肋间后血管和肋间神经本干行于肋沟内,下支沿下位肋上缘前行,不会被伤及。胸膜腔穿刺经过的层次由浅入深为:皮肤→浅筋膜→胸壁肌→肋间肌→胸内筋膜→壁胸膜→胸膜腔(图4-10)。壁胸膜、脏胸膜、胸膜腔见本章第四节胸膜和胸膜腔。

(四) 胸廓内血管

1. 胸廓内动脉 internal thoracic artery　为锁骨下动脉的分支,向下经胸廓上口入胸腔,贴第1~6肋软骨后面,沿胸骨外侧缘约1.25cm下降,在平第1肋高度发出心包膈动脉,分布于心包和膈,至第6肋间隙处分为两终支:一条是腹壁上动脉,下行入腹直肌鞘;另一条是肌膈动脉,分布于下位肋间隙和膈前份以及腹前外侧壁肌。

2. 胸廓内静脉 internal thoracic veins　与同名动脉伴行,注入锁骨下静脉(图4-11)。

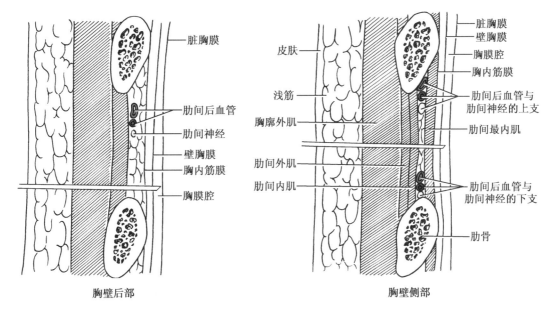

图 4-10　胸壁层次及胸膜腔穿刺部位

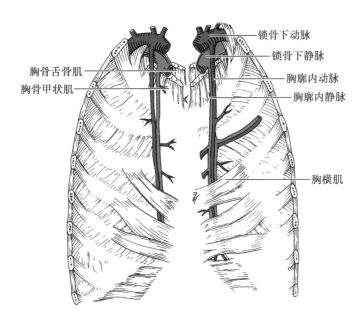

图 4-11　胸廓内血管与锁骨下血管

（五）胸内筋膜

胸内筋膜 endothoracic fascia 为衬在胸壁内面的一层菲薄而又致密的结缔组织膜，贴附于肋和肋间肌内面，厚薄不一，脊柱两侧较薄。胸内筋膜与壁胸膜之间有疏松结缔组织，在脊柱两旁较发达，易于分离。

（六）肋胸膜

肋胸膜贴附于胸内筋膜内面，为胸壁的最内层。

第三节　膈

一、位置和分部

膈 diaphragm 为向上膨隆的薄扁肌,呈穹隆形,介于胸腔与腹腔之间,构成胸腔的底和腹腔的顶。膈的中央为腱性部分,称**中心腱** central tendon。周围为肌性部分,起自胸廓下口的周围和腰椎前面,根据肌纤维起始部不同分为胸骨部、肋部和腰部。胸骨部起自胸骨剑突的后面,肋部起自下 6 对肋骨和肋软骨内面,腰部内侧份以左、右膈脚起自上 2~3 个腰椎体的侧面,外侧份起自内、外侧弓状韧带。内侧弓状韧带位于第 1、2 腰椎体侧面和第 1 腰椎横突之间,外侧弓状韧带位于第 1 腰椎横突与第 12 肋之间的腱弓(图 4-12)。

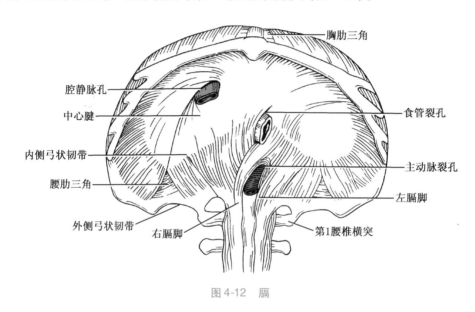

图 4-12　膈

膈为主要的呼吸肌,收缩时以助吸气,松弛时以助呼气。膈与腹肌同时收缩,则能增加腹压,协助排便、呕吐、咳嗽、喷嚏及分娩等活动。

二、膈的薄弱区及其裂孔与椎骨的对应关系

在膈的起始处,各部之间缺乏肌纤维,上面覆以膈上筋膜和膈胸膜,下面覆以膈下筋膜和腹膜,常形成三角形小裂隙,是膈的薄弱区。在胸骨部与肋部起点之间的小裂隙称**胸肋三角** sternocostal triangle。位于膈的腰部与肋部起点之间的小裂隙称**腰肋三角** lumbocostal triangle。腹腔脏器有可能经此三角突入胸腔,形成膈疝。肾的上端遮盖着腰肋三角,故肾的感染,可经此三角蔓延至胸腔;反之,胸腔的感染也可经此三角蔓延到肾。三角的后方是肋膈隐窝,故肾的手术应注意保护胸膜。

膈有 3 个裂孔(图 4-12、4-13)。**主动脉裂孔** aortic hiatus 位于左、右两个膈脚与脊柱之间,平对第 12 胸椎体,有主动脉和胸导管通过。**食管裂孔** esophageal hiatus 位于主动脉裂孔的左前上方,约平第 10 胸椎体,有食管和迷走神经前、后干通过,此裂孔是膈疝好发部位之一。**腔静脉孔** vena caval foramen 位于食管裂孔的右前上方的中心腱内,约平第 8 胸椎体,有下腔静脉通过。膈除了有上述结构通过外,还有腰升静脉和内脏大、小神经及交感干等穿过膈脚。

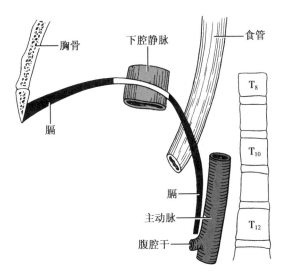

图 4-13　膈的裂孔与椎骨的对应关系

三、膈的血管、淋巴和神经

（一）膈的血管

膈的血液供应非常丰富，主要来自膈上、下动脉和心包膈动脉、肌膈动脉、肋间后动脉。它们在膈内广泛吻合。静脉与动脉伴行，最终分别注入上、下腔静脉。

（二）膈的淋巴

膈的淋巴注入膈上淋巴结和膈下淋巴结。**膈上淋巴结** superior phrenic lymph nodes 位于膈的上面，分为三组，收纳膈、心包下部和肝上面的淋巴管，其输出管注入胸骨旁淋巴结和纵隔后淋巴结。**膈下淋巴结** inferior phrenic lymph nodes 在膈的下面，沿膈下动脉排列，收纳膈下面后部的淋巴管，其输出淋巴管注入膈上前淋巴结。

（三）膈的神经

膈由膈神经支配。**膈神经** phrenic nerve 是颈丛的分支，由第 3～5 颈神经前支组成，在前斜角肌前方下降，在锁骨下动脉、静脉之间经胸廓上口进入胸腔，与心包膈血管伴行，经肺根前方，在心包与纵隔胸膜之间下行达膈肌。膈神经是混合性神经，其运动纤维支配膈肌，感觉纤维分布于胸膜、心包和膈下中央部腹膜，右膈神经尚有纤维至肝上面和胆囊。

第四节　胸膜和胸膜腔

一、胸膜和胸膜腔的定义

胸膜 pleura 是被覆于胸壁内面、膈上面、纵隔两侧面以及肺表面等处的一薄层浆膜。可分为脏胸膜和壁胸膜两层，被覆于肺表面的胸膜，称**脏胸膜** visceral pleura 或肺胸膜，覆于胸壁内面、膈上面与纵隔侧面的称**壁胸膜** parietal pleura。脏胸膜与壁胸膜在肺根处相互移行，形成**胸膜腔** pleural cavity。胸膜腔内的压力，无论吸气或呼气时，总是低于外界大气压，故称负压。由于胸膜腔内是负压，脏胸膜与壁胸膜相互贴在一起，所以胸膜腔实际上是两个潜在性的腔隙，在积气或积液时才形成明显的腔隙。左、右各一，密闭。内含少量浆液，可减少呼吸时脏、壁胸膜之间的摩擦。

二、胸膜的分部

（一）脏胸膜

脏胸膜 visceral pleura 在个体发生中来源于内脏间充质，由于肺的生长，包绕并贴附肺表面的间充质演变为肺表面的浆膜层。脏胸膜伸入到肺叶间裂内，并相互移行转折。因其与肺实质连接紧密，故又称为肺胸膜。

（二）壁胸膜

壁胸膜 parietal pleura 按其所衬覆的部位可分为四部分。

1. **肋胸膜** costal pleura 衬覆于肋骨、胸骨、肋间肌、胸横肌及胸内筋膜等诸结构内面的浆膜。其前缘位于胸骨后方，后缘达脊柱两侧，下缘以锐角返折移行为膈胸膜，上部移行为胸膜顶。由于肋胸膜与肋骨和肋间肌之间有胸内筋膜存在，故较易剥离。

2. **膈胸膜** diaphragmatic pleura 覆盖于膈的上面，与膈紧密相贴，不易剥离。

3. **纵隔胸膜** mediastinal pleura 衬贴在纵隔的两侧面部分，纵隔胸膜的中部包裹肺根移行于脏胸膜，此移行部在肺根下方，前、后两层胸膜重叠，连于纵隔外侧面与肺内侧面之间，称**肺韧带** pulmonary ligament。

4. **胸膜顶** cupula of pleura 胸膜顶与纵隔胸膜上延至胸廓上口平面以上，形成穹隆状的胸膜顶或颈胸膜，覆盖于肺尖上方。胸膜顶突出胸廓上口，伸向颈根部，高出锁骨内侧 1/3 段上方约 2.5cm。在颈根部施行臂丛阻滞麻醉时，不应在锁骨内侧 1/3 上方进行，以避免发生气胸。

三、胸膜隐窝

在有些部位壁胸膜相互移行转折之处的胸膜腔，即使在深吸气时，肺缘也不能充满此腔隙，胸膜腔的这一部分称**胸膜隐窝** pleural recesses。

（一）肋膈隐窝

肋膈隐窝 costodiaphragmatic recess 在胸膜腔下部，肋胸膜与膈胸膜相互转折处形成的半环形间隙。肋膈隐窝是胸膜腔的最低部位，胸膜腔积液首先聚积于此。肋膈隐窝的深度一般可达 2 个肋及肋间隙。深吸气时，肺下缘也不能充满此隐窝。

（二）肋纵隔隐窝

肋纵隔隐窝 costomediastinal recess 在肺前缘的前方覆盖心表面的纵隔胸膜与肋胸膜转折之处，肺前缘未能伸入。因左肺前缘有心切迹，所以左侧肋纵隔隐窝较大。

（三）膈纵隔隐窝

膈纵隔隐窝 phrenicomediastinal recess 位于膈胸膜与纵隔胸膜之间，因心尖向左侧突出而形成，故该隐窝仅存在于左侧胸膜腔。

四、胸膜返折线的体表投影

胸膜的体表投影是指壁胸膜各部相互转折之处形成胸膜的返折线在体表的投影，其中有意义是以胸膜的前界和胸膜下界较有实用意义(图4-13)。胸膜返折线在体表的投影位置,标志着胸膜腔的范围。

(一) 胸膜前界

胸膜返折线前界的体表投影:肋胸膜转折为纵隔胸膜的返折线,形成胸膜返折线的前界(图4-14)。两侧均起自锁骨中、内侧1/3交界处上方2~3cm处的胸膜顶,向内下斜行,经胸锁关节后方至第2胸肋关节水平,两侧互相靠拢,在中线稍左垂直下行。右侧者于第6胸肋关节处越过剑肋角与胸膜下界相移行。移行于胸膜下返折线;左侧前返折线在第4胸肋关节处弯转向外下,沿胸骨侧缘外侧2~2.5cm的距离向下行,至第6肋软骨后方移行于胸膜下返折线。两侧胸膜前返折线在第2~4肋软骨平而相互靠拢。在第2胸肋关节水平以上,两侧胸膜前返折线相互离开,形成两个三角形间隙,上方的间隙称胸腺区,内有胸腺。下方的间隙在第4胸肋关节平面以下,两侧胸膜前返折线之间的区域,称**心包(裸)区 pericardial region**。此区心包前方无胸膜遮盖,因此,左剑肋角是临床进行心包穿刺术的安全区。心包穿刺宜在左剑肋角进针,将针刺入心包前下窦,因从左剑肋角进针,只需经过膈,比较安全将针刺入心包的最低处,即心包前下窦。此区位于胸骨体下份的左半和左第4~6肋软骨后方,故在左侧第4肋间隙旁胸骨左缘处进行心内注射,注射急救药物,一般不会伤及胸膜和肺。两侧胸膜前界可互相靠拢重叠,出现率约占26%,老年人占39.5%。开胸手术时应注意这种情况,以免引起两侧气胸。

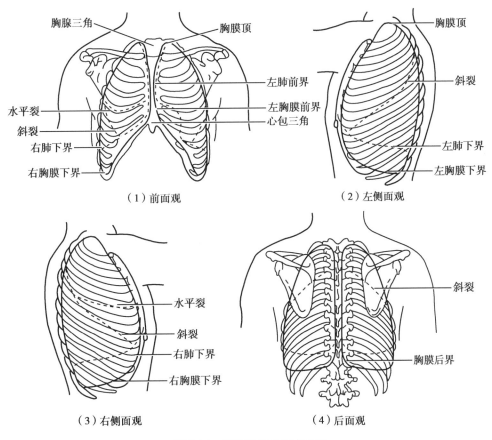

图4-14　胸膜及肺的体表投影

(二) 胸膜下界

胸膜返折线下界的体表投影:肋胸膜转折为膈胸膜的返折线为胸膜返折线的下界。下界在右侧起自第 6 胸肋关节后方,左侧起自第 6 肋软骨后方,两侧均行向下外方,在锁骨中线与第 8 肋相交,在腋中线与第 10 肋相交并转向后内侧,肩胛线与第 11 肋相交,最后在椎体外侧终于第 12 肋的肋颈下方。在右侧由于受肝的影响,膈的位置较高,所以右侧胸膜下界常略高于左侧。

五、胸膜的血管、淋巴及神经

(一) 壁胸膜的血管、淋巴及神经

由肋间后动脉、胸廓内动脉、心包膈动脉和甲状颈干等动脉的分支供给。静脉与同名动脉伴行,分别注入奇静脉、半奇静脉或副半奇静脉及头臂静脉。壁胸膜各部的淋巴管回流不一,分别注入胸骨旁淋巴结、肋间淋巴结、膈淋巴结、纵隔前、后淋巴结和腋淋巴结。壁胸膜的神经感觉灵敏。肋胸膜和膈胸膜周围部分,由肋间神经支配;胸膜顶、纵隔胸膜和膈胸膜中央部,由膈神经管理。所以,壁胸膜受刺激时,常易引起牵涉性痛。如胸膜顶受刺激时,疼痛沿膈神经向颈部和肩部放射。

(二) 脏胸膜的血管、淋巴及神经

血液供应主要来自支气管动脉和肺动脉的终末支,并形成吻合。静脉与支气管动脉伴行,左侧注入副半奇静脉,右侧注入奇静脉。淋巴管与肺的淋巴管吻合,注入肺门淋巴结。神经来自肺丛的内脏感觉神经,对牵拉敏感。

第五节 肺

一、肺的位置和形态

肺 lungs 位于胸腔内,在膈的上方和纵隔的两侧。由于膈的右侧份因肝的影响而位置较高,故右肺宽短,左肺因心的位置偏左,故扁窄而较长。

肺表面为脏胸膜所被覆,光滑润泽。透过脏胸膜可见许多多边形的小区,即肺小叶的轮廓。肺的颜色随年龄、职业的不同而有不同,幼儿肺新鲜呈淡红色,随着年龄的增长,由于吸入空气中的尘埃的沉积,肺的颜色逐步变为灰暗或蓝黑色。正常肺组织柔软,富有弹性。由于肺内小支气管及肺泡内含有大量空气,故能浮于水面,而未经呼吸的肺,入水则下沉。法医学常借此鉴别生前死亡或生后死亡的胎儿。

肺呈半圆锥形,有一尖、一底、二面、三缘。**肺尖** apex of lung 圆钝,经胸廓上口突至颈根,超出锁骨内侧 1/3 段上方 2.5cm。**肺底** base of lung 又称**膈面**,与膈相邻,稍向上方凹。**肋面** costal surface 圆突而广阔,邻接肋和肋间肌。内侧面亦称**纵隔面** mediastinal surface,朝向纵隔。肺的前缘和下缘薄锐,后缘圆钝(图 4-15)。

二、肺 的 分 叶

左肺由斜裂分为上、下两叶,此裂自后上斜向前下,分隔到内侧面。右肺由斜裂和水平裂划分为上叶、中叶和下叶。左肺有时可见 3 叶,右肺可有 5 叶(图 4-15)。右肺斜裂后方在第 5 肋高度离开脊柱,沿第 5 肋行向前下,在第 5 肋间或第 6 肋处终于肋软骨连接处,左肺斜裂后方起自第 3~5 肋平面,经过与右肺斜裂相似。右肺水平裂约与右第 4 肋相平行,在腋中线相当于第 5 肋或肋间隙的高度与斜裂相交(图 4-15)。

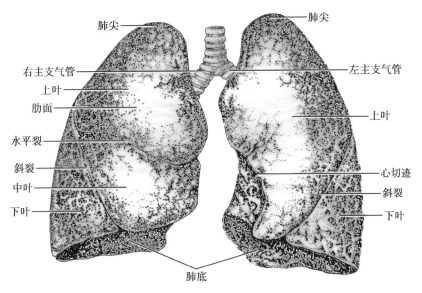

图 4-15 肺的形态

右肺门后方有食管压迹,上方有奇静脉沟。左肺门上方和后方有主动脉弓和胸主动脉的压迹。两侧肺门的前下方均有心压迹,左肺尤为明显。

前缘为肋面与纵隔面在前方的移行处,前缘锐利,左肺前缘下部有左**肺心切迹** cardiac notch,切迹下方的舌状突出部,称**左肺小舌** lingula of left lung。下缘也较锐,伸入膈与胸壁之间的肋膈隐窝内。后缘为肋面与纵隔面,在后方的移行处,位于脊柱两侧的肺沟中。

三、肺门和肺根

肺门 hilum of lung 为肺纵隔面中部凹陷处,是主支气管、肺动脉、肺静脉、支气管动脉、支气管静脉、淋巴管和神经等出入的部位,临床上称为第一肺门。各肺叶支气管、动脉、静脉进出肺叶之处称为第二肺门(图 4-16)。

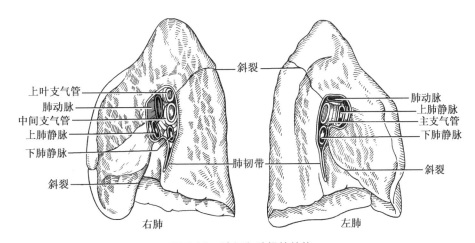

图 4-16 肺门和肺根的结构

进出肺门的结构被结缔组织包成一束,称为**肺根** root of lung。肺根内重要结构的排列自前向后依次为上肺静脉、肺动脉、主支气管和下肺静脉。自上而下,左肺根依次为左肺动脉、左主支气管、左上肺静脉和左下肺静脉;右肺根为右肺上叶支气管、右肺动脉、中间支气管、右上肺静脉和右下肺静脉。此外,在肺门附近有数个**支气管肺淋巴结** bronchopulmonary lymph nodes(肺门淋巴结)。

肺根周围邻接血管、神经等结构。左肺根前邻左膈神经及心包膈血管,后有胸主动脉和左迷走神经,上为主动脉弓及左喉返神经,下有左肺韧带;右肺根前邻上腔静脉、右心房、右膈神经和心包膈血管,后有右迷走神经和奇静脉,上为奇静脉弓,下有右肺韧带。

四、肺内支气管和支气管肺段

主支气管 principal bronchus 在肺门附近分出**肺叶支气管** lobar bronchi,其进入肺叶后再分为**肺段支气管** segmental bronchus。以后再经数级分支,形成支气管树。支气管分支总共可达 23~25 级,最后连于肺泡。

每一肺段支气管及其所属的肺组织,合称为**支气管肺段** bronchopulmonary segments。每一肺段由一个肺段支气管分布。肺动脉分支与支气管的分支相伴行进入肺段,肺静脉的属支则位于两肺段之间。相邻的肺段之间还有少许疏松结缔组织相分隔。各肺段略呈圆锥形,尖端朝向肺门,底部在肺表面。当肺段支气管阻塞时,此段的空气出入被阻。以上说明肺段的结构和功能有相对的独立性。根据这些特点,临床可以肺段为单位进行定位诊断,如确定病变仅局限在某肺段之内,就可仅作该肺段的切除,使手术局限化(图 4-17、4-18)。

依照肺段支气管的分支分布,右肺分 10 个肺段(上叶 3 段、中叶 2 段、下叶 5 段),左肺分为 8~10 肺段(图 4-17、表 4-1),左肺上叶的尖段和后段支气管、下叶的内侧底段与前底段支气管常发自一个共干,故左肺也可分为 8 个肺段。

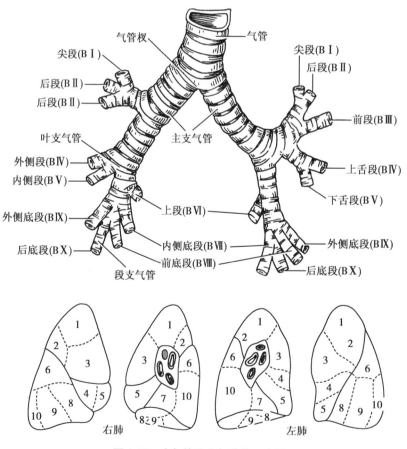

图 4-17　支气管分支与肺段示意图

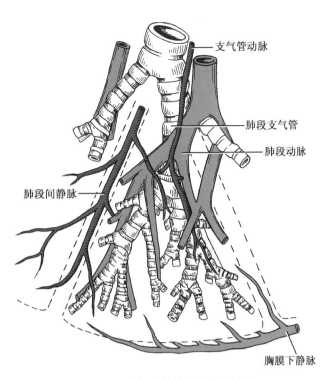

图 4-18　肺段内结构及肺段内静脉

表 4-1　支气管肺段简表

侧别	肺叶	肺叶支气管	肺段支气管	支气管肺段	
右肺	上叶	上叶支气管	尖段支气管 B Ⅰ	尖段 S Ⅰ	
			后段支气管 B Ⅱ	后段 S Ⅱ	
			前段支气管 B Ⅲ	前段 S Ⅲ	
	中叶	中叶支气管	外侧段支气管 B Ⅳ	外侧段 S Ⅳ	
			内侧段支气管 B Ⅴ	内侧段 S Ⅴ	
	下叶	下叶支气管	上段支气管 B Ⅵ	上段 S Ⅵ	
			内侧底段支气管 B Ⅶ	内侧底段 S Ⅶ	
			前底段支气管 B Ⅷ	前底段 S Ⅷ	
			外侧底段支气管 B Ⅸ	外侧底段 S Ⅸ	
			后底段支气管 B Ⅹ	后底段 S Ⅹ	
左肺	上叶	上叶支气管上干	尖段支气管 B Ⅰ	尖段 S Ⅰ	尖后段
			后段支气管 B Ⅱ	后段 S Ⅱ	S Ⅰ +S Ⅱ
			前段支气管 B Ⅲ	前段 S Ⅲ	
		上叶支气管下干	上舌段支气管 B Ⅳ	上舌段 S Ⅳ	
			下舌段支气管 B Ⅴ	下舌段 S Ⅴ	
	下叶	下叶支气管	上段支气管 B Ⅵ	上段 S Ⅵ	
			内侧底段支气管 B Ⅶ	内侧底段 S Ⅶ	
			前底段支气管 B Ⅷ	前底段 S Ⅷ	
			外侧底段支气管 B Ⅸ	外侧底段 S Ⅸ	
			后底段支气管 B Ⅹ	后底段 S Ⅹ	

五、肺的血管、淋巴和神经

1. **血管** 肺具有两套血管系统，一是组成肺循环的肺动脉及肺静脉，负责气体交换，是肺的功能性血管；一是参与体循环的支气管动、静脉，供给氧气和营养物质，属肺的营养性血管。

肺动脉pulmonary artery 起自**肺动脉干pulmonary trunk**，肺动脉干由右心室发出，经左主支气管前方向左后上行，至主动脉弓下方分为左、右肺动脉。右肺动脉较长，在升主动脉和上腔静脉的后方，奇静脉弓的下方进肺门。左肺动脉较短，横过胸主动脉前方弯向左上，经左主支气管前上方进左肺门。左、右肺动脉在肺内随支气管反复分支，最后形成毛细血管网，包绕在肺泡壁上。**肺静脉pulmonary veins** 由肺泡周围毛细血管汇集而成，每侧两条，为肺上、下静脉。左肺上静脉收集左肺上叶的血液。右肺上静脉收集右肺上叶和中叶的血液。左、右肺下静脉分别收集两肺下叶的血液。

支气管动脉bronchial artery 起自胸主动脉或右肋间后动脉，每侧常有 2 支，细小，与支气管伴行，沿途分支形成毛细血管网，营养肺内支气管壁、肺血管壁、肺胸膜等。**支气管静脉bronchial veins** 由支气管动脉的毛细血管与肺动脉系的毛细血管吻合、汇集而成，每侧常有 2 支，左侧者注入副半奇静脉，右侧者注入奇静脉。

2. **淋巴** 肺的淋巴管甚为丰富，分为浅、深两组。浅组淋巴管在肺胸膜深面，收纳脏胸膜深面的淋巴，汇入支气管肺淋巴结。深组淋巴管在肺组织内，收纳肺内支气管、肺血管壁及结缔组织的淋巴，最后注入支气管肺淋巴结。

3. **神经** 肺的神经来自迷走神经和胸交感干的分支。它们在肺根的前、后方组成肺丛，两丛的分支随支气管分支进入肺组织。分布于支气管的平滑肌、腺体和血管。交感神经兴奋时，支气管平滑肌松弛，腺体分泌减少，血管收缩。迷走神经兴奋时则相反。内脏感觉纤维分布于肺泡、各级支气管的黏膜及脏胸膜。

六、肺的体表投影

肺尖部和肺前缘的体表投影与胸膜顶和胸膜前界投影基本一致。但肺下界的投影线较胸膜下界高出约两个肋的距离，即在锁骨中线与第 6 肋相交，在腋中线与第 8 肋相交，在肩胛线与第 10 肋相交，最后在脊柱侧方终止于第 10 胸椎棘突平面（表 4-2、图 4-14）。

表 4-2　肺和胸膜下界的体表投影

	锁骨中线	腋中线	肩胛线	脊柱旁线
肺下界	第 6 肋	第 8 肋	第 10 肋	第 10 胸椎棘突
胸膜下界	第 8 肋	第 10 肋	第 11 肋	第 12 胸椎棘突

肺裂的体表投影：左、右斜裂相当于从第 3 胸椎棘突向外下方至锁骨中线与第 6 肋相交处的斜线。右肺水平裂向右侧第 4 胸肋关节向外达腋中线与斜裂投影线相交的水平线。

（姚柏春）

第六节　纵　　隔

一、概　　述

（一）位置与境界

纵隔mediastinum 是左、右侧纵隔胸膜之间所有器官、结构和结缔组织的总称。纵隔位于胸腔的正中偏左，前界为胸骨，后界为脊柱胸段，两侧为纵隔胸膜，向上到达胸廓上口，向下至膈。当发生气胸时，可导致纵隔移位或摆动。

（二）分区

1. **三分法**　以气管、气管权前壁和心包后壁的额状面为界分为前、后纵隔，前纵隔又以胸骨角平面为界分为上、下纵隔。

2. **四分法**　通常以胸骨角平面（平对第 4 胸椎体下缘）将纵隔分为上、下纵隔，下纵隔又以心包为界分为前纵隔、中纵隔和后纵隔（图 4-19～4-21）。

上纵隔内的主要结构有胸腺、头臂静脉及上腔静脉、膈神经、迷走神经、喉返神经、主动脉及其三大分支、食管、气管、胸导管和淋巴结等。

前纵隔位于胸骨与心包之间，内有胸腺的下部、部分纵隔前淋巴结和疏松结缔组织等。

中纵隔位于前、后纵隔之间，内有心包、心及出入心的大血管根部、奇静脉、半奇静脉、迷走神经、胸交感干和淋巴结等。

后纵隔位于心包与脊柱之间，气管权和左、右主支气管占据后纵隔上部的前份；食管和神经丛自气管权以下居后纵隔的前部，紧贴心包的后壁；胸主动脉位于食管的后方，两侧为奇静脉和半奇静脉，再向后方为胸交感干；胸导管位于胸主动脉与奇静脉之间；食管和胸主动脉周围有纵隔后淋巴结（图 4-20、4-21）。

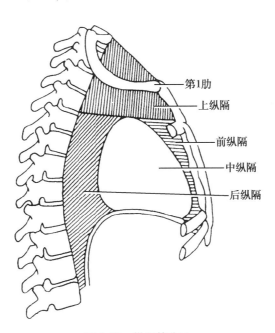

第1肋
上纵隔
前纵隔
中纵隔
后纵隔

图 4-19　纵隔的分区

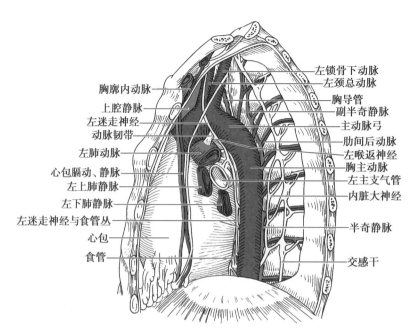

左锁骨下动脉
左颈总动脉
胸廓内动脉
上腔静脉
左迷走神经
动脉韧带
左肺动脉
心包膈动、静脉
左上肺静脉
左下肺静脉
左迷走神经与食管丛
心包
食管
胸导管
副半奇静脉
主动脉弓
肋间后动脉
左喉返神经
胸主动脉
左主支气管
内脏大神经
半奇静脉
交感干

图 4-20　纵隔左侧面观

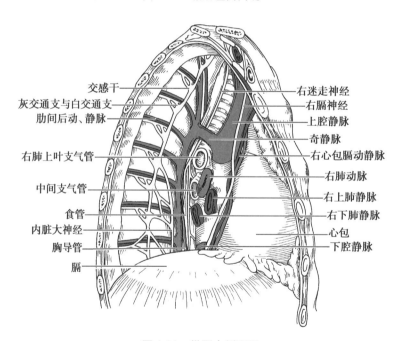

交感干
灰交通支与白交通支
肋间后动、静脉
右肺上叶支气管
中间支气管
食管
内脏大神经
胸导管
膈
右迷走神经
右膈神经
上腔静脉
奇静脉
右心包膈动静脉
右肺动脉
右上肺静脉
右下肺静脉
心包
下腔静脉

图 4-21　纵隔右侧面观

二、上　纵　隔

上纵隔superior mediastinum 自前向后分为 3 层,前层主要有胸腺或胸腺残余、上腔静脉和左、右头臂静脉;中层主要有主动脉弓及其三大分支、膈神经和迷走神经;后层主要有气管、食管、左喉返神经和胸导管等(图 4-22 、4-23)。

(一) 胸腺

胸腺thymus 位于上纵隔的前层,气管与胸骨之间。上端到达胸廓上口,甚至伸入颈部;下

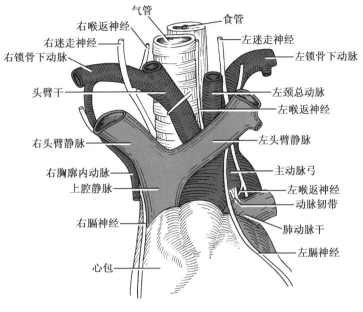

图 4-22　上纵隔前面观

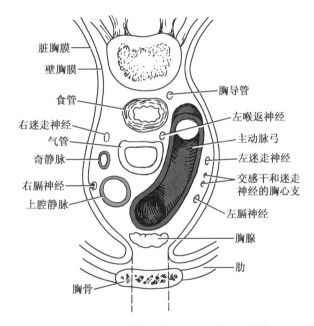

图 4-23　上纵隔横断面上面观（平第 4 胸椎体）

端至前纵隔和心包的前方。儿童的胸腺较发达，分为左、右叶，呈锥体状，表面包裹有结缔组织被囊。青春期以后，胸腺退化萎缩，被脂肪组织代替成为胸腺残余。当胸腺肿大时，可压迫邻近的头臂静脉、主动脉弓和气管等结构。

供应胸腺的动脉为胸廓内动脉，静脉汇入胸廓内静脉或头臂静脉，淋巴注入纵隔前淋巴结或胸骨旁淋巴结，神经来自交感神经和迷走神经的分支。

（二）上腔静脉及其属支

上腔静脉 superior vena cava 长 5 ~ 7cm，位于上纵隔的前部，在右侧第 1 胸肋结合处由左、右头臂静脉汇合形成，沿升主动脉右侧下行，至第 3 胸肋关节处注入右心房。上腔静脉在注入右心房之前，有奇静脉自后方呈弓形向前方跨越右肺根注入。右膈神经沿上腔静脉的右侧下行。

头臂静脉 brachiocephalic vein 左、右各一，由锁骨下静脉和颈内静脉在胸锁关节后方汇合形成。左侧长 6～7cm，位于胸骨柄的后方，斜向右下方越过主动脉三大分支的前方；右侧长 2～3cm，后方有右迷走神经走行。

（三）主动脉弓及其分支

主动脉弓 aortic arch 在右侧第 2 胸肋关节处续接升主动脉，呈弓形弯向左后方，跨越左肺根，至第 4 胸椎体下缘的左侧延续为胸主动脉。其移行处的管径略窄，称主动脉峡，平对第 3 胸椎体。主动脉弓的上缘平胸骨柄中份，下缘平对胸骨角或稍上方。小儿的主动脉弓位置较高，可达胸骨柄上缘，故给小儿施行气管切开术时应予以注意。

主动脉弓的上缘自右向左发出头臂干、左颈总动脉和左锁骨下动脉三大分支，主动脉弓的左前方有左侧的纵隔胸膜、肺、膈神经、心包膈血管和迷走神经等，左膈神经自后外侧向前内侧下行；下方有肺动脉、动脉韧带、左喉返神经、左主支气管和心浅丛；右后方依次有气管、食管、左喉返神经、胸导管和心深丛。

（四）气管胸部及其分支

1. 位置 **气管胸部** thoracic part of trachea 位于上纵隔的中央，上端在颈静脉切迹平面接续气管颈部，下端在胸骨角平面分为左、右主支气管，其分叉处称为**气管杈** bifurcation of trachea，内面的下缘形成向上凸起的气管隆嵴，是气管镜检时辨认左、右主支气管起点处的标志。

2. 毗邻 气管胸部的前方与胸骨柄、胸腺、左头臂静脉、主动脉弓及其三大分支、心丛等毗邻，在小儿的气管与胸骨柄之间尚有较发达的胸腺充填；气管的后方邻接食管；左侧与主动脉弓、左颈总动脉、左锁骨下动脉和左喉返神经相邻；右侧有右头臂静脉、上腔静脉、奇静脉和右迷走神经等结构。

3. 主支气管

（1）**左主支气管** left principal bronchus：平均长度 4.7cm，内腔横径 1.1cm，其下缘与气管中线的夹角为 40°～50°。左主支气管的前方有左肺动脉，后方有胸主动脉，上方有主动脉弓跨越其中段，在第 6 胸椎体平面进入左肺门。

左肺上叶支气管的开口距气管隆嵴较远，故左主支气管插管时较少阻塞其开口，且易固定。

（2）**右主支气管** right principal bronchus：粗短且陡直，平均长度约 2.0cm，内腔横径 1.5cm，其下缘与气管中线的夹角为 25°～30°，气管内异物多坠入右主支气管。前方有升主动脉、右肺动脉和上腔静脉，后上方有奇静脉勾绕，平第 5 胸椎体高度进入右肺门。

右肺上叶支气管的开口距气管隆嵴较近，若右主支气管插管稍深，可能阻塞右肺上叶支气管的开口而导致右肺上叶萎缩。因此施行右主支气管插管时，须调整好导管的位置，以确保右肺上叶呼吸音的存在。

左、右主支气管下方的夹角大小为 65°～80°，如夹角过小，则主支气管的上方可能受压；如夹角过大，可能为气管杈下方的淋巴结肿大。

气管与主支气管的长度有一定的规律：气管的长度约为右主支气管的 5 倍，为左主支气管的 2 倍；左主支气管的长度为右主支气管的 2 倍（图 4-24）。

4. 体表投影 气管胸部自颈静脉切迹的中点处向下，至胸骨角处居中线稍右侧。右主支气管自气管下端向右下方，至右侧第 3 肋软骨的胸骨端；左主支气管自气管下端向左下方，至第 3 肋软骨距中线 3.5cm 处。

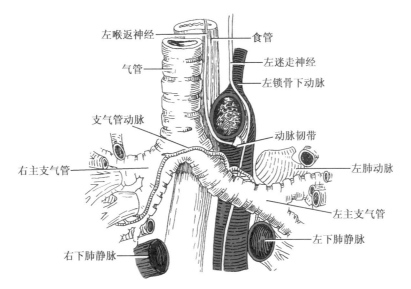

左喉返神经
气管
支气管动脉
右主支气管
右下肺静脉

食管
左迷走神经
左锁骨下动脉
动脉韧带
左肺动脉
左主支气管
左下肺静脉

图 4-24　气管胸部及其分支

（五）食管和胸导管

食管和胸导管经上纵隔后部进入后纵隔，详见后纵隔。

三、下　纵　隔

下纵隔inferior mediastinum 分为前纵隔、中纵隔和后纵隔。

（一）前纵隔

前纵隔anterior mediastinum 位于胸骨与心包之间，内有胸腺的下部、胸廓内动脉的分支、部分纵隔前淋巴结和疏松结缔组织等。

（二）中纵隔

中纵隔middle mediastinum 是以心包前、后壁为界的区域，主要被心包和心所占据，此外还有出入心的大血管、膈神经、心包膈血管、心丛和淋巴结等。

1. **心包**pericardium　包裹于心及出入心的大血管根部，分为外层的纤维心包和内层的浆膜心包。**纤维心包**fibrous pericardium 坚韧而缺乏伸展性，与膈的中心腱相连，向上方与出入心的大血管外膜相续，当心包腔积液时，心可由于腔内压力升高而受压迫。**浆膜心包**serous pericardium 分为脏、壁层，壁层与纤维心包紧密愈着，在出入心的大血管根部移行为脏层，即心外膜。

（1）**心包腔和心包窦**：心包腔pericardial cavity 为浆膜心包脏、壁层之间狭窄而密闭的腔隙。在心包腔内，浆膜心包的脏、壁层转折移行处形成的腔隙称为**心包窦**pericardial sinus，其中位于升主动脉、肺动脉和上腔静脉、左心房之间的心包腔部分，称为**心包横窦**transverse sinus of pericardium，此处是心血管手术阻断血流的部位；位于两侧上、下肺静脉和下腔静脉、左心房后壁与心包后壁之间的部分，称为**心包斜窦**oblique sinus of pericardium，心包积液常积聚于此处不易引流；浆膜心包壁层的前部与下部移行处，称为**心包前下窦**anterior inferior sinus of pericardium，深 1～2cm，为心包腔穿刺抽液的适宜部位（图 4-25）。

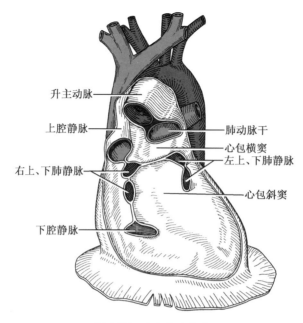

升主动脉

上腔静脉

右上、下肺静脉

下腔静脉

肺动脉干

心包横窦

左上、下肺静脉

心包斜窦

图 4-25 心包和心包窦

（2）**心包的毗邻**：心包前壁借胸膜与胸骨、肋软骨相邻，但在第4肋软骨以下的胸膜前界形成心包三角，使心包直接与左侧第4～6肋软骨前端相贴，此区域称为**心包区** pericardial region，可经此部位进行心包穿刺，注射急救药物。心包的侧面与纵隔胸膜相贴，两者之间有膈神经和心包膈血管下行。心包的后方与胸主动脉、食管胸部、主支气管和迷走神经相邻。心包的下壁与膈的中心腱相融合，其下方是肝左叶和胃底。

2. **心包内大血管** 心包内靠近心底处有出入心的大血管，升主动脉居中，其左前方为肺动脉干，右侧有上腔静脉，右后下方有下腔静脉。右上、下肺静脉位于右心房和上腔静脉的后方，左上、下肺静脉在胸主动脉的前方向内侧走行，汇入左心房。

3. **心** 详见本章第七节。

（三）后纵隔

后纵隔 posterior mediastinum 位于心包后壁与下8位胸椎体之间，内有食管胸部、主支气管、胸主动脉、胸导管、奇静脉、半奇静脉、迷走神经、胸交感干和淋巴结等。气管杈和左、右主支气管占据后纵隔上部的前份；食管和神经丛自气管杈以下居后纵隔的前部，紧贴心包的后方；胸主动脉位于食管的后方，两侧为奇静脉和半奇静脉，再向后方为胸交感干；胸导管位于胸主动脉和奇静脉之间；食管和胸主动脉周围分布有纵隔后淋巴结（图4-28）。

1. **食管胸部** thoracic part of esophagus 长约18cm，占食管全长的7/10，可分为三段。上段自食管起始处至主动脉弓上缘，中段自主动脉弓上缘至左下肺静脉下缘，下段自左下肺静脉下缘至膈的食管裂孔（图4-26、4-27）。

（1）**行程**：在上纵隔内，食管位于气管与脊柱之间，稍偏左侧，下行至第4胸椎体平面到达主动脉弓末端的右侧，然后在胸主动脉的右侧下行进入后纵隔，沿心包的后方下行至第7胸椎体再向左侧偏斜，在胸主动脉的前方向左前方下行，至第10胸椎体高度穿膈的食管裂孔处移行为食管腹部。

（2）**毗邻**：食管的前方自上而下分别有气管、气管杈、左喉返神经、左主支气管、右肺动脉、心包、左心房、迷走神经食管前丛和膈，食管胸部有两个生理性狭窄，一个为左主支气管跨

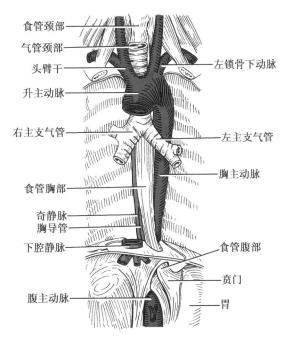

图 4-26 食管的分段及其前面的毗邻关系

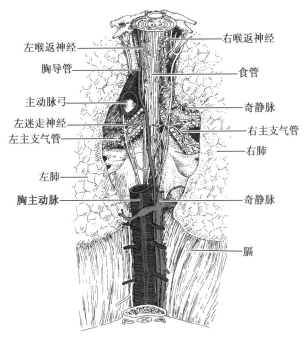

图 4-27 食管后面的毗邻关系

越食管处,另一个是膈的食管裂孔处,是异物易滞留处,也是食管癌的好发部位,左心房扩大可压迫食管,食管钡餐造影时可出现明显的食管压迹。食管的后方是食管后间隙,内有奇静脉、半奇静脉、副半奇静脉、右肋间后动脉、胸导管和胸主动脉。左侧有左颈总动脉、左锁骨下动脉、主动脉弓末段、胸主动脉、胸导管上份和左纵隔胸膜。右侧有奇静脉弓和右纵隔胸膜。此外,食管两侧有迷走神经绕肺根后方下行,左、右侧迷走神经分别向下行至食管的前、后方形成食管前、后丛,再向下形成迷走神经前、后干,经食管裂孔进入腹腔。

（3）**血管、淋巴和神经**:分布于食管胸部的动脉除直接来自胸主动脉发出的食管支外,尚有肋间后动脉和支气管动脉等,下段的血供来自胃左动脉,各段的动脉虽有吻合,但不充分。静脉与动脉相伴行,大部分注入奇静脉、半奇静脉和副半奇静脉;食管胸部下段的静脉除注入奇静脉外,尚有一部分注入胃左静脉,再进入肝门静脉系。因此,当肝门静脉高压时,食管静脉丛便成为肝门静脉侧支循环的路径之一,可出现食管静脉曲张,甚至破裂出血。

食管胸部上段的淋巴注入气管周围的淋巴结,中段注入纵隔后淋巴结,下段注入胃上淋巴结、腹腔淋巴结。此外,食管的部分淋巴可直接汇入胸导管。

食管胸部的神经主要来自迷走神经和胸交感干。

2. 胸主动脉 thoracic aorta　为主动脉弓的延续,长 15~22cm。经脊柱左前方、食管左后方和左肺根后方下行,逐渐向右下方偏斜移行于脊柱的前方,在第 8、9 胸椎体平面走行于食管后方并与之相交叉,平第 12 胸椎体平面穿膈的主动脉裂孔延续为腹主动脉。

胸主动脉的前方自上而下分别为左肺根、心包和食管等,后方与脊柱、半奇静脉、副半奇静脉相邻,右侧有奇静脉、胸导管和右纵隔胸膜,左侧有左纵隔胸膜。

3. 胸导管 thoracic duct　是全身最粗大的淋巴管,全长 30~40cm,可分为腹部、胸部和颈部。胸导管腹部起自乳糜池,经主动脉裂孔进入后纵隔延续为胸导管胸部。胸导管胸部在食管后方、胸主动脉与奇静脉之间上行。在第 4、5 胸椎体平面略向左斜行,沿食管左缘,紧贴左纵隔胸膜上升,经胸廓上口至颈根部左侧,与胸导管颈部相续。胸导管颈部平第 7 颈椎体弯向前上方,注入左静脉角(图 4-28)。

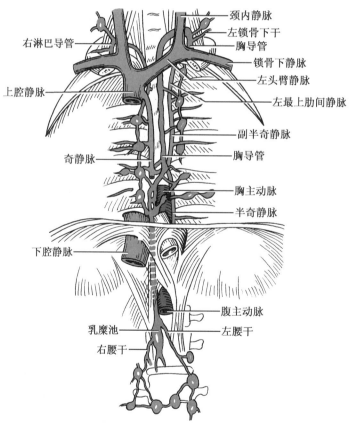

图 4-28　胸导管与奇静脉

在上纵隔内,胸导管的前方有左颈总动脉,后方为脊柱,左侧有左锁骨下动脉和纵隔胸膜,右侧有奇静脉;在后纵隔内,胸导管的前方有食管,后方有右肋间后动脉和脊柱,左侧有胸主动脉,右侧有奇静脉和纵隔胸膜。胸导管胸部的下段与右纵隔胸膜相邻,上段与左纵隔胸膜相邻。因此,胸导管胸部的上段损伤时,可发生左侧乳糜胸;下段损伤则导致右侧乳糜胸。

4. 奇静脉、半奇静脉和副半奇静脉　**奇静脉** azygos vein 由右腰升静脉在第 12 胸椎体平面穿右膈脚向上方延续形成,沿胸主动脉和食管的右后方上行,沿途收集大部分右肋间后静脉、半奇静脉、副半奇静脉和食管胸部、心包、支气管的静脉,至第 4 胸椎体平面弯向前方形成奇静脉弓,跨过右肺根上方注入上腔静脉。

半奇静脉 hemiazygos vein 由左腰升静脉向上方穿左膈脚延续形成,沿胸椎体的左侧上行,沿途收集第 8 ~ 11 左肋间后静脉和食管静脉,至第 7 ~ 10 胸椎体的前方,向右横跨脊柱的前方注入奇静脉。

副半奇静脉 accessory hemiazygos vein 沿脊柱左侧下行,收集第 4 ~ 7 肋间后静脉,平第 6、7 胸椎体高度注入半奇静脉或横跨脊柱汇入奇静脉。

5. 胸交感干 thoracic sympathetic trunk　位于脊柱两侧,上段走行于肋头和肋间血管的前方,向下方逐渐移至椎体两侧。由 10 ~ 12 个交感神经节和节间支构成,其中第 5 ~ 9 胸交感干神经节发出的节前纤维组成内脏大神经,穿膈脚终止于腹腔神经节。第 10 ~ 12 胸交感干神经节发出的节前纤维组成内脏小神经,向内下方终止于主动脉肾神经节。

胸交感干与交感神经节阻滞麻醉常在 X 线下采用后方旁脊椎法施行,即在棘突外侧 4 ~ 5cm 的皮肤处取进针点,在 X 线下需要根据体位来确定进针的深度和角度。

6. 纵隔后淋巴结 posterior mediastinal lymph nodes　位于心包的后方,食管胸部和胸主动脉的周围,收纳食管胸部、心包、膈后部和肝左叶的淋巴。大多数输出淋巴管直接注入胸导管,其余注入气管支气管淋巴结。

第七节　心脏和心脏畸形

一、心

心是一个肌性纤维性器官,为血液循环的枢纽,在神经体液的调节下,使血液不断循环。

(一) 位置、外形和毗邻

心 heart 位于中纵隔内,周围裹以心包,约 1/3 位于前正中线的右侧,2/3 位于左侧。心的外形近似呈倒置的、前后稍扁的圆锥体,其大小与本人握拳相似,可分为一尖、一底、二面、三缘,表面尚有四条沟。其毗邻关系与心包相似。**心尖**圆钝、游离,由左心室构成,在左侧第 5 肋间隙的锁骨中线内侧 1 ~ 2cm 处可扪及心尖冲动。**心底**大部分由左心房,小部分由右心房组成。**胸肋面**(前面)朝向前上方,约 3/4 由右心室和右心房,1/4 由左心室构成;**膈面**(下面)近似呈水平位。心的**下缘**锐利,接近水平位,由右心室和心尖构成;**右缘**由右心房构成;**左缘**的大部分由左心室构成。心表面的四条沟可作为心腔的分界。**冠状沟** coronary sulcus(房室沟)近似呈环形,前方被肺动脉干所中断。**前室间沟** anterior interventricular groove 和**后室间沟** posterior interventricular 为心室的分界线,在心尖右侧的会合处稍凹陷,称为**心尖切迹** cardiac apical incisure。在心底,右上、下肺静脉与右心房交界处的浅沟称后房间沟,是心房的分界线。房间沟、后室间沟和冠状沟的交点处称**房室交点** crux,是解剖和临床上常用的一个标志。

(二) 体表投影

1. 心的体表投影　可用下列四点及其连线表示:①左上点,位于左侧第 2 肋软骨下缘,距胸骨左缘约 1.2cm;②右上点,位于右侧第 3 肋软骨上缘,距胸骨右缘约 1cm;③左下点,位于左侧第 5 肋间隙与左锁骨中线内侧 1 ~ 2cm 交界处;④右下点,位于右侧第 6 胸肋关节处。左、右上点的连线为心上界,左、右下点的连线为心下界,右上、下点作一略向右凸的弧线为心右界,左上、下点作一略向左凸的弧线为心左界。心尖的投影即左下点(图4-29)。

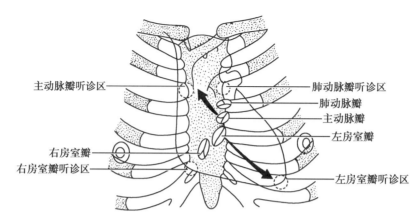

图4-29 心脏的体表投影

2. 心瓣膜的体表投影和听诊部位 **左心房室瓣** left atrioventricular valve 位于左第4胸肋关节处;**右心房室瓣** right atrioventricular valve 位于前正中线与第4肋间隙交界处;**主动脉瓣** aortic valve 位于胸骨左缘第3肋间隙处;**肺动脉瓣** valve of pulmonary trunk 位于左侧第3胸肋关节处。瓣膜的投影位置与听诊部位并不完全一致(表4-3)。

表4-3 瓣膜的投影位置与听诊部位

名称	投影位置	听诊部位
肺动脉瓣	左第3胸肋关节处	胸骨左缘第2肋间隙
主动脉瓣	胸骨左缘第3肋间隙处	胸骨右缘第2肋间隙
左心房室瓣	左第4胸肋关节处	第5肋间隙的锁骨中线内侧1~2cm
右心房室瓣	前正中线与第4肋间隙交点处	胸骨下端偏右

(三) 心传导系

心传导系 cardiac conducting system 由特殊的心肌细胞构成,包括窦房结、结间束、房室结、房室束和左、右束支及 Purkinje 纤维等(图4-30),主要功能是产生冲动和维持心的正常节律,并使心房收缩与心室收缩保持协调。

1. 窦房结 sinuatrial node 略呈长椭圆形,位于上腔静脉与右心房交界处的界沟上部的心外膜深面,大小15mm×5mm×1.5mm,是心的正常起搏点,每分钟发出70~80次激动。

窦房结由窦房结支供血。据统计,58.7%窦房结支来自右冠状动脉起始部,38.5%发自左冠状动脉旋支,2.8%来自左、右冠状动脉发出的窦房结支。窦房结支自起始部起,经心房壁至上腔静脉口处纵贯窦房结。窦房结主要由右侧交感神经和迷走神经支配。

2. 结间束 internodal tracts 一般认为有3条:①前结间束,自窦房结左上端发出,向左走行,一部分进入左心房,称为房间束;另一部分经房间隔进入房室结上缘;②中结间束,从窦房结后缘发出,向右绕上腔静脉口,下行经卵圆窝前方止于房室结上缘;③后结间束,从窦房结下端发出,绕下腔静脉口的前方进入房室结上部后缘。

3. 房室结 atrioventricular node 呈扁椭圆形,位于右心房 Koch 三角的心内膜深面,大小8mm×4mm×1mm,其前端发出房室束。主要功能是将窦房结传来的兴奋发生短暂延搁再传向心室,保证心房收缩后心室再开始收缩。

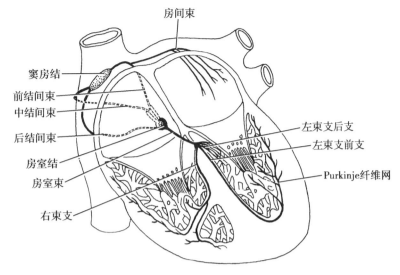

图 4-30　心传导系统

房室结主要由房室结支供血。大多数(92.3%)房室结支在房室交点处起自右冠状动脉,呈 U 形弯曲的顶端;约 7.0% 房室结支起自左冠状动脉的旋支。房室结主要由左侧交感神经和迷走神经支配。

4. **房室束** atrioventricular bundle　又称希氏(His)束,起自房室结的前下端,穿中心纤维体(即右纤维三角),经室间隔膜部的后下缘到达室间隔肌部的上缘,分为左、右束支。

房室束由房室结动脉和室间隔动脉供血。

5. **左、右束支**

(1) **左束支**left bundle branch:呈扁平带状,自房室束发出后,穿经室间隔膜部,在室间隔左侧的心内膜深面下行 2~3cm 后,分为前支和后支,分别至前、后乳头肌基底部,形成内膜下 Purkinje 纤维网。

左束支的前支由室间隔动脉供血,后支由室间隔后动脉和房室结动脉供血。由于左束支的前、后支的血供来源不同,故单纯心前壁或心后壁的梗死较少发生完全性左束支阻滞。

(2) **右束支**right bundle branch:呈圆索状,走行于室间隔右侧肌层内,然后在心内膜深面走向心尖,在隔缘肉柱(节制索)内横过心腔尖端到达右心室前壁的前乳头肌基底部。右束支在室间隔处发出分支至乳头肌,形成心内膜下 Purkinje 纤维网。

右束支由前室间支发出的室间隔前动脉供血。

6. Purkinje **纤维网**　由左、右束支在心内膜深面交织形成。该网发出的纤维进入心肌,在心肌内形成肌内 Purkinje 纤维网。

房室束、束支和 Purkinje 纤维的功能是将心房传来的兴奋迅速传播到整个心室。某些心脏外科手术如修补室间隔膜部缺损时,需要掌握心传导系的位置,以免损伤导致房室传导阻滞。在室间隔膜部缺损时,房室束走行于缺损处的后下缘,因此室间隔膜部的后下缘也称为危险区。

7. **变异的副传导束**　心房与心室之间可以出现异常的副房室束,使心室肌提前接受兴奋而收缩导致预激综合征。副房室束有以下 4 条:①James 旁路束,后结间束的部分纤维绕过房室结主体而止于房室结下部或房室束;②Kent 束,又称房室副束,是经左、右心室口纤维环外侧而连接心房和心室的副束;③Mahaim 纤维,起自房室结下端或房室束、束支,终于室间隔肌部;④Breche-nmacher 房-束旁道,为一条穿越右纤维三角进入房室束远侧端的心房肌纤维(图 4-31)。

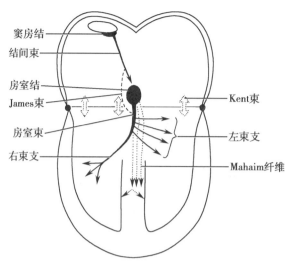

图 4-31　变异的副传导束

（四）心的血液供应

心的血液供应来自冠状动脉，绝大部分静脉血通过冠状窦回流至右心房。心的血液循环称为冠状循环。

1. 心的动脉　主要有左、右冠状动脉（图 4-32、4-33），左冠状动脉口的位置较右冠状动脉口高 2～4mm，距主动脉窦底 14～18mm。

（1）**左冠状动脉** left coronary artery：起自左主动脉窦，稍粗于右冠状动脉，走行于肺动脉与左心耳之间。主要分支有前室间支和旋支。有时在两者之间的夹角处发出对角支，该支的出现率为 42.3%。

1）**前室间支** anterior interventricular branch：又称为**前降支**，在前室间沟内下行，多数绕

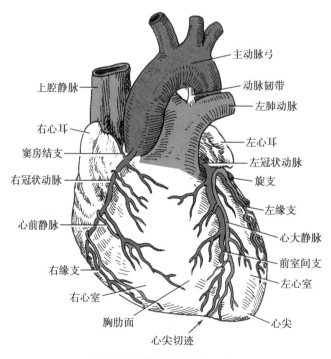

图 4-32　冠状动脉（前面观）

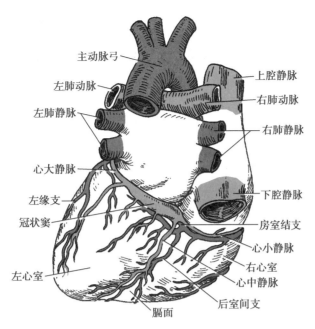

主动脉弓

左肺动脉

左肺静脉

心大静脉

左缘支

冠状窦

左心室

膈面

上腔静脉

右肺动脉

右肺静脉

下腔静脉

房室结支

心小静脉

右心室

心中静脉

后室间支

图 4-33　冠状动脉（后下面观）

心尖至膈面,终于后室间沟下 1/3。前室间支的分支有左心室前支、右心室前支和室间隔前支,分别分布于左心室前壁中、下 1/3 和右心室前壁的前室间沟附近区域、室间隔前 2/3。右心室前支还发出左动脉圆锥支,供应动脉圆锥,此支与右动脉圆锥支相吻合形成动脉环,是左、右冠状动脉之间常见的侧支循环途径之一。

2）**旋支** circumflex branch：较前室间支细小,走行于冠状沟内。旋支的长短不一,分布范围与右冠状动脉在膈面的分布区相配合。旋支的主要分支有左心室前支、左心室后支、左缘支和左心房支,分别分布于左心室前壁上 1/3、左心室后壁、心左缘和左心房。

（2）**右冠状动脉** right coronary artery：起自右主动脉窦,经肺动脉与右心耳之间,走行于右冠状沟内。右冠状动脉在膈面的终止处不确定,多数终止于房室交点与心左缘之间。主要分支有后室间支、心室支和心房支。

1）**后室间支** posterior interventricular branch：又称为**后降支**,在后室间沟内下行。后室间支的长短不一,多数终止于后室间沟的下 1/3 处。后室间支的分支有左心室后支、右心室后支和室间隔后支,分别分布于左心室后壁、右心室后壁和室间隔后 1/3。

2）**心室支** ventricular branch：主要分支有右心室前支、右心室后支、右缘支和右动脉圆锥支,分别分布于右心室前壁、右心室后壁、心右缘和动脉圆锥。

3）**心房支** atrial branch：分布于右心房。

（3）**副冠状动脉** accessory coronary artery：绝大多数（96.7%）起自右主动脉窦。当冠状动脉阻塞时,副冠状动脉具有较重要的代偿作用。副冠状动脉的分布范围不同,有的分布于动脉圆锥,有的分布于右心室前壁或主动脉壁、肺动脉壁等处。

（4）**冠状动脉的类型**：左、右冠状动脉在心的胸肋面分布较恒定,但在膈面的分布范围变异较大。根据左、右冠状动脉在心的膈面分布区分为三型（图 4-34）。

1）**右优势型**：右冠状动脉在膈面除发出后室间支外,还有分支分布于整个右心室膈面和部分或整个左心室膈面。

2）**均衡型**：左、右心室的膈面均由本侧冠状动脉供应,后室间支为右或左冠状动脉的终末分支,或同时来自左、右冠状动脉。

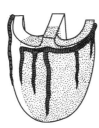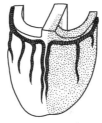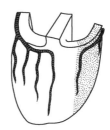

A. 右优势型71.4%　　　B. 均衡型22.9%　　　C. 左优势型5.7%

图4-34　冠状动脉的类型

3）**左优势型**：左冠状动脉分支除分布于左心室膈面外，还分出后室间支，甚至分布于右心室膈面的一部分。

（5）**冠状动脉的侧支循环**：在正常情况下，心肌的血流经冠状动脉的主要分支及其系列细小侧支，终止于广泛的毛细血管网。当主要分支阻塞时，阻塞远侧部的心肌是否继续缺血坏死或保持其功能及结构正常，取决于通过侧副血管的血流是否充分。侧支循环的途径可分为三类。

1）**冠状侧副血管**：同一冠状动脉的分支之间和左、右冠状动脉之间均有吻合，前者称同一冠状吻合，后者称冠状间吻合。吻合见于整个心壁，但在右心室前面、心尖部、室间隔、心房壁和房间隔等处更为丰富。

2）**壁腔侧副血管**：是心壁内特殊血管与心腔之间的吻合，包括动脉心腔血管、心最小静脉和心肌窦状隙等。

3）**心外侧副血管**：冠状动脉的分支与来自心周围的动脉支（如胸廓内动脉、支气管动脉等）在主动脉根部、肺动脉干、心包和心房等处形成小动脉网。

当冠状动脉病变导致心肌梗死时，在梗死区能否建立侧支循环，促进侧副血管的发展，对于梗死区心肌功能的改善起着较大作用。

（6）**冠状循环** coronary circulation：冠状动脉的血液一部分经冠状窦的属支汇集于冠状窦；一部分经穿心壁的血管直接注入心腔，后者主要有下列三种形式（图4-35）。

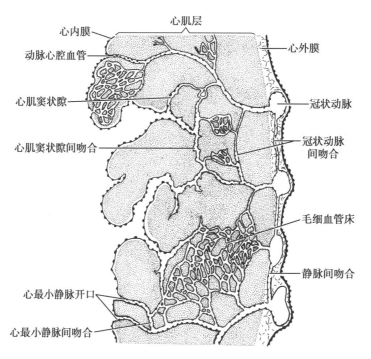

图4-35　心室壁内的血管吻合

1）**动脉心腔血管**：从冠状动脉分支经动脉的心腔血管开口于心腔。

2）**心最小静脉**：从小动脉经毛细血管，再经心最小静脉开口于心腔。

3）**心肌窦状隙**：从小动脉经心肌窦状隙开口于心腔。心肌窦状隙与其他器官的血窦相似，壁薄，形状不规则。

2. **心的静脉**　包括冠状窦及其属支、心前静脉和心最小静脉（图4-36）。

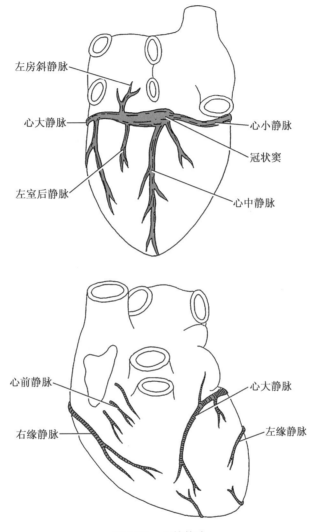

图 4-36　心的静脉

（1）**冠状窦 coronary sinus**：位于心的膈面的冠状沟内，左心房和左心室之间，长约3.8cm，中段口径5.5mm。冠状窦开口于右心房内的下腔静脉口与右心房室口之间，大多数冠状窦口的后下方有呈半月形的冠状窦瓣。冠状窦的主要属支如下。

1）**心大静脉 great cardiac vein**：起自心尖，与左冠状动脉的前室间支相伴行，沿前室间沟上行至心室底，离开前室间沟进入左冠状沟，向后注入冠状窦。心大静脉沿途收集左、右心室和左心房的血液。

2）**心中静脉 middle cardiac vein**：起自心尖，在后室间沟内与后室间支相伴行，沿途收集左、右心室后壁的血液，在房室交点处附近注入冠状窦。

3）**心小静脉 small cardiac vein**：起自右心室前壁或后壁，有的起自心右缘静脉，上行至右冠状沟内，注入心中静脉（87.7%）、冠状窦右端（9.9%），或直接开口于右心房（2.5%）。

4）**左心室后静脉**：起自左心室后壁，注入冠状窦或心大静脉。

5）**左心房斜静脉**：较细小，自左心房后方斜行下行，终止于冠状窦左端。

（2）**心前静脉** anterior cardiac veins：位于右心室前壁，直接注入右心房。

（3）**心最小静脉** smallest cardiac veins：位于心壁内，直接开口于心腔，大部分回流至心房，也有一小部分回流至心室。

（五）心的神经

心的神经包括副交感神经、交感神经和感觉神经。

支配心的副交感神经节前纤维起自迷走神经背核。节前纤维出延髓后，走行于迷走神经中，在心丛或心壁内的副交感神经节内交换神经元，其节后纤维随冠状动脉及其分支到达窦房结、房室结、房室束和心房肌、心室肌。副交感神经是胆碱能纤维，兴奋时可使心率减慢，心肌收缩力减弱。

支配心的交感神经节前纤维起自第 4～5 胸髓节段的侧角。节前纤维出脊髓后，走行至上胸部的交感神经节，或经交感干至颈部的交感神经节，交换神经元后，其节后纤维组成心神经，随冠状动脉及其分支到达窦房结、房室结、房室束和心房肌、心室肌。交感神经是肾上腺素能纤维，兴奋时的作用与副交感神经相反，可使心率加快，心肌收缩力增强。

心的感觉纤维主要通过迷走神经心支和交感神经的心神经传入中枢。

二、先天性心脏畸形

先天性心脏病是儿科的常见疾病，其病因尚未完全清楚，一般认为与遗传、怀孕早期母体受病毒感染或服用某些药物等因素有关。先天性心脏畸形手术宜尽早在婴幼儿时期施行，以免病情随年龄增长而恶化。此类疾病手术的麻醉方法和麻醉药的用量、选择，与先天性心脏病的类型有密切关系，需要视动脉血与静脉血之间是否存在异常交通而确定。

（一）分类

先天性心脏病根据血液分流情况可分为三类。

1. **左向右分流类**　左、右侧血液循环途径之间有异常的沟通，使动脉血从左侧各心腔（包括肺静脉）分流入静脉血中（包括右侧各心腔和肺动脉），一般无青紫。当右侧压力大于左侧时（如哭闹），出现右向左分流则产生青紫，如房间隔缺损、室间隔缺损、动脉导管未闭、肺静脉畸形引流、主动脉窦动脉瘤破入右心和主、肺动脉隔缺损等。

2. **右向左分流类**　左、右侧血液循环途径之间有异常的沟通，使静脉血从右侧各心腔（包括肺动脉）分流入动脉血中（包括左侧各心腔和肺静脉），有发绀，如先天性发绀法洛四联症、先天性发绀法洛三联症、艾森门格综合征、大血管错位、三尖瓣闭锁等。

3. **无分流类**　左、右侧血液循环途径之间无异常的沟通，不产生血液的分流，不出现青紫，如单纯肺动脉口狭窄、主动脉口狭窄、主动脉口缩窄、主动脉弓及其分支畸形、右位心、原发性肺动脉扩张等。

（二）常见的先天性心血管畸形

1. **动脉导管未闭** patent ductus arteriosus　为左向右分流类，是最常见的心脏病之一，占先天性心脏病的 15%～25%，女性多于男性，男、女性比例约 1∶3。动脉导管为胎儿时期肺动脉与主动脉弓相连接的血管，是胎儿血液循环的重要通路。80% 婴儿出生后 3 个月即自行关闭而形成动脉韧带，15% 婴儿出生后 1 年闭锁，如不闭合则称为动脉导管未闭。在单纯的动脉导管未闭时,主动脉压力高于肺动脉压力,血液不断从主动脉经动脉导管流入肺动脉,形成左向右分流,造成右心室肥大。手术常在气管内麻醉下进行降压,施行动脉导管结扎或切断(图4-37)。

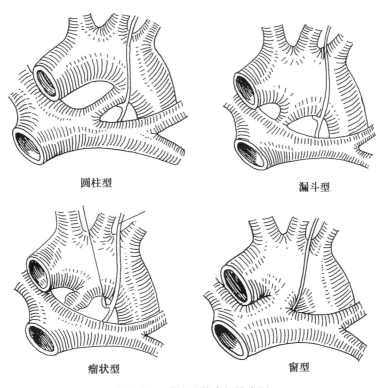

圆柱型　　　　　　　　　漏斗型

瘤状型　　　　　　　　　窗型

图4-37　动脉导管未闭的类型

2. **房间隔缺损**atrial septal defect　为左向右分流类,占先天性心脏病的20%~30%,女性多于男性,男、女性比例为1:2~1:4。在出生时,由于左心房压力升高使卵圆孔发生生理性闭合。房间隔缺损有各种不同的解剖类型,可分为原发孔型、继发孔型、冠状窦型、下腔静脉型、上腔静脉型(高位缺损)和房间隔的完全缺失。正常情况下的左心房压力高于右心房,当房间隔缺损时,左心房内的血液反流入右心房,形成左向右分流。分流量的大小取决于缺损口的大小,分流量较大时则右心负荷过重,导致右心房、右心室扩大。房间隔修补术是在阻断循环下心腔内进行缺损的直接缝补,可在低温麻醉和体外循环两种方法中选择进行(图4-38)。

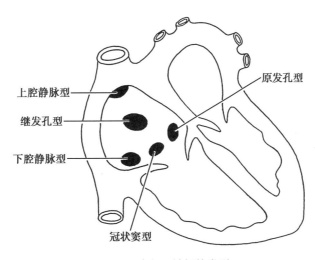

上腔静脉型

继发孔型

下腔静脉型

原发孔型

冠状窦型

图4-38　房间隔缺损的类型

3. **室间隔缺损** ventricular septal defect   为左向右分流类,是最常见的先天性心脏病之一,占先天性心脏病的 20% ~30% ,男性稍多于女性。可分为两种类型:①缺损位于室间隔的肌部,位置较低,缺损较小,较少见,称为低位室间隔缺损;②缺损位于室间隔的膜部,位置较高,缺损较大,较多见,称为高位室间隔缺损,约占所有室间隔缺损的 90% ,根据缺损位置又可分为室上嵴上、下缺损和隔侧瓣后缺损。正常左心室的压力大于右心室,较小的缺损,右心室压力不会增高;较大的缺损,左向右分流相应增大,右心室压力增高,同时左心室也需要维持周围循环足够的血液而增加负担,因此左、右心室均大。室间隔缺损修补术需要在体外循环下进行,1 岁以下患儿宜先行肺动脉束缚术,使肺血管床得到保护,待 3 ~5 岁再施行心内直视修补术(图 4-39)。

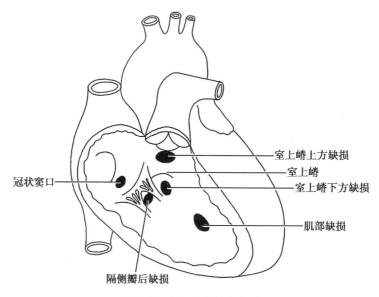

图 4-39　室间隔缺损的类型

4. **法洛四联症** tetralogy of Fallot   为右向左分流类(图 4-40),是最常见的青紫型先天性心脏病,约占先天性心脏病的 15% 。有四个基本特征:①主动脉右位,即主动脉骑跨于左、右心室的上方;②室间隔缺损,多为高位缺损(上腔静脉型);③肺动脉狭窄,大多数为动脉圆锥(漏斗部)狭窄,由肌层增厚造成;④右心室肥大,继发于肺动脉狭窄和右心室负荷增大。

若上述四种畸形尚伴有其他畸形,如卵圆孔未闭或房间隔缺损,则称为法洛五联症,临床表现与法洛四联症相似。肺动脉口狭窄合并房间隔缺损且伴有右向左分流,则称为法洛三联症,发绀出现较晚。法洛四联症对血液循环的影响较大,由于肺动脉狭窄,使肺循环阻力增加,右心室压力增高,部分右心室的血液通过室间隔缺损处分流至左心室,出现发绀。手术治疗分为两类:①姑息性分流术,即体、肺循环分流术;②法洛四联症根治术。

5. **艾森门格综合征** Eisenmenger syndrome   为右向左分流类,有三个基本特征:室间隔缺损、主动脉右位和右心室肥大,肺动脉口正常或扩大,本病与法洛四联症不同之处在于并无肺动脉口狭窄。

6. **肺动脉瓣狭窄** pulmonary stenosis   为无分流类,占先天性心脏病的 10% ~20% 。肺动脉口狭窄可发生于肺动脉瓣、肺动脉干或右心室漏斗部,其中以瓣膜狭窄最常见,约占 85% 。由于肺动脉瓣狭窄使血液自右心室排出受阻,造成右心室收缩期负荷加重,右心室压力增高,导致右心室肥厚。手术可在低温麻醉或体外循环下施行。

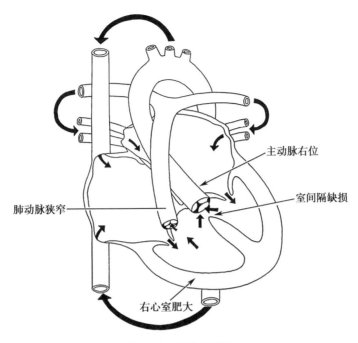

主动脉右位

室间隔缺损

肺动脉狭窄

右心室肥大

图 4-40　法洛四联症

7. 主动脉缩窄 aortic coarctation　是较常见的先天性血管畸形,多见于男性,男、女性比例为 4∶1～5∶1。主动脉发生局限狭窄(缩窄)的部位,绝大多数位于主动脉弓的左锁骨下动脉开口处的远端,靠近动脉导管连接处。

三、体循环和肺循环

血液自心室射出,经动脉、毛细血管和静脉反流回心房,称为血液循环,可分为体循环和肺循环两部分(图 4-41)。

(一) 体循环

体循环 systemic circulation　血液自左心室射出,依次经主动脉及其各级分支、全身毛细血管、小静脉、各级中静脉和上、下腔静脉及冠状窦反流回右心房的循环。主要功能是实现血液与全身组织、细胞的物质和气体交换,以富含氧和营养的血液滋养全身各部,将其代谢产物运回心。此循环的路程较长,流经范围广。

(二) 肺循环

肺循环 pulmonary circulation　血液自右心室射出,依次经肺动脉干、肺动脉及其各级分支、肺泡壁毛细血管网、各级肺静脉属支和 4 条肺静脉主干反流回左心房的循环。肺循环的路程较短,仅通过肺,主要功能是实现血液与肺泡腔的气体交换,使静脉血变为含氧饱和的动脉血。

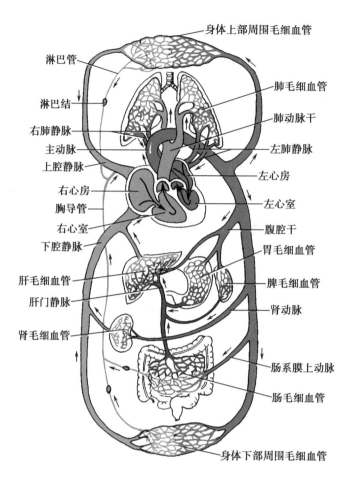

淋巴管
淋巴结
右肺静脉
主动脉
上腔静脉
右心房
胸导管
右心室
下腔静脉
肝毛细血管
肝门静脉
肾毛细血管

身体上部周围毛细血管
肺毛细血管
肺动脉干
左肺静脉
左心房
左心室
腹腔干
胃毛细血管
脾毛细血管
肾动脉
肠系膜上动脉
肠毛细血管

身体下部周围毛细血管

图 4-41　血液循环示意图

解剖操作

一、摸认胸壁的体表标志与确定胸腔器官的体表投影

（一）摸认胸壁的体表标志

参照本章相关关内容，摸认颈静脉切迹、胸骨角、剑突、锁骨、锁骨下窝、肋间隙、肋弓、剑肋角、乳头、肩胛下角等胸壁体表标志。

（二）确定胸腔器官的体表投影

参照本章相关关内容，确定肺、肺根、斜裂、水平裂、胸膜、心、心瓣膜、气管、气管杈等胸部器官体表投影。

二、模拟神经阻滞、胸膜腔、心包腔穿刺和心内注射

（一）模拟阻滞、穿刺、注射术要点

1. 摆正尸体标本的体位，暴露模拟阻滞、穿刺、注射部位。

2. 体表定位，找出穿刺点的位置并做好标记。

3. 按照麻醉操作规程，进行模拟阻滞穿刺，体会麻醉进针的层次和手感。

4. 根据神经阻滞、穿刺和注射的不同途径，选用不同颜色的染料，抽取适量穿刺注入。

5. 遵照解剖操作要求，进行剖查，认真观察穿刺路径和注射点的位置。

6. 验证并加深对麻醉相关解剖学知识的理解。

（二）模拟相关神经阻滞

参照本章相关内容，模拟肋间神经阻滞、胸交感干与交感神经节阻滞。

（三）模拟胸膜腔穿刺、心包腔穿刺与心内注射

参照本章相关内容，模拟胸膜腔穿刺、心包腔穿刺、心内注射。

三、解剖胸前外侧壁

（一）尸位

取尸体仰卧位，平放于尸体解剖台上。

（二）切口

1. **胸前正中切口** 自胸骨柄上缘沿前正中线向下方切至剑突。

2. **胸上界切口** 自正中切口的上端向外侧沿锁骨切至肩峰。

3. **胸下界切口** 自正中切口的下端向外侧，沿肋弓切至腋后线。

4. **乳房环行切口** 女性围绕乳房、男性围绕乳晕环切。

5. **胸部斜切口** 自剑突向外上方切至环行切口，再自环行切口的对侧向外上方切至腋前襞的上部，在此折转沿臂部内侧面向下方切至臂部的上、中 1/3 交界处，然后再折转向外侧环切臂部皮肤至臂部的外侧缘。

将内上和外下两块皮片自正中切口向外侧翻起，保留女性乳房或男性乳头，内上皮片翻至臂部背侧，外下皮片翻至腋后线。

（三）解剖浅筋膜

1. **解剖女性乳房** 查看成年女性乳房的位置，自乳头根部向上方作垂直切口，向外侧作水平切口，在乳房外上象限剥离皮肤，注意观察连于皮肤与浅筋膜之间的纤维束（Cooper 韧带），修洁乳腺表面的脂肪组织，清理出乳腺叶的轮廓。乳房内含有 15～20 个乳腺叶，呈辐射状排列，每个乳腺叶有一输乳管相连，以输乳孔开口于乳头。在已剥离乳晕皮肤的部位，以乳头为中心，用刀尖沿辐射方向轻划，仔细解剖出输乳管，并追踪其至乳腺叶。输乳管在乳头处膨大为输乳管窦。将女性乳房自胸大肌表面剥离。

2. **剖查皮神经** 在锁骨下方清理出颈丛的皮支——锁骨上神经。该神经分为内侧、中间和外侧支，在颈阔肌深面自颈部向下越过锁骨，分布于胸壁上部（第 3 肋以上）和肩部的皮肤。

在肋间隙前部的胸骨旁线和腋前线处，有第 2～7 肋间神经的前皮支和外侧皮支及其伴行血管呈节段性分布，可寻找 3～4 支。其中第 2 肋间神经的外侧皮支发出肋间臂神经，走向外侧经腋窝底的浅筋膜，分布于臂部内侧的皮肤。

3. **剖查头静脉** 沿三角肌胸大肌间沟查找头静脉，追踪至锁骨下方注入腋静脉处。

（四）解剖胸上肢肌和锁胸筋膜

1. **解剖胸大肌** 修洁胸大肌表面的筋膜，显露胸大肌的境界，观察其形态、起止点和肌纤维方向。沿胸大肌的锁骨起点处下方、胸肋部起点处外侧和腹部起点处外上方，距起点 2cm 处呈弧形切断胸大肌的起始部，注意不要损坏腹直肌鞘，自下向上掀起胸大肌，显露其深面的胸小肌和锁胸筋膜，可见胸小肌表面有胸内侧神经穿出，锁胸筋膜表面有胸外侧神

经和胸肩峰动脉穿出。 修洁穿经胸大肌的胸内、外侧神经和胸肩峰动脉的胸肌支，将胸大肌充分掀向外侧至其止点处。

2. 剖查锁胸筋膜 在胸大肌的深面，锁胸筋膜张于胸小肌、锁骨下肌和喙突之间，有胸内、外侧神经和胸肩峰动脉、头静脉穿过。 在锁骨下方的头静脉附近，寻找锁骨下淋巴结。

3. 解剖胸小肌 修洁胸小肌的表面，观察其形态、起止点。 在靠近起点处切断该肌并翻向外上方，即完全打开腋腔的前壁。 翻开胸小肌时，可见进入该肌深面的胸内侧神经和胸肩峰动脉的胸肌支，清理后予以保留。

4. 修洁胸内、外侧神经和胸肩峰动脉、头静脉 胸内、外侧神经分别发自臂丛的内、外侧束，其间有交通支横越腋动脉的前方。 胸肩峰动脉发自腋动脉的上段，穿经锁胸筋膜后，发出分支分布于胸大、小肌和三角肌、肩峰等处。 头静脉穿过锁胸筋膜注入腋静脉。

（五）解剖肋间隙

1. 剖查肋间肌 肋间肌自外向内为肋间外肌、肋间内肌和肋间最内肌。 肋间外肌有 11 对，自胸骨侧缘沿第 4 或第 5 肋下缘至腋前线切断肋间外肌；注意不要切深，以免切断肋间内肌。 将肋间外肌整片翻向下方，可见肋间神经分支进入该肌。 翻开肋间外肌后，即可见到其深面的肋间内肌。 肋间内肌也有 11 对，观察肋间内、外肌的肌纤维方向及肋间外肌与肋间外膜的延续。 肋间外肌的后端自肋结节起始，至肋软骨交界处移行为肋间外膜，肌纤维自后上方斜向前下方走行。 肋间内肌自胸骨侧缘起始，至肋角处移行为肋间内膜，肌纤维自后下方斜向前上方走行。 观察肋间最内肌的肌纤维方向，仅存在于肋间隙的中 1/3 部的肋间内肌深面，肌纤维走行与肋间内肌相一致。

2. 解剖肋间后动、静脉和肋间神经 用镊子夹起并轻拉已解剖的肋间神经的外侧皮支，在其穿出处沿肋骨轻轻切断肋间内肌，注意要特别小心，不可将其深层的胸膜破坏。将肋间内肌翻向下方，沿外侧皮支追查其主干——肋间神经和肋间后动、静脉主干，三者相伴行，神经位于下方，动脉居中间，静脉位于上方。 向前方查看肋间神经的前皮支，并在同一肋间隙内沿下位肋骨上缘寻找肋间后动脉的下支。

（六）打开胸前壁

1. 修洁第 1、2 肋间隙内的结构，暴露其内面的壁胸膜。

2. 将手指伸入第 1、2 肋间隙，将壁胸膜轻压并使之与胸壁相分离。 注意将胸膜顶和第 1 肋骨分离清楚。

3. 切断胸廓内动脉的上端；在前斜角肌和锁骨下静脉的前方，用肋骨剪从内侧向外侧剪断第 1、2 肋。

4. 自胸骨柄处掀起胸前壁，轻轻将壁胸膜自胸前壁内面分离。 一边向下分离，一边沿腋中线剪断第 3 ~ 9 肋骨及其肋间隙内的结构，并切断胸骨下端，取下胸前壁。

（七）剖查胸前壁内面的结构

在胸骨两侧解剖出胸廓内动、静脉，沿该血管查看胸骨旁淋巴结。

四、剖查胸腔

（一）观察胸腔的分部

1. 在已掀起胸前壁的胸腔内，可见位于胸腔中部的纵隔和两侧的肺、胸膜。

2. 观察上、下胸膜间区，在左、右侧胸膜前界的上段和下段之间，各有一个呈三角形的无胸膜区，即上、下胸膜间区，分别被胸腺和心包所占据。

（二）剖查胸膜腔

1. 切开壁胸膜 沿锁骨中线自第2肋间隙高度向下纵行切开壁胸膜（肋胸膜）至第6肋间隙，将壁胸膜翻向两侧，暴露其深面的胸膜腔及覆盖于肺表面的脏胸膜。

2. 探查壁胸膜 将手伸入胸膜腔，探查壁胸膜的四部分。

（1）肋胸膜：衬覆于肋骨、胸骨、肋间肌、胸横肌和胸内筋膜等结构内面的浆膜，前缘位于胸骨后方，后缘到达脊柱两侧，下缘以锐角返折移行为膈胸膜，上部移行为胸膜顶。由于肋胸膜与肋骨、肋间肌之间存在有胸内筋膜，故较易剥离。

（2）膈胸膜：覆盖于膈的上面，与膈肌紧密相贴，不易剥离。

（3）纵隔胸膜：衬贴于纵隔的侧面，纵隔胸膜的中部包裹肺根并移行于脏胸膜，此移行处位于肺根的下方，前、后层胸膜相重叠，连于纵隔侧面与肺之间，称为肺韧带。

（4）胸膜顶：与纵隔胸膜共同向上方延伸至胸廓上口平面以上，形成呈穹隆状的胸膜顶，覆盖于肺尖上方。 胸膜顶突出胸廓上口，并伸向颈根部，高出锁骨内侧1/3段的上方约2.5cm。 胸膜顶突向颈根部，探查胸膜顶的位置及其与颈根部大血管、臂丛的毗邻关系。

（5）探查壁胸膜各部的返折线：肋胸膜前缘与纵隔胸膜前缘的返折线即胸膜前界，肋胸膜下缘与膈胸膜的返折线即胸膜下界。 验证胸膜前、下界的体表投影。

3. 探查肋膈隐窝和左肋纵隔隐窝 将手指伸入肋胸膜与膈胸膜返折处的胸膜腔内，以及左纵隔胸膜前缘的下部与肋胸膜返折处的胸膜腔内，查明2个隐窝均未被肺缘所充满。

（三）剖查肺

1. 原位观察肺 观察左、右肺的位置、形态及分叶，探查肺尖突向胸膜顶并伸向颈根部的情况。 比较肺与胸膜的前、下界的位置关系。 将肺稍向上推，观察肺底与膈穹隆的位置关系。

2. 取肺 将左手自肺前缘沿肺的纵隔面伸入，将肺自肺根处拉向胸腔外，右手拿刀伸入，尽可能靠近肺门处切断肺根，将肺取出，在切断肺根时注意查看肺根内的肺静脉、肺动脉和主支气管，注意勿切及肺组织。 将肺取出后，剔除肺门处的结缔组织，再辨认肺门的结构，即上、下肺静脉和肺动脉、支气管、肺门淋巴结。 在肺根的后部，寻找较细小的支气管动脉。

（四）解剖肋间隙后部

撕去胸后壁的肋胸膜，自后向前清理两侧第6、7肋间隙的肋间后动、静脉和肋间神经。 在肋角附近，清理出肋间后动脉发出的上、下支。 观察肋间后血管、肋间神经在肋角内、外侧的位置关系及其上、下支的走行。 理解体会肋间神经阻滞和胸膜腔穿刺定位的不同要求。

（五）解剖纵隔

1. 观察纵隔侧面 左、右肺已切除，从左、右侧面透过纵隔胸膜观察纵隔的结构及分区。 纵隔左、右侧面的中部均可见肺根，肺根的前下方有心包。 右肺根的上方有上腔静脉、奇静脉弓和气管，后方有奇静脉；左肺根的上方有主动脉弓、左锁骨下动脉和胸导管，后方有胸主动脉。 膈神经、心包膈血管和食管、迷走神经自上而下分别经肺根的前、后方下行，在奇静脉和胸主动脉后外侧有胸交感干、内脏大神经和肋间后血管、肋间神经走行。

2. 剖查上纵隔的结构

（1）胸腺：在上纵隔最前部的上胸膜间区内剖查胸腺。 儿童的胸腺较发达，成年后退化，大部分被脂肪组织所代替，观察后剔除胸腺残余及其周围的结缔组织，撕去此处的胸膜，观察其深面的血管。

（2）头臂静脉和上腔静脉：在胸锁关节的后方，颈内静脉和锁骨下静脉汇合形成头臂静脉。清理左、右头臂静脉，注意观察其属支——甲状腺下静脉。继续沿左、右头臂静脉向下清理出上腔静脉。在纵隔右侧面可见奇静脉末段跨越右肺根上方注入上腔静脉后壁。上腔静脉下段走行于心包内。

（3）主动脉弓及其三大分支：将左头臂静脉的中部切断，翻向两侧。清理主动脉弓及其向上发出的头臂干、左颈总动脉和左锁骨下动脉。在清理主动脉弓时，注意勿损伤其左前下方的结构。清理主动脉弓的三大分支时，宜采用纵行分离方法，以防切断走行于其间的神经。清理头臂干的上端，显露其与右颈总动脉和右锁骨下动脉的连续关系。

（4）膈神经和心包膈血管：撕去尚存的纵隔胸膜，在右侧沿上腔静脉旁和右肺根的前方；在左侧沿左颈总动脉与左锁骨下动脉之间和左肺根的前方，分别寻找右、左膈神经及与其伴行的心包膈动、静脉。

（5）迷走神经及其分支：①左迷走神经，在主动脉弓的左前方寻找左迷走神经并向颈部追踪查认。向下方清理至肺根的后方。沿途清理出各分支：左喉返神经（注意其勾绕主动脉弓的情况）、支气管支、胸心支、食管支。②右迷走神经，将上腔静脉推向左侧，在气管右侧的结缔组织中寻找右迷走神经。向上清理至胸廓上口与迷走神经颈部连续，向下至右肺根的后方。在右锁骨下动脉的前方或下缘处，寻找右喉返神经，观察其勾绕锁骨下动脉的情况，向上方追踪查认至颈根部。右侧支气管支、胸心支与左侧相同，右侧食管支下行至食管的后方。

（6）自颈部至心的神经分支：迷走神经的胸心支已清理，在主动脉弓三大分支周围的结缔组织中，用尖镊或刀尖背分离发自颈交感干的颈心支和自迷走神经颈部发出的颈心支。这些分支较细小，数目不等，追踪至主动脉弓的前方即可。

（7）肺动脉：自左、右肺根处清理出左、右肺动脉，向内侧追踪至肺动脉分叉处。

（8）气管和左、右主支气管：在头臂干与左颈总动脉起点处之间切断主动脉弓，翻向两侧，推开其后方的右肺动脉，观察气管胸段的位置及毗邻、气管权的形态和左、右主支气管的形态差异。

3. 剖查中纵隔的结构

（1）观察心包：观察心包的形态和纤维心包向上、下方的延续情况。查看胸膜前界的下部所形成的下胸膜间区（心包裸区）。

（2）打开和探查心包腔：①在左、右侧膈神经的前方用镊子提起心包，纵行切开至膈的上方，在上述2个切口的下端、膈上方1cm处作一水平切口，使3个切口连成∪形；②掀起心包前壁，显露心包腔。探查心包腔、心包横窦、心包斜窦和心包前下窦，注意查看施行心包穿刺时的定位。

（3）观察心包内出入心的大血管：掀开心包前壁，在心的上方，观察自右向左排列的上腔静脉、升主动脉和肺动脉干。将心提起，在右下方观察下腔静脉穿心包注入右心房，以及向内侧注入左心房的左上、下肺静脉和右上、下肺静脉。

（4）原位观察心的位置、形态及毗邻：心位于中纵隔内，周围裹以心包，约1/3位于前正中线的右侧，2/3位于左侧。心的外形近似呈倒置、前后稍扁的圆锥体，其大小与本人握拳相似，毗邻关系与心包相似。

（5）取心：在心包内沿心包内面切断上腔静脉、升主动脉、肺动脉干、下腔静脉和左、右肺静脉，将心取出。

（6）观察离体心的外形和左、右冠状动脉的起始、行程、分支及分布：心可分为一底、一尖、二面、三缘，表面尚有四条沟。

（7）观察心腔内的结构：在下列4处切开心壁：①沿上腔静脉与下腔静脉前壁正中的连

线切开右心房；②沿肺动脉前壁正中的连线切开右心室；③沿冠状沟上方 0.5cm 处切开左心房下壁，再沿左上、下肺静脉的前方切开左心房侧壁，并切开上壁；④沿心左缘切开左心室壁、二尖瓣前瓣和主动脉。 用镊子细心清理心腔内的血块，观察心腔内的结构和心壁：腱索、乳头肌、隔缘肉柱、心瓣膜、房间隔、室间隔、流入道、流出道等。

4. 剖查后纵隔和上纵隔后部的结构 上纵隔后部和后纵隔的大多数器官结构相连续。

（1）剖查食管、左喉返神经和迷走神经的前、后干：①将气管和主支气管推向一侧，即可见食管。 在食管上段的前方清理结缔组织，注意观察食管两侧紧贴的纵隔胸膜，左侧并与胸导管相毗邻。 ②在左侧的气管与食管之间寻找左喉返神经，向下方清理至其发出处，向上方至甲状腺；③观察食管下段，在食管的前、后方用尖镊清理食管前、后神经丛，以及自神经丛向下方汇成的迷走神经前、后干，同时清理发自胸主动脉的食管动脉。

（2）胸导管：将食管推向右侧，在脊柱前方的中线附近的结缔组织中，寻找与静脉相似的胸导管，向上方追踪至颈部，注入左静脉角处，向下方清理至膈。 追踪清理时注意观察其行程变化及毗邻关系。

（3）胸主动脉及其分支：将气管和食管推向右侧，在第 4 胸椎体的左侧，自主动脉弓末端向下，清理胸主动脉至膈的主动脉裂孔处。 注意寻找观察其脏、壁支——食管动脉、支气管动脉、肋间后动脉。 查看肋间后动、静脉和肋间神经的排列关系。

（4）奇静脉、半奇静脉和副半奇静脉：先将食管牵拉向左侧，在脊柱的右前方可见奇静脉穿膈与右腰升静脉相续，向上方走行于胸主动脉和胸导管的右侧，勾绕右肺根的后上方，注入上腔静脉。 自膈向上方清理至其注入处，沿途观察其收集的右肋间后静脉、食管静脉和半奇静脉。 清理时注意勿损伤其右后方的内脏大神经和左侧的胸导管。 然后将食管推向右侧，清理位于脊柱左前方和胸主动脉后方的半奇静脉、副半奇静脉。 观察半奇静脉在第 7～10 胸椎体高度向右汇入奇静脉处。 半奇静脉收集左下部的肋间后静脉和副半奇静脉；副半奇静脉收集左上部的肋间后静脉。

（5）胸交感干及其分支：观察脊柱两侧的胸交感干，其上段位于肋头和肋间后血管的前方，向下方逐渐移至椎体的两侧。 胸交感干由 10～12 个交感神经节及节间支组成。

撕去脊柱两侧残余的肋胸膜，显露出呈细长链状的胸交感干。 用尖镊拨开其周围的结缔组织，可见交感干上的膨大部分即椎旁节，其间的细支为节间支。 清理胸交感干的分支：①交通支，稍提起胸交感干，可见交感干上与每一个肋间神经相连有 2 个小支，此即灰、白交通支；②内脏大神经和内脏小神经，沿交感干向下方清理，可见第 5～9 胸交感干神经节发出的节前纤维组成内脏大神经，穿膈脚终止于腹腔神经节。 由第 10～12 胸交感干神经节发出的节前纤维组成内脏小神经，向内下方终止于主动脉肾神经节。

（付升旗）

第一节 概 述

气管插管是指通过口(经口气管插管)或鼻(经鼻气管插管)经咽、喉将特制的导管插入气管内。气管插管不仅是麻醉科最基本的麻醉气道管理手段,而且还应用于气管梗阻、呼吸困难的治疗及复苏处理。为了能够顺利完成气管插管,麻醉医生应该全面了解呼吸道的相关解剖知识,包括口腔分部及内容;鼻腔的分部与形态,鼻腔的血液供应和神经支配;咽的位置、形态和分部及各部特征;喉的位置、构造及毗邻关系;喉腔的结构及分布,喉的神经分布及损伤表现,喉在气管插管中的应用解剖;气管颈部的位置、毗邻及气管切开的应用解剖;小儿与成人气管插管解剖的异同等方面的内容。掌握这些气管插管通路的应用解剖学知识,对于在麻醉前全面检查与评估患者呼吸道情况,避免一些在操作中可能遇到的麻烦,具有重要的临床意义。

第二节 气管插管经口、鼻、咽的解剖

一、口 腔

口腔oral cavity 是消化道的起始部,特殊情况下也可以通气。口腔借上、下牙弓可分为前外侧部的口腔前庭和后内侧部的固有口腔两部分,当上、下牙列咬合时,两者借第三磨牙后方的间隙相通(图 5-1)。

(一) 口腔前庭

口腔前庭oral vestibule 为一裂隙,由外面的唇和颊,内面的上、下牙弓围成。平对上颌第二磨牙的颊黏膜上有一个小突起,称腮腺乳头,是腮腺管的开口处。面神经麻痹或面部瘢痕等常使张口受限,影响麻醉喉镜置入。

(二) 固有口腔

固有口腔oral cavity proper 前方和两侧为上、下牙弓,上方为腭,下方由舌的前 2/3 和返折至口腔底部的黏膜构成,向后经咽峡与咽相通(图 5-1)。

1. **腭**palate 可分为硬腭和软腭两部分。

硬腭hard palate 由上颌骨腭突和腭骨的水平板组成。覆盖硬腭表面的黏膜与骨膜紧密相连称黏骨膜,上皮为鳞状上皮。黏骨膜在中线处较薄,外侧部较厚,这是由于外侧部黏膜下有较多的小唾液腺。

软腭soft palate 从硬腭的后缘向后下延伸,其前份呈水平位,后份向下倾斜称腭帆。腭帆的后缘中央有一个向下的乳头状突起称**腭垂**或**悬雍垂**uvula。自腭帆向两侧下方各引出两条

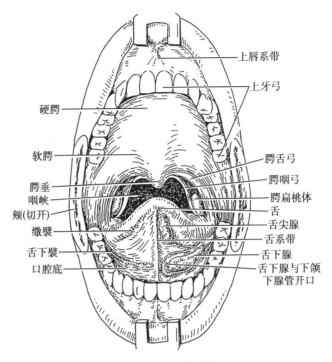

图 5-1 口腔及咽峡

弓形的黏膜皱襞,前方者称腭舌弓,延续至舌根。后方者称腭咽弓,下延至咽壁。腭帆后缘、两侧腭舌弓和舌根共同围成**咽峡**isthmus of fauces,是由口腔通咽的门户(图 5-1)。

腭的神经支配 腭黏膜的感觉由三叉神经的上颌神经分支管理,软腭诸肌的运动,除腭帆张肌为下颌神经分支支配外,其他都由迷走神经咽丛的分支支配。

2. 舌 **舌**tongue 位于固有口腔底,是表面覆以黏膜的肌性器官,具有感受味觉、协助咀嚼、吞咽及辅助发音的功能。

(1) 舌与口腔底黏膜的形态:舌分上、下两面,上面也称舌背。上面后份有一"人"字形界沟,将舌分为前 2/3 的舌体和后 1/3 的舌根。舌体的前端窄细,称舌尖,舌根面向口咽部(图 5-2)。舌下面正中线上有一连至口腔底的黏膜皱襞,称舌系带。舌系带下端两侧有一对小隆起,称舌下阜,下颌下腺管和舌下腺大管开口于此。舌下阜向后外侧延伸为舌下襞,襞上有舌下腺小管的开口。

(2) 舌的构造:舌由黏膜和舌肌构成。

舌黏膜,呈淡红色,被覆于舌的上、下面。舌上面及侧缘有许多小的黏膜突起,称舌乳头(图 5-2)。舌乳头分 4 种:①丝状乳头,数量多而密集,呈白色细绒毛状,遍布于舌体上面;②菌状乳头,数量较少,形体稍大,钝圆,红色,散在于丝状乳头之间;③轮廓乳头,7~11 个,排列于界沟前方,形体最大,中央隆起,周围有环状沟;④叶状乳头,

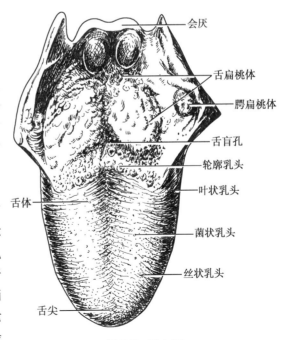

图 5-2 舌上面

见于舌侧缘后部,在人类不发达。除丝状乳头外,其余 3 种乳头内及软腭、会厌等处黏膜中含有味觉感受器——味蕾,可感受味觉。舌根黏膜及其深面的淋巴组织构成许多大小不等的隆起,称舌扁桃体(图 5-2)。

舌肌,为横纹肌,包括舌内肌和舌外肌。舌内肌起止都在舌内,分为舌纵肌、舌横肌和舌垂直肌,收缩时可改变舌的形态(图 5-3)。舌外肌起于舌外,止于舌内,主要有颏舌肌,它起于下颌骨体内面的颏棘,向后上呈辐射状入舌,止于舌体中线两侧;该肌两侧同时收缩拉舌向前下(伸舌),单侧收缩使舌尖伸向对侧。此外,尚有茎突舌肌、舌骨舌肌,收缩时可分别牵舌向后上及后下方(图 5-4)。

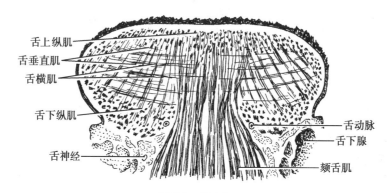

图 5-3　舌内肌

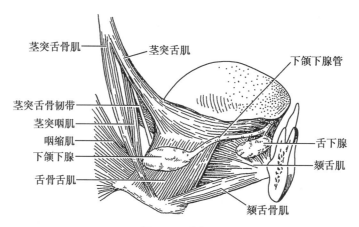

图 5-4　舌外肌

3. 牙　牙 teeth 嵌于上、下颌骨牙槽内,排列成上牙弓和下牙弓。人与一般哺乳动物的牙由于适应不同咀嚼功能,而分化形成切牙、尖牙、前磨牙和磨牙 4 种形态(图 5-5)。人的一生先后有两组牙,乳牙和恒牙。出生第 6 个月前后乳牙开始萌生,3 岁左右出全。6～7 岁左右第一恒磨牙首先萌出替换乳牙,至 11～13 岁,除第三恒磨牙外,乳牙均被恒牙取代。第三恒磨牙于 18～30 岁萌生,故又称迟牙,该牙常出现横生、阻生,甚至终生不出等情况。对无牙婴儿或取下全口义齿的患者,应使

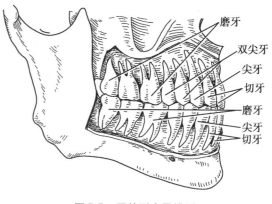

图 5-5　牙的形态及排列

口张开或置入口咽通气管后再行面罩加压通气。对牙齿有松动者,插管时动作应轻柔。

二、鼻

鼻nose 是呼吸道的起始部位,具有通气和嗅觉功能,并能辅助发音。鼻可分为外鼻、鼻腔和鼻旁窦三部分。

(一) 外鼻

外鼻位于面中部,其支架由前上部的骨性部(包括鼻骨、额骨的鼻部和上颌骨的额突)和下部的软骨部组成,支架的中央为鼻中隔软骨等组成(图5-6)。外鼻呈三棱锥形,上端较窄为鼻根,下延为鼻背,前下端突起为鼻尖。鼻尖两侧的泡状隆起称鼻翼,左、右鼻翼各围成鼻孔,是鼻腔的前口。

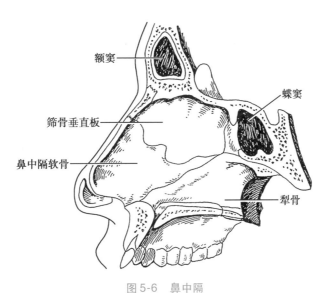

额窦

蝶窦

筛骨垂直板

鼻中隔软骨

犁骨

图 5-6　鼻中隔

(二) 鼻腔

鼻腔nasal cavity 由骨和软骨作支架,外覆皮肤和鼻肌,内衬皮肤和黏膜,被鼻中隔分为左、右两个鼻腔。向前借鼻孔开口于颜面,与外界相通,向后借鼻后孔开口于鼻咽部。成人鼻孔内径可扩至 10 ~ 14mm,自鼻孔至鼻后孔的距离相当于鼻翼至耳垂的长度,成人为 12 ~ 14cm。

鼻腔分为鼻前庭和固有鼻腔两部分。

1. **鼻前庭**nasal vestibule　是鼻尖和鼻翼所包围的部分,内面衬以皮肤,长有鼻毛,具有滤过空气中灰尘的作用。其上后方有弧形隆起称为**鼻阈**limen nasi,是皮肤和黏膜的交界,也是鼻前庭与固有鼻腔的分界。成人鼻前庭是疖肿好发部位之一,由于皮肤与软骨直接相连,缺少皮下组织,故发生疖肿时,疼痛较为剧烈。

2. **固有鼻腔**nasal cavity proper　是鼻腔的主要部分,形态与骨性鼻腔一致。前以鼻阈为界,向后借鼻后孔通鼻咽部。鼻腔底壁即口腔顶,由骨腭覆以黏膜而成。顶壁较狭窄,借筛骨的筛板与颅前窝相隔。故外伤引起筛板处颅底骨折,伤及脑膜及鼻腔顶部黏膜时,常致出血和脑脊液渗漏,可经鼻孔流出;骨折损及穿过筛板筛孔的嗅神经时可产生嗅觉障碍。**鼻中隔**nasal septum 为两侧鼻腔共同的内侧壁,由骨性鼻中隔和鼻中隔软骨覆以黏膜构成,通常偏向一侧(多数偏左)。鼻中隔前下部黏膜内存在丰富的血管吻合网,称易出血区(Little 区)。鼻腔外侧壁自上而下有 3 个突出的鼻甲,分别称为上、中、下鼻甲,各鼻甲外下方所遮蔽的空隙分别称为上、中、下鼻道。各鼻甲与鼻中隔间的间隙,称总鼻道。上鼻甲后上方与鼻腔顶壁间围成的间隙称**蝶筛隐窝**sphenoethmoidal recess,在中、上鼻道及蝶筛隐窝有各鼻旁窦开口,下鼻道前部有鼻泪管开口(图 5-7)。

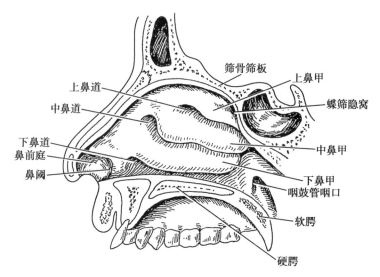

图 5-7　鼻腔外侧壁

固有鼻腔的鼻黏膜可分为两部分:嗅部位于上鼻甲内侧面和与其相对应的鼻中隔黏膜,在活体呈苍白色或淡黄色,其内含有嗅细胞,其中枢突组成嗅神经,穿筛孔进入嗅球,具有嗅觉功能。呼吸部为嗅部以外的其余大部,其黏膜与各鼻旁窦黏膜延续,在活体呈红色或粉红色,黏膜覆被纤毛上皮,含有丰富的血管和黏液腺,对吸入的空气有加热、湿润、净化灰尘和细菌的作用。

鼻前庭和固有鼻腔之间、固有鼻腔与鼻咽之间有一定的夹角,前者的夹角约为 112.30°,后者约为 106.90°,经鼻插管时应予注意。

(三) 鼻旁窦

鼻旁窦paranasal sinuses 又称副鼻窦(图 5-8),由骨性鼻旁窦衬以黏膜而成,包括上颌

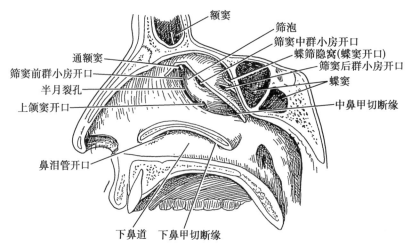

图 5-8　鼻旁窦的开口(鼻甲已切除)

窦、蝶窦、额窦和筛窦。它们分别位于同名的骨内,均开口于鼻腔。上颌窦、额窦和筛窦的前、中群开口于中鼻道;筛窦的后群开口于上鼻道;蝶窦开口于蝶筛隐窝。各鼻旁窦黏膜与鼻黏膜延续,故鼻腔炎症易同时引起鼻旁窦炎。**上颌窦** maxillary sinus 为鼻旁窦中最大的一个窦,占据整个上颌体,窦腔容积约为 13 ~ 15ml。窦的上壁即菲薄的眶下壁,眶下管经行于此,管内有眶下血管和神经,此处发生肿瘤或炎症时,可侵入眶内,产生剧烈的神经性疼痛。窦的前壁骨质较薄,其中央部有凹陷的尖牙窝,上颌窦手术时,多从此处凿入。窦底下延至上颌骨的牙槽突,至鼻腔底部平面以下约 1.3cm 左右常有一个或多个牙根(常为第一、二磨牙)突出于窦底之上,故牙根感染易侵入上颌窦。窦的内侧壁为鼻腔外侧壁的一部分,此壁有上颌窦开口通入中鼻道,但上颌窦口位置较高,不利于分泌物的排出,发生感染时,往往形成慢性上颌窦炎。经鼻气管内插管前如未滴入鼻黏膜血管收缩药、导管过粗、损伤鼻黏膜,易发生上颌窦炎。

(四) 鼻腔的血液供应

鼻腔的血液来自眼动脉和上颌动脉,眼动脉分出筛前动脉和筛后动脉,分布于鼻腔的上部,上颌动脉分出蝶腭动脉和腭降动脉,它们的分支分布于鼻腔的下部。蝶腭动脉分出鼻后外侧动脉和鼻后中隔动脉,前者供应鼻腔外侧壁的后部、下部及鼻腔底,后者供应鼻中隔的后部及下部。腭降动脉分出的腭大动脉出腭大孔后,沿硬腭向前,进入切牙管至鼻中隔前下部(图 5-9、5-10)。

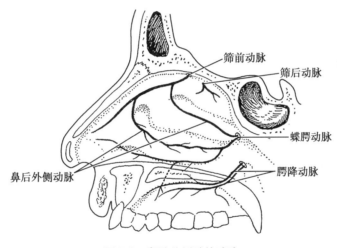

图 5-9 鼻腔外侧壁的动脉

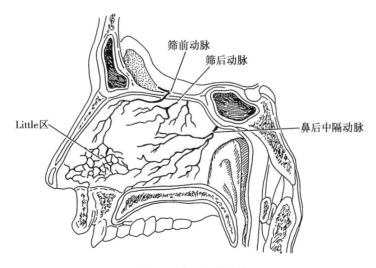

图 5-10 鼻中隔的动脉

筛前、后动脉的中隔支、鼻后中隔动脉、腭大动脉和上唇动脉的中隔支（来自面动脉），在鼻中隔前下部的黏膜内和黏膜下吻合成动脉丛，有时还有鼻翼动脉的中隔支参加，约90%的鼻出血发生于此，故称鼻中隔前下部的动脉吻合区为易出血区（Little 区）（图5-10）。经鼻插管时，如不慎伤及此区，易引起大量出血，导致插管困难或误吸。

鼻黏膜下的静脉丛引流至蝶腭静脉、面静脉和眼静脉，通过眼静脉还与颅内的海绵窦相通。部分静脉血也可通过小的属支经筛板至大脑额眶叶下面的静脉内。因此，靠近鼻附近和鼻腔内的疖肿有潜在的危险性，临床上把鼻根至两侧口角之间的三角形区域称为"危险三角区"。

（五）鼻腔的神经支配

嗅神经分布于鼻腔的嗅区，该区位于鼻腔外侧壁和鼻中隔上部，相当于上鼻甲水平以上，面积约 2cm^2。

管理鼻腔的普通感觉神经纤维来自三叉神经的眼神经分出的鼻睫神经，上颌神经也有分支分布于鼻腔。手术不慎刺激鼻黏膜中的三叉神经末梢可引起反射性的心动过缓、血压下降等现象。

三、咽

咽 pharynx 是前后略扁的漏斗状肌性管道，是消化、呼吸的共同通道。它位于颈椎前方，上起颅底，下至第6颈椎下缘平面移行于食管。咽的前壁不完整，自上而下分别与鼻腔、口腔和喉腔相通。因此也相应地被分为鼻咽、口咽和喉咽三部分（图5-11、5-12）。

（一）鼻咽

鼻咽 nasopharynx 位于鼻腔之后，软腭平面以上。其高度约为2cm，左右径约为1.5cm。它与口咽借鼻咽峡相通，鼻咽峡位于软腭游离缘与咽后壁之间，吞咽时可关闭。鼻咽部的外侧

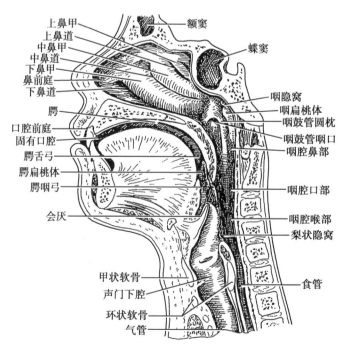

图5-11　头颈部正中矢状切面

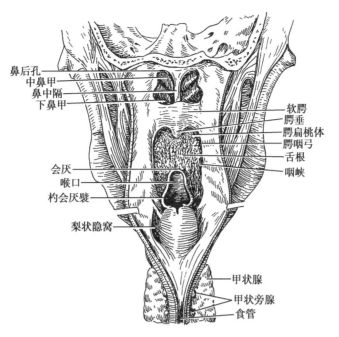

图 5-12　咽腔（后壁切开向前看）

壁,约在下鼻甲平面之下的后方 1cm 处,有咽鼓管咽口,此口的前、上、后方有一隆起包绕,称咽鼓管圆枕,圆枕的后方有纵行的深窝称**咽隐窝 pharyngeal recess**(图 5-11),为鼻咽癌的好发部位。咽鼓管圆枕和咽隐窝是咽鼓管导管插入的标志。插管时,咽鼓管导管沿鼻腔底部达咽后壁,其尖端通常首先抵达咽隐窝。然后,导管后退越过圆枕进入咽鼓管咽口。经鼻气管插管时,如导管太硬,弯度不够,可能被隆起的圆枕所阻。暴力探插,在咽腔不见气管导管,有可能误入咽后间隙,退出导管还可出现咽后壁血肿。鼻咽部后上壁的黏膜内,淋巴组织积聚成咽扁桃体,在婴幼儿较发达,6～10 岁逐渐萎缩退化,如其过度增生,可使鼻咽腔阻塞而影响呼吸道通畅。

（二）口咽

口咽 oropharynx 是口腔向后的延续部,位于软腭与**会厌 epiglottis** 上缘平面之间,经咽峡与口腔相通,向上与鼻咽部相通。**咽峡 isthmus of fauces** 由软腭的游离缘、两侧的腭舌弓和舌根围成。腭舌弓后方有与之相伴行的腭咽弓,它们均为黏膜的皱襞,两弓之间的三角形凹陷即扁桃体窝,内有**腭扁桃体 palatine tonsil**,是口咽部的重要结构(图 5-11、5-12)。

腭扁桃体的血供非常丰富。主要血管是面动脉的扁桃体支,该动脉有两条静脉伴行,穿过咽上缩肌进入扁桃体的下极。另外,舌动脉的舌背支,面动脉的腭升动脉、咽升动脉和腭降动脉(上颌动脉的分支)也都有分支供应扁桃体的血液。

颈内动脉从腭扁桃体后外侧 1～1.5cm 处经过,它与扁桃体之间,仅隔以咽壁肌,行扁桃体切除术时,应注意勿伤及此血管。

咽扁桃体、双侧咽鼓管扁桃体、腭扁桃体和舌扁桃体共同围成咽淋巴环(又称 Waldeyer 环)。它们围绕在口、鼻腔与咽腔连通处附近,具有重要的防御功能。

腭扁桃体的感觉纤维分别来自舌咽神经的扁桃体支,上颌神经的腭小神经以及下颌神经的舌神经分支。因此,腭扁桃体浸润麻醉较神经阻滞麻醉实用。

（三）喉咽

喉咽 laryngopharynx 位于喉口和喉的后方,是咽腔的最下部分,较狭窄,上起于会厌上缘平面,下至第 6 颈椎和环状软骨下缘平面与食管相连。喉咽向前经喉口与喉腔相通。由于喉向后膨出于喉咽部的中央,故在喉口的两侧各有一个深窝,称**梨状隐窝** piriform recess,是异物易滞留的部位,气管插管不当时,也易误入此处(图 5-11、5-12)。

喉上神经的内支在梨状隐窝的黏膜下经过,将局部麻醉药涂布至梨状隐窝表面,可产生声带以上喉的局部麻醉,在喉镜和支气管镜检查时常作为辅助麻醉。

经鼻气管插管的路径中有两个弯曲,一个弯曲在鼻腔与咽之间,凸向后;另一个弯曲在咽与喉之间,凸向前(图 5-13)。因此,操作时要使气管导管有相应的弯曲度,动作要轻柔,不能过分用力,否则易损伤鼻腔、鼻咽、气管前壁等部的黏膜。

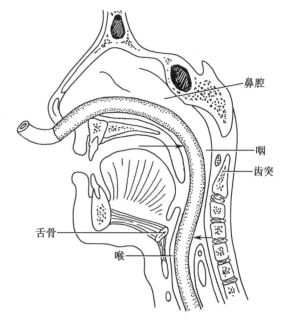

鼻腔

咽

齿突

舌骨

喉

图 5-13　经鼻气管插管的两个弯曲

第三节　气管插管经喉与气管颈部的解剖

一、喉

喉 larynx 是呼吸通道和发音的主要器官。它以软骨作支架,软骨间以关节、韧带和肌肉连接而组成。喉位于颈前正中,其上界为会厌上缘,下界为环状软骨下缘,成人相当于第 3~6 颈椎之间的高度,女性喉比男性稍高,小儿比成人高,老年人较低。喉的前方被覆皮肤、颈筋膜和舌骨下肌群,两侧有颈部大血管(颈总动脉、颈内静脉等)和迷走神经、颈交感干、甲状腺侧叶等。其上方借韧带和肌肉连于舌骨,下方借胸骨甲状肌固定于胸骨,故当吞咽和发音时,喉可上、下移动。

(一) 喉的软骨

喉的软骨包括不成对的甲状软骨、环状软骨及会厌软骨和成对的杓状软骨、小角软骨及楔状软骨(图 5-14)。

1. **甲状软骨** thyroid cartilage　是喉软骨中最大的一个,由两侧近似四边形的甲状软骨板合成,构成喉的前、外侧壁。两板前缘在正中线约以直角(女性呈 120° 钝角)相互融合成前角,其上端向前突出为喉结,成年男性特别明显。甲状软骨上缘正中于喉结的上方凹陷呈 V 形,称甲状软骨上切迹,临床上常作为测定颈前正中线的标志。板的后缘向上、下各伸出一对突起,分别称为上角和下角。上角细而长借韧带与舌骨大角相连,下角较短其内侧面的小关节面与环状软骨构成环甲关节。

2. **环状软骨** cricoid cartilage　位于甲状软骨的下方,居喉的最下部,其下缘与气管相连,它的形状似指环,是呼吸道唯一呈完整的软骨环,对支撑呼吸道通畅起着重要作用,如有损伤,则可引起喉狭窄。环状软骨前部较狭(宽度仅为 0.5~0.7cm)称环状软骨弓,后部较高而宽(宽 2~3cm)称为环状软骨板。板的上缘两侧各有一小关节面与杓状软骨共同构成环杓关节,在板、弓交界处的两侧面各有一关节面,与甲状软骨下角共同构成环甲关节。

3. **会厌软骨** epiglottic cartilage　呈上宽下窄的树叶状,上缘游离呈弧形,下端称会厌软

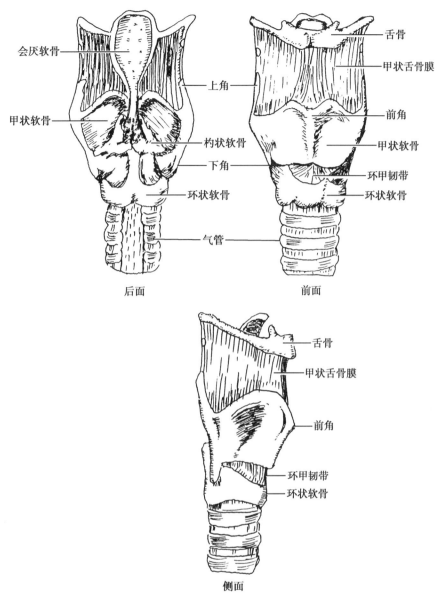

图 5-14 喉软骨及其连结

骨茎,借甲状会厌韧带附于甲状软骨前角的内面。会厌软骨的前面稍隆凸,对向舌,称舌面;后面凹陷,对向喉腔,称喉面。会厌软骨表面均被覆有黏膜,并与咽喉的黏膜相连续,舌面的黏膜较疏松,发炎时易肿胀。喉面近下端处有一结缔组织形成的隆起称为会厌结节。会厌软骨两侧黏膜与杓状软骨之间形成杓会厌襞,该襞与会厌上缘构成喉口的边界,会厌舌面与舌之间的黏膜形成三条黏膜皱襞,位于中线的称为舌会厌正中襞,两侧的称舌会厌外侧襞,在舌会厌正中襞两侧各有一凹陷称会厌谷。临床上置入弯喉镜片时,前端须深达舌会厌正中襞,使皱襞内的舌骨会厌韧带紧张,才能使会厌翘起,显露声门。会厌软骨在吞咽时有封闭喉口的作用。

4. 杓状软骨arytenoid cartilage 位于环状软骨板的上方,是一对近似锥体形的软骨,可分为一尖、一底和二突。尖朝上,底朝下,底与环状软骨板上缘的关节面构成环杓关节。底部有两个突起,向前伸出的突起为声带突,有声韧带附着;向外侧伸出的突起为肌突,有喉肌附着。

5. 小角软骨corniculate cartilage 为一对细小的软骨,位于杓状软骨尖端,包在杓会厌皱襞内。

6. 楔状软骨cuneiform cartilage 是一对小棒状软骨,位于小角软骨的前外侧,也包在杓会厌襞内,表面膨隆称楔状结节。

（二） 喉的连接

1. **甲状舌骨膜** thyrohyoid membrane 是连于舌骨与甲状软骨上缘之间的弹力纤维组织构成的薄膜。该膜正中部增厚称甲状舌骨正中韧带,两侧的后缘亦增厚称甲状舌骨外侧韧带。甲状舌骨膜的外侧份有喉上神经和血管穿过。

2. **环状软骨气管韧带** cricotracheal ligament 是连接环状软骨下缘与第1气管环的纤维膜。

3. **弹性圆锥** conus elasticus 为弹力纤维组成的膜状结构,张于甲状软骨前角后面、环状软骨上缘和杓状软骨声带突之间,大致合成上窄下宽的圆锥形。此膜上缘游离,张于甲状软骨前角的后面与杓状软骨声带突之间,称**声韧带** vocal ligament（男性平均长 1.7cm,女性为 1.3cm）,是声带的基础。弹性圆锥前份较厚,呈垂直方向张于甲状软骨下缘与环状软骨弓上缘中份,称**环甲膜** cricothyroid membrane。此部位置表浅,仅为一层薄膜,易于从体表触及,且前面无坚硬组织遮挡,后通气管,当急性上呼吸道梗阻而来不及作气管切开术时,可在此处进行穿刺或切开以解除窒息。

4. **方形膜** quadrangular membrane 位于会厌软骨外侧缘和甲状软骨前角的后面与小角软骨、杓状软骨前内侧缘之间。方形膜的上、下缘均呈游离状,其下缘称**前庭韧带** vestibular ligament,是前庭襞的基础。

5. **环甲关节** cricothyroid joint 由甲状软骨下角的关节面与环状软骨板侧面的关节面构成。甲状软骨在环甲肌的作用下可做前倾和复位的运动,以改变甲状软骨与杓状软骨之间的距离。前倾时两者间距离加大,使声带紧张;复位时两者间距离缩小,声带松弛。

6. **环杓关节** cricoarytenoid joint 由杓状软骨底的关节面与环状软骨板上缘外侧的关节面构成。杓状软骨可沿此关节的垂直轴做内、外旋转运动同时并伴有向内向外滑动,共同使两侧的声带突相互靠近或分开,因而使声门开大或缩小。置入喉镜过深或气管内导管的过度压迫,都可压迫杓状软骨引起脱位(图 5-15)。

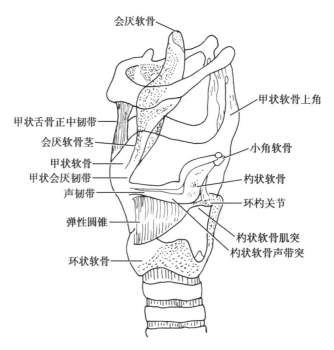

图 5-15 喉软骨的连结透视（甲状软骨板深面的结构）

（三）喉肌

喉肌分为喉外肌和喉内肌两部分,它们均属横纹肌(图 5-16)。

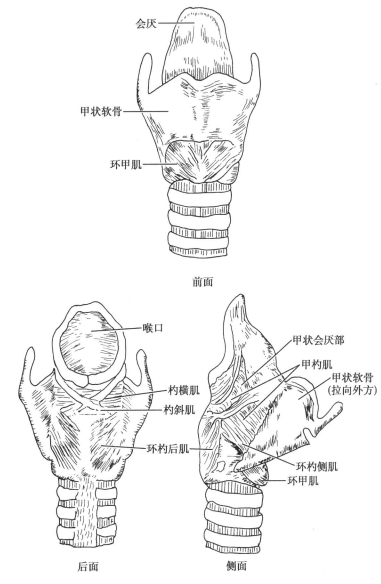

图 5-16　喉肌

1. **喉外肌**external laryngeal muscle　包括附着于颅底、舌骨、下颌骨、喉及胸骨等部位的肌肉,司喉的运动。直接或间接降喉的肌有胸骨舌骨肌、胸骨甲状肌和肩胛舌骨肌。使喉上提的肌有二腹肌、颏舌骨肌、甲状舌骨肌、下颌舌骨肌和茎突舌骨肌。

2. **喉内肌**intrinsic laryngeal muscle　起点和止点均在喉部,其作用是紧张或松弛声带,开大声门裂或缩小声门裂,并可缩小喉口。喉内肌按其主要作用可分为:声门开大肌为环杓后肌;声门缩小肌包括有环杓侧肌、杓横肌和杓斜肌;声带紧张肌是环甲肌;声带松弛肌为甲杓肌。各肌的起止和作用详见表 5-1。

表 5-1 喉肌的名称、起止及其作用

名　称	起　　止	作　用
环杓后肌	起于环状软骨板后面,止于杓状软骨的肌突	开大声门、紧张声带
环杓侧肌	起于环状软骨弓上缘和外面,止于杓状软骨的肌突	缩小声门
杓横肌	肌束横行连于两侧杓状软骨后面	缩小声门
环甲肌	起于环状软骨弓前外侧面,止于甲状软骨下缘和下角	紧张声带
甲杓肌	起于甲状软骨前角的内面,止于杓状软骨外侧面和声带突,止于声带突的肌束,紧贴声带,特称声带肌	松弛声带、缩小声门
杓斜肌	起于杓状软骨肌突,止于对侧杓状软骨尖	缩小喉口

（四）喉腔

喉腔 laryngeal cavity 是由喉软骨为支架,内覆黏膜构成的腔隙,上经喉口通喉咽,下方在环状软骨下缘与气管相接。**喉口** aditus laryngis 朝向后上方,由会厌上缘、杓会厌襞和杓间切迹围成。

喉腔的两侧壁上、下各有一对喉黏膜形成的皱襞,上方的一对称前庭襞,活体成粉红色,两侧前庭襞之间的裂隙称前庭裂。下方的一对为声襞,活体颜色较白,两侧声襞及杓状软骨基底部之间的裂隙称声门裂,或称声门,是喉腔最狭窄的部位,成年男性长约 2.3cm,女性长约 1.7cm。声门裂可分位于声襞间的膜间部和杓状软骨间的软骨间部,膜间部约占声门裂的 2/3,软骨间部约占 1/3。

喉腔以前庭襞和声襞为界分为喉前庭、喉中间腔和声门下腔三部分。喉口与前庭裂之间称喉前庭,前庭裂与声门裂之间的部分称喉中间腔,喉中间腔向两侧突出的囊性间隙称喉室,声门裂以下的部分称声门下腔。声门下腔的黏膜下组织较疏松,炎症时易发生水肿(图 5-17、5-18)。

在活体用间接喉镜检查时,在喉口可见前方的会厌,后方的杓状软骨间切迹,还可见到两侧的杓状会厌襞及喉口两侧的梨状隐窝。通过喉口可见到位于声襞外上方的前庭襞,呈淡红色,边缘较厚。通过前庭裂可见到声襞,颜色呈白色,表面光滑,边缘菲薄。在平静呼吸时,声门裂膜间部呈三角形,软骨部近似长方形。深呼吸时,因声带突的外转而使整个声门裂呈菱形,此时可见到其下方的气管软骨环。当发音时,两侧声带均变紧张,并相互靠近,声门裂膜间部呈一窄裂隙状。

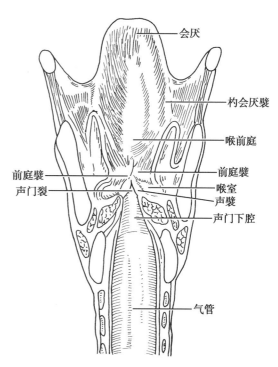

会厌

杓会厌襞

喉前庭

前庭襞

喉室

声襞

声门下腔

前庭襞

声门裂

气管

图 5-17　喉的额状断面

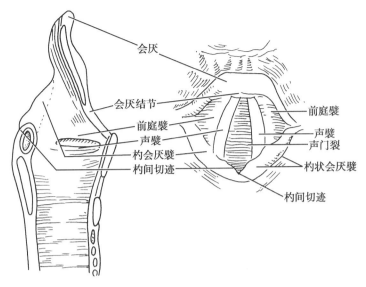

图 5-18　喉腔及喉镜所见

（五）喉的血管、淋巴和神经

1. 动脉

（1）**喉上动脉** superior laryngeal artery 和**环甲动脉** cricothyroid artery：为甲状腺上动脉的分支，行于甲状舌骨肌的深面，与喉上神经内支伴行，穿甲状舌骨膜，进入喉内营养喉腔黏膜和喉肌。环甲动脉与喉上神经外支伴行自环甲正中韧带上部入喉内。

（2）**喉下动脉** inferior laryngeal artery：自甲状腺下动脉发出，与同名神经伴行，在环甲关节的后方入喉内。在喉上、下动脉间以及与同名动脉分支之间相互吻合。

2. 静脉　喉上静脉通过甲状腺上静脉或面静脉汇入颈内静脉，喉下静脉通过甲状腺下静脉注入头臂静脉，喉的静脉也可经甲状腺中静脉直接注入颈内静脉。

3. 淋巴 lymph　喉的淋巴以声襞为界分为上、下两区，声襞以上的淋巴管在杓会厌襞处合成 3~5 条输出管，向后外方穿过甲状舌骨膜，与喉上血管伴行，汇入颈总动脉分叉处、二腹肌与肩胛舌骨肌之间的颈深上淋巴结。其余少数淋巴管注入颈深下淋巴结。声襞以下区域的淋巴管可直接或间接汇入颈深下淋巴结，亦可经喉前淋巴结和气管前淋巴结汇入颈深淋巴结或纵隔淋巴结。声门下腔若发生恶性肿瘤，多先转移至喉前淋巴结，可在环甲膜前中央部皮下触及。声带的淋巴管最少，故此处的喉癌转移率最低。

4. 神经　喉的神经主要来自迷走神经的分支**喉上神经**和**喉返神经**。

（1）**喉上神经** superior laryngeal nerve 自迷走神经发出，在咽外侧，沿颈内动脉后内侧下行，至舌骨大角平面分为喉内、外支。喉内支在舌骨大角处转向内前方，伴喉上动脉穿甲状舌骨膜进入喉内，管理声门裂以上喉黏膜的感觉。因会厌喉面黏膜的感觉亦受喉上神经内支支配，临床上在用直喉镜片挑起会厌压迫其喉面时，易诱发喉痉挛及咳嗽，但会厌舌面黏膜由舌咽神经舌支支配，故使用弯喉镜片插入会厌谷刺激会厌舌面时，不易导致喉痉挛及咳嗽。喉上神经外支伴随甲状腺上动脉行向前下方，在甲状腺侧叶上极的上方约 1cm 处，神经与动脉分开，即转向内侧分支支配环甲肌和咽下缩肌。

喉上神经痛患者的治疗可行喉上神经阻滞术，常选在颈总动脉内侧，摸到舌骨大角尖端，在其下缘处穿刺，针尖向前、内、下方缓慢推进约 1cm，达舌骨大角与甲状软骨上角间隙中点，喉上神经内支进口处，如出现异常感觉，回抽无血，即可注入局麻药。

（2）**喉返神经** recurrent laryngeal nerve 是迷走神经的重要分支，左喉返神经发出位置较低,勾绕主动脉弓,右喉返神经发出位置略高,勾绕右锁骨下动脉,左、右喉返神经均沿气管、食管沟上行,经甲状腺侧叶的背面、环甲关节的后方入喉,分支支配除环甲肌以外的所有喉肌的运动和声门裂以下喉黏膜的感觉。喉返神经入喉前均经两侧环甲关节的后方,故甲状软骨下角是寻找喉返神经的重要标志。

喉返神经在甲状腺侧叶下极的后面与甲状腺下动脉之间有复杂的交叉关系,因此,甲状腺次全切除术时,应远离甲状腺下极结扎该动脉,以免伤及喉返神经,导致声音嘶哑。由于右喉返神经行程较短,位置浅表,多行于动脉前方与之交叉,故右喉返神经损伤的机会多于左侧,应加以注意。

二、气 管 颈 部

(一) 形态与位置

气管trachea 由 16~20 个 C 形的气管软骨环以及连接各环间的环韧带构成,气管软骨后方的缺口由结缔组织和平滑肌构成的膜壁所封闭,其上端接环状软骨下缘(相当于第 6 颈椎的平面),向下至胸骨角平面(平对第 4 胸椎椎体下缘)分为左、右主支气管,气管分杈处称为**气管杈**bifurcation of trachea。气管全长成年男性为 11.1cm,女性为 10.9cm。管腔内横径男性平均为 1.7cm,前后径为 1.5cm;女性横径为 1.4cm,前后径为 1.3cm。自上切牙至气管隆嵴的距离在男性为 26~28cm,女性为 24~26cm,婴儿约为 10cm。

(二) 气管颈部的血管、神经

1. 气管颈部的动脉 主要由甲状腺下动脉发出的分支营养,气管前上部尚有甲状腺上动脉的分支营养。

2. 气管颈部的静脉 在气管周围形成静脉丛,多汇集成一支管径较粗的静脉,汇入甲状腺下静脉或甲状腺奇静脉丛。

3. 气管颈部的神经 支配气管的副交感纤维来自迷走神经发出的喉返神经气管支;交感纤维由颈中神经节发出,主要分布于气管的平滑肌和黏膜。

第四节 气管插管路径的应用解剖小结

气管插管术是通过口(口腔气管插管)或鼻(鼻气管插管)经咽、喉将特制的导管插入气管内。为了完整地认识经口或鼻气管插管路径的解剖学特征,现将经不同路径气管插管应注意的解剖学要点小结如下:

一、经鼻气管插管应注意的解剖要点

经鼻气管插管主要适用于口腔内手术、口腔解剖异常或应用直接喉镜经口气管插管有困难的患者。经鼻气管插管应注意以下解剖要点。

(一) 鼻中隔偏曲

鼻中隔是由鼻中隔软骨、筛骨垂直板和犁骨共同构成。它常偏向一侧(成人约占 75%),偏曲的部位常在鼻中隔的前部,男性比女性更为多见。鼻中隔以偏向左侧多见,故临床上一般选择右侧鼻孔进行经鼻气管插管。

（二）易出血区

或称 Little 区,筛前、后动脉的中隔支、鼻后中隔动脉、腭大动脉和上唇动脉的中隔支(来自面动脉),在鼻中隔前下部的黏膜内和黏膜下吻合成动脉丛,有时还有鼻翼动脉的中隔支参加,约90%的鼻出血发生于此,故称鼻中隔前下部的动脉吻合区为易出血区(图5-10)。经鼻插管时,如不慎损伤此区,易引起大量出血,导致插管困难或误吸,可选择较细的导管或使用润滑剂来避免。

（三）鼻黏膜

鼻前庭的黏膜是复层鳞状上皮,固有鼻腔上皮是假复层纤毛柱状上皮,鼻中隔大部分黏膜和鼻甲表面的黏膜厚而柔软,紧靠鼻前庭的鼻中隔黏膜很薄,透过黏膜可见易出血区的血管,鼻道和鼻腔底部的黏膜也很薄,鼻黏膜的血液供应是反射性调节的,个体在温暖时产生反射性充血,遇冷时则引起血管收缩。由于婴幼儿多经鼻呼吸,而鼻腔较狭窄,黏膜充血易出现鼻阻塞。临床上常用血管收缩剂滴鼻,使鼻黏膜血管收缩,鼻道通畅,可减少经鼻气管插管时出血的机会。

（四）两个夹角

鼻腔分为鼻前庭和固有鼻腔两部分,鼻前庭和固有鼻腔的夹角约为112.3°,固有鼻腔和鼻咽部的夹角约为106.9°,故从鼻腔至咽部之间并不成一直线,经鼻腔插管时应注意进管的角度,气管导管进入鼻腔时,要尽量垂直于面部,通过下鼻道进入,使用润滑剂可减少并发症的发生。

（五）两个弯曲

经鼻气管插管的路径中有两个弯曲(图5-13)。一个弯曲在鼻腔与咽之间,凸向后;另一弯曲在咽与喉之间,凸向前。因此,要使气管导管有相应的弯度,而且操作要轻柔,不能过分用力,否则易损伤鼻腔、鼻咽部、气管前壁等部的黏膜,也可使用较细软的吸痰管引导通过。

（六）声门裂

声门裂又称声门,是指两侧声襞和杓状软骨基底部之间的裂隙。该隙为喉腔最狭窄的部位。但小儿喉腔呈漏斗状,其最狭窄部位在声门裂下方的环状软骨水平。进行气管插管时,一定要注意声门裂的位置。

（七）气管隆嵴

气管导管远端的理想位置是在声门和气管隆嵴之间,胸骨柄上缘的颈静脉切迹即相当于声门和气管隆嵴之间。气管的分叉部称为气管杈,位于胸骨角平面,气管杈内面形成一个向上方突出的矢状嵴,称为气管隆嵴或气管隆嵴(图5-19),为支气管镜检查时的重要标志,也是纤维支气管镜引导气管内插管时气管导管插入深度的定位标志。因右支气管内径较左支气管内径粗,且与气管仅构成 20°～25° 夹角,所以若气管导管插入过深时,容易进入右支气管,可导致右肺上叶开口被堵塞而引起肺不张。气管隆嵴黏膜内有较丰富的迷走神经分布,极为敏感,仅在深麻醉时受抑制,

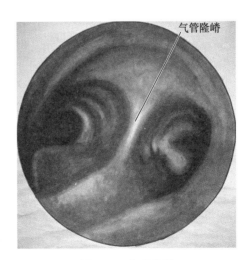

图 5-19　气管隆嵴

若气管插管刺激该隆嵴,可引起反射性的血压下降,心动过缓甚至心搏骤停。

二、经口气管插管应注意的解剖要点

经口气管插管是通过口腔、咽和喉而进入气管的一种插管途径。行经口气管插管时,动作要轻柔,以免损伤牙齿,并防止牙齿脱落导致误吸。咽峡是经口气管插管首先要经过的第一个狭窄,它由软腭的游离缘、两侧的腭舌弓和舌根围成,是口腔与咽之间的狭窄门户。其余经过的途径与鼻气管插管一致。

自口腔至气管之间存在三条解剖轴线,其特点是口、咽和喉的三条轴线并不呈一条直线,而是彼此相交成角。此三条轴线为:经口腔至咽后壁的连线,称为口轴线;从咽后壁至喉口的连线,为咽轴线;从喉口到气管上段的连线,为喉轴线。气管插管时为了达到显露声门的目的,可通过改变患者的头部姿势,并使用喉镜协助,使三轴线完全重叠,便于经口明视插管,临床上将患者头部抬高,尽量后仰,使门齿到声门的距离缩短并且最后似呈一条直线(图5-20)。

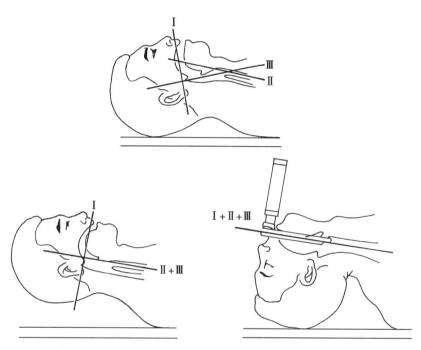

图 5-20 呼吸道三轴线位置与头部位置的关系
Ⅰ 经口腔轴线　Ⅱ 经喉轴线　Ⅲ 经咽轴线

三、小儿气管插管的解剖特点

由于生长发育的原因,小儿气管插管通道与成人在解剖学方面有着较为明显的差别,进行小儿气管插管时应注意以下解剖要点。

(一) 舌

婴儿舌体相对肥大,在实施全身麻醉时,舌体易阻塞咽部,必须使头后仰,将下颌向前托起,略张口,使舌体离开咽部。麻醉维持时,可使用口咽通气管或气管内插管以保持气道通畅。

（二）鼻

由于面部颅骨发育不全，婴儿的鼻及鼻腔相对短小。随着颅骨的发育以及出牙，鼻道逐渐加大加宽。婴儿鼻前庭没有鼻毛，鼻黏膜柔弱且富于血管，经鼻进行气管插管时易造成鼻黏膜的肿胀、出血，使鼻腔更加狭窄，甚至闭塞，造成插管困难。

（三）咽

婴儿咽部相对狭小，且较垂直。咽鼓管较宽、短而且直，呈水平位。鼻咽部后上壁的黏膜内，淋巴组织积聚成咽扁桃体，在婴幼儿较发达，6~10 岁逐渐萎缩退化，如其过度增生，可使鼻咽腔阻塞而影响经鼻气管插管。

（四）喉

小儿特别是婴幼儿喉位置高，喉腔较窄呈漏斗形，软骨柔软，黏膜柔嫩而富有血管及淋巴组织，常因水肿而引起喉阻塞，导致呼吸困难，也造成插管困难。新生儿环状软骨下界位于第4 颈椎平面，6 岁时位于第 5 颈椎平面接近成人水平。对于 6 岁以下的小儿，环状软骨是整个气道中最狭窄的部位，当气管导管通过声门后，再向前推进可能在此部位受阻。如果用喉镜片过度牵引则可致气管扭曲。小儿会厌呈 U 形，硬而挺，不易活动。在插管过程中，使用普通弯喉镜抬高会厌困难，导致声门暴露困难。

（五）气管、支气管

婴幼儿气管较短，右侧支气管较直，因此如气管插管过深，导管更易进入右侧支气管，支气管异物也以右侧多见。小儿气管壁较薄，管壁平滑肌不发达，细支气管无软骨，故容易受压而致通气障碍，尤其在伴有支气管痉挛、黏膜肿胀及分泌物堵塞等因素时更加明显。

由于上述解剖差异，小儿自口经咽至气管这三条轴线更难重叠成一条直线，所以小儿气管内插管较成人更困难。不同年龄气管的长度、内径均不相等（表 5-2），掌握气管解剖的知识对于选择气管内导管的内径和长度非常重要。

表 5-2　气管度量的年龄差异（cm）

	成人		儿童	新生儿
	男	女	（6 岁左右）	
气管直径	2.0	1.5	0.8	0.5
气管长度	14	12	8	6
门齿到气管隆嵴的距离	28	24	17	13

解剖操作

一、摸认相关结构

（一）尸位

呈仰卧位。观察口、外鼻、鼻中隔、甲状软骨上切迹、喉结，摸认环状软骨、环甲膜等，可模拟环甲膜穿刺。

（二）观察鼻腔、口腔、喉腔与气管

1. **对劈头颅骨**　用钢锯沿颅正中矢状面将颅对劈。

2. **观察鼻前庭和固有鼻腔**　鼻腔外侧壁的鼻甲及鼻道的形态，鼻中隔前下部的易出血区，各鼻旁窦的开口。观察鼻前庭和固有鼻腔之间、固有鼻腔和鼻咽之间的夹角，经鼻插管时应予注意。

3. **观察口腔前庭和固有口腔**　硬腭、软腭的解剖结构特征，特别是咽峡的围成。

4. **观察咽腔**　观察鼻咽外侧壁的咽鼓管圆枕、咽隐窝；观察口咽部腭扁桃体的位置；观察位于鼻腔与咽之间凸向后和咽与喉之间凸向前的两个弯曲。

5. **观察喉腔**　观察喉口、梨状隐窝及会厌、前庭襞、前庭裂、声襞、声门裂及喉前庭、喉中间腔和声门下腔。

6. **观察气管内壁与气管隆嵴。**

7. 整体观察经口或鼻、气管、支气管插管的路径。

二、利用模型，体会气管插管应注意的解剖要点

三、观看经鼻和经口气管插管视屏

（王红军　曹俊平）

第一节 概 述

一、腹部的境界与分区

腹部 abdomen 位于胸部与盆部之间,包括腹壁、腹膜腔和腹腔脏器以及血管、淋巴管和淋巴结、神经等。

腹壁 abdominal wall 由皮肤、浅筋膜、肌层与腹内筋膜等构成,腹壁与膈围成**腹腔** abdominal cavity,包容腹膜腔与腹腔脏器的大部分,向下与盆腔相通。

(一) 腹部的境界

腹壁的上界为剑突、肋弓、第 11 肋前端、第 12 肋下缘至第 12 胸椎棘突的连线;下界为耻骨联合上缘、耻骨嵴、耻骨结节、腹股沟、髂嵴至第 5 腰椎棘突的连线。腹壁以两侧腋后线的延长线为界,分为腹前外侧壁与腹后壁。

腹腔的实际范围与腹壁的体表境界不一致,其上界为膈穹隆,穹隆顶部可至第 4、5 肋间隙水平,故胸壁下部的贯通伤可能同时伤及腹上部器官。腹腔下界为小骨盆上口,但是小肠等腹部器官也常位于盆腔内。因此,腹腔的范围要大于腹壁的体表界限。

(二) 腹部的分区

为了便于描述和确定腹腔脏器的位置,临床通常用两条水平线及两条垂直线将腹部分为三部、九个区("九分法")。上水平线为经过两侧肋弓下缘最低点(相当于第 10 肋)的连线,下水平线为经过两侧髂结节的连线,这两条水平线将腹部分为上腹、中腹和下腹部;两条垂直线为两侧腹股沟韧带中点向上的垂直线。九个区分别为:上腹部的左、右季肋区与中间的腹上区;中腹部的左、右腹外侧区(左、右腰区)与两者间的脐区;下腹部的左、右髂区与中间的腹下区。此外,尚有通过脐的垂直线与水平线将腹部分为左、右上腹及左、右下腹的"四分法"(图6-1)。

二、腹部的体表标志

(一) 骨性标志

在腹前外侧壁可触到剑突、肋弓、髂前上棘、耻骨结节、耻骨联合上缘等。第 9 胸椎平剑突,第 1 腰椎平幽门、胰颈和肾门,第 3 腰椎平第 9 肋下缘的连线。

(二) 软组织标志

白线位于腹前正中线的深面,其两侧为腹直肌,肌的外侧缘为半月线。脐位于腹前正中线

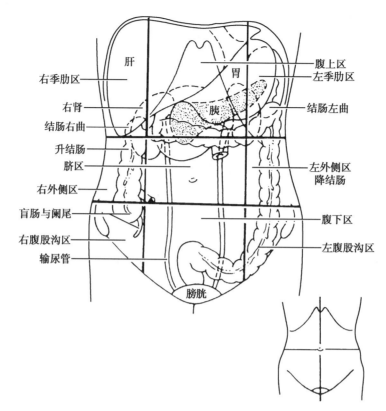

图 6-1　腹部的分区与腹腔主要器官的体表投影

上,其后方一般平第 3、4 腰椎间。髂前上棘与耻骨结节之间为腹股沟,此沟深面有腹股沟韧带。

第二节　腹前外侧壁

腹前外侧壁有保护、支持腹腔脏器及产生腹压等作用,对需要增加腹压的各种生理活动(如大小便、分娩等)及病理现象(如呕吐、咳嗽等),腹壁均参与其活动。因腹前壁平坦且富延展性,开腹后显露的范围较大,所以,绝大部分开腹手术均经腹前壁入路。

一、层次结构

腹前外侧壁可分为浅、深两层结构。浅层结构包括皮肤、浅筋膜、浅层的血管与神经等;深层结构包括深筋膜、肌层、腹横筋膜、腹膜外筋膜和壁腹膜以及深层的血管与神经等。

(一) 皮肤

该区**皮肤**skin 较薄,富于弹性与延展性,与皮下组织连接疏松。皮纹在脐上基本呈水平走向,脐下略斜向内下,沿皮纹方向做手术切口,形成的瘢痕最小。

(二) 浅筋膜

该区**浅筋膜**superficial fascia 较厚,由脂肪及疏松结缔组织构成。成人在脐平面以下浅筋膜可分为两层:浅层富含脂肪,称为脂肪层 fat layer,也叫 Camper 筋膜,向下与股部的浅筋膜相连续；深层富于弹性纤维，称为膜样层 membranous layer，也叫 Scarpa 筋膜，该层在中线附于白线，向下于腹股沟韧带下方约一横指处，附着于股部深筋膜，但在耻骨联合与耻骨结节之间则继续向下与浅会阴筋膜，即 Colles 筋膜相延续。

浅筋膜内含有腹壁浅血管、浅淋巴管及皮神经等。

腹前外侧壁上部的浅动脉是肋间后动脉的分支，较细小。脐以下有：**腹壁浅动脉** superficial epigastric artery，起自股动脉，越过腹股沟韧带中、内 1/3 交界处走向脐部；**旋髂浅动脉** superficial iliac circumflex artery，起自股动脉，行向髂嵴。

腹前外侧壁的浅静脉较为丰富，彼此吻合成网，尤以脐区更为丰富。脐以上的浅静脉经胸腹壁静脉、续经胸外侧静脉汇入腋静脉；脐以下的浅静脉经腹壁浅静脉汇入大隐静脉，构成上、下腔静脉系之间的联通途径之一。

腹前外侧壁的浅淋巴管，脐以上者注入腋淋巴结，脐以下者注入腹股沟浅淋巴结。

腹前外侧壁皮肤的感觉神经分布有明显的节段性：第6肋间神经分布于剑突平面；第8肋间神经分布于肋弓平面；第10肋间神经分布于脐平面；第12胸神经的前支分布于脐与耻骨联合连线中点平面；第1腰神经的前支分布于腹股沟韧带的上方。临床上借此确定脊髓损伤的平面与手术所需要的麻醉平面（图6-2）。

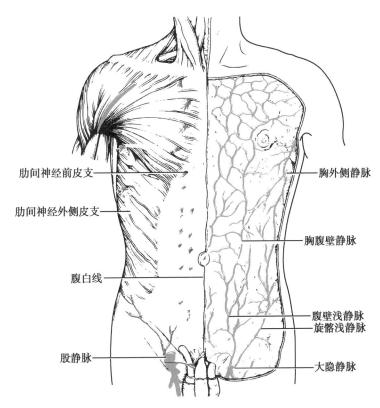

图6-2　腹前外侧壁的皮神经与浅血管

（三）肌层

肌层 muscles 包括位于正中线两侧的腹直肌和外侧的腹外斜肌、腹内斜肌与腹横肌，后三者由浅入深依次排列。

1. 腹直肌 rectus abdominis　起于耻骨联合与耻骨嵴，止于第 5~7 肋软骨及剑突前面，位于白线两侧，被包在腹直肌鞘内。该肌由 3~4 条腱划分成多个肌腹。腱划紧密地与腹直肌鞘前层愈着，常有血管行于其间。

腹直肌鞘sheath of rectus abdominis　前层由腹外斜肌腱膜与腹内斜肌腱膜前层构成，后层由腹内斜肌腱膜后层与腹横肌腱膜构成。在脐4～5cm以下三块扁肌的腱膜均参与构成腹直肌鞘的前层，鞘后层缺如，鞘后层下方的游离弓状下缘称**弓状线**arcuate line（图6-3）。三块扁肌的腱膜在腹前正中线上交织而成**腹白线**linea alba，脐上宽约1cm，脐下则很窄。

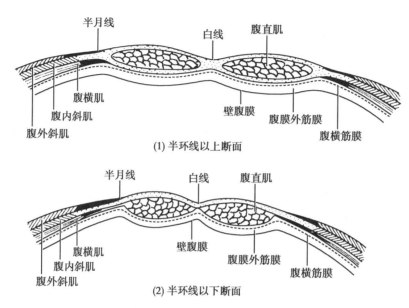

图6-3　腹前壁水平断面及腹直肌鞘示意图

2. **腹外斜肌**obliquus externus abdominis　起于下8个肋骨外面，肌纤维自外上向内下方斜行，约在第9肋软骨至髂前上棘之间的弧形线上移行为腱膜。腱膜止于腹白线与髂嵴前部，并参与构成腹直肌鞘前层，其下缘的纤维附于髂前上棘与耻骨结节之间，并返折形成**腹股沟韧带**inguinal ligament。

3. **腹内斜肌**obliquus internus abdominis　起于胸腰筋膜、髂嵴、腹股沟韧带外侧1/2，肌纤维由外下向内上方斜行，而其下部纤维则向下内方斜行，到腹直肌外缘处移行为腱膜，止于腹白线、下3肋与耻骨梳韧带，并参与构成腹直肌鞘前、后层。

4. **腹横肌**transversus abdominis　起于胸腰筋膜、髂嵴、腹股沟韧带外侧1/3，肌纤维自后向前横行，至腹直肌外缘处移行为腱膜，止于白线与耻骨梳韧带，并参与构成腹直肌鞘的后层。

（四）腹横筋膜

腹横筋膜transverse fascia是腹内筋膜衬于腹横肌、腹直肌深面的部分。上接膈下筋膜，下续于髂筋膜与盆筋膜，向后续为覆盖腰方肌前面的胸腰筋膜前层（腰方肌筋膜）。其在腹上部较薄弱，近腹股沟韧带与腹直肌外缘处较致密，与腹横肌结合疏松，但与腹直肌鞘后层紧密相连。

（五）腹前外侧壁深层的血管、神经

腹壁深层的动脉，有走行于腹内斜肌与腹横肌之间的下5对肋间后动脉、肋下动脉、4对腰动脉。腹上部还有**腹壁上动脉**superior epigastric artery，行于腹直肌与腹直肌鞘后层之间。腹下部有腹壁下动脉与旋髂深动脉（图6-4）。**腹壁下动脉**inferior epigastric artery，起自髂外动脉，经腹股沟管深环内侧、在腹膜外筋膜内向内上方斜行，继之向上行于腹直肌鞘后层与腹

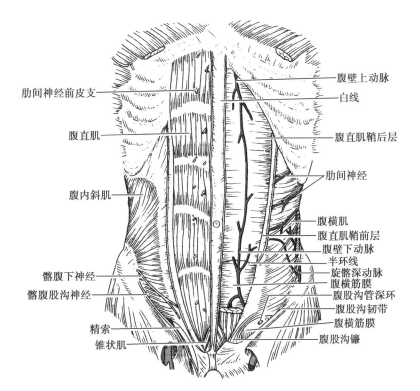

肋间神经前皮支

腹直肌

腹内斜肌

髂腹下神经

髂腹股沟神经

精索

锥状肌

腹壁上动脉

白线

腹直肌鞘后层

肋间神经

腹横肌

腹直肌鞘前层

腹壁下动脉

半环线

旋髂深动脉

腹横筋膜

腹股沟管深环

腹股沟韧带

腹横筋膜

腹股沟镰

图 6-4　腹前外侧壁深层肌及血管神经

直肌之间,与腹壁上动脉吻合。腹壁下动脉的体表投影:腹股沟韧带中、内 1/3 交界处与脐的连线,行腹膜腔穿刺宜在此线的外上方,以免损伤此动脉。**旋髂深动脉** deep iliac circumflex artery 起自髂外动脉,向外上方斜行达髂前上棘,继行向髂嵴前部的上缘,沿途发数条肌支分布于附近的肌肉。

　　腹壁的深静脉与同名动脉伴行(图 6-4)。

　　腹壁深层的神经,第 7～12 胸神经的前支自胸壁斜向前下,行于腹内斜肌与腹横肌之间,至腹直肌外侧缘处进入腹直肌鞘,沿途分支支配腹前外侧壁各肌,其皮支分布于相应区域内的皮肤。

　　髂腹下神经 iliohypogastric nerve 发自第 12 胸神经的前支,行于腹内斜肌与腹横肌之间,至髂前上棘内侧 2.5cm 附近穿过腹内斜肌(图 6-4),于腹外斜肌深面行向内下,在腹股沟管浅环上方约 2.5cm 处穿腹外斜肌腱膜,分布于耻骨联合上方的皮肤,肌支支配腹前外侧壁下部的肌。

　　髂腹股沟神经 ilioinguinal nerve 发自第 1 腰神经的前支,在髂腹下神经下约一横指与之平行走行,经腹股沟管,行于精索的前上方,穿腹股沟管浅环后分布于阴囊(或女性大阴唇)前部的皮肤(图 6-4)。

　　生殖股神经 genitofemoral nerve 其生殖支沿精索内侧下行,穿腹股沟管浅环分布于提睾肌及阴囊肉膜(或女性大阴唇)。

　　腹股沟疝手术时,注意勿损伤上述神经,以免其支配的肌肉瘫痪。

(六) 腹膜外筋膜与壁腹膜

　　腹膜外筋膜 extraperitoneal fascia 又称腹膜外脂肪,腹膜下筋膜。位于腹横筋膜与壁腹膜之间,在腹下部特别是腹股沟区脂肪组织较多,向后与腹膜后隙的疏松结缔组织相连续。因有腹膜外脂肪组织,壁腹膜容易剥离,故临床上行泌尿外科和产科手术,可经腹膜外入路实施,而不需进入腹膜腔。

壁腹膜parietal peritoneum 衬于腹膜外筋膜深面,向上移行于膈下腹膜,向下延续于盆腔的壁腹膜。

（七）常用腹壁切口的解剖层次

腹腔和盆腔内脏器的许多疾病需要手术治疗,腹前外侧壁是理想的手术入路。选择手术切口的原则一是便于顺利暴露病变部位,二是便于延长手术切口。其次是尽量减少对腹壁组织的损伤(神经、血管、肌肉),有利于手术后切口的愈合。常采用的腹部切口有以下几种(图6-5)。

1. 纵切口

（1）正中切口:是沿腹白线所作的切口,层次简单,包括皮肤-浅筋膜-腹白线-腹横筋膜-腹膜外筋膜-壁腹膜-腹膜腔。极少损伤肌肉及神经、血管,并可延长。切开时应从左侧绕脐环以免损伤肝圆韧带。

（2）旁正中切口:位于腹前壁正中线外侧2～3cm,与正中线平行。经过的层次为皮肤-皮下浅筋膜-腹直肌鞘浅层-拨开腹直肌-腹直肌鞘后层-腹横筋膜-腹膜外筋膜-壁腹膜-腹膜腔。

2. **斜切口**　常在腹前外侧壁扁肌区进行。

（1）肋缘下切口:从剑突下开始,沿在肋缘下约2.5cm处与肋缘平行切开,需完全切断腹直肌,对神经和血管的损伤较大,常用于胆道、肝和脾等手术。依次经过的层次为皮肤-浅筋膜-深筋膜,腹外斜肌-腹内斜肌-腹横筋膜-腹膜外筋膜-壁腹膜-腹膜腔。

（2）麦氏(McBurney)切口:阑尾切除术常用切口。切口为脐与右髂前上棘连线的中、外1/3交点的垂直线,切口长度的1/3在交点的上方,2/3在下方。因切口方向与神经、血管走向平行,一般不易损伤,但应注意保护髂腹下神经。经过的层次同肋缘下切口。

3. **横切口**　切开腹直肌鞘前层,切断腹直肌,再切开鞘的后层,必要时切口可向两侧延长。注意切断腹直肌时,应取肌腹处而勿切腱划处,以免损伤腱划内的神经及腹壁上、下血管

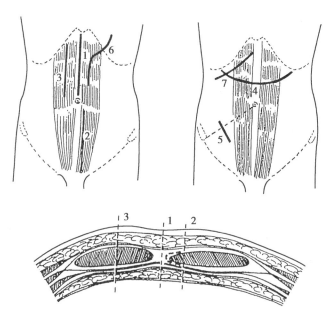

图6-5　腹部常用手术切口示意图

1. 腹正中切口;2. 旁正中切口;3. 经腹直肌切口;4. 横切口;5. 麦氏切口;6. 肋缘下切口

的分支,注意保护腹壁上、下血管。

二、腹 股 沟 区

腹股沟区为下腹部两侧的三角形区域,其内侧界为腹直肌外侧缘,上界为髂前上棘至腹直肌外侧缘的水平线,下界为腹股沟韧带。此区较为薄弱,因为:①腹外斜肌在此移行为较薄的腱膜,且在其下方形成一裂口(腹股沟管浅环);②腹内斜肌与腹横肌的下缘未达到腹股沟韧带的内侧部,因而该部没有肌肉遮盖;③有精索或子宫圆韧带通过腹股沟管而形成潜在的裂隙。另外,人直立时,腹股沟区所承受的腹内压力比平卧时约高3倍。由于以上解剖、生理特点,故腹股沟疝多发生于此区。

(一) 腹股沟区层次结构

皮肤及浅筋膜的结构如前所述。

1. **腹外斜肌腱膜** external oblique aponeurosis 此腱膜的纤维方向与其肌纤维走向相同。其在耻骨嵴外上方形成一个三角形裂隙,即**腹股沟管浅环** superficial inguinal ring。环的内上缘部分称**内侧脚** medial crus,附着于耻骨联合,环的外下缘部分称**外侧脚** lateral crus,附着于耻骨结节,环的外上方有**脚间纤维** intercrural fibers 连接两脚,环的底为耻骨嵴(图 6-6)。外侧脚的部分纤维经精索的深面与内侧脚后方向内上反转,附着于白线称**反转韧带** reflected ligament,腹股沟韧带内侧端有小部分纤维在耻骨结节处继续向下后方,并向外侧转折而形成**腔隙韧带(陷窝韧带)** lacunar ligament。腔隙韧带向外侧延续,附于耻骨梳构成**耻骨梳韧带** pectineal ligament(Cooper 韧带)。正常成人的浅环能容纳一示指尖,精索(男)或子宫圆韧带(女)通过此环。腹外斜肌腱膜浅面的薄层深筋膜及内、外侧脚间的结缔组织在浅环处延续向下,被覆于精索的外面,称**精索外筋膜** external spermatic fascia。

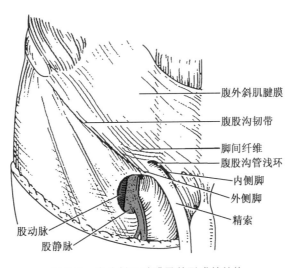

图 6-6　腹外斜肌腱膜及其形成的结构

2. **腹内斜肌** obliquus internus abdominis 和**腹横肌** transversus abdominis 腹内斜肌与腹横肌下部纤维分别起自腹股沟韧带的外侧 1/2 处或外侧 1/3 处,两肌下缘的纤维呈弓状,越过精索上方走向内侧,在腹直肌外侧缘附近呈腱性融合,称**腹股沟镰** inguinal falx 或**联合腱** conjoined tendon,经精索后方下行止于耻骨梳韧带(图 6-7)。当两肌收缩时,弓状下缘即接近腹股沟韧带,增强腹股沟管处的抗压能力。两肌下缘有部分纤维沿精索下延,成为菲薄的**提**

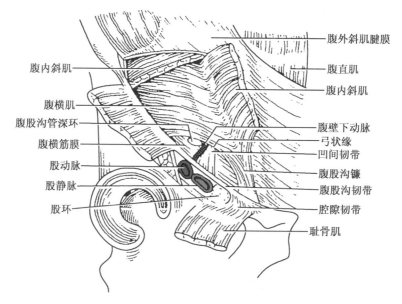

图 6-7　腹内斜肌、腹横肌及腹股沟镰

睾肌 cremaster muscle，其收缩时可上提睾丸。

3. **腹横筋膜** transverse fascia　衬于腹横肌深面，在接近腹股沟韧带和腹直肌外侧缘处较致密。约在腹股沟韧带中点上方一横指处，腹横筋膜包绕精索呈漏斗状向外突出形成**腹股沟管深环** deep inguinal ring（图 6-8），并衬于提睾肌深面，构成**精索内筋膜** internal spermatic fascia，在深环内侧，腹横筋膜增厚形成**凹间韧带** interfoveolar ligament。

4. **腹膜外筋膜** extraperitoneal fascia　此筋膜在该区脂肪组织沉积较多，与腹膜后隙的脂肪组织相连续，其内有髂外血管分出的腹壁下血管和旋髂深血管。

5. **壁腹膜** parietal peritoneum　该区壁腹膜在脐以下形成 5 条皱襞（图 6-8）。**脐正中襞** median umbilical fold 位于中线上，由脐至膀胱尖，是胚胎期脐尿管闭锁所成的遗迹。脐正中襞外侧的为**脐内侧襞** medial umbilical fold，内有脐动脉索，是脐动脉闭锁的遗迹。最外侧的为**脐外侧襞** lateral umbilical fold，内有腹壁下血管。在腹股沟韧带上方，脐外侧襞外侧的陷凹称腹股沟外侧窝，该窝浅面正对腹股沟管深环；其内侧的陷凹称腹股沟内侧窝，其浅面正对腹股沟三角和腹股沟管浅环；脐正中襞与脐内侧襞之间的陷凹，称为膀胱上窝。

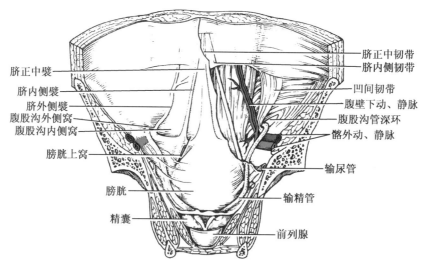

图 6-8　腹前壁内面的皱襞及凹窝

6. **血管与神经**　该区的血管、神经包括髂腹下神经、髂腹股沟神经、生殖股神经生殖支及腹壁下血管、旋髂深血管等（如前所述）。

（二）腹股沟管

腹股沟管 inguinal canal　位于腹股沟韧带内侧半的上方，是由外上方向内下方斜行的肌肉筋膜间的裂隙，长 4～5cm，内有精索（男）或子宫圆韧带（女）通过。

腹股沟管前壁为腹外斜肌腱膜（管的外侧 1/3 其后尚有腹内斜肌起始部）；后壁为腹横筋膜（管的内侧 1/3 其前尚有联合腱）；上壁为腹内斜肌与腹横肌形成的弓状下缘；下壁为腹股沟韧带（图 6-9）。管的内口为腹股沟管深环，环的内侧有腹壁下动脉，其浅面有腹内斜肌，深面衬有腹膜外筋膜、壁腹膜；管的外口为腹股沟管浅环。腹股沟斜疝可通过腹股沟管全程。

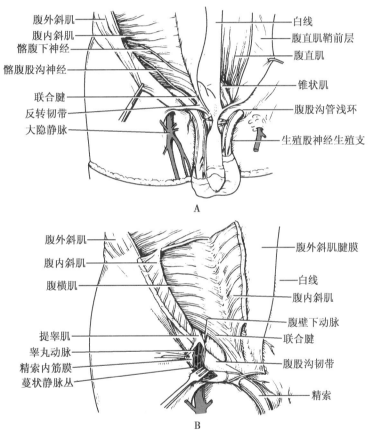

图 6-9　腹股沟管
A. 腹股沟管浅层；B. 腹股沟管深层

男性腹股沟管内有精索、髂腹股沟神经等。**精索** spermatic cord 由输精管、输精管动脉、睾丸动脉、蔓状静脉丛、生殖股神经的生殖支、淋巴管及腹膜鞘突的残余部分等组成。精索过腹股沟管深环后，即有来自腹横筋膜的精索内筋膜所包绕，并在腹股沟管内有来自腹内斜肌、腹横肌的提睾肌贴在精索外面，当通过浅环时，又有来自腹外斜肌腱膜浅面及浅环附近的结缔组织形成的精索外筋膜的包绕。

（三）腹股沟三角

由腹壁下动脉、腹直肌外侧缘和腹股沟韧带内侧半围成的三角形区域，称**腹股沟三角** inguinal triangle（Hesselbach 三角），是腹前外侧壁的一个薄弱区，腹股沟直疝即由此突出，因不经过深环，故疝囊在精索被膜之外，且无明显的疝囊颈。

三、睾丸下降与腹股沟斜疝的关系

胚胎早期睾丸位于脊柱两侧，在腹后壁腹内筋膜和壁腹膜之间的腹膜外组织中，随着胚胎的发育逐渐向下移动。随着睾丸的下降，与之相连的输精管、血管、神经随着一起下降。在胚胎 3 个月时，睾丸移动到髂窝内，7 个月时，接近腹股沟管深环处。同时壁腹膜向前推移形成的腹膜鞘突，随着睾丸引带的行径通过腹股沟管，一般在出生前睾丸降至阴囊内。如果出生后睾丸仍停留在腹后壁或腹股沟处未降入至阴囊，即为隐睾。在正常情况下，睾丸降入阴囊后，鞘突包绕睾丸部分形成睾丸固有鞘膜，其他部分则完全闭锁，形成鞘韧带。如果腹膜鞘突未闭，与腹膜腔相通，则可形成先天性腹股沟斜疝或交通性鞘膜积液。由于右侧睾丸下降慢于左侧，鞘突闭合的时间也较晚，故临床上右侧斜疝多于左侧（图 6-10）。

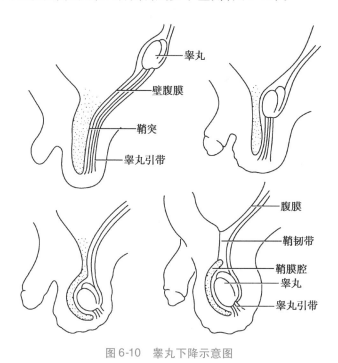

图 6-10　睾丸下降示意图

第三节　腹膜与腹膜腔

腹膜 peritoneum 是由间皮与少量结缔组织构成的一层光滑的浆膜。依其覆盖的部位可分为**壁腹膜** parietal peritoneum 与**脏腹膜** visceral peritoneum。壁腹膜衬于腹、盆壁的内面和膈的下面，脏腹膜覆盖于腹、盆腔脏器的表面（图 6-11）。脏、壁腹膜在一定部位相互延续、移行，围成潜在性不规则的浆膜腔隙，称**腹膜腔** peritoneal cavity。男性腹膜腔是密闭的，女性腹膜腔则借输卵管漏斗末端的腹腔口，经输卵管、子宫腔和阴道与体外形成潜在的通道。

腹膜由腹、盆壁内面移行于脏器表面或由一个脏器移行至另一个脏器表面的过程中，形成了网膜、系膜、韧带、隐窝、陷凹等结构。

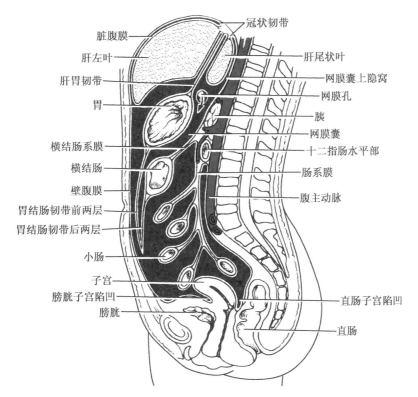

图 6-11 腹膜及腹膜腔的延续(腹部正中矢状切面)

一、网　膜

网膜omentum 是与胃大、小弯相连的双层腹膜,其间夹有血管、神经等,包括大网膜、小网膜。

1. **小网膜**lesser omentum　是连于肝门至胃小弯和十二指肠上部之间的双层腹膜,右缘游离。可分为左侧份的**肝胃韧带**hepatogastric ligament、右侧份的**肝十二指肠韧带**hepatoduodenal ligament,其内有胆总管、肝固有动脉、肝门静脉、肝神经丛及淋巴结等(图 6-12)。

2. **大网膜**greater omentum　为连于胃大弯和十二指肠起始部至横结肠之间的腹膜(图 6-11)。由胃大弯和十二指肠起始部下延形成大网膜的前两层,下垂一段距离后返折向上形成

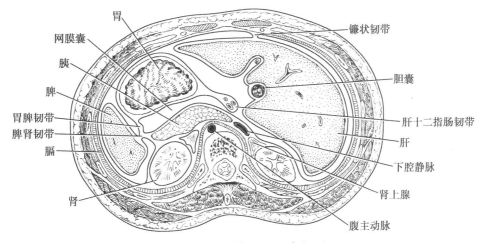

图 6-12 腹腔横断面(经腹上区)

后两层,连于横结肠。在成人,大网膜四层常已愈合,大网膜由胃大弯至横结肠的部分称**胃结肠韧带**gastrocolic ligament。

3. **网膜囊**omental bursa　又称小腹膜腔,是位于小网膜、胃后壁与腹后壁腹膜之间的扁窄间隙(图 6-11、6-12),属腹膜腔的一部分。

网膜孔omental foramen 是网膜囊与腹膜腔其余部分之间的唯一通道。其上界是肝尾状叶,下界是十二指肠上部,前界是肝十二指肠韧带,后界为覆盖下腔静脉前面的壁腹膜(图 6-12)。

二、系　膜

壁、脏腹膜相互延续,形成许多将器官(主要为中空性器官)系连固定于腹、盆壁的双层腹膜结构,称为系膜。系膜均为双层腹膜构成,两层间有血管、淋巴管和神经等。有系膜的脏器活动度较大,容易成为疝的内容物,或因器官扭转导致系膜内血管血流阻断,造成局部坏死、穿孔。

肠系膜mesentery 为系连空、回肠于腹后壁的双层腹膜结构。附于腹后壁的部分称**肠系膜根**radix of mesentery,其自第 2 腰椎左侧斜向右下,止于右骶髂关节前方,长约 15cm。**横结肠系膜**transverse mesocolon 是将横结肠固定于腹后壁的双层腹膜结构。**乙状结肠系膜**sigmoid mesocolon 是将乙状结肠固定于左下腹部的双层腹膜结构。**阑尾系膜**mesoappendix 呈三角形,是肠系膜下端延续至阑尾的部分。在盆腔内,女性有卵巢系膜、子宫系膜、输卵管系膜等。

三、韧　带

韧带是连于相邻脏器之间或脏器与腹壁之间的腹膜形成物,多为双层,有的韧带内含血管和神经等,对脏器有一定支持作用。

1. **肝的韧带**　位于肝下方的有肝胃韧带、肝十二指肠韧带(如前所述),肝上方有镰状韧带、冠状韧带与三角韧带。**镰状韧带** falciform ligament 是由脐、腹前外侧壁和膈到肝膈面的双层腹膜皱襞,其下缘内有脐静脉闭锁而形成的肝圆韧带。**冠状韧带** coronary ligament 是呈冠状位由膈连至肝膈面的双层腹膜,其右侧份两层间相距较远,两层之间肝膈面借纤维结缔组织与膈相接,无腹膜覆盖,称**肝裸区** bare area of live。**左、右三角韧带** left and right triangular ligament 分别是冠状韧带延伸至肝的左、右两端,前、后两层合并、增厚所形成。

2. **胃的韧带**　包括肝胃韧带、胃结肠韧带、胃脾韧带与**胃膈韧带**gastrophrenic ligament。前三者如前述,胃膈韧带是胃贲门左侧、食管腹段连于膈下面的腹膜结构。

3. **脾的韧带**　**胃脾韧带**gastrosplenic ligament 是连于胃底与脾门之间的双层腹膜结构;**脾肾韧带**splenorenal ligament 是脾门至左肾前面的双层腹膜结构(图 6-12);**膈脾韧带**phrenicosplenic ligament 是由脾肾韧带向上连于膈下面的腹膜结构。

四、腹膜皱襞、隐窝与陷凹

腹膜皱襞是指壁腹膜覆盖血管、韧带等结构所形成的向腹膜腔内方向的隆起。腹膜皱襞之间或皱襞与腹、盆壁之间的凹陷称**隐窝** recess,较大的隐窝称**陷凹**pouch。

1. **腹前壁的皱襞与隐窝**　腹前壁内面有 5 条腹膜皱襞与 3 对浅隐窝,均位于脐以下(见本章第二节腹股沟区）。

2. **腹后壁的皱襞与隐窝**　在胃后方、十二指肠、盲肠和乙状结肠系膜附近有较多的皱襞和隐窝。腹膜皱襞与隐窝较发达处是内疝的好发部位。

（1）十二指肠空肠曲附近的皱襞与隐窝：**十二指肠上襞**superior duodenal fold（或**十二指肠空肠襞**plica duodenojejunalis）是位于十二指肠空肠曲左侧、横结肠系膜下方的腹膜皱襞，下缘游离，手术中常据此确认空肠起始部。其后方为开口向下的**十二指肠上隐窝**superior duodenal recess。此隐窝的下方有三角形的**十二指肠下襞**inferior duodenal fold，其上缘游离，此皱襞后方为开口向上的**十二指肠下隐窝**inferior duodenal recess。

（2）**肝肾隐窝**hepatorenal recess：在肝右叶下方与右肾之间，仰卧位时是腹膜腔的最低处，为渗出物及脓液易于积聚的部位。

3. **腹膜陷凹**peritoneal pouch　腹膜腔主要的陷凹位于盆腔内。男性的**直肠膀胱陷凹**rectovesical pouch 位于膀胱与直肠之间。女性的**直肠子宫陷凹**rectouterine pouch（Douglas 腔）位于子宫与直肠之间（图6-11），较深，与阴道后穹间仅隔以薄的阴道壁。站立或半卧位时，男性直肠膀胱陷凹和女性直肠子宫陷凹是腹膜腔最低处，故积液多存在于这些陷凹内。

五、腹膜腔的分区与间隙

腹膜腔以横结肠及其系膜为界，分为结肠上区与结肠下区。

1. **结肠上区**supracolic compartment　是腹膜腔膈与横结肠及其系膜之间的部分，又称**膈下间隙**subphrenic space。此隙被肝分为肝上、下间隙（图6-13）。

（1）**肝上间隙**suprahepatic space：在膈与肝之间。其借镰状韧带分为**左、右肝上间隙**left and right suprahepatic space。右肝上间隙被冠状韧带分为**右肝上前间隙**anterior right suprahepatic space 和**右肝上后间隙**posterior right suprahepatic space，冠状韧带前、后层间的肝裸区（膈下腹膜外间隙）。左肝上间隙被左三角韧带分为**左肝上前间隙**anterior left suprahepatic space 和**左肝上后间隙**posterior left suprahepatic space。

（2）**肝下间隙**subhepatic space：在肝与横结肠及其系膜之间。此隙借肝圆韧带分为

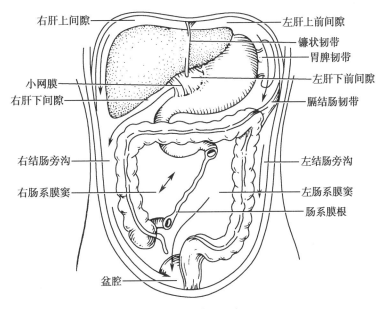

图 6-13　腹膜腔的沟通

左、右肝下间隙 left and right subhepatic space。左肝下间隙又被小网膜与胃分为**左肝下前、后间隙** anterior and posterior left subhepatic space，左肝下后间隙即网膜囊。右肝下间隙大致相当于肝肾隐窝。

2. **结肠下区** infracolic compartment　为横结肠及其系膜以下及盆底上面之间的部分。此区在空肠、回肠、结肠、盆腔脏器、肠系膜根等器官与结构之间或附近形成如下主要的间隙（图 6-13）。

（1）**升结肠旁沟** ascending paracolic sulcus：在升结肠右侧，上通肝肾隐窝，下连右髂窝与盆腔。阑尾炎穿孔时，脓液可沿此沟流至肝肾隐窝，甚至形成膈下脓肿。

（2）**降结肠旁沟** descending paracolic sulcus：在降结肠左侧，此沟上方常止于膈结肠韧带，下通左髂窝与盆腔。

（3）**右肠系膜窦** right mesenteric sinus：呈三角形，由肠系膜根、升结肠、横结肠及其系膜的右半部围成。因有回肠末段及其系膜相隔，故此间隙有炎症时，渗出液常积聚于局部。

（4）**左肠系膜窦** eft mesenteric sinus：由肠系膜根、横结肠及其系膜的左半部、降结肠、乙状结肠及其系膜围成。此窦向下通连盆腔。

第四节　结　肠　上　区

结肠上区的脏器主要包括食管腹部、胃、肝、肝外胆道和脾，十二指肠和胰虽主要位于腹膜后隙，但与上述器官关系密切，并入结肠上区介绍。

一、胃

（一）胃的位置与毗邻

胃 stomach 中度充盈时，大部分位于左季肋区，小部分位于腹上区。胃贲门在第 11 胸椎左侧，幽门在第 1 腰椎右侧（图 6-14）。活体胃的位置常因体位、呼吸以及胃内容物的多少而变化。胃前壁右侧份邻左半肝，左侧份上部邻接膈，两者下方的胃前壁邻贴腹前壁，为胃的触诊部位。胃后壁隔网膜囊与膈、脾、胰、左肾、左肾上腺、横结肠及其系膜等相毗邻，这些器官结构共同形成**胃床** stomach bed（图 6-15）。

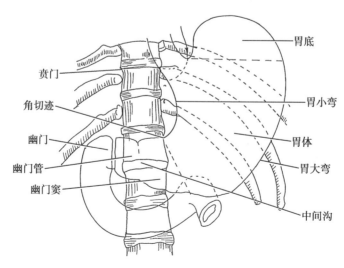

图 6-14　胃的位置与分部

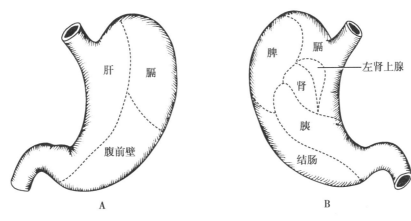

图 6-15　胃的毗邻
A. 胃前壁；B. 胃后壁

（二）胃的血管与淋巴

1. 胃的动脉　来自腹腔干及其分支,这些动脉在胃大弯、小弯侧分别形成两个动脉弓,由弓上发出许多分支至胃前、后壁(图 6-16)。

（1）**胃左动脉** left gastric artery：自腹腔干发出后,经网膜囊腹膜壁层的深面向左上方走行,至贲门后沿胃小弯急转向右,在小网膜两层之间与胃右动脉吻合。胃左动脉在贲门处发出食管支营养食管；行径胃小弯时发出 5~6 支至胃前、后壁。

（2）**胃右动脉** right gastric artery：由肝固有动脉(或肝总动脉)发出后,下行至幽门部的上缘再沿胃小弯向左,走行于小网膜两层之间,沿途发出许多小支到胃小弯附近的胃前、后壁,其终末支与胃左动脉吻合,形成胃小弯侧的动脉弓。

（3）**胃网膜左动脉** left gastroepiploic artery：起于脾动脉末端或其脾支,经胃脾韧带入大网膜两层之间,沿胃大弯右行,终支多与胃网膜右动脉吻合成大弯侧的动脉弓,沿途分支至胃大弯附近胃前、后壁和大网膜。

（4）**胃网膜右动脉** right gastroepiploic artery：发自胃十二指动脉,沿胃大弯大网膜前两层腹膜间向左走行,沿途分支至胃大弯附近胃前、后壁和大网膜。

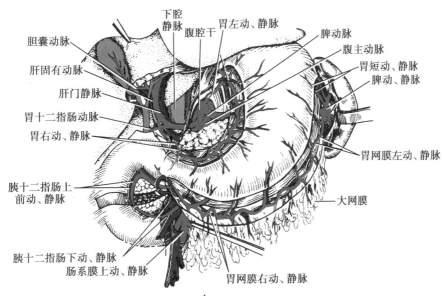

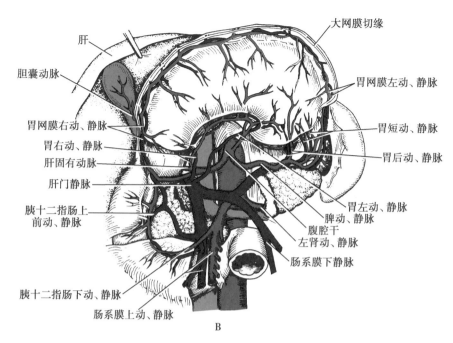

图 6-16　胃的动脉
A. 前面观；B. 后面观

（5）**胃短动脉** short gastric artery：起于脾动脉末端或其分支，多为 3 ~ 5 支，经胃脾韧带至胃底前、后壁。

（6）**胃后动脉** posterior gastric artery：有 60% ~ 80% 的人有此动脉，起自脾动脉或其上极支，经网膜囊后壁腹膜后方、胃膈韧带分布于胃底后壁。该支对胃大部切除后的残胃的血液供应有重要作用。

此外，左膈下动脉也有小支分布到胃底。

2. **胃的静脉**　分别与同名动脉伴行，均汇入肝门静脉系统。其中胃左静脉在贲门处接受食管静脉支的汇入，该静脉支与奇静脉的食管支均起源于食管下段黏膜下层的食管静脉丛，因此是肝门静脉与上腔静脉间重要的侧副循环路径。

3. **胃的淋巴**　胃的淋巴管丰富，各层内的毛细淋巴管网直接或互相吻合后汇入附近的淋巴结群。胃的淋巴结主要分为四组（图 6-17）：①**胃左淋巴结** left gastric lymph nodes：位于胃左血管周围；②**幽门上淋巴结** suprapyloric lymph nodes 与**胃右淋巴结** right gastric lymph nodes：位于幽门上方和幽门部上缘；③**胃网膜右淋巴结** right gastroepiploic lymph nodes 与**幽门下淋巴结** subpyloric lymph nodes：沿胃网膜右血管排列；④**脾淋巴结** splenic lymph nodes 与**胃网膜左淋巴结** left gastroepiploic lymph nodes：为位于脾门附近的淋巴结。以上各组淋巴结的输出管，最后都注入腹腔淋巴结。胃各部淋巴回流大致有一定的方向，但胃壁内淋巴管存在广泛吻合，所以发生在胃任何部位的恶性肿瘤，皆可侵及胃其他部位相应的淋巴结。

（三）胃的神经支配

支配胃的神经有副交感神经、交感神经和内脏感觉神经。

1. **副交感神经**　胃的副交感神经节前纤维来自迷走神经（图 6-18）。左、右迷走神经在气管分杈平面以下形成食管丛，此丛在膈食管裂孔下方分别形成迷走神经前、后干。

（1）**迷走神经前干** anterior vagal trunk：纤维主要来自左迷走神经，在食管腹部的前面、近食管中线的浆膜深面下行。在贲门附近分为肝支和胃前支。

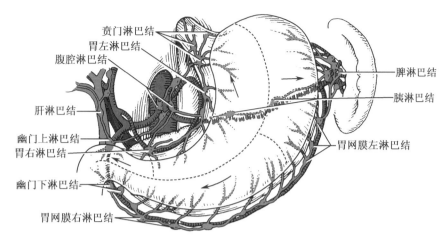

图 6-17　胃的淋巴

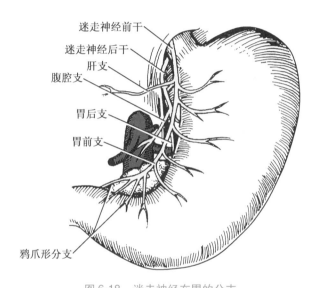

图 6-18　迷走神经在胃的分支

肝支 hepatic branches　通常从前干的右侧发出,加入肝丛。

胃前支 anterior gastric branches　沿小弯侧走行,沿途发出 4~6 条胃体前支,分布于胃体前壁,最后于胃角切迹附近分为 1~3 支终末支称为胃窦前神经或鸦爪支,分布于幽门窦及幽门管前壁。

（2）**迷走神经后干** posterior gastric branches：比前干稍粗,在食管腹部右后方、浆膜的深面下行,在贲门附近分为腹腔支与胃后支。

腹腔支 celiac branches　沿胃左动脉向右行,加入腹腔丛。

胃后支 posterior gastric branches　沿小弯深部走行,沿途发出 4~6 条胃体后支,分布到胃体后壁。最后分为 2~4 条终末支,称胃窦后神经或鸦爪支,分布于幽门窦及幽门管后壁。

迷走神经各胃支在胃壁神经丛内终于副交感神经节,节后纤维支配胃腺与肌层,作用主要为促进胃酸和胃蛋白酶的分泌,并增强胃的运动。

2. **交感神经**　胃的交感神经节前纤维来自脊髓 6~10 胸节,经交感干、内脏大神经至腹腔神经丛内的腹腔神经节,在节内交换神经元,节后纤维随腹腔干的分支至胃壁。作用主要为抑制胃的分泌和蠕动,增强幽门括约肌的张力,并使胃的血管收缩。

3. **胃的感觉神经**　因传递不同的感觉冲动,其传入行径有别。胃的痛觉冲动主要随交感神经通过腹腔丛、交感干传入脊髓 6~10 胸节。胃手术时,封闭腹腔丛可阻滞痛觉的传入。胃的牵拉感和饥饿感冲动则经迷走神经传入延髓。胃手术时过度牵拉胃,可强烈刺激迷走神经,偶可引起心搏骤停,应予重视。

二、十 二 指 肠

十二指肠duodenum 介于胃和空肠之间,长 20～25cm。其上端始于胃的幽门,下端至十二指肠空肠曲接续空肠。十二指肠呈 C 形弯曲,凸侧向右,凹侧向左上方,环绕于胰头的上、右、下三面(图 6-19)。十二指肠除起始及末端周围被腹膜包裹,活动度较大外,其余大部分被固定于腹后壁腹膜的后方,紧贴腹后壁第 1～3 腰椎的右前方。按其走向分十二指肠为上部、降部、水平部和升部。

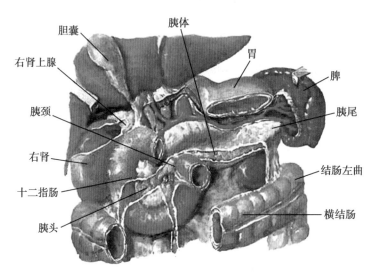

图 6-19　十二指肠的毗邻

(一) 十二指肠各部位置与毗邻

1. **上部**superior part　长约 5cm,在第 1 腰椎右侧自幽门口起始,至胆囊颈急转向下,形成十二指肠上曲。上部前上方与肝方叶、胆囊颈相邻,初始 3cm 段的上缘构成网膜孔的下界,下方与胰头、胰颈相邻;后内侧有胆总管(十二指肠后段)、胃十二指肠动脉、肝门静脉,与下腔静脉间仅隔一些疏松结缔组织。

上部近侧段在钡餐 X 线下呈三角形阴影,称十二指肠球部。该部前壁好发溃疡,穿孔时累及结肠上区。后壁溃疡穿孔则累及网膜囊,或溃入腹膜后隙。

2. **降部**descending part　长约 8cm,自十二指肠上曲起,沿第 2 腰椎右侧下降至第 3 腰椎,折转向左形成十二指肠下曲,续于水平部。降部为腹膜外位,前方有横结肠及其系膜跨过,并与肝右前叶及小肠襻相邻;后方与右肾门及右输尿管始部相邻;左侧邻胰头及胆总管(胰腺段);右侧邻结肠右曲、升结肠。

降部左后壁黏膜有一条十二指肠纵襞,其下端圆形隆起为**十二指肠大乳头** major duodenal papilla,约在降部中、下 1/3 交界处,为肝胰壶腹开口处。在其左上方(约 1cm),常可见一十二指肠小乳头,为副胰管的开口处。

3. **水平部**horizontal part　长 10～12cm,自十二指肠下曲水平向左,横过第 3 腰椎前方至其左侧,移行于升部。此部属腹膜外位。上方邻胰头、胰颈;前方有肠系膜根和肠系膜上血管跨过;当肠系膜上动脉夹角角度减小或起始位置过于低下等,可造成水平部受压,肠腔内容物不易通过,临床上称为肠系膜上血管压迫综合征。后方邻右输尿管、下腔静脉、腹主动脉和脊柱(图6-20)。

4. 升部 ascending part 长仅2～3cm,由水平部始沿脊柱左侧向左上升至第2腰椎左侧急转向前下,形成**十二指肠空肠曲** duodenojejunal flexure,下续空肠。

十二指肠悬肌 suspensory muscle of duodenum 由肌纤维和结缔组织构成,由右膈脚连于十二指肠空肠曲上方。十二指肠悬肌与包绕其表面的腹膜皱襞共同构成**十二指肠悬韧带** suspensory ligament of duodenum 或 Treitz **韧带** the ligament of Treitz,有上提和固定十二指肠空肠曲的作用(图6-20),为手术中确定空肠起点的标志。

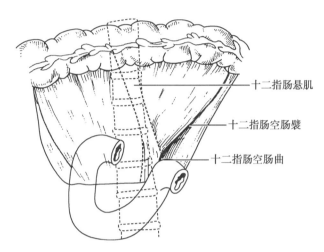

图6-20 十二指肠空肠襞与 Treitz 韧带

(二) 血管与淋巴

动脉主要有起于胃十二指肠动脉的**胰十二指肠上动脉** superior pancreaticoduodenal artery 及起于肠系膜上动脉的**胰十二指肠下动脉** inferior pancreaticoduodenal artery(图6-21),两者分别沿胰头右缘的前、后而上下对行,吻合成前、后两弓,弓上分支营养十二指肠与胰头。静脉多与同名动脉伴行,汇入肝门静脉系统。淋巴主要回流到**胰十二指肠前、后淋巴**

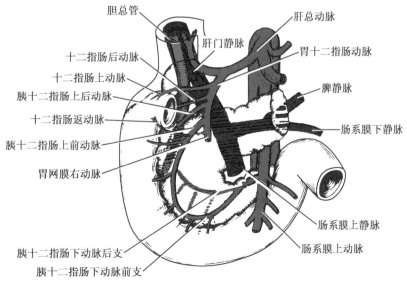

图6-21 十二指肠的动脉

结 anterior and posterior pancreaticoduodenal lymph nodes，再分别注入幽门下淋巴结或肠系膜上淋巴结。

（三）十二指肠的神经

支配十二指肠的神经，包含在供应十二指肠动脉的神经丛中，随动脉分支进入十二指肠壁。主要来自腹腔丛和肠系膜上丛。

三、胰

（一）位置与毗邻

胰 pancreas 是人体内仅次于肝的大腺体，也是在消化过程中起主要作用的消化腺。胰深位于腹膜后隙，在腹上区与左季肋区，全长 14～20cm，横跨第 1、2 腰椎体前方。胰的前方隔网膜囊与胃相邻，后邻下腔静脉、胆总管、肝门静脉和腹主动脉，其右端胰头被十二指肠环抱，左端胰尾接触脾门。

（二）分部

胰自右向左分为头、颈、体、尾四部（图 6-22），各部无明显界限，但毗邻的脏器不同。

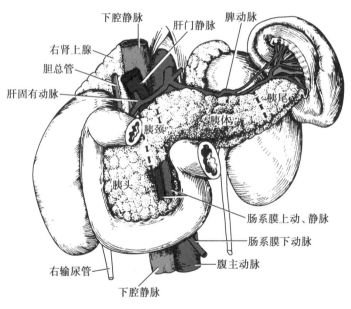

图 6-22　胰的分布与毗邻

1. **胰头** head of pancreas　是胰右端膨大的部分，在第 2 腰椎右侧，其上、下、右三方被十二指肠包绕。胰头的后方有胆总管的胰腺段；下部有绕经肠系膜上动、静脉的后方、向左突出的**钩突** uncinate process，使肝门静脉起始部、肠系膜上动、静脉夹在胰实质中。胰头癌或慢性胰腺炎等使胰头明显肿大时，可出现梗阻性黄疸和十二指肠受压或变形，如压迫肝门静脉，可导致淤血及腹水。

2. **胰颈** neck of pancreas　是胰头与胰体之间较狭窄的部分，长 2～2.5cm。其前上方为幽门，上方有胆总管，后有肠系膜上静脉通过，并与脾静脉在胰颈后面汇合成肝门静脉。

3. **胰体** body of pancreas　位于第 1 腰椎平面，脊柱前方，其前面隔网膜囊邻胃后壁，后有腹主动脉、左肾上腺、左肾及脾静脉。胰体上缘与腹腔干、腹腔神经丛相邻。

4. 胰尾 tail of pancreas 是胰左端的狭细部分,末端达脾门,行经脾肾韧带两层腹膜之间。在脾切除术中结扎脾门血管时,须注意勿伤及胰尾。

(三) 胰管与副胰管

胰管 pancreatic duct 位于胰实质内,起于胰尾,横穿胰腺,并收纳各小叶导管,到达胰头右缘时,常与胆总管汇合形成肝胰壶腹,经十二指肠大乳头开口于十二指肠腔。有时在胰头上部,可见一小管走行于胰管上方,称**副胰管** accessory pancreatic duct,主要引流胰头前上部的胰液,开口于十二指肠小乳头,常与胰管有连通。

(四) 胰的血管、淋巴

1. 胰的血管 胰的动脉来自胃十二指肠动脉,肠系膜上动脉和脾动脉。胃十二指肠发出胰十二指肠上动脉;肠系膜上动脉发出胰十二指肠下动脉;脾动脉发出的胰支包括:**胰背动脉** dorsal pancreatic artery、**胰下动脉** inferior pancreatic artery、**胰大动脉** great pancreatic artery 和**胰尾动脉** artery of pancreatic tail(图6-23)。胰的静脉多与同名动脉伴行,汇入肝门静脉系统。

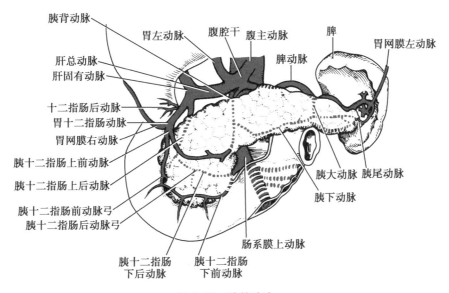

图6-23 胰的动脉

2. 胰的淋巴 胰的淋巴管沿血管达胰表面,注入**胰上、下淋巴结** superior and inferior pancreatic lymph nodes 及脾淋巴结,而后注入腹腔淋巴结。

(五) 胰的神经

胰的神经来自腹腔丛、肝丛、脾丛和肠系膜上丛的胰支,这些神经支到达胰后形成胰前、后丛,当胰腺炎或胰腺肿瘤时,可刺激或压迫该神经丛而引起背部疼痛。

四、胆 总 管

肝外胆道系统包括肝左管、肝右管、肝总管、胆囊、胆囊管、胆总管(图6-24)。此处重点讨论胆总管的分段及其毗邻,其余内容参考系统解剖学相关章节。

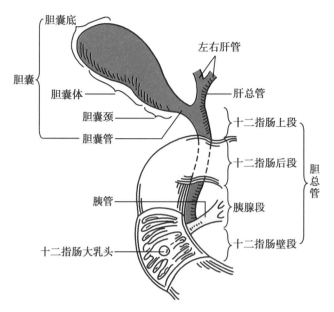

图 6-24　胆总管的分段与毗邻

胆总管common bile duct 由肝总管和胆囊管汇合而成,向下在十二指肠降部与胰管相汇合后开口于十二指肠大乳头。长 7~8cm,直径 0.4~0.8cm。如直径超过 1cm 以上,应考虑胆总管下端梗阻。根据胆总管的行径和毗邻,通常将胆总管分成四部分。

(一) 胆总管的分段与毗邻

1. **十二指肠上段** supraduodenal part(第一段）　自胆总管起始部至十二指肠上部上缘,在肝十二指肠韧带内沿其右缘下行。左邻肝固有动脉,右后邻肝门静脉,后有网膜孔,将手指伸入网膜孔中即可摸到此段胆总管。胆总管手术多在此段进行。

2. **十二指肠后段** retroduodenal part(第二段）　位于十二指肠上部的后面、下腔静脉的前方,肝门静脉的右侧。

3. **胰腺段** pancreatic part(第三段）　该段上部多行经胰头后方,下部穿入胰头实质内紧贴其后面,循胆总管沟下行。固此段胆总管与胰头关系密切,胰头癌或慢性胰腺炎时,此段胆总管常受压而导致梗阻性黄疸出现。

4. **十二指肠壁内段** intraduodenal part(第四段）　指胆总管斜穿十二指肠降部肠壁的一段,该段与胰管汇合后形成略显膨大的**肝胰壶腹** hepatopancreatic ampulla(Vater 壶腹）,开口于十二指肠大乳头。壶腹周围及附近有括约肌统称为 Oddi **括约肌** Oddi sphincter,分为三部:①**胆总管括约肌** sphincter of common bile duct:为一环行肌,围绕胆总管末端,是三部中最强大的,收缩时可关闭胆总管下端;②**胰管括约肌** sphincter of pancreatic duct:围绕胰管末端,常不完全,有时缺如;③**肝胰壶腹括约肌** sphincter of hepatopancreatic ampulla:围绕肝胰壶腹周围,由十二指肠环行肌等肌纤维构成。

(二) 肝外胆道的神经

肝外胆道受自主神经和感觉神经双重支配。肝十二指肠韧带内有丰富的自主性神经丛,可分为肝前、后丛。肝前、后丛多数神经纤维伴肝动脉及其分支进入肝内,但均发出分支到肝外胆道系。副交感神经兴奋引起胆囊的收缩,Oddi 括约肌舒张,使胆汁排入十二指肠。交感神经兴奋使胆囊舒张,Oddi 括约肌紧张,使胆汁潴留在胆囊内。胆囊和胆道的痛觉经内脏神经传至脊髓。右膈神经的躯体感觉神经纤维也经肝丛分布于肝外胆道等处。胆囊、胆道部位迷走神经分布密集，手术游离胆囊床、胆囊颈或探查胆总管时，可能引起内脏牵拉痛、血压下降、心动过缓，甚至冠状动脉痉挛、心搏骤停，称之为"胆-心反射"，应予以重视。

五、脾

（一）形态、位置与毗邻

脾 spleen 为人体最大的淋巴器官，其大小和形状与握拳相似。脾质软而脆，色暗红，除具有造血、贮血等功能外，还是重要的免疫器官。

脾位于左季肋区 9~11 肋的深面、胃底与膈之间。正常成年人的脾全被肋弓遮盖，不能扪及，若能扪及时肯定已经肿大，但婴儿的脾在肋缘下扪及属于正常现象（图 6-25）。

脾的膈面与膈、膈结肠韧带接触；脏面前上份与胃底相邻；后下份与左肾、左肾上腺相邻；脾门邻近胰尾；下方与结肠左曲相接。

脾借胃脾韧带、脾肾韧带、脾结肠韧带、膈脾韧带与邻近器官等相连。

（二）脾的血管、淋巴

1. 脾的血管　脾动脉 splenic artery 多起自腹腔干，循胰背侧面的上缘左行，沿途向胰发出分支，主干经脾肾韧带达脾门，在脾门附近分出胃短动脉与胃网膜左动脉后，分为 2~3 脾支经脾门入脾。**脾静脉** splenic vein 由脾门处的 2~6 条属支汇合而成，居脾动脉后下方伴其右行，沿途收纳胰的静脉支、胃网膜左静脉、胃短静脉、肠系膜下静脉等，多在胰颈后方与肠系膜上静脉汇合成肝门静脉。

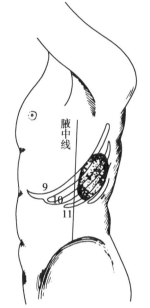

图 6-25　脾的位置

2. 脾的淋巴　在脾门处，脾的淋巴管与来自胃底和胃大弯的淋巴管汇合注入脾门淋巴结，其输出管沿脾动脉向右注入腹腔淋巴结，最后注入乳糜池。

（三）脾的神经

脾的神经支配：主要来自腹腔丛、左肾上腺丛和左膈丛，循脾动脉及其分支构成脾丛入脾分布。左膈神经终末支有时达膈脾韧带，故脾脏疾患，可出现左肩部牵涉性痛。

（四）副脾

副脾 accessory spleen 是指具有正常脾以外的一些结节性的脾组织块，其色泽、质地与脾一致，出现率为 5.8%~35%，其位置、数目、大小等均不恒定，多位于脾门、脾蒂、大网膜等处。副脾的功能同脾。脾功能异常亢进行脾切除时，应一并切除副脾。

六、肝

（一）位置与毗邻

肝 liver 大部分位于右季肋区与腹上区，小部分位于左季肋区，左、右肋弓间的部分与腹前壁相贴。肝右半部膈面借膈邻右肋膈隐窝与右肺底；脏面与右肾上腺、右肾、十二指肠上部及结肠右曲相邻;肝左半部膈面借膈邻心的膈面,后缘近左纵沟处贴邻食管,脏面与胃前面小弯侧相邻。

肝因其深藏于胸廓深面及膈穹隆内,加之其血供丰富、组织脆弱,故手术难度大,肝手术麻醉应充分注意上述特点。

(二) 肝门与肝蒂

肝的脏面较凹陷,有两纵一横呈 H 形的沟。左纵沟前部内有肝圆韧带,后部内有静脉韧带;右纵沟前部为胆囊窝,内纳胆囊,后部为腔静脉沟,有下腔静脉通过;横沟位于左、右纵沟之间,称**肝门** portal hepatis 或第一肝门,为肝左、右管,肝门静脉左、右支,肝固有动脉左、右支及淋巴管和神经等出入肝的部位。在腔静脉沟的上部,肝左、中、右静脉出肝汇入下腔静脉处称第二肝门。在腔静脉沟的下部,右半肝脏面的肝右后下静脉及尾状叶的一些小静脉出肝汇入下腔静脉处称为第三肝门(图 6-26)。

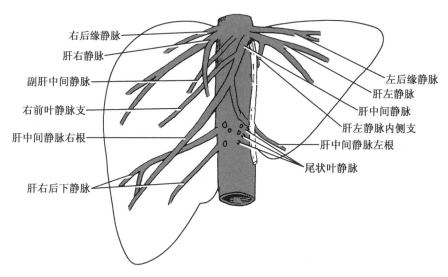

右后缘静脉
肝右静脉
副肝中间静脉
右前叶静脉支
肝中间静脉右根

肝右后下静脉

左后缘静脉
肝左静脉
肝中间静脉
肝左静脉内侧支
肝中间静脉左根
尾状叶静脉

图 6-26　第二肝门及第三肝门

进出肝门的肝管、肝固有动脉、肝门静脉、淋巴管及神经等,共同包被于结缔组织内,总称为**肝蒂** hepatic pedicle。在网膜孔水平肝蒂主要结构在肝十二指肠韧带内的排列关系为:胆总管居右前方,肝固有动脉居左前方,肝门静脉居两者的后方。在肝门处,肝蒂内主要结构排列关系为:肝左、右管在前,肝固有动脉左、右支居中,肝门静脉左、右支在后。此外,肝左、右管的汇合点最高,肝门静脉的分叉点稍低,肝固有动脉的分叉点最低。

(三) 肝的分叶与分段

根据肝外形的沟裂,将肝分为左叶、右叶、方叶与尾状叶。这种分叶方法与肝内的管道分布规律不相符,因而不能适应肝外科的需要。

肝内有四套管道(肝管、肝动脉、肝门静脉、肝静脉),形成两个系统(Glisson 系统和肝静脉系统)。肝门静脉、肝固有动脉及肝管的各级分、属支均相互伴行,并由血管周围纤维囊(Glisson 鞘)所包裹,组成 Glisson 系统,似树枝状分布于肝内,常依其一级分支划分左、右半肝,二级分支划分肝叶,三级分支划分肝段。而相邻 Glisson 管道系统之间部位,形成一些缺乏上述管道的裂隙,肝静脉及其属支常走行于这些裂隙内。肝叶与肝段就是依据 Glisson 系统的分支与分布和肝静脉的走行划分,已被肝外科广泛应用。

1. 肝裂

(1) **肝中裂** median fissure:此裂在肝膈面上的投影,相当于胆囊切迹中点至下腔静脉左缘的连线。肝中静脉行于裂内。

（2）**右叶间裂** right interlobar fissure：此裂在肝膈面上的投影，相当于自肝下缘右端与胆囊窝中点之间的中、外 1/3 交界处至下腔静脉右缘的连线。肝右静脉行于裂内。

（3）**左叶间裂** left interlobar fissure：此裂在肝膈面上的投影，相当于肝圆韧带切迹至肝左静脉注入下腔静脉处的连线。肝左静脉的左叶间支行于裂内。

（4）**左外叶段间裂** left intersegmental fissure：此裂相当于自肝左静脉汇入下腔静脉处与肝左缘中、上 1/3 交界处连线的平面。肝左静脉行于裂内。

（5）**右后叶段间裂** right intersegmental fissure：此裂在肝的脏面相当于肝门横沟至肝右缘中点的连线。

（6）**背裂** dorsal fissure：位于肝的后上部，为一额状位裂，自肝膈面向下终于肝门，将尾状叶与肝其他部分分隔开。

2. 肝叶与肝段　肝中裂将肝分为左半肝与右半肝。左半肝被左叶间裂分为左外叶与左内叶，左外叶又被左外叶段间裂分为左外叶上段与左外叶下段。右半肝被右叶间裂分为右前叶与右后叶，右后叶又被右后叶段间裂分为右后叶上段与右后叶下段。尾状叶被肝中裂分为左、右两段，分属于左、右半肝（图 6-27）。

1954 年，Couinaud 依据 Glisson 系统的分支与分布以及肝静脉的走行，提出八段划分法，自尾状叶起顺时针方向分别以罗马数字Ⅰ～Ⅷ代表。目前国际上多采用 Couinaud 肝段划分法，认为其最具实用价值。肝外科依据肝叶与肝段的分布方式，施行半肝、肝叶或肝段切除术。

Couinaud 肝段与 5 叶 8 段分段法的对应关系如下（图 6-28）：

Couinaud 分段法	5 叶 8 段分段法
Ⅰ段	尾状叶
Ⅱ段	左外叶上段
Ⅲ段	左外叶下段
Ⅳ段	左内叶
Ⅴ段	右前叶前下部
Ⅵ段	右后叶下段
Ⅶ段	右后叶上段
Ⅷ段	右前叶后上部

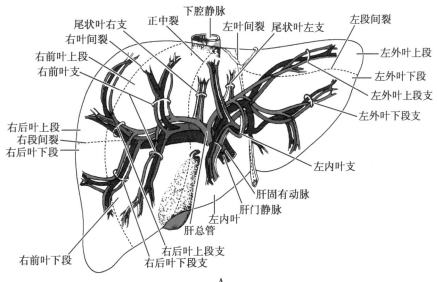

A

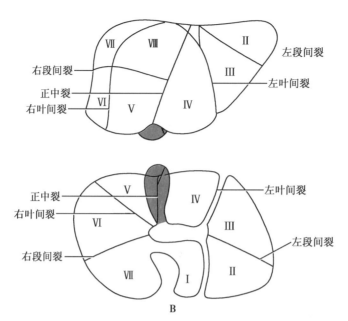

图 6-27 肝内 Glisson 系统分布、分叶示意图
A. Glisson 系统在肝内的分布；B. Glisson 系统在肝内分叶、分段示意图

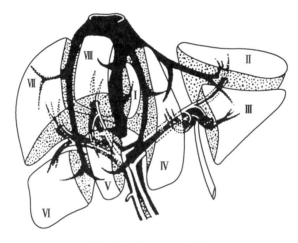

图 6-28 Couinaud 肝段

（四）血管与淋巴

1. **血管** 肝的血管包括入肝血管和出肝血管两组。入肝血管包括**肝固有动脉** proper hepatic artery 和**肝门静脉** hepatic portal vein，出肝血管主要为肝静脉。肝固有动脉的入肝血流为 25% 左右，供给肝本身代谢需要的营养物质，所以，肝固有动脉是肝的营养性血管；肝门静脉的入肝血流为 75% 左右，主要输送胃肠道吸收含大量营养物质的静脉血进入肝，进行加工以供利用和储存，所以，肝门静脉是肝的功能性血管。

肝静脉收集经肝处理过的含各种物质的静脉血，最后汇成**肝左、中、右静脉** left, intermediate and right hepatic veins，在第二肝门处注入下腔静脉。此外，还有直接汇入下腔静脉的若干肝小静脉。

2. **淋巴** 肝的淋巴分为浅、深两组。

（1）浅组：肝浅淋巴管行于肝实质表面的浆膜下，形成淋巴管网，分为肝脏面和膈面两部分。膈面的淋巴管多数注入膈上淋巴结，少数注入胃左淋巴结和腹腔淋巴结。肝脏面的淋巴管多走向肝门注入肝淋巴结。

（2）深组:肝深淋巴管分为二组,一组伴肝门静脉分支行向肝门,大部分汇入肝淋巴结;第二组随肝静脉出第二肝门,注入膈上淋巴结和腹腔淋巴结。

（五）肝的神经

来自腹腔神经丛和右膈神经。腹腔神经丛的分支围绕在入肝血管周围形成肝丛,并循入肝血管的分支入肝,分布于肝小叶间及肝细胞间。一般认为,肝血管仅由交感神经支配其收缩,以调节血流量,而胆管和胆囊则由交感神经和副交感神经(迷走神经)所分布。肝的传入神经是右膈神经,对切割、穿刺的痛觉不敏感,而肝大或牵拉肝纤维囊则感觉肝痛。

第五节 结 肠 下 区

结肠下区位于横结肠及其系膜与小骨盆上口之间。该区范围内主要有空肠、回肠、盲肠、阑尾和结肠等脏器。

一、空肠与回肠

十二指肠、空肠和回肠合称为小肠。小肠是脂肪、蛋白质、糖和矿物质等营养物质消化、吸收的器官。

（一）空肠和回肠的位置

空肠 jejunum 起于十二指肠空肠曲,占空、回肠全长的近侧2/5,主要位于左腹外侧区与左髂区,一部分在脐区;**回肠** ileum 续于空肠,占空、回肠全长的远侧3/5,主要位于脐区、右腹外侧区、右髂区,部分在腹下区与盆腔,末端续接盲肠,空、回肠间无明显分界。空、回肠平均全长约410.5cm,迂曲多襞,借小肠系膜悬附于腹后壁,故又称为系膜小肠,均属腹膜内位器官。

（二）空肠和回肠的血管与淋巴

1. **动脉** 来源于**肠系膜上动脉**superior mesenteric artery(图6-29)。该动脉平第1腰椎起于腹主动脉,向前下经十二指肠水平部前方,入肠系膜行向右下,向左侧发出12～18条**空、回肠动脉**jejunal arteries and ileal arteries,在肠系膜内放射状走向肠壁,途中分支吻合形成动脉弓。

2. **静脉** **空、回肠静脉**jejunal veins and ileal veins 与同名动脉伴行,汇入**肠系膜上静脉**superior mesenteric vein。肠系膜上静脉起自右髂窝内,由回肠末段、盲肠和阑尾的静脉汇合而成,继沿同名动脉右侧上行,至胰颈后方与脾静脉合成肝门静脉。

3. **淋巴** 空、回肠的淋巴管起自小肠绒毛内的中央乳糜管,逐级汇合成集合淋巴管。小肠的淋巴管伴血管走行,注入肠系膜淋巴结,后者输出管注入肠系膜上淋巴结,与腹腔淋巴结的输出管合成肠干。

（三）空肠和回肠的神经

空、回肠的神经来自腹腔丛和肠系膜上丛,循肠系膜上动脉及其分支到肠壁,包括交感神经、副交感神经和内脏感觉神经纤维。

1. **交感神经** 节前纤维起于脊髓9～11胸节,经交感干、内脏大、小神经入腹腔丛和肠系

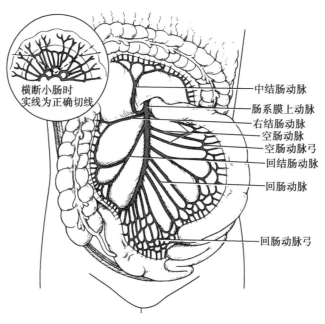

图 6-29　空、回肠的动脉

膜上丛,在腹腔神经节和肠系膜上神经节内换发节后纤维,分布到肠壁。作用为抑制肠的蠕动和消化液的分泌,使肠的血管收缩。

2. 副交感神经　节前纤维来自迷走神经,至肠壁内神经丛换元后的节后纤维,支配肌层和肠腺,作用为促进肠蠕动和消化液的分泌,但并不支配肠管的血管。

3. 感觉神经纤维　小肠的感觉是双侧传导的,随交感神经和副交感神经分别传入脊髓9～11 胸节和延髓。痛觉冲动主要经交感神经传入脊髓,故小肠病变时牵涉性痛多出现于脐的周围(第 9～11 胸神经分布区)。

二、盲肠与阑尾

(一) 盲肠

盲肠 cecum 为大肠的起始部,下端以膨大的盲端起始,并以其内面的回盲瓣平面为界上接升结肠。左后壁近下端处有阑尾孔,肠壁三条结肠带会聚于盲肠下端左后壁。回肠末端、盲肠、阑尾合称回盲部。盲肠多在右髂窝内,直立时可垂入盆腔,小儿盲肠位置较高。盲肠前邻腹前壁,常被大网膜覆盖,后邻髂腰肌,右侧为右结肠旁沟。回肠末端连接于盲肠的开口称**回盲口** ileocecal orifice,开口处有突向盲肠的上、下两襞,称**回盲瓣** ileocecal valve,可防止结肠内容物反流,并控制回肠内食糜进入盲肠。

(二) 阑尾

阑尾 vermiform appendix 为附于盲肠后内侧壁三条结肠带汇集处的蚓状盲突,长 5～7cm,直径为 0.5～0.6cm。阑尾腔开口于盲肠回盲瓣下 2～3cm 处。三角形的阑尾系膜连于肠系膜的末端,系膜内含有血管、淋巴与神经。青年期后内腔变窄,易为粪石梗阻,引起炎症;中年后阑尾腔常闭合。阑尾壁淋巴组织丰富,肌层薄,故易发炎,也易穿孔。

阑尾根部的位置比较固定,附着处为三条结肠带的会合点,此为术中寻找阑尾根部的标志。其体表投影点常位于脐与右髂前上棘连线的中、外 1/3 交界处，称 **McBurney 点**，或左、右髂前上棘连线的右、中 1/3 交界处，称 **Lanz 点**。阑尾发炎时，根部体表投影点常有明显压痛。阑尾体部的位置个体差异较大（图 6-30）。罕见者有如高位阑尾、腹膜外位阑尾及左下腹阑尾等。

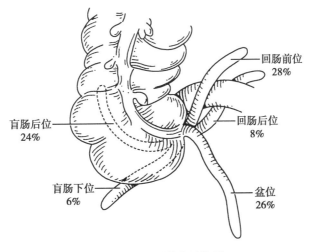

图 6-30　阑尾的常见位置

（三）盲肠、阑尾的血供与神经

1. 盲肠的血供　盲肠的动脉来自回结肠动脉的分支——盲肠前、后动脉，与动脉伴行的盲肠前、后静脉回流至结肠静脉。**阑尾动脉** appendicular artery 多数为 1 支，常起于回结肠动脉或其分支，经回肠末部后方入阑尾系膜，沿其游离缘行走，沿途分支至阑尾。**阑尾静脉** appendicular vein 与动脉伴行，经回结肠静脉汇入肠系膜上静脉。

2. 盲肠与阑尾的淋巴　盲肠壁内的淋巴管经盲肠-回肠系膜内淋巴管，至盲肠前、后淋巴结及回结肠淋巴结，最后注入肠系膜上淋巴结、阑尾淋巴管在阑尾系膜内汇成较大的淋巴管后，经阑尾淋巴结，最后注入肠系膜上淋巴结群。

3. 盲肠、阑尾的神经　盲肠和阑尾均受腹腔神经节和肠系膜上神经节的交感神经节后纤维与迷走神经的副交感神经纤维共同组成的肠系膜上神经丛所支配。其痛觉纤维随交感神经进入脊髓右侧第 10 胸节至第 1 腰节，其他感觉纤维随迷走神经行走，进入延髓孤束核。因盲肠和阑尾受内脏神经所支配，对疼痛刺激不及皮肤敏感，故急性阑尾炎早期一般多见为脐周痛，实为患者不能准确辨明疼痛的确切部位。而后患者感到右下腹痛一般认为是炎症已发展到阑尾浆膜，刺激壁腹膜的表现。由于壁腹膜受躯体神经支配，对疼痛刺激敏感，所以疼痛部位较为肯定。

三、结　　肠

结肠 colon 在右髂窝续于盲肠，至第 3 骶椎平面下续直肠。

（一）各部位置与毗邻

1. 升结肠 ascending colon　始于盲肠，沿腹腔右外侧区上行，至肝右叶下方转向左，形成**结肠右曲** right colic flexure，接横结肠。升结肠内、外侧分别形成右肠系膜窦和升结肠旁沟。结肠右曲后面贴邻右肾，内侧与十二指肠相邻，前上方有肝右叶与胆囊。

2. **横结肠** transverse colon　始于结肠右曲,向左呈下垂的弓形横过腹腔中部,至脾前方转折向下形成**结肠左曲** left colic flexure,续接降结肠。横结肠上方与肝、胃相邻,下方与空、回肠相邻。结肠左曲稍高于右曲,借膈结肠韧带附于膈下,后邻胰尾与左肾,前邻胃大弯并为肋弓所遮。

3. **降结肠** descending colon　始于结肠左曲,沿腹腔左外侧区下行,于左髂嵴水平续于乙状结肠。降结肠内、外侧分别形成左肠系膜窦和降结肠旁沟。

4. **乙状结肠** sigmoid colon　接降结肠,呈乙状弯曲,跨过左髂外血管、髂腰肌、睾丸(卵巢)血管及输尿管前方降入盆腔,平第 3 骶椎续接直肠。因乙状结肠系膜较长,有时可发生乙状结肠扭转。

(二)结肠的血管与淋巴

1. **动脉**　结肠的动脉包括起于肠系膜上动脉的**回结肠动脉** ileocolic artery、**右结肠动脉** right colic artery、**中结肠动脉** middle colic artery,及起于肠系膜下动脉的**左结肠动脉** left colic artery 和**乙状结肠动脉** sigmoid artery(图 6-31)。各结肠动脉分支间依次吻合,在近结肠处形成一个连续的动脉弓,称为**边缘动脉** marginal artery。由此发出许多终支**直动脉** straight artery,其短支在系膜带处穿入分布于附近肠壁,长支在浆膜下环绕肠管分布。

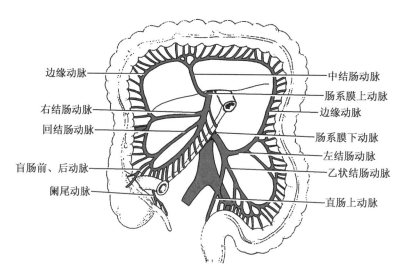

图 6-31　结肠的动脉

2. **静脉**　结肠的静脉基本与动脉伴行。结肠左曲以上的静脉血汇入肠系膜上静脉,左曲以下的静脉血汇入肠系膜下静脉,最后均汇入肝门静脉。

3. **淋巴**　结肠的淋巴穿出肠壁后主要循血管行走。右、左半结肠的淋巴大致分别汇入肠系膜上、下淋巴结。

(三)结肠的神经

支配升、横结肠的交感、副交感神经节前纤维分别来自脊髓第 6～10 胸节侧角与迷走神经背核;支配降结肠、乙状结肠的交感、副交感神经节前纤维分别来自脊髓第 1～2 腰节侧角与骶副交感核,两部分别经肠系膜上、下丛伴血管分布于肠壁。左、右半结肠的痛觉神经纤维分别伴左、右交感神经走行。

四、肝门静脉

肝门静脉hepatic portal vein 收集食管腹段、胃、小肠、大肠（远至直肠上部）、胰、胆囊、脾等的静脉血输送入肝，占入肝血液总量的70%，为肝的功能血管。在肝内反复分支，最后汇入肝血窦。其始、末端均与毛细血管相连，故有属支、也有分支；且主干及属支内缺乏功能性的静脉瓣，故肝门静脉压力过高时，血液易发生倒流。

组成：常由肠系膜上静脉与脾静脉在胰颈或胰头后方汇合而成。

行程：自胰腺的后方上行，经十二指肠上部的深面进入肝十二指肠韧带（居胆总管与肝固有动脉的后方），上行抵肝门，分左、右两支分别入左、右半肝。

属支：主要包括脾静脉，肠系膜上、下静脉，胃左、右静脉，胆囊静脉与附脐静脉等。上述属支除胆囊静脉、附脐静脉为数条细小静脉外，主要属支基本与各自的同名动脉伴行。肠系膜下静脉多汇入脾静脉；胃左、右静脉多直接汇入肝门静脉；胆囊静脉常汇入肝门静脉或其右支；附脐静脉沿肝圆韧带向肝下面走行，注入肝门静脉。

肝门静脉系与上、下腔静脉系间的吻合　主要位于：**食管静脉丛**esophageal venous plexus、**直肠静脉丛**rectal venous plexus、**脐周静脉网**periumbilical venous rete 及 Retzius **静脉**vein of Retzius（属于肝门静脉系的腹腔脏器与下腔静脉属支相吻合的小静脉）（图6-32）。肝门静脉因回流受阻而压力增高时，肝门静脉系的血液可通过这些吻合支流向上、下腔静脉系。此时吻合处的小静脉变得粗大弯曲（如可见脐周静脉曲张），甚至血管破裂，引起大量呕血及便血等。亦可导致脾和胃肠的静脉淤血。

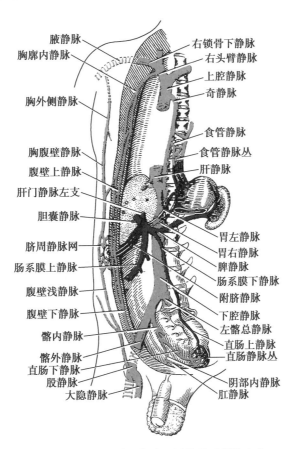

图 6-32　肝门静脉系与上下腔静脉系间的吻合

第六节　腹膜后隙

腹膜后隙 retroperitoneal space 位于腹后壁腹内筋膜与后部壁腹膜之间,是腹腔的一部分,上方至膈,下达骶岬、骨盆上口等处,此隙上经腰肋三角与后纵隔通连,下与盆腔腹膜后隙延续,故腹膜后隙内的感染易向上、下扩散。腹膜后隙内有肾、肾上腺、输尿管腹段、胰、十二指肠的二部及三部、腹主动脉及其分支、下腔静脉及其属支、胸导管起始部、腰交感支、腹腔神经丛等重要结构,并有大量疏松结缔组织。因此上述器官的手术,多采用腰腹部斜切口经腹膜外入路。

一、肾

(一) 位置与毗邻

1. **位置**　肾 kidney 位于脊柱腰段的两侧,贴靠腹后壁的上部(图6-33)。右肾上端平第12胸椎上缘,下端平第3腰椎上缘;左肾上端平第11胸椎下缘,下端平第2腰椎下缘。第12肋斜越左肾后面的中部、右肾后面的上部。肾门的体表投影在腰背部为第1腰椎棘突下缘外侧5cm处,相当于第12肋与竖脊肌外侧缘的交角处,该角称为**肋脊角**或**肾角** renal angle,肾有病变时,此处可有压痛或叩击痛。

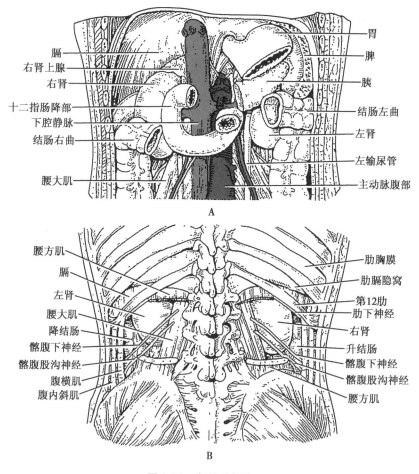

图 6-33　肾的毗邻关系
A. 前面观;B. 后面观

2. 毗邻　两肾上方借疏松结缔组织与肾上腺相邻,内下方以肾盂续输尿管,两肾内后方为腰交感干。

左肾上部前面与胃及脾相邻,中部有胰尾横过,下部邻空肠襻与结肠左曲,内侧有腹主动脉;右肾前面的上部邻贴肝右叶,中部内侧缘邻十二指肠降部,下部为结肠右曲,内侧有下腔静脉。两肾后面第12肋以上与膈、肋膈隐窝相邻,在肾手术切口经过第12肋时,要注意保护胸膜;第12肋以下由内向外有腰大肌、腰方肌、腹横肌,以及腰丛上部分支等相邻(图6-33)。

(二) 肾的被膜

肾的被膜由外向内依次为肾筋膜、脂肪囊、纤维囊(图6-34、6-35)。

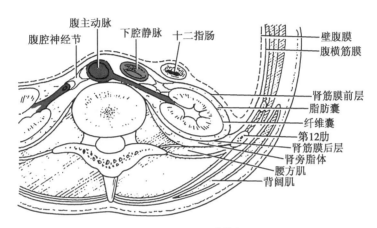

图 6-34　肾的被膜横断面

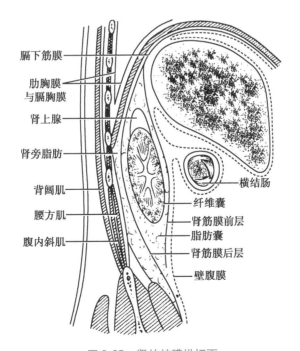

图 6-35　肾的被膜纵切面

1. 肾筋膜 renal fascia　质较坚韧,分为前、后两层,共同包裹肾与肾上腺。肾筋膜有结缔组织纤维穿过肾脂肪囊与肾纤维膜相连,具有保护和固定肾的作用。在肾与肾上腺的上方及外侧,前、后两层相互融合;在内侧,后层附于椎体和椎间盘,两侧的前层则跨越腹主动脉和下腔静脉的前方彼此相连;而在肾的下方,后层向下与髂筋膜愈着,前层则消失于腹膜外筋膜中,故肾筋膜囊向下是开放的,成为肾下垂或感染蔓延的通道。

2. 脂肪囊adipose capsule　为脂肪组织层,有支持和保护肾的作用。该层脂肪经肾门伸入肾窦,充填于肾窦内各结构之间。做肾囊封闭时,药液即注入此层内。

3. 纤维囊fibrous capsule　为肾的深筋膜,由致密结缔组织构成,质薄而坚韧,贴覆于肾实质的表面,有保护肾的作用。

（三）肾的血管和淋巴

1. 肾动脉renal artery　起自腹主动脉,经肾门入肾。入肾门前,多分为前、后两干,前干行于肾盂前方,分出上段动脉、上前段动脉、下前段动脉、下段动脉,后干行于肾盂后方,延续为后段动脉。各肾段动脉间缺乏吻合,当某一肾段动脉血流受阻时,相应肾段可发生坏死。肾动脉还发出肾上腺下动脉、输尿管动脉等(图6-36)。

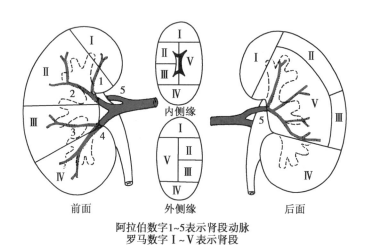

阿拉伯数字1~5表示肾段动脉
罗马数字Ⅰ~Ⅴ表示肾段

图6-36　肾段动脉(右肾)

2. 肾静脉renal vein　无节段性,但有广泛吻合。肾内静脉在肾窦内汇成2~3支,出肾门后合为一条,经肾动脉的前方汇入下腔静脉。左肾静脉常还收纳左肾上腺静脉、左睾丸(卵巢)静脉。

3. 肾的淋巴　浅组引流脂肪囊和肾筋膜的淋巴,深组引流肾实质的淋巴。两组淋巴管互相吻合注入肾盂后方的肾门淋巴结,后者输出管注入腰淋巴结或直接汇入腰干。

（四）肾的神经

肾的交感神经、副交感神经均来自肾丛。肾内的神经主要是交感神经,而副交感神经可能只终止于肾盂平滑肌。感觉神经循交感、副交感神经走行,故切除或封闭肾丛可消除肾疾患引起的疼痛。

二、输尿管腹部

（一）位置与毗邻

输尿管ureter　腹部在脊柱两侧,起于肾盂,在腰大肌前方下行,至跨越髂血管处移行于输尿管盆部,此段长13~14cm。输尿管周围有疏松结缔组织包绕,形成输尿管周围鞘。其上、下两端分别是输尿管的第一、二狭窄,为结石易滞留部位。

右输尿管腹部的前方自上而下依次为十二指肠降部、右结肠血管、回结肠血管、睾丸(卵巢)血管、回肠末段,下份的外侧与回盲部及阑尾相邻,盲肠后位阑尾炎可引起右输尿管的炎症。左输尿管腹部的前方有十二指肠空肠曲、左结肠血管、睾丸(卵巢)血管、乙状结肠系膜等跨过。

(二) 输尿管的血管与淋巴

输尿管腹部的行程长,动脉来源多,动脉管径细小,手术时如不慎损伤,可引起输尿管瘘。其主要有肾动脉、睾丸(卵巢)动脉、腹主动脉等分支供应,其静脉与动脉伴行回流。

输尿管腹部上份的淋巴管回流至主动脉旁淋巴结,下份的淋巴管注入髂总淋巴结。

(三) 输尿管的神经

输尿管的神经来自腹主动脉丛、肾丛、腹下丛。

三、肾 上 腺

(一) 位置与毗邻

肾上腺suprarenal gland 是人体内重要的内分泌腺之一。紧贴肾的上端,与肾同包于肾筋膜和脂肪囊内。肾上腺与肾之间有薄层脂肪结缔组织相隔,故肾下垂时,肾上腺不随其下垂。左肾上腺,前邻胃、胰及脾动脉,内侧为腹主动脉,后面为膈。右肾上腺前邻肝,后面为膈,内侧紧邻下腔静脉。

(二) 血管与淋巴

肾上腺的动脉有**肾上腺上、中、下动脉** superior, middle and inferior suprarenal arteries,分别起于膈下动脉、腹主动脉和肾动脉(图 6-37)。**左、右肾上腺静脉** left and right suprarenal veins 通常各为 1 支,左侧汇入左肾静脉,右侧汇入下腔静脉。肾上腺的淋巴管注入主动脉旁淋巴结和后纵隔淋巴结。

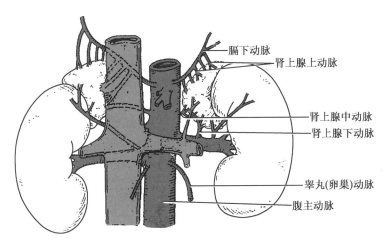

图 6-37　肾上腺的动脉

(三) 肾上腺的神经

肾上腺的神经纤维来自腹腔神经丛、腹腔神经节,进入肾上腺髓质。

四、腹 主 动 脉

腹主动脉 abdominal aorta 在膈的主动脉裂孔续于胸主动脉,沿脊柱左前方下行,至第 4 腰椎下缘水平分为左、右髂总动脉(图 6-38)。

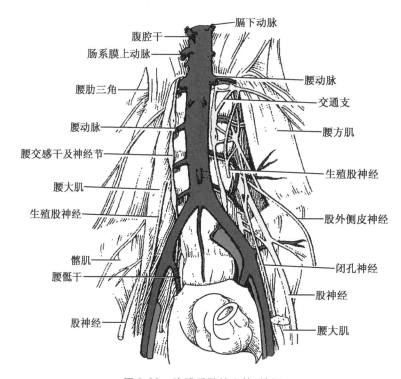

图 6-38　腹膜后隙的血管、神经

腹主动脉前方有胰、十二指肠升部及小肠系膜根等;后方有第 1 ~ 4 腰椎及椎间盘;右侧为下腔静脉;左侧为左交感干腰部。腹主动脉周围还有腰淋巴结、腹腔淋巴结和神经丛等。

五、下 腔 静 脉

下腔静脉 inferior vena cava 在第 4 ~ 5 腰椎体右前方由左、右髂总静脉汇合而成,于脊柱前方沿腹主动脉右侧上行,经肝的腔静脉沟、穿膈的腔静脉孔进入胸腔,注入右心房。

下腔静脉前方有肝、胰头、十二指肠水平部、右睾丸(或卵巢)动脉、肠系膜根等跨过。后方有腰椎体、右膈脚、右腰交感干和腹主动脉的壁支。左侧为腹主动脉;右侧与右腰大肌、右输尿管、右肾和右肾上腺相邻。

六、腰 交 感 干

(一) 腰交感干

腰交感干 lumbar sympathetic trunk 由 3 个或 4 个椎旁神经节和节间支构成,位于腰椎椎体前外侧表面,腰交感干被腰肌及其筋膜与腰丛分隔(图 6-39)。其上方连于胸交感干,下方延续为骶交感干。左、右交感干之间有交通支相连,行腰交感神经切除术时,须同时切除之。左交感干与腹主动脉相邻,右侧者为下腔静脉所掩盖,两侧的下端分居左、右髂总静脉的后方。

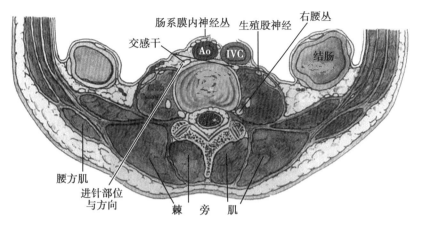

图 6-39　腰交感干阻滞(横断面示意图)

(二) 腰交感干及其阻滞定位

腰交感阻滞主要用于改善下肢的血流或解除下肢疼痛。

腰交感干阻滞多在第 2 腰椎棘突旁 4～5cm 处进针,针尖位于腰椎椎体的前外侧面,如果针的位置恰当,局部麻醉药可以沿交感干扩散。穿刺时须注意针尖勿伤及主动脉。

七、腹　腔　丛

(一) 腹腔丛

腹腔丛 celiac plexus 为最大的内脏神经丛,位于腹主动脉上段的前方、两侧肾上腺之间,环绕腹腔干和肠系膜上动脉根部的周围。丛内主要含有腹腔神经节、肠系膜上神经节、主动脉肾神经节等。来自内脏大、小神经、腰交感干的上位椎旁神经节发出的纤维、膈神经分支和迷走神经腹腔支等共同构成(图 6-40)。**腹腔神经节** celiac ganglia 位于两肾上腺内侧,接受内脏大神经中的交感节前纤维,大部分纤维在此节换发节后纤维。由腹腔丛和腹腔神经节发出的纤维,与来自迷走神经腹腔支的副交感纤维进一步相互交织,再形成多个次级内脏神经丛,随腹主动脉的分支分布于各腹腔脏器。成对的丛有膈丛、肾丛、肾上腺丛等;不成对的丛主要有肠系膜上丛、腹主动脉丛、肠系膜下丛以及肝丛、脾丛、胰丛等。各副丛发出的分支则分别沿同名动脉分支到达各器官(表6-1)。

表 6-1　腹部脏器自主神经传入纤维的节段性分布

器官	经交感神经传入的脊髓节段	器官	经交感神经传入的脊髓节段
胃	胸 6、7、8、9	胰	胸8(左)
小肠及升结肠	胸9、10、腰1	肾	胸 10～腰 1
阑尾	胸 8、9、10、腰 1(右)	输尿管	胸 8、9～腰 2
肝及胆囊	胸 7、8～11		

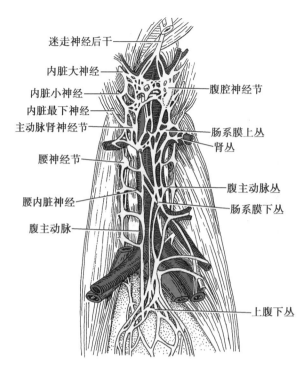

图 6-40　腹部的交感神经及神经丛

（二）腹腔神经节、腹腔丛及其阻滞定位

绝大多数腹腔丛阻滞用于癌性疼痛治疗,主要是胃或胰腺恶性肿痛的止痛(现在多在 X 线引导下进行)。

腹腔丛阻滞术见图 6-41。阻滞途径多在第 1 腰椎棘突旁 7~10cm,贴第 12 肋下缘进针,针体与正中矢状面成角 30°~45°。穿刺针将在 7~9cm 的深度触及第 1 腰椎体。如果触及骨面的位置较表浅,则有可能是碰到了横突。当确认第 1 腰体后,退针至皮下,增加针的角度,使针尖滑过椎体的外缘。在左侧(主动脉侧),一旦针尖滑过椎体外缘,继续进针 1.5~2.0cm 或直到通过针的传导确定主动脉搏动;在右侧,滑过椎体后可继续进针 2~3cm。因为腹腔丛与

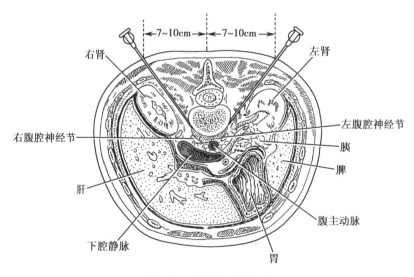

图 6-41　腹腔丛阻滞途径

主动脉关系密切,可能穿刺针会误入主动脉,但一般不会引发严重问题。注意阻滞时针尖勿入椎管内。实施腹腔手术若非全身麻醉,内脏神经可能阻滞不完全,因而操作中牵扯内脏极易引起疼痛和肌肉紧张。此时在直视下加用腹腔丛阻滞,常可收到良好效果。一般将胃推向左侧,在胃小弯附近透过小网膜触摸第 1 腰椎体,将腹主动脉、下腔静脉分别向左、右推,在前纵韧带前方注入药液,可使两侧腹腔神经节及内脏大、小神经完全阻滞。

八、腰　丛

（一）腰丛的组成、分支及分布

腰丛 lumbar plexus 由第 12 胸神经前支、第 1 ~ 4 腰神经前支构成(图 6-42),分支包括髂腹下神经、髂腹股沟神经、生殖股神经、股外侧皮神经、股神经和闭孔神经等,分布于髂腰肌、腰方肌、腹壁下缘与大腿前内侧的肌肉和皮肤、小腿与足内侧及大腿外侧的皮肤,以及生殖器等处。

腰丛位于腰大肌深面、腰椎横突的前方,该处称为腰大肌间隙(图 6-42)。间隙的前外侧壁即腰大肌,后壁为第 1 ~ 5 腰椎横突、横突间肌及横突间韧带,后外侧为腰方肌与部分腰大肌纤维,内侧是 1 ~ 5 腰椎椎体和椎间盘的外侧面及起于此面的腰大肌纤维,上界至第 12 肋,向下沿腰骶干与盆腔的骶前间隙相通。腰丛及股神经、闭孔神经、股外侧皮神经的起始部都在此间隙中。

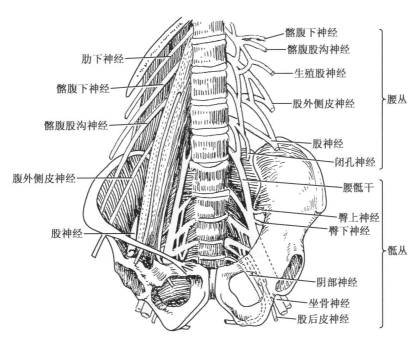

图 6-42　腰骶丛

（二）腰丛的阻滞定位

腰丛阻滞定位主要有腰大肌间隙法和腹股沟血管旁阻滞法。

1. **腰大肌间隙法**　经典的入路是在第 4 腰椎棘突下 3cm、后正中线外侧(阻滞侧)5cm 处垂直进针,触及第 5 腰椎横突(进针 4 ~ 6cm),稍退针从第 5 腰椎横突上缘滑过,出现落空感即进入腰大肌间隙(6 ~ 8cm),此时即可注药。亦可在两侧髂嵴最高点连线上方 1.5cm、后正中线外侧 4cm 处穿刺,触及第 4 腰椎横突后从该横突下缘下方向前进入腰大肌间隙。由于腰大肌间隙较广,腰丛分布也不很集中,所以腰丛阻滞需要较大的药物容量,临床用于下肢手术的麻醉和镇痛。

2. 腹股沟血管旁阻滞法 患者仰卧,下肢轻度外展,于腹股沟韧带下方、股动脉外侧 1cm 处穿刺,穿刺针以 45°角向头侧推进,两次突破感(穿过阔筋膜与髂筋膜)后出现异感回抽无血即可注药(图 6-42)。腹股沟区的腰丛神经阻滞现在多在 B 超和(或)神经刺激器引导下实行(图 6-43)。

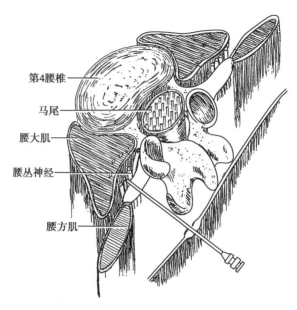

第4腰椎

马尾

腰大肌

腰丛神经

腰方肌

图 6-43 腰丛的位置及其阻滞途径

目前腰丛神经阻滞临床上主要采用超声引导、神经刺激仪验证等现代技术手段。横突、腰大肌是寻找腰丛神经的重要标志。当穿刺针穿过横突平面并到达腰大肌时,0.5mA 左右电流就可以引起腰丛所支配的股四头肌收缩,提示已到达腰丛神经附近,推注 20~30ml 局麻药物就可以扩散并阻滞股外侧皮神经、股神经和闭孔神经,联合阻滞骶丛或坐骨神经可以阻滞麻醉单侧的下肢。

解剖操作

一、摸认、确定腹壁标志与腹腔脏器体表投影

(一)摸认腹壁体表标志

参照本章相关内容,摸认剑突、肋弓、耻骨联合上缘、耻骨结节、髂前上棘、髂嵴、脐、半月线、腹股沟等体表标志。

(二)确定腹腔脏器体表投影

参照本章相关内容,确认肝、胃、脾、阑尾根部的体表投影。

二、模拟腰丛、腹腔丛神经阻滞及其技术要领

(一)模拟阻滞、穿刺术要点

1. **尸位** 侧卧位、屈腿，或俯卧位，学生站在尸体的后面。

2. **暴露穿刺部位** 在两髂嵴间画线，这条线的中点摸到的常常是第 4 腰椎棘突，在第 4 腰椎棘突下 3cm、后正中线外侧（阻滞侧）5cm 处做标记，此点为穿刺点。

3. **准备穿刺针与染料** 将一个 17～22G 的穿刺针与一个充满染料的注射器连接。

（二）模拟穿刺腰丛、腹腔丛

1. **穿刺定位腰丛**

（1）参照本章相关内容，以接近垂直或略微向内方向进针，进针 4～6cm 时常触及第 5 腰椎横突，稍退针，略向头侧进针，使针尖从第 5 腰椎横突上缘滑过，当针出现落空感即进入腰大肌间隙（6～8cm）。 注入适量染料。

（2）体会穿刺层次与手感。

（3）遵照解剖操作要求，进行剖查，认真观察、验证染料是否浸染腰丛。

2. **穿刺定位腹腔丛**

（1）参照本章相关内容，行穿刺定位。

（2）其余要求同穿刺定位腰丛。

三、解剖腹前外侧壁

（一）尸位

尸体仰卧。

（二）皮肤切口

1. 自剑突循前正中线向下绕脐两侧切至耻骨联合上缘。

2. 自耻骨联合上缘沿腹股沟向外侧切至腋后线的延长线。 剑突沿肋弓至腋后线的延长线切口已在解剖胸部时切开。 将皮片自前正中线向外侧剥离翻起，注意保留浅筋膜。

（三）解剖浅筋膜

1. **解剖浅血管** 在髂前上棘与耻骨结节连线中点稍下方寻找起于股动脉的旋髂浅动脉和腹壁浅动脉。 前者向外上分布于髂前上棘附近，后者向内上方走向脐区，两者外侧（1～2cm 范围内）分别有同名静脉伴行。 在脐周围可看到脐周静脉网。

2. **辨认浅筋膜的浅、深层** 平髂前上棘水平横切浅筋膜约 10cm（不可过深，避免切开腹外斜肌腱膜），分辨浅筋膜的浅、深层。 浅层富含脂肪，称为脂肪层（Camper 筋膜）；深层富有弹性纤维，较致密，呈薄膜状，称为膜样层（Scarpa 筋膜）。 用手指或刀柄分离、探查膜性层深侧的间隙，并慢慢向内侧、下方推进，体会膜样层愈着与延续情况。

3. **解剖肋间神经的皮支** 参考教材部分。

观察以上结构后，切除全部浅筋膜，显露腹壁肌层（尽可能保留神经和血管的分支）。当清理耻骨结节附近的浅筋膜时，注意不要破坏腹股沟管浅环和由浅环穿出的髂腹股沟神经终支、精索或子宫圆韧带（此处可暂不细剖）。

（四）解剖三层扁肌和肋间神经、肋间后血管

在腹前外侧壁，按层切开，作各层结构的"开窗"观察（参考教材部分）。

（五）解剖腹直肌与腹直肌鞘

1. **解剖腹直肌鞘前层** 沿一侧腹直肌鞘前层的中线自上而下作纵行切口，自此切口的上、下两端再横行切开此鞘前层，并向两侧翻转。 鞘的前层与腹直肌腱划紧密结合，该处须用刀尖仔细分离。

2. **解剖腹直肌及其血管、神经** 翻开腹直肌鞘前层，观察该肌起、止情况和肌纤维走

向后，用刀柄或手指游离腹直肌内、外侧缘与后方。　提起该肌，可见第 7～11 肋间神经、肋下神经及其伴行的肋间后血管自外侧向内侧穿入腹直肌鞘，分支入腹直肌。　在腹直肌的后面，找出自上而下走行的腹壁上血管，在脐以下、弓状线附近，找出腹壁下血管进入腹直肌鞘处（如不易观察，可平脐处切断腹直肌，向上、下翻起），注意腹壁上、下动脉是否有肌外吻合。

3. **观察腹直肌鞘后层结构**　将腹直肌拉向外侧（或平脐横断腹直肌并翻向上、下方），观察腹直肌鞘后层，可见其外侧与腹直肌鞘前层结合形成的半月线，在半月线内侧 1cm 附近找出穿过腹直肌鞘后层进入腹直肌外后缘的下 5 对肋间神经、肋下神经和肋间后血管。　在脐下 4～5cm 附近辨认腹直肌鞘后层的游离下缘——弓状线，该线以下，腹直肌鞘后层缺失，腹直肌深面直接与腹横筋膜相贴。　腹壁下动脉在腹直肌鞘下端向上进入腹直肌鞘，分支分布腹直肌。

（六）解剖腹股沟区

1. **解剖腹外斜肌腱膜与腹股沟韧带**　先修洁腹外斜肌腱膜表面的筋膜，观察腱膜纤维走向。　在髂前上棘与耻骨结节之间，寻认腹外斜肌腱膜下缘向后上返折增厚形成的腹股沟韧带。

2. **解剖腹股沟管浅环**　在耻骨结节外上方清理出腹股沟管浅环。　用刀柄钝性分离、显露浅环内、外侧脚及脚间纤维、反转韧带。　腹外斜肌腱膜在浅环延续为精索外筋膜。

3. **解剖腹内斜肌与腹横肌的下部**　从腹前外侧壁腹外斜肌的下横切口的内侧端开始，切开腹外斜肌腱膜至耻骨联合，注意保留浅环的内侧脚。　向下外翻开腹外斜肌腱膜。　修洁腹内斜肌表面的筋膜。　在精索上方找出其下缘的纤维与腹横肌下缘的纤维，见其均呈弓状，跨过精索（或子宫圆韧带）的上方走向其内后方。　提起精索（或子宫圆韧带），在腹股沟管后壁内侧份观察两肌在腹直肌外侧缘附近呈腱性融合，构成腹股沟镰，再经精索后方，向下行走，止于耻骨梳内侧份。　两肌下缘的部分纤维沿精索向下延伸，构成菲薄的提睾肌。

约在髂前上棘内侧 2.5cm 处于腹内斜肌表面找出髂腹下神经，并修洁至其穿出腹外斜肌腱膜处。　在精索前上方找出髂腹股沟神经，它随精索穿出腹股沟管浅环。

4. **解剖腹横筋膜**　沿附着点切开腹内斜肌起始部并向上翻起，用手指将精索（或子宫圆韧带）游离并提起，观察腹横筋膜。　约在腹股沟韧带中点的上方一横指处，腹横筋膜包绕精索呈漏斗状向外突出，形成精索内筋，腹横筋膜围绕精索形成的环口即是腹股沟管深环。

5. **观察腹股沟管及其内容**　提起精索（或子宫圆韧带），以其为标志，辨认腹股沟管即为精索（或子宫圆韧带）所占的部位。　观察腹股沟管的前、后、上、下四壁及浅、深环两口。

在男性标本上，切开精索的被膜，检查精索的主要内容物。　其中输精管壁厚而腔细，质较坚韧，可用拇、示两指捻认，注意与其他结构相区别。　在女性标本上，观察子宫圆韧带的走行及出腹股沟管深环后分散附着的部位。

6. **观察腹股沟三角**　检查腹壁下动脉、腹直肌外侧缘和腹股沟韧带内侧半围成的三角形区域即腹股沟三角。　此三角的内侧区正对腹股沟管浅环。

四、剖查腹膜与腹膜腔

（一）尸位和切口

腹壁切口：①沿两侧腋中线的胸壁切口向下剪开腹壁肌层、腹膜下筋膜和腹膜直至髂峭，再循髂嵴上缘切至髂前上棘；②在膈神经连于膈处的前方 0.5cm 冠状位切开膈；③在近膈处切断肝镰状韧带，在近脐处切断肝圆韧带。　将腹前壁连同胸前壁一同向下翻，显露腹膜腔。

（二）观察上腹部

上腹部有肝、胃、十二指肠、胰、脾等器官。　分别观察各器官的位置与毗邻及其腹膜被覆的情况。

（三）观察中、下腹部

中、下腹部有空肠、回肠、盲肠、阑尾及结肠等器官。　观察各器官的位置与毗邻及其腹膜被覆的情况。

（四）观察骨盆腔

观察盆腔内的膀胱、直肠及女性的子宫、输卵管、卵巢等脏器的位置、毗邻及其腹膜被覆的情况。　探查直肠膀胱陷凹（男）与直肠子宫陷凹（女）等。

（五）观察网膜、网膜孔及网膜囊

将肝向上方推，用右手触摸连于肝门与胃小弯、十二指肠上部之间的小网膜。　大网膜连于胃大弯和十二指肠起始部与横结肠之间，形似围裙覆盖于横结肠与空、回肠前方。　提起大网膜，沿胃大弯下方 1～2cm 处切开一段胃结肠韧带（勿损伤沿胃大弯走行的胃网膜左、右动脉等），将右手伸入该切口（即进入网膜囊内），手在囊内向各方触摸网膜囊的前、后、上、下壁，以及左、右侧界。　网膜孔位于肝十二指肠韧带的后方，用左手示指贴肝十二指肠韧带后方向左可伸入网膜孔内，探查网膜孔的境界。　由胃大弯下方切口伸入网膜囊的右手指可与伸入网膜孔内的左手指相会合。

（六）观察系膜

提起小肠和肠系膜，观察肠系膜根的位置与走向。　提起横结肠，可观察到横结肠系膜及其内的中结肠动脉。　在左髂窝提起乙状结肠，观察乙状结肠系膜根附着处。　在右髂窝处先找到盲肠，阑尾根部附于盲肠后内侧壁，远端游离。　提起阑尾，可见三角形的阑尾系膜，在系膜游离缘处观察阑尾血管。

（七）观察结肠上区及有关韧带

结肠上区（膈下间隙）位于膈与横结肠及其系膜之间，其又被肝分为肝上间隙与肝下间隙。

将膈向上翻，用手触摸附于肝膈面纵向走行的镰状韧带及位于其游离缘内的肝圆韧带，以及呈横向走行的冠状韧带和左、右三角韧带。　在肝下方可见小网膜，将胃牵拉向右侧，可用手触摸连于胃底与脾门之间的胃脾韧带，于脾门与左肾前面之间可摸到脾肾韧带，提起横结肠并向上翻，可见位于空肠起点左侧与横结肠系膜根之间的由腹膜形成的皱襞，称为十二指肠悬韧带，其内包有十二指肠悬肌。

将膈再向上翻，用右手伸入位于镰状韧带与右冠状韧带之间的间隙内，此间隙称为右肝上间隙。　再将手伸入镰状韧带左侧，位于左冠状韧带与镰状韧带之间的间隙称为左肝上间隙。　将肝向上翻，触摸位于小网膜右侧、肝右叶下方的右肝下间隙（肝肾隐窝）以及位于小网膜前方的左肝下前间隙和位于小网膜后方的左肝下后间隙。　膈下腹膜外间隙存在于肝裸区与膈之间，可用离体肝观察。

（八）观察结肠下区

探查肠系膜根左、右侧的左、右肠系膜窦及升、降结肠外侧的升、降结肠旁沟，注意它们的位置、连通及抵止情况。

将横结肠重新向上翻起，找到十二指肠空肠曲，在十二指肠空肠曲和腹主动脉左侧的腹膜皱襞间，可见十二指肠上、下隐窝。 在盲肠后方可见盲肠后隐窝。 在乙状结肠系膜根部左侧与腹后壁腹膜之间的隐窝，称乙状结肠间隐窝。

（九）观察腹前外侧壁的壁腹膜

壁腹膜向上延续于膈下的腹膜，向下延续于骨盆腔的腹膜。 在脐平面以下，腹前外侧壁的腹膜形成 5 条皱襞和 3 对浅窝，分别是脐正中襞、左右脐内侧襞、左右脐外侧襞及腹股沟内、外侧窝、膀胱上窝。 观察上述结构的位置与形成。

五、解剖腹腔脏器

（一）解剖胃的血管、淋巴结与神经

尽量将肝前缘向上翻，显露小网膜。 如显露困难，可在老师指导下，在肝圆韧带左侧、第一肝门前方切除部分肝左叶。 沿胃小弯中部切开小网膜，寻找并修洁胃左、右动、静脉及其分、属支，并追踪至动脉的发起处与静脉的回流处。 注意沿胃左、右血管分布的胃左、右淋巴结。 观察胃左、右动脉的吻合情况。 在胃大弯的下方，解剖、修洁胃网膜左、右动、静脉及其吻合支。 可见二动脉均有分布于胃前、后壁的胃支与分布于大网膜的网膜支。 追踪各血管的发起或回流处。 注意沿血管下方排列的胃网膜左、右淋巴结。 再修洁由脾动脉或其脾支发出的胃短动脉（3~5 条），经胃脾韧带分布于胃底。

在食管腹部中线附近、浆膜的深面，寻找迷走神经前干及其贲门支、肝支、胃前支和"鸦爪支"。 在食管腹部右后方、浆膜的深面，寻找迷走神经后干及其腹腔支、胃后支、"鸦爪支"。 将胃向上翻起，观察构成"胃床"的诸结构。

（二）解剖腹腔干

进一步剖开小网膜，从贲门处继续解剖胃左动脉至网膜囊后壁，并追寻其起自腹腔干为止。 可见腹腔干在膈主动脉裂孔稍下方起于腹主动脉，迅即分为胃左动脉（向左上走行）、肝总动脉（沿胰头向右前方行）、脾动脉（沿胰上缘向左行）。

（三）解剖肝总动脉、脾动脉

将胃向上翻，暴露网膜囊后壁，沿胰头上缘找到发自腹腔干、向右前方走行的肝总动脉及其分支肝固有动脉与胃十二指肠动脉。 肝固有动脉行于肝十二指肠韧带内，验证该韧带游离缘中肝固有动脉、胆总管及肝门静脉的排列。 修洁肝固有动脉至其分为左、右支处。 修洁胃十二指肠动脉至幽门下缘处分为胃网膜右动脉与胰十二指肠上动脉，后者行于胰头与十二指肠降部之间。

修洁起于腹腔干、向左走行的脾动脉。 可见此动脉循胰上缘向左行。 注意该动脉向下发出的胰支（找出 2~3 支即可）。 追踪脾动脉至脾门附近，可见其发出若干条脾支入脾和发出的胃网膜左动脉、胃短动脉。

（四）解剖肝外胆道

从肝的胆囊窝中将胆囊稍加分离，辨认胆囊的底、体、颈，及各部的形态。 确认胆囊三角的构成，在胆囊三角内寻找胆囊动脉，追寻其发起部位。 沿肝十二指肠韧带右缘向下修洁胆总管，继经十二指肠上部的后方至胰与十二指肠降部的后方下行。 再循胆总管向上修洁肝总管及肝左、右管。

（五）解剖肝门静脉

将胰头和胰体向下翻转，修洁伴行于脾动脉下方的脾静脉，注意由下方注入脾静脉的肠系膜下静脉。 继续向右修洁脾静脉，可见其在胰颈后方与肠系膜上静脉汇合成肝门静脉。循肝十二指肠韧带向上修洁肝门静脉至肝门，见其分为左、右支入肝。

（六）解剖胰与十二指肠

辨认胰的各部。 剖开胰体前面部分胰组织，寻找与胰长轴平行的白色细管，即胰管。其在十二指肠降部左后壁与胆总管汇合形成肝胰壶腹开口于十二指肠大乳头。

观察十二指肠各部形态及位置。 将横结肠向上翻，仔细确认并观察由十二指肠空肠曲连至膈右脚的十二指肠悬肌。

切开十二指肠降部的前壁，观察十二指肠内部结构，可见其内除有很多环状襞外，尚有一纵襞，为十二指肠纵襞，纵襞下端的突起为十二指肠大乳头，是肝胰壶腹的开口处。

（七）解剖脾

用右手摸认脾的四周，注意其上缘的脾切迹。 观察脾的毗邻。 修洁出入脾门的结构，如脾动脉、脾静脉和神经等。

（八）解剖空肠、回肠、大肠及肠系膜上、下血管等

1. 将大网膜与横结肠向上翻，将小肠襻推向右侧，从近至远依次观察空、回肠位置和形态。 然后将空、回肠翻向左下方，平展肠系膜，仔细观察走行于肠系膜两层之间的肠动脉分支吻合成一系列动脉弓，以及从末级弓发出的直动脉分布于肠壁的情况。

2. 在胰下缘切开壁腹膜4～5cm，寻找肠系膜上动、静脉主干，并将胰略提起，向上追踪两者根部。

3. 沿肠系膜根右侧小心切开肠系膜的右层，将其成整片翻向小肠系膜缘，并沿小肠系膜缘将肠系膜的右层切断剥除，暴露肠系膜上动脉和静脉各级分、属支，可见动脉在静脉的左侧。 确认从肠系膜上动脉左侧发出的12～18条空、回肠动脉及其形成动脉弓。

4. 剥除横结肠系膜的后层及肠系膜根右侧至升结肠之间的壁腹膜，从上向下依次修洁自肠系膜上动脉右侧壁发出的各分支。 注意各动脉之间的吻合情况。 沿盲肠前结肠带找到阑尾，在阑尾系膜近游离缘处找出阑尾动脉，向上追踪发自回结肠动脉处。 在十二指肠下部和头之间，找到胰十二指肠下动脉，追踪其分为前、后支处即可。 同时一并修洁上述各动脉的伴行静脉。

5. 将空、回肠推向右上，乙状结肠拉向左下，透过腹膜可见一圆条状隆起，为肠系膜下动脉主干。 再沿该动脉主干向上修洁至十二指肠下部后方，可见其起自腹主动脉。 追踪其发出的各分支。 观察并追踪各分支之间的吻合。

6. 在修洁肠系膜上、下动脉的各级分支时，可见其周围有许多淋巴结，计有沿空、回肠血管排列的肠系膜淋巴结，沿右结肠和中结肠血管排列的右结肠和中结肠淋巴结，沿左结肠和乙状结肠血管排列的左结肠和乙状结肠淋巴结，以及肠系膜上、下动脉根部的肠系膜上、下淋巴结等。

7. 将空、回肠复位，再将腹前外侧壁下部各层结构一并放回原位。

六、剖查腹膜后隙

（一）解剖腹主动脉及下腔静脉

剔除腹后壁残存的壁腹膜，即可暴露腹膜后隙。 观察腹主动脉和下腔静脉的起止、走行。 细心修洁腹腔干和肠系膜上、下动脉的根部，并追踪、修洁腹主动脉的成对脏支和壁支及其伴行的静脉等，及诸静脉注入下腔静脉的部位，比较左、右睾丸静脉（卵巢静脉）间、左、右肾静脉间有何差异。

（二）解剖腹腔丛、腰交感干等

在腹腔干与肠系膜上动脉根部周围仔细清理腹腔神经丛，在腹腔干根部的左、右侧寻找

左、右腹腔神经节（右侧者在下腔静脉的深面），此神经节质韧而硬，借此可与淋巴结相区别。 内脏大神经由胸腔穿膈连于腹腔神经节。 寻找肠系膜上、下动脉根部的肠系膜上、下丛，及腹腔丛沿腹主动脉表面下延的腹主动脉丛。 在腰大肌内侧缘寻找沿脊柱两侧纵行的腰交感干，每侧腰交感干上有 3~4 个膨大的交感干神经节，观察从神经节上发出的腰内脏神经走向腹主动脉丛。 腰交感干向下经髂总动、静脉深面进入盆腔。

（三）解剖肾与输尿管

观察肾筋膜的前层后，近肾内侧缘处纵切肾筋膜，用刀柄插入切口，探查肾筋膜前、后层在上方和外侧互相愈着的情况。 切除肾筋膜前层，暴露肾脂肪囊，可见其在肾后面及边缘较厚。 清除脂肪囊，暴露肾与肾上腺。 肾表面包裹有肾纤维囊，在正常肾，此囊易与肾实质剥离。 在肾的内侧缘找到肾门，修洁出入肾门的主要结构，注意其排列关系。 将肾后方的脂肪囊、肾筋膜剥除，观察肾后方的毗邻。 可在该处膈上开一小窗，从胸腔伸一手指通过小窗验证肾上极与肋膈隐窝的毗邻关系。

肾盂出肾门下行至肾下极水平移行为输尿管。 向下追踪输尿管至盆腔上口，注意输尿管的行程位置及狭窄部位。

（四）解剖腰丛

腰丛位于腰大肌的深面。 细心剥离腰大肌的起点并向下翻，暴露腰丛，辨认腰丛的构成及其发出的各分支。 计有髂腹下神经、髂腹股沟神经、生殖股神经、股外侧皮神经与股神经、闭孔神经。

（李昌琪　唐朝辉）

第一节 概　　述

盆部 pelvis 及 **会阴** perineum 位于躯干的下部。盆部以骨性骨盆为基础,上承腹部和腰部,下连臀部和股部。盆部主要包括骨盆、盆壁、盆膈和骨盆腔内脏器等。消化、泌尿和生殖系统的器官位于盆腔内。会阴是指盆膈以下封闭骨盆下口的全部软组织。

一、境界与分区

盆部的前面以耻骨联合上缘、耻骨结节、腹股沟和髂嵴前份的连线与腹部分界;后面以髂嵴后份和髂后上棘至尾骨尖的连线与腰区及骶尾区分界。会阴的外侧与股部相连,会阴可分为肛区和尿生殖区,其边界与骨盆下口一致。

二、体 表 标 志

(一) 盆部的体表标志

有 **髂嵴** iliac crest、**髂结节** tubercle of iliac crest、**髂前上棘** anterior superior iliac spine、**髂前下棘** anterior inferior iliac spine、**髂后上棘** posterior superior iliac spine、**髂后下棘** posterior inferior iliac spine、**耻骨结节** pubic tubercle 和耻骨联合上缘等。两侧髂嵴最高点连线平第 4 腰椎棘突,不仅可作为腰穿定位的标志,还可作为计数腰椎的标志。两髂后上棘连线平对第 2 骶椎中部,为蛛网膜下隙下端平面的标志。

(二) 会阴部的体表标志

有 **耻骨弓** pubic arch、**坐骨结节** ischial tuberosity 及 **尾骨尖** coccygeal apex,它们是产科常用的骨性标志。

第二节 盆　　部

一、骨盆、盆壁和盆膈

(一) 骨盆

骨盆由两侧的髋骨、后方的骶骨和尾骨,借助骨连接围成。骶骨岬、弓状线、耻骨梳、耻骨结节、耻骨嵴和耻骨联合上缘共同连成一环状的 **界线** terminal line,又称 **骨盆上口** superior pelvic aperture。它将骨盆分为前上方的**大骨盆** greater pelvis 和后下方的**小骨盆** lesser pelvis。大骨盆又称假骨盆，属腹部。小骨盆又称真骨盆，其下界为**骨盆下口** inferior pelvic aperture，即会阴的菱形周界。

骨盆构成盆部的支架，盆壁肌与盆底肌及其筋膜附着其上，共同围成盆腔。盆壁可分为前壁、后壁及外侧壁，各壁向下移行于盆底。骨性盆壁前壁较短，为耻骨联合内面及其邻近的耻骨部分；后壁为凹陷的骶、尾骨前面；两侧壁为髂骨、坐骨、骶结节韧带及骶棘韧带。后两条韧带与坐骨大、小切迹围成坐骨大、小孔。盆壁前外侧有闭孔，其周缘附着一层结缔组织膜，仅前上方留有一斜行前内下的管状裂隙，称闭膜管。

（二）盆壁肌

覆盖骨性盆壁内面的肌主要有**闭孔内肌** obturator internus 及**梨状肌** piriformis muscle。闭孔内肌位于盆侧壁的前份，肌束汇集成腱，绕坐骨小切迹出坐骨小孔至股骨转子窝。该肌及其筋膜的上缘参与形成**闭膜管** obturator canal。梨状肌自盆腔经坐骨大孔穿出至臀部，止于股骨大转子。在该肌上、下缘与坐骨大孔上、下缘之间的空隙分别称为梨状肌上孔和梨状肌下孔，有神经血管出盆腔。

（三）盆膈与盆底肌

盆膈 pelvic diaphragm 又称**盆底**，由肛提肌、尾骨肌及覆盖于两肌上、下面的**盆膈上筋膜** superior fascia of pelvic diaphragm 和**盆膈下筋膜** inferior fascia of pelvic diaphragm 所构成（图7-1）。盆膈封闭骨盆下口大部分，将骨盆腔和会阴分开。盆膈前份有**盆膈裂孔** hiatus of pelvic diaphragm，在男性孔内有尿道通过；在女性则有尿道和阴道通过。盆膈后部有肛管通过。盆膈具有支持和固定盆内脏器的作用，并与腹压、排便和分娩有密切关系。

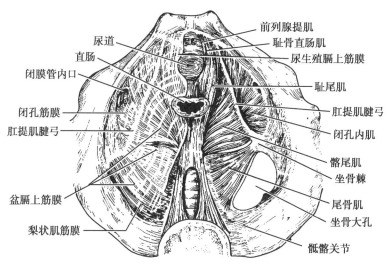

图7-1　盆底肌及筋膜

1. **肛提肌** levator ani　扁而薄，呈四边形，左、右联合成漏斗状，按其纤维起止及排列，可分为四部分。

（1）**前列腺提肌** musculi levator prostatae（女性为**耻骨阴道肌**）：居内侧，起自耻骨盆面和肛提肌腱弓的前份，经前列腺两侧，止于会阴中心腱，有悬吊固定前列腺的作用。在女性此肌的肌纤维沿尿道和阴道侧行，与尿道壁及阴道壁肌层交织，可牵引阴道后壁向前，协同阴道括约肌使阴道口缩小。

（2）**耻骨直肠肌** puborectalis：居中间，起自耻骨盆面和肛提肌腱弓的前份，肌纤维向后行经前列腺（女性经阴道）侧面、直肠与肛管交界处两侧，止于肛管侧壁、后壁及会阴中心腱。在直肠与肛管移行处，两侧肌束构成 U 形襻，是肛直肠环的主要组成部分。施行肛瘘的手术时，如切断肛直肠环可导致大便失禁。

（3）**耻尾肌** musculus pubococcygeus：居外侧，起自耻骨盆面和肛提肌腱弓中份，止于骶、尾骨尖和侧缘及肛尾韧带。

（4）**髂尾肌** musculus iliococcygeus：居外侧，起自肛提肌腱弓的后份和坐骨棘盆面，止于尾骨侧缘及肛尾韧带。

2. **尾骨肌** coccygeus　位于肛提肌的后方，紧贴骶棘韧带的上面，起自坐骨棘，止于尾骨及骶骨侧缘。此肌与肛提肌共同封闭骨盆下口。

（四）盆筋膜

盆筋膜 pelvic fascia 是腹内筋膜的直接延续，可分盆壁筋膜、盆脏筋膜和盆膈筋膜 3 部分（图 7-2、7-3）。

1. **盆壁筋膜** parietal pelvic fascia　被覆于骨盆前、侧、后壁的内面。从耻骨联合后面至坐骨棘间连线的筋膜呈线性增厚形成**盆筋膜腱弓** tendinous arch of pelvic fascia（或称**肛提肌腱弓**），为肛提肌及盆膈上、下筋膜的附着处。盆壁筋膜按其不同部位有不同名称，被覆于闭

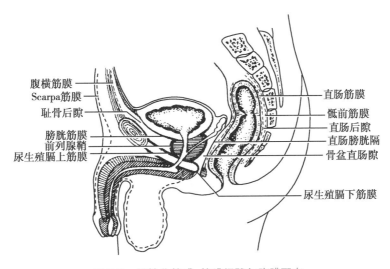

图 7-2　男性盆筋膜、筋膜间隙与腹膜配布

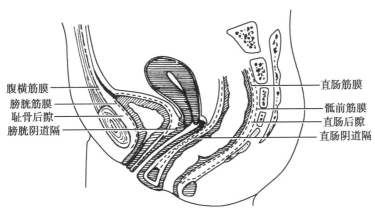

图 7-3　女性盆筋膜、筋膜间隙与腹膜配布

孔内肌和梨状肌内面的,分别称**闭孔筋膜**fascia obturatoria 和**梨状肌筋膜**,被覆于骶骨前面的称**骶前筋膜**anterior sacral fascia。骶前筋膜与骶骨之间含有丰富的静脉丛,直肠切除时,应在直肠筋膜鞘与骶前筋膜之间进行,而不应将骶前筋膜从骶骨前面剥离,否则极易撕破骶前静脉丛,引起难以控制的出血。

2. **盆脏筋膜**visceral pelvic fascia　是包绕盆腔各脏器周围的结缔组织,为盆膈上筋膜向脏器表面的延续,并在脏器周围形成一些筋膜鞘、筋膜隔和韧带等,有支持、固定脏器位置的作用。

盆脏筋膜增厚形成韧带,在男性主要有耻骨前列腺韧带、膀胱外侧韧带,在女性主要有耻骨膀胱韧带、子宫主韧带、子宫骶韧带等。这些韧带起维持脏器位置的作用,有些韧带内含分布至脏器的血管、淋巴管与神经。

盆脏筋膜向下与盆膈上筋膜移行,在男性于直肠与膀胱、前列腺、精囊之间形成**直肠膀胱隔**rectovesical septum,在女性于直肠与阴道之间形成**直肠阴道隔**rectovaginal septum。此外,盆脏筋膜还伸入阴道与膀胱、尿道之间,分别形成**膀胱阴道隔**vesicovaginal septum 及**尿道阴道隔**urethrovaginal septum。

3. **盆膈筋膜**　盆膈上筋膜覆盖肛提肌和尾骨肌的上表面,前方和两侧附着于肛提肌腱弓,后方与梨状肌筋膜和骶前筋膜相延续。盆膈下筋膜贴于肛提肌和尾骨肌的下表面,前端附着于肛提肌腱弓,后端与肛门括约肌的筋膜融合,构成坐骨直肠窝的内侧壁。两筋膜与盆膈肌共同构成盆膈。

(五) 盆筋膜间隙

盆壁、脏筋膜与覆盖盆腔的腹膜之间的疏松结缔组织,构成潜在的盆筋膜间隙。这些筋膜间隙有利于手术时分离脏器。浓血和渗液等也易在间隙内聚集。具有重要临床意义的间隙有:

1. **耻骨后隙**retropubic space(或称 Retzius 隙、**膀胱前隙**)位于耻骨与膀胱之间。前界为耻骨联合、耻骨上支及闭孔内肌筋膜;后界在男性为膀胱和前列腺,在女性为膀胱;两侧界为脐内侧韧带;上界为壁腹膜返折部;下界在男性为盆膈和耻骨前列腺韧带(连接前列腺至耻骨联合下缘);在女性为盆膈和耻骨膀胱韧带(连接膀胱颈至耻骨联合下缘)。在耻骨骨折、膀胱前壁或尿道前列腺部损伤时,此间隙内可形成血肿,或有尿外渗等,可做耻骨上切口,在腹膜外进行处理。在妊娠妇女,可切开此间隙达子宫下段,以完成腹膜外剖宫产。

2. **骨盆直肠隙**pelvirectal space(又称**直肠旁隙**)　位于盆底腹膜与盆膈之间,在直肠周围,借直肠侧韧带分为前外侧部与后部。此间隙宽大并充满结缔组织。此间隙若有积液,可用直肠指检在直肠壶腹下部两侧触及。引流如不及时,脓液可沿分布于脏器的血管神经束蔓延至脏器周围的间隙。

3. **直肠后隙**retrorectal space　位于直肠筋膜与骶前筋膜之间,又称**骶前间隙**。前界为直肠筋膜鞘,后界为骶前筋膜,两侧借直肠侧韧带与骨盆直肠隙相隔,上界为盆腹膜在骶骨前面的返折部,下界为盆膈。直肠后隙的炎症或积脓,向上可沿腹膜后隙蔓延。临床做腹膜后隙空气造影,也通过此隙进行。

二、盆部的血管、淋巴和神经

(一) 髂总血管

髂总动脉common iliac artery 腹主动脉平第 4 腰椎下缘高度分为左、右髂总动脉,沿腰大肌内侧向外下方斜行,至骶髂关节的前方分为髂内动脉和髂外动脉(图7-4)。髂总动脉的后内方有**髂总静脉**common iliac vein,左、右髂总静脉在腹主动脉分叉处的右侧偏下处汇合成**下腔静脉**。

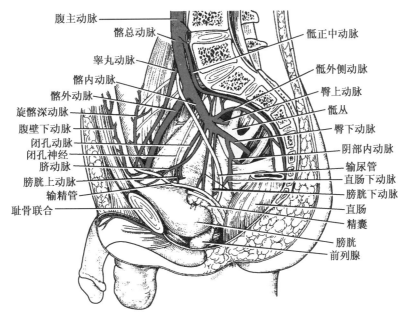

图7-4　盆部的动脉

(二) 髂外血管

髂外动脉external iliac artery 循腰大肌内侧缘下降,经腹股沟韧带中点深面至股前部移行为股动脉。右髂外动脉起始部的前方有输尿管跨过,在男性右髂外动脉外侧有睾丸动、静脉和生殖股神经与之伴行,其末段的前方有输精管跨过。在女性,髂外动脉起始部的前方有卵巢动、静脉跨过,其末段的前上方有子宫圆韧带跨过。髂外动脉在靠近腹股沟韧带处发出腹壁下动脉和旋髂深动脉(图7-4)。**髂外静脉**external iliac vein 伴行于同名动脉的内侧。

髂总动脉及髂外动脉的体表投影　从髂前上棘与耻骨联合连线的中点画线至脐下 2cm 处,此线的上 1/3 段为髂总动脉的投影;下 2/3 段为髂外动脉的投影;上、中 1/3 交界处即为髂内动脉起点。

(三) 髂内动脉

髂内动脉internal iliac artery 长约4cm,斜向内下至小骨盆。髂内动脉前方有输尿管跨过,后面有腰骶干,内侧有髂内静脉,稍下有闭孔神经。主干到达梨状肌上缘分为前、后两干,后干的分支都是壁支,前干的分支有壁支和脏支(图7-4)。

1. 壁支

(1) **髂腰动脉**iliolumbar artery:发自髂内动脉起始处,向后上行,分布于髂腰肌、腰方肌、髂骨、马尾和脊髓被膜等。

(2) **骶外侧动脉**lateral sacral artery:发自髂内动脉后干,沿骶前孔的内侧下降,分布于梨状肌、肛提肌和骶管内各结构。

(3) **臀上动脉**superior gluteal artery:为髂内动脉后干的直接延续,穿经第1、2骶神经或腰骶干与第1骶神经之间出梨状肌上孔到臀部,分布于臀肌和髋关节。

(4) **臀下动脉**inferior gluteal artery:发自髂内动脉前干,穿经第2、3骶神经之间,出梨状肌下孔到臀部,分布于臀部和股后部。

（5）**闭孔动脉**obturator artery：发自髂内动脉前干,沿骨盆侧壁行向前下方,有同名静脉和神经与之伴行。该动脉经闭膜管出盆腔至股部,分为前、后两终支,分布于股内收肌群和髋关节。

2. **脏支** 包括膀胱上动脉、膀胱下动脉、直肠下动脉、子宫动脉、阴部内动脉等（详见盆内脏器和会阴部）。

此外,还有发自腹主动脉末端后壁的骶正中动脉,沿腰椎和骶、尾骨前面下降入盆,分支主要到盆后壁及骶管。

（四）髂内静脉

髂内静脉internal iliac vein 位于盆腔侧壁髂内动脉的后内方,其属支可分为壁支和脏支,与髂内动脉同名分支伴行,收集盆部、臀部和会阴部的静脉血。盆内脏器的容积变化较大,故盆内脏器周围的静脉广泛吻合形成许多静脉丛。除膀胱静脉丛、直肠静脉丛外,在男性有前列腺静脉丛,女性有子宫静脉丛、阴道静脉丛、卵巢静脉丛等。绝大多数的静脉注入髂内静脉（图7-5）,而直肠下静脉和肛静脉在直肠下部与肝门静脉系的属支——直肠上静脉吻合。

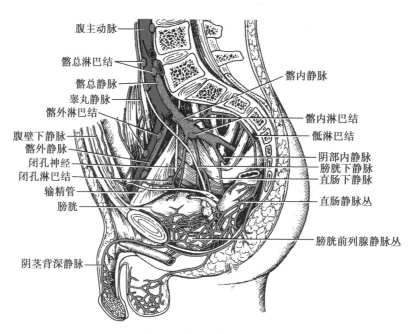

图7-5 盆部的静脉与淋巴

（五）盆部的淋巴管和淋巴结

盆部的淋巴结（图7-5）一般沿血管排列,主要的淋巴结有:

1. **髂内淋巴结**internal iliac lymph nodes 沿髂内动脉及其分支,髂内静脉及其属支排列,收纳大部分盆壁、盆腔内脏器、会阴、臀部等处的淋巴,其输出管汇入髂总淋巴结。

2. **骶淋巴结**sacral lymph nodes 沿骶正中血管、骶外侧血管排列,收纳盆后壁、直肠、前列腺或子宫的淋巴,其输出管注入髂内或髂总淋巴结。

3. **髂外淋巴结**external iliac lymph nodes 沿髂外血管排列,收纳腹股沟浅、深淋巴结的输出管,以及腹前壁下部和部分盆腔内脏器的淋巴,其输出管汇入髂总淋巴结。

4. **髂总淋巴结**common iliac lymph nodes 沿髂总血管周围排列,通过收纳髂内、髂外、骶淋巴结的输出管,收集下肢、盆壁、盆腔脏器及腹壁下部的淋巴,其输出管分别注入左、右腰淋巴结。

（六） 盆部的神经

盆部的神经一部分来自腰、骶神经,另一部分来自内脏神经。腰丛的**闭孔神经** obturator nerve 沿盆侧壁经闭膜管至股部。**骶丛** sacral plexus 由腰骶干以及全部骶神经和尾神经的前支组成(图 7-6)。骶丛位于盆腔内,在骶骨及梨状肌前面,髂内动脉的后方,其分支分别穿梨状肌上、下孔分布于盆壁(包括臀部)、会阴和下肢。盆部肿瘤可能压迫骶丛引起下肢痛,妇女妊娠期子宫内的胎头也可能压迫骶丛引起下肢痛。

盆部的内脏神经有:

1. 盆交感干 pelvic sympathetic trunk 由腰交感干下延而来,位于骶骨前面,骶前孔内侧。盆交感干上有 2～3 对**骶交感干神经节** sacral ganglia 和左、右交感干末端会合形成的一个**奇神经节** ganglion impar,节后纤维参与构成盆丛(下腹下丛)。

2. 盆内脏神经 pelvic splanchnic nerve 节前纤维起自脊髓骶部第 2～4 节段的副交

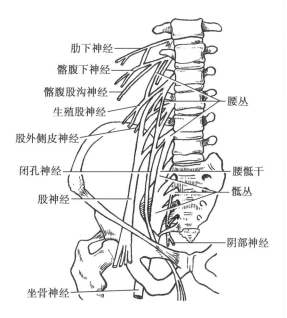

图 7-6　腰、骶丛组成模式图

感核,随骶神经前支出骶前孔,离开骶神经前支形成盆内脏神经,加入下腹下丛,随下腹下丛分支到盆部脏器附近或脏器内的副交感神经节交换神经元,节后纤维支配结肠左区以下的消化管、盆腔脏器及外阴等。

3. 腹下丛 hypogastric plexus 腹下丛可分为上腹下丛和下腹下丛。**上腹下丛（又称骶前神经）**位于第 5 腰椎及第 1 骶椎上部的前方,两髂总动脉之间。是腹主动脉丛向下的延续部分,此丛分出左、右**腹下神经** hypogastric nerve,分别连接左、右下腹下丛。**下腹下丛（即盆丛）**位于直肠两侧,接受由上腹下丛、骶交感神经节发出的节后纤维及由盆内脏神经来的副交感节前纤维。其分支伴髂内动脉的分支走行,再围绕盆腔器官形成直肠丛、膀胱丛、前列腺丛、子宫阴道丛等,并随动脉分支分布于盆腔各脏器(图 7-7)。副交感节前纤维至盆部脏器旁或壁内的副交感神经节换发节后纤维,分布于相应的脏器。

盆腔内肿瘤、妊娠子宫的压迫、子宫颈癌广泛清除术时,可能引起神经的损伤。

（七） 盆部神经的阻滞定位

1. 骶丛的阻滞定位 是将穿刺针经第 1～4 骶后孔穿至相应骶前孔处注药,使麻醉药沿骶骨前面扩散阻滞骶丛。首先在髂后上棘内下方 1cm 处确定第 2 骶后孔,再在骶角外上方确定第 4 骶后孔,在此二孔连线中点处确定第 3 骶后孔,最后在第 2 骶后孔上方 1～2cm 处确定第 1 骶后孔。从皮肤至各骶后孔的距离各不相同,一般第 1 骶后孔为 2～2.5cm,以下依次减少 0.5cm(图 7-8)。穿刺针位置可通过 X 线进行监视。

此外,从骶后孔经骶前孔至盆腔阻滞盆丛(下腹下丛)可控制女性内生殖系或直肠肿瘤引起的会阴疼痛,近年研究的结果阻滞效果令人满意,但尚需做更多、更深入的研究。

2. 上腹下丛阻滞定位 侧卧位,取腰 5 和骶 1 棘突间隙中点外侧 5～7cm 处进针,与皮肤约呈 60°角刺向椎体外缘方向,在 X 线透视引导下缓慢进针穿透椎间盘抵达神经丛附近,注入

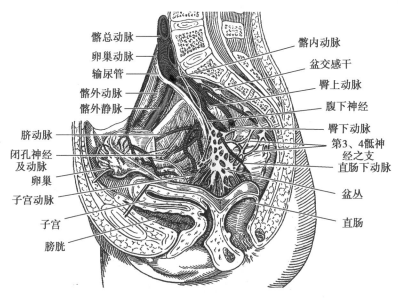

图 7-7　女性盆部矢状切图（示腹下丛组成及分支）

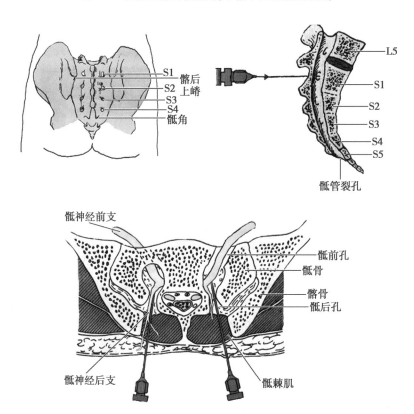

图 7-8　经骶后孔骶丛阻滞定位示意图

造影剂证实针尖在腹膜后间隙的位置正确后，缓慢注入局麻药。上腹下丛前面毗邻左、右髂总血管，穿刺过外或过深均易损伤血管，造成腹膜后血肿、腹腔内出血等急腹症，需要严格在透视引导下操作并确认穿刺到达的部位（图 7-9）。

　　下腹下丛包含来自宫颈、子宫、膀胱、前列腺和直肠的内脏感觉纤维，阻滞上腹下丛可间接阻滞下腹下丛，通常用于宫颈癌、子宫癌、膀胱癌、前列腺癌或者直肠癌的患者，对某些妇女长期不明原因的良性盆腔痛亦有效果。

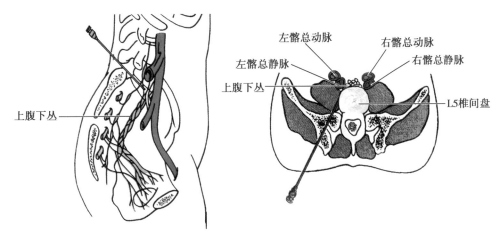

图 7-9　上腹下丛阻滞定位示意图

三、盆腔脏器

盆腔脏器是指固定于骨盆腔内的器官。位于盆腔前部的脏器有膀胱、尿道,后部有直肠,两者之间为内生殖器,在男性有输精管、精囊及前列腺等;女性为卵巢、输卵管、子宫及阴道等。此外,还有输尿管盆部沿盆侧壁由后向前下方穿行。

（一）直肠

1. 位置和形态　直肠 rectum 位于骨盆腔后部,上端平第 3 骶椎高度与乙状结肠相接,向下穿盆膈续于肛管。

直肠全长 10～14cm,直肠下段管腔明显膨大称**直肠壶腹** ampulla of rectum。直肠在矢状面上有两个弯曲,上部弯曲与骶骨前面的曲度相一致,凹向前称**骶曲** sacral flexure;下部绕过尾骨尖的前方,凹向后称**会阴曲** perineal flexure。在冠状面上有三个弯曲,上下两个弯曲略凸向右侧,中间一个弯曲明显凸向左侧,临床上进行直肠镜或乙状结肠镜检查时,必须注意这些弯曲以免损伤肠壁。

2. 毗邻　直肠的后面邻骶、尾骨前面和骶前筋膜,其间有直肠上血管、骶丛、盆内脏神经和盆交感干等结构。直肠两侧有将直肠连于盆侧壁的直肠侧韧带,韧带中有直肠下血管和盆内脏神经。韧带的后方有盆丛及髂内血管的分支。

男性直肠前面隔直肠膀胱陷凹,与膀胱底和精囊相邻,如直肠膀胱陷凹中有炎性液体,常用直肠指检以帮助诊断,有时可穿刺或切开直肠前壁进行引流。在直肠膀胱陷凹内有腹腔脏器坠入。直肠下部与前列腺、精囊、膀胱底、输精管壶腹及输尿管盆部相邻,它们之间隔有直肠膀胱隔。

女性直肠前面隔直肠子宫陷凹,与子宫及阴道上部相邻。故直肠指检可了解分娩过程中子宫颈扩大的程度。在直肠子宫陷凹内有腹腔脏器坠入,在陷凹底腹膜下面借直肠阴道隔与阴道后壁相邻。

3. 血管、淋巴管、淋巴结及神经

（1）**动脉**:由直肠上动脉、直肠下动脉及骶正中动脉分布(图 7-10)。**直肠上动脉** superior rectal artery 为肠系膜下动脉的终支,行于乙状结肠系膜中,下降至第 3 骶椎高度分为左右两支,分布于直肠壁内。**直肠下动脉** inferior rectal artery 为髂内动脉的分支,其分支至直肠下部和肛管上部。肛动脉来自阴部内动脉,其分支分布于齿状线以下的肛管部分和肛门外括约肌。

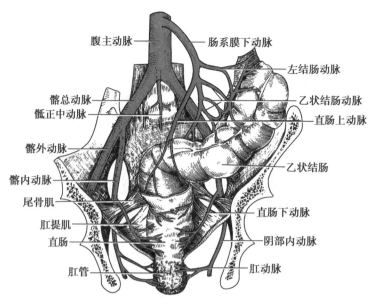

图 7-10　直肠与肛管的动脉

骶正中动脉发出分支经直肠后面分布于直肠后壁。

（2）**静脉**：直肠的静脉与同名动脉伴行，这些静脉来自直肠肛管静脉丛。该丛可分为黏膜下及肛管皮下的直肠肛管内丛和位于腹膜返折线以下、肌层表面的直肠肛管外丛。直肠肛管内丛静脉曲张形成痔，在齿状线以上者称内痔，线以下者称外痔。

（3）**淋巴管和淋巴结**：直肠和肛管的淋巴多伴随相应静脉回流，以齿状线为界可分上、下两组。上组淋巴管的引流方向如下：①大部分淋巴管沿直肠上血管，向上注入肠系膜下淋巴结；②向两侧，沿直肠下血管注入髂内淋巴结；③向下穿肛提肌与坐骨直肠窝内淋巴相通，注入髂内淋巴结；④向后注入骶淋巴结。下组引流肛管下部及其周围皮肤的淋巴管，沿阴部外静脉注入腹股沟浅淋巴结（图 7-11）。上、下两组淋巴管可通过吻合彼此相通，淋巴管道转移是直

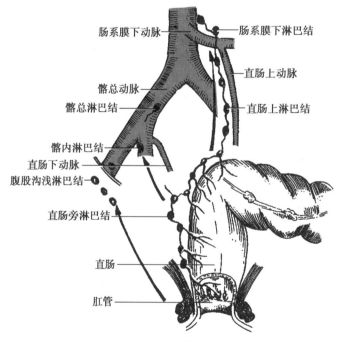

图 7-11　直肠和肛管的淋巴回流

肠癌主要的扩散途径,手术要彻底清除。

（4）**神经**:直肠和齿状线以上的肛管由交感神经和副交感神经支配。交感神经发自肠系膜下丛和盆丛;副交感神经发自盆内脏神经,经盆丛、直肠下丛并通过直肠侧韧带分布于直肠和肛管。与排便反射有关的感觉纤维也经盆内脏神经传入。在齿状线以下由属于躯体神经的阴部神经分支支配。感觉纤维分布于肛管及肛门周围皮肤,运动纤维支配肛门外括约肌。

（5）**直肠和肛门神经丛阻滞定位**:患者取截石位或俯卧位,在十字方位的四点上、肛周皮肤和黏膜交界处做皮丘,然后经此四点作环形皮下注射局麻药,从而阻滞直肠黏膜周围软组织和肛门括约肌。操作时应将示指放进直肠以保证针尖不刺破直肠黏膜。主要用于痔核、直肠和肛门外科手术麻醉(图7-12)。

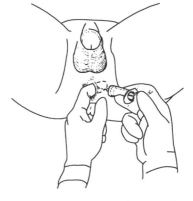

图7-12　直肠和肛门神经丛阻滞定位示意图

（二）膀胱

1. **形态、位置与毗邻**　膀胱 urinary bladder 空虚时呈锥体状,充盈时呈球形。可分为尖、体、底、颈四部。顶端朝向前上,称膀胱尖。底部呈三角形,朝向后下,称膀胱底。尖与底之间的大部分称膀胱体。膀胱下部有尿道内口,与前列腺相接触,这一变细的部分称膀胱颈。

膀胱位于耻骨联合及耻骨支的后方,故耻骨骨折易损伤膀胱。膀胱空虚时,不超过耻骨联合上缘,充盈时膀胱与腹前壁间的腹膜返折线可升至耻骨联合上缘上方,此时膀胱大部被腹膜遮盖,故沿耻骨联合上缘上方进行膀胱穿刺或做手术切口可不伤及腹膜(图7-13)。儿童的膀胱位置比成人的高,大部分位于腹腔内,到6岁才逐渐降至盆腔。老年人因盆底肌肉松弛,膀胱位置更低。

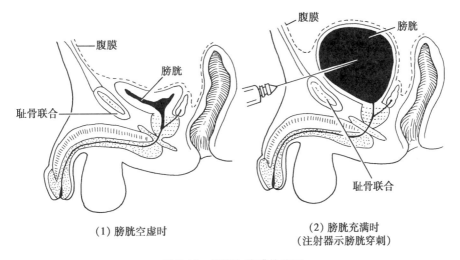

（1）膀胱空虚时　　　　　　（2）膀胱充满时
　　　　　　　　　　　　　　（注射器示膀胱穿刺）

图7-13　膀胱与腹膜的关系

空虚的膀胱前方与耻骨联合相邻,其间为耻骨后隙;膀胱的下外侧面与肛提肌、闭孔内肌及其筋膜相邻;后方在男性与精囊、输精管壶腹和直肠相邻;女性则与子宫、阴道相邻。膀胱颈下方,在男性邻接前列腺;女性则邻接尿生殖膈。

2. **血管、淋巴管、淋巴结和神经**

（1）**动脉**:有膀胱上动脉和膀胱下动脉。**膀胱上动脉** superior vesical artery 起自髂内动脉的脐动脉近侧段,分布于膀胱上、中部。**膀胱下动脉** inferior vesical artery 起自髂内动脉,分布于膀胱底、精囊、前列腺及输尿管盆部下份等。

（2）**静脉**：静脉在膀胱和前列腺两侧汇集形成**膀胱静脉丛** vesical venous plexus，经膀胱静脉注入髂内静脉。

（3）**淋巴管和淋巴结**：膀胱前部的淋巴管汇入髂内淋巴结；膀胱后部及膀胱三角区的淋巴管，大部汇入髂外淋巴结，亦有少数汇入髂内淋巴结。

（4）**神经**：膀胱的交感神经来自脊髓第11、12胸节和第1、2腰节，经盆丛随血管至膀胱壁，使膀胱平滑肌松弛，尿道内括约肌收缩而储尿。副交感神经来自脊髓第2~4骶节的盆内脏神经，支配膀胱逼尿肌，抑制尿道括约肌，是与排尿相关的主要神经。与意识性控制排尿相关的尿道括约肌（女性为尿道阴道括约肌），则由阴部神经支配。膀胱排尿反射的传入纤维，也是通过盆内脏神经传入。

（三）输尿管盆部和输尿管壁内部

1. 盆部

（1）**行程**：输尿管盆部于髂血管处续输尿管腹部，在骨盆上口处，左、右侧输尿管分别越过左髂总动脉末端或右髂外动脉起始部的前方。入盆腔后，沿盆腔侧壁经髂内动、静脉、腰骶干及骶髂关节前方，继而在脐动脉和闭孔血管、神经的内侧经过，约在坐骨棘水平转向前穿入膀胱底的外上角。

（2）**毗邻**：在男性输尿管盆部于输精管的后外方，经输精管壶腹与精囊之间达膀胱底。在女性输尿管盆部自后外向前内行经子宫阔韧带基底部至子宫颈外侧1.5~2cm处（适对阴道穹侧部的上外方），有子宫动脉横过其前上方。在施行子宫切除术结扎子宫动脉时，注意勿损伤输尿管（图7-14）。

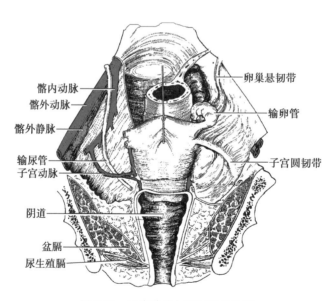

图7-14　子宫动脉与输尿管的关系

（3）**血液供应**：输尿管盆部接近膀胱处的血液供应，来自膀胱下动脉的分支。在女性也有子宫动脉的分支。这些分支自外侧缘分布至输尿管。

2. 壁内部　输尿管壁内部自膀胱底的外上角，向内下斜穿膀胱壁全层，开口于膀胱三角的输尿管口，此部长约1.5cm，是输尿管最狭窄处，也是常见输尿管结石滞留的部位。当膀胱充盈时，压迫输尿管壁内部，可阻止膀胱中的尿液反流入输尿管。

（四）前列腺

1. **位置、形态和毗邻**　前列腺 prostate 位于膀胱与尿生殖膈之间。上端宽大为前列腺底，邻接膀胱颈，其前部有尿道穿入，后部有双侧射精管向前下穿入；下端尖细，位于尿生殖膈上，尿道由此穿出，两侧有前列腺提肌绕过，底与尖之间为前列腺体，体分前面、后面和外侧面。前面有耻骨前列腺韧带，使前列腺筋膜（鞘）与耻骨后面相连。体的后面平坦，在正中线上有一纵行浅沟，称为**前列腺沟** prostatic groove，后面借直肠膀胱隔与直肠壶腹相邻，前列腺距肛门约 4cm，肛管指诊向前可触知前列腺的大小、形态、硬度及前列腺沟（图 7-15），对前列腺疾病的诊断有参考意义。

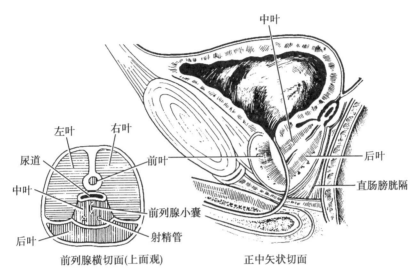

图 7-15　前列腺的位置与分叶

2. **分叶**　前列腺分为五叶：前叶、中叶、后叶和两侧叶（图 7-15）。前叶很小，在尿道的前方。中叶呈楔形，位于尿道后方、两侧叶及射精管之间。老年人中叶常常肥大，压迫尿道引起排尿困难。两侧叶位于后叶前方，在前叶和中叶的两侧，紧贴尿道侧壁。后叶位于射精管、中叶和两侧叶的后方，是癌的好发部位。

3. **血管**　前列腺的血液供应主要来自膀胱下动脉、输精管动脉、直肠下动脉、髂内动脉的前干以及脐动脉等。前列腺表面包被两层被膜，内层称**前列腺囊** prostatic utricle，为一坚韧的纤维膜，紧包前列腺表面，并伸入前列腺实质内。外层称**前列腺鞘** prostatic sheath，包于前列腺囊的外面，鞘与囊之间有丰富的静脉丛，行前列腺切除时，腺体应由囊内取出，以免损伤静脉丛。

（五）输精管盆部、精囊和射精管

1. **输精管盆部**　输精管穿过腹环，向下沿盆侧壁行向后下，经输尿管末端前方至膀胱底的后面。输精管约在精囊上端平面以下膨大的部分为**输精管壶腹** ampulla of deferent duct（图 7-16），末端渐细，与精囊的排泄管汇合成射精管。

2. **精囊** seminal vesicle　为一对椭圆形的囊状腺体，位于膀胱底的后方，输精管壶腹后外侧，前贴膀胱，后邻直肠。直肠指检，于前列腺上缘可扪及斜向两侧的精囊（图 7-16）。

3. **射精管** ejaculatory duct　由精囊排泄管与输精管末段汇合而成，长约 2cm，向前下穿前列腺底的后部，开口于尿道前列腺部。

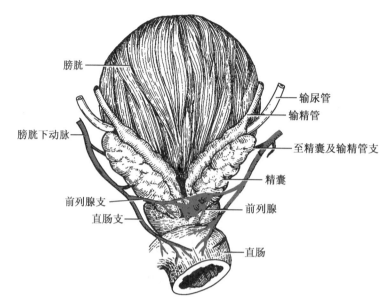

图 7-16　膀胱、前列腺、精囊及膀胱下动脉的分支(后面观)

（六）子宫

1. 形态　**子宫**uterus 略似前后稍扁的倒置梨形,有前、后两面及左、右两缘。子宫分为底、体、颈 3 部(图 7-17)。**子宫底**fundus of uterus 为位于两侧输卵管子宫口上方的部分。**子宫颈**cervix of uterus 为下端长而狭细的部分,是炎症和肿瘤的好发部位。**子宫体**body of uterus 为底与颈之间的部分。子宫颈在成人长 2.5~3cm,其下端插入阴道内的部分,称为**子宫颈阴道部**vaginal part of cervix;阴道以上的部分称为**子宫颈阴道上部**supravaginal part of cervix。**子宫峡**isthmus of uterus 为子宫颈上端与子宫体相接较狭窄的部分。在非妊娠期峡部长仅 1cm,在妊娠期间,子宫峡逐渐扩展变长,临产时形成子宫下段,妊娠末期,此部可延长至7~11cm,产科常在此处行剖腹取胎。

2. 位置与毗邻　子宫位于盆腔中部,膀胱与直肠之间。其位置随直肠和膀胱的充盈状态和体位的不同而变化,成人子宫的位置是轻度前倾前屈位。前倾即子宫的长轴与阴道的长轴之间呈向前开放的钝角(稍大于 90°),前屈为子宫体与子宫颈之间的钝角(约为 170°)。当人体直立时,子宫底伏于膀胱上,子宫体几乎与地面平行,子宫颈则在坐骨棘平面以上。子宫位置异常是女性不孕的原因之一。

子宫前面隔膀胱子宫陷凹,与膀胱上面为邻。子宫颈阴道上部的前面借疏松结缔组织与膀胱底相邻。子宫后面为直肠子宫陷凹,子宫颈和阴道穹后部隔直肠子宫陷凹及直肠阴道隔与直肠相邻。做直肠肛门指检时,可查知宫颈与宫体下部情况。

3. 固定装置

（1）**子宫阔韧带**broad ligament of uterus：位于子宫两侧,由子宫前、后面经侧缘向外伸至盆侧壁所形成的冠状位双层腹膜构成。其上缘游离,包裹输卵管。阔韧带上缘外侧 1/3 为卵巢悬韧带。下缘和外侧缘移行于盆底和盆侧壁的腹膜,内侧缘与子宫前后面的腹膜相续。子宫阔韧带可限制子宫向两侧移动。

子宫阔韧带可分三部分(图 7-17)：①**输卵管系膜**mesosalpinx,位于输卵管与卵巢系膜之间部分,内有输卵管的血管；②**卵巢系膜**mesoarium,为位于卵巢前缘与子宫阔韧带后叶之间,内有至卵巢的血管；③**子宫系膜**mesometrium,为子宫阔韧带的其余部分,内有子宫动、静脉及

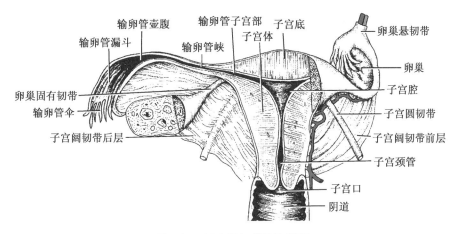

图 7-17　子宫阔韧带及输卵管

淋巴管、神经等。

（2）**子宫圆韧带** round ligament of uterus：由平滑肌纤维和结缔组织构成的扁索状韧带，长 12～14cm。起于子宫角、输卵管子宫口的前下方，在阔韧带前叶的覆盖下向前外侧弯行，越过髂外血管至腹壁下动脉外侧，然后通过腹股沟管，纤维分散止于阴阜和大阴唇皮下（图 7-17）。子宫圆韧带的功能是维持子宫的前倾。

（3）**子宫主韧带** cardinal ligament of uterus：又称子宫颈旁组织（图 7-18），位于子宫阔韧带的基部，由结缔组织和平滑肌纤维构成，沿阴道穹侧部向后外延伸至盆侧壁，下方与盆膈上筋膜愈着。子宫主韧带是维持子宫颈正常位置，使其维持在坐骨棘平面以上的重要结构。

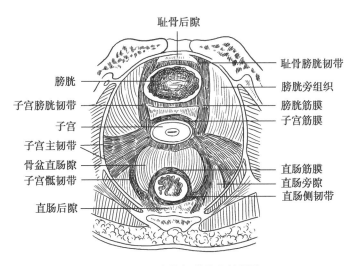

图 7-18　子宫的韧带及盆筋间隙

（4）**骶子宫韧带** sacrouterine ligament：由结缔组织和平滑肌纤维构成，起于子宫颈上部的后面，向后呈弓形绕过直肠外侧附着于骶骨。其表面有腹膜覆盖，形成弧形的**直肠子宫襞** rectouterine fold。骶子宫韧带向后上牵引子宫颈，与子宫圆韧带协同维持子宫的前倾前屈（图 7-18）。

（5）**耻骨子宫韧带** pubo uterine ligament：由结缔组织构成，起于子宫颈前面和阴道上部向前呈弓形绕过膀胱外侧，附着于耻骨内面，覆盖于韧带表面的腹膜形成**膀胱子宫襞** uterovesical folds。 耻骨子宫韧带有限制子宫后倾和后屈的作用（图 7-18）。

4. 血管、淋巴和神经

（1）**子宫动脉**uterine artery：为营养子宫的主要动脉，起于髂内动脉，沿盆侧壁下行，进入子宫阔韧带基底部，在距子宫颈外侧约2cm处从输尿管前上方跨过，至子宫颈侧缘迂回上行，沿途分支进入子宫壁。分布于子宫、阴道、输卵管和卵巢（图7-14）。

（2）**子宫静脉**uterine vein：静脉较发达，起于子宫阴道静脉丛，在平子宫口高度合成子宫静脉，注入髂内静脉。

（3）**淋巴管和淋巴结**：①子宫底和子宫体上部的淋巴管，大部分沿卵巢血管注入腰淋巴结；②子宫角附近的淋巴管沿子宫圆韧带注入腹股沟浅淋巴结；③子宫体下部和子宫颈的淋巴管，沿子宫动脉注入髂内或髂外淋巴结，一小部分注入骶淋巴结或髂总淋巴结（图7-19）。子宫的淋巴管与膀胱、直肠的淋巴管互相交通，如患子宫癌，可有广泛转移，故施行子宫癌肿手术时，清除淋巴结的范围必须广泛。

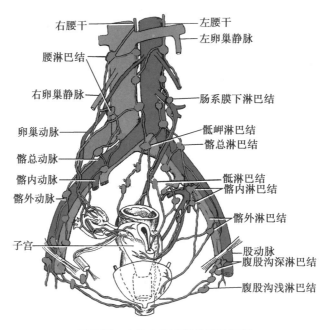

图7-19　女性内生殖器的淋巴回流

（4）**神经**：主要来自盆丛的子宫阴道丛。其交感神经节前纤维来源于胸11、胸12和腰1、腰2脊髓节，副交感神经节前纤维来源于骶2~4脊髓节经盆内脏神经到达子宫。交感神经作用引起子宫及血管收缩，副交感神经作用引起子宫及血管舒张。子宫的传入纤维经上腹下丛、腰交感干及胸11、12神经后根进入脊髓，其中还含有来自子宫底和子宫体部的痛觉传入纤维（子宫手术麻醉平面必须超过胸11）。故对最末两条胸神经施行椎旁神经阻滞，可消除子宫收缩所引起的阵痛（图7-20）。

5. 宫颈旁神经阻滞定位

宫颈旁神经位于宫颈旁的子宫阴道神经丛中，子宫阔韧带基底部两侧层之间，子宫颈及阴道上部两侧。来自腹下丛的部分神经节前纤维伴阴道动脉下行分布于阴道，其余分布于子宫颈、子宫体和输卵管（图7-21）。

以左示指和中指轻轻进入阴道引导，右手持针，在宫颈旁阴道侧、后穹交界处进针，穿过阴道黏膜1~2cm，回抽无血后注入局麻药即可。穿刺注药时避免损伤子宫动脉、静脉丛和输尿管等周围结构。对侧也采用同样方法阻滞。

宫颈旁神经阻滞主要用于阴道无痛分娩、妇科诊断刮宫术、人工流产术和经阴道子宫摘除术辅助麻醉等，通过置入穹隆的注药导管进行连续阻滞镇痛。

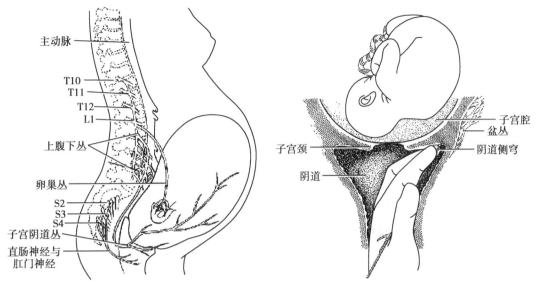

图 7-20　子宫底和子宫体痛觉传入神经纤维示意图

图 7-21　宫颈旁神经阻滞示意图

（七）卵巢

卵巢 ovary 位于髂内、外动脉分叉处的卵巢窝内,此窝的前界为脐外侧韧带,后界为髂内动脉和输尿管。卵巢左右各一,呈扁卵圆形,其大小、形态、位置常因年龄、个体发育和妊娠而发生变化。卵巢可分为上、下两端,前、后两缘和内、外两面。上端被输卵管围绕称输卵管端,其附着于骨盆入口边缘包裹卵巢的腹膜向上形成的皱襞称**卵巢悬韧带 suspensory ligament of ovary**(骨盆漏斗韧带);下端以卵巢固有韧带连于子宫角,称子宫端。前缘中部的血管、神经出入处称卵巢门,并借卵巢系膜连于子宫阔韧带腹膜的后叶;后缘游离。

卵巢的血液由卵巢动脉及子宫动脉的卵巢支供应。卵巢动脉起自腹主动脉,跨过髂外血管后进入卵巢悬韧带,下行到子宫阔韧带两层间,与子宫动脉的卵巢支吻合成弓,自弓发出分支到卵巢和子宫。卵巢静脉与同名动脉伴行,左侧注入左肾静脉,右侧注入下腔静脉。

（八）输卵管

输卵管 uterine tube 位于子宫两侧,包裹在腹膜所形成的子宫阔韧带上缘内。长 8～12cm,由内向外分为四部:①**输卵管子宫部** uterine part of uterine tube,此部在子宫角处穿子宫壁,行于子宫壁的肌层内,长约 1cm,开口于子宫腔,该口称**输卵管子宫口** uterine orifice of uterine tube;②**输卵管峡** isthmus of uterine tube,是输卵管内侧的一段,紧接子宫壁外面,短而细直,管壁厚、管腔小,输卵管峡位置恒定,临床上常在此进行输卵管结扎术;③**输卵管壶腹** ampulla of uterine tube,管腔粗而较弯曲,约占输卵管全长的 2/3,卵细胞一般在此处受精;④**输卵管漏斗** infundibulum of uterine tube,为外侧端的扩大部分,呈漏斗状,漏斗周缘有许多指状突起称**输卵管伞** fimbriae of uterine tube,其中最长的一条伞,达卵巢上端称**卵巢伞** ovarian fimbria。漏斗底有一孔称**输卵管腹腔口** abdominal orifice of uterine tube,开口于腹膜腔,卵巢排出的卵子由此进入输卵管。女性的腹膜腔借输卵管、子宫、阴道与外界相通,故阴道、子宫、输卵管可以成为腹膜腔感染的途径(图 7-17)。

输卵管的动脉主要来自子宫动脉分支,输卵管漏斗和壶腹由卵巢动脉分支供应。静脉一部分汇入子宫静脉,一部分汇入卵巢静脉。

输卵管神经来自卵巢丛和子宫阴道丛。

(九) 阴道

阴道vagina 位于骨盆腔中央,是由黏膜、肌层和外膜构成的肌性管道,富于伸展性。上端宽大包绕子宫颈阴道部,下端开口于阴道前庭,名阴道口。在子宫颈与阴道壁之间的环形间隙称为**阴道穹**fornix of vagina。此穹可分为前、后和左、右侧部,后穹特别宽深,与直肠子宫陷凹之间仅隔以阴道后壁及一层腹膜,临床常经此穿刺或切开引流腹膜腔积液。

阴道前壁较短,约6cm,与膀胱底和尿道相邻。阴道后壁较长,为7.5~9cm,与直肠相邻。阴道下部穿经尿生殖膈,膈内的尿道阴道括约肌和肛提肌的内侧纤维束均对阴道有括约作用。

(马坚妹)

第三节 会　阴

会阴perineum 是指盆膈以下封闭骨盆下口的全部软组织结构,即广义会阴。会阴呈菱形,其境界与骨盆出口一致,前方为耻骨联合下缘,后方为尾骨尖,两侧界为耻骨下支、坐骨支、坐骨结节及骶结节韧带。通过两侧坐骨结节前缘的连线,可将会阴分为前部的尿生殖区(尿生殖三角,男性有尿道通过,女性有尿道和阴道通过)和后部的肛区(肛门三角,有肛管通过)(图7-22)。

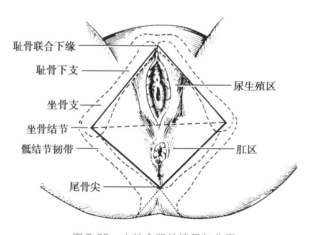

图 7-22　女性会阴的境界与分区

狭义的会阴,男性指阴茎根与肛门之间的部位,女性指阴道前庭后端至肛门之间的区域,又称产科会阴,妇女分娩时要保护此区,以免造成会阴撕裂。在此区皮肤的深层,尿生殖三角后界的中点与肛门之间,有一腱性结构,称**会阴中心腱**。会阴部由会阴肌、筋膜和血管、神经等构成。

一、肛　区

肛区又称肛门三角,男、女性基本相同,肛区包括肛管和坐骨肛门窝等。

(一) 肛管

肛管anal canal 长约4cm,上连直肠,下续肛门。

1. 内面观　肛管内面有6~10条纵行的黏膜皱襞,称**肛柱**anal columns。平肛柱上端的环形线称**肛直肠线**anorectal line，是直肠与肛管的分界线。相邻的肛柱下端之间有呈半月形的黏膜皱襞，为**肛瓣**anal valves（直肠瓣、半月瓣）。肛瓣外方与肛管壁共同围成的小隐窝称**肛窦**anal sinuses（肛隐窝、直肠窦），窦口朝上，常有粪屑积存，易于感染而发生肛窦炎。各肛柱下端和肛瓣基部连成锯齿状环行线，称**齿状线**dentate line 或**肛皮线**anocutaneous line（图7-23）。

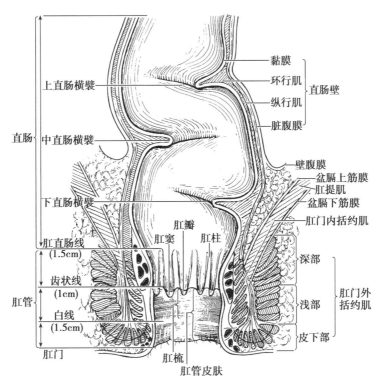

图 7-23　直肠和肛管的冠状切面

　　齿状线上、下覆盖的上皮，血液供应、淋巴回流和神经分布完全不同（图7-9），无论在解剖学或临床上都有其重要意义。①上皮：齿状线以上的部分来源于内胚层，其上皮为复层立方上皮或柱状上皮（为黏膜）；线以下的部分来源于外胚层，其上皮为复层扁平上皮（为皮肤），所以，在齿状线以上常发生腺癌，在齿状线以下为鳞状细胞癌；②血管：齿状线上方的动脉为直肠上动脉（痔上动脉）和直肠下动脉（痔中动脉），静脉为直肠上静脉（痔上静脉）和直肠下静脉（痔中静脉）；线下方的动脉为肛动脉（痔下动脉），静脉为肛静脉（痔下静脉）；③淋巴回流：齿状线以上的淋巴管沿直肠上血管达肠系膜下淋巴结，或向下向外伴随直肠下血管汇入髂内淋巴结；线以下的淋巴管入腹股沟淋巴结；④神经分布：齿状线以上为内脏神经支配，痛觉不敏感；线以下为躯体神经（肛门神经）支配，痛觉敏锐。齿状线上、下结构的对比如表7-1。

表 7-1　齿状线上、下结构的对比

	齿状线以上	齿状线以下
覆盖上皮	复层立方上皮（黏膜，属内胚层）	复层扁平上皮（皮肤，属外胚层）
动脉来源	直肠上、下动脉	肛动脉
静脉回流	直肠上、下静脉（属肝门静脉系）	肛静脉（属下腔静脉系）
淋巴回流	肠系膜下淋巴结和髂内淋巴结	腹股沟浅淋巴结
神经支配	内脏神经支配（痛觉不敏锐）	躯体神经支配（痛觉敏锐）

齿状线的稍下方,肛管表面有一环形隆起的光滑区,称**肛梳**anal pecten(即**痔环**),该处皮肤轻度角化,深部有丰富的静脉丛。在肛门上方约 1.5cm 处,在活体上可见皮肤上有浅蓝色的环线,称**白线**white line(或 Hilton 线),为肛门内、外括约肌交界处,肛门指诊可触知此处有一环形浅沟称**括约肌间沟**。

肛管黏膜及皮下的静脉吻合成丛,有时由于各种病理原因形成静脉曲张而突起,称为痔,齿状线以上的痔称内痔,齿状线以下的痔称外痔,若跨越齿状线上、下则为混合痔。

2. **肛门**anus 为肛管的外口,位于尾骨尖前下方约 4cm 处,由于肛门括约肌的紧缩,肛周皮肤形成辐射状皱襞,内含较多汗腺和皮脂腺。成年男性长有肛毛。

3. **肛门括约肌** 环绕肛管周围,分为肛门内括约肌和肛门外括约肌(图 7-24)。

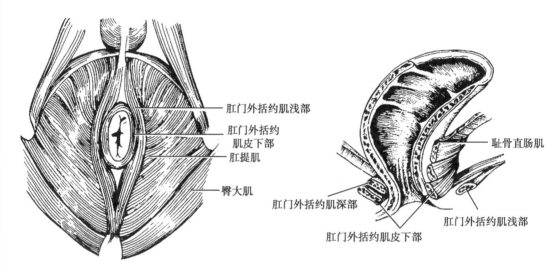

图 7-24 肛门外括约肌

(1) **肛门内括约肌**sphincter ani internus:为肛管壁的环行肌层明显增厚形成,属平滑肌。可协助排便,无随意括约肛门的功能。

(2) **肛门外括约肌**sphincter ani externus:为位于肛门内括约肌周围的横纹肌,一般分为三部:皮下部、浅部和深部。①皮下部:为围绕肛管下段皮下的环形肌束,宽 1.5cm,其前、后方均有少量肌纤维分别附着于会阴中心腱和肛尾韧带。皮下部括约肛门的作用不大,在肛门、直肠手术时损伤或需要切断此部时,不致引起大便失禁;②浅部:位于皮下部深层,深部的下方。起自尾骨下部和肛尾韧带,向前环绕肛门内括约肌下段,止于会阴中心腱;③深部:位于浅部的深面,为环绕肛门内括约肌上段较厚的环行肌束。

在直肠与肛管交接处,肛门外括约肌的浅、深部,直肠下段与肛管壁纵行肌层和肛门内括约肌,以及肛提肌的耻骨直肠肌等,共同构成强大的肌环,称**肛直肠环**anorectal ring。此肌环对括约肛门有重要作用,在进行肛门指诊时可以触知。手术若不慎切断此肌环,可引起大便失禁。

(二) 坐骨肛门窝

1. **位置与组成** 坐骨肛门窝 ischioanal fossa(亦称**坐骨直肠窝**ischiorectal fossa)位于肛管和坐骨之间,略似尖朝上,底朝下的锥形间隙。窝尖由盆膈下筋膜与闭孔筋膜汇合而成,窝底为肛门三角区的皮肤及浅筋膜(图 7-25)。内侧壁的下部为肛管和肛门外括约肌,上部为肛提肌、尾骨肌及覆盖它们的盆膈下筋膜;外侧壁为坐骨结节、闭孔内肌及其筋膜;窝后壁为臀大肌下缘及其筋膜和深部的骶结节韧带;前壁为会阴浅横肌及尿生殖膈后缘。窝前、后端分别伸入尿生殖膈上方或臀大肌深面,形成前、后隐窝。前隐窝位于肛提肌与尿生殖膈之间;后隐窝位于尾骨肌与骶结节韧带、臀大肌之间。

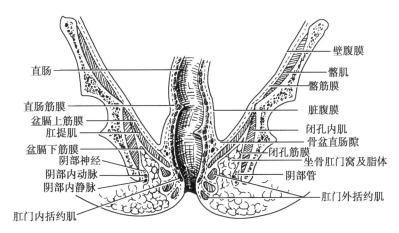

图 7-25 坐骨肛门窝示意图

坐骨肛门窝除有血管、淋巴管、淋巴结及神经外,尚有大量脂肪组织,称**坐骨肛门窝脂体**,在活体它起弹性垫的作用,使肛管在排便时能充分扩张。坐骨肛门窝内脂肪的血供欠佳,又邻直肠和肛管,是炎症好发的部位,感染时容易形成脓肿或瘘管。

2. 阴部内血管

(1) **阴部内动脉**internal pudendal artery:由髂内动脉前干发出,经梨状肌下孔到臀部,绕过坐骨棘经坐骨小孔进入坐骨肛门窝,在窝的外侧壁前行,进入**阴部管** pudendal canal(在坐骨直肠窝外侧壁上,覆盖在闭孔内肌表面的筋膜,其中部裂成一矢状位的管状裂隙,又称Alcock 管,阴部内血管和阴部神经穿行其中),在阴部管内发出肛动脉和会阴动脉。①**肛动脉**:起自阴部内动脉,穿阴部管内侧壁,分为 2～3 支,穿筋膜向内侧横过坐骨肛门窝脂体,分布于肛门周围的肌肉和皮肤。并与直肠下动脉和对侧同名动脉吻合。②**会阴动脉与阴茎(阴蒂)动脉**:阴部内动脉行于尿生殖膈后缘处分出会阴动脉、阴茎动脉(女为阴蒂动脉)两支进入尿生殖区。会阴动脉分布于会阴肌及阴囊或大阴唇;阴茎(阴蒂)动脉分支分布于尿道、尿道球、尿道球腺或前庭球、前庭大腺,其再分为阴茎(阴蒂)背动脉和阴茎(阴蒂)深动脉,分布于阴茎或阴蒂。

(2) **阴部内静脉** internal pudendal vein:其属支肛静脉和会阴静脉均与同名动脉伴行,阴部内静脉注入髂内静脉。

3. 淋巴 齿状线以上的淋巴管注入坐骨肛门窝中的淋巴结,其输出管伴肛静脉汇入髂内淋巴结。齿状线以下淋巴管汇入腹股沟浅淋巴结。

4. 阴部神经及其阻滞定位

(1) **阴部神经**pudendal nerve:由第 2～4 骶神经前支在盆腔组成,伴阴部内动、静脉出梨状肌下孔至臀部,共同绕坐骨棘,穿经坐骨小孔到坐骨直肠窝,向前进入阴部管,分支分布于会阴与外生殖器的肌肉与皮肤(图 7-26)。阴部神经在坐骨直肠窝内发出的分支有:①**肛(直肠下)神经**:在阴部管的后部穿管的内侧壁与同名血管伴行到坐骨肛门窝,管理肛门外括约肌的运动以及肛管齿状线以下和肛门周围皮肤的感觉。在肛门周围手术时注意勿损伤此神经。②**会阴神经**:穿阴部管内侧壁进入坐骨肛门窝,与同名血管伴行,有深、浅两支,深支支配会阴浅、深诸肌,浅支分布于阴囊或大阴唇后部的皮肤,称阴囊(阴唇)后神经。③**阴茎(阴蒂)背神经**:伴阴茎(阴蒂)动脉入会阴深隙,沿坐骨、耻骨支前行,继穿尿生殖膈下筋膜前缘,沿阴茎(阴蒂)背面前行,分布于阴茎(阴蒂)包括包皮与阴茎(阴蒂)头的皮肤。

(2) **阴部神经阻滞定位**:主要有两种方法(图 7-27)。①以左示指伸入肛门,摸到坐骨棘,

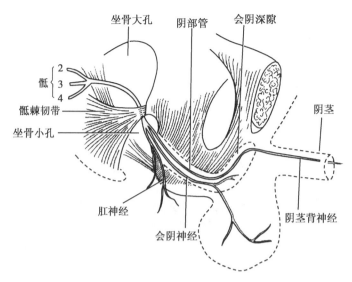

图7-26　阴部神经的行程及其分支

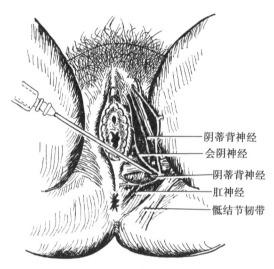

图7-27　阴部神经及其阻滞定位

右手持针,在坐骨结节与肛门连线中点,经皮下进针至坐骨棘,遇到骶棘韧带,深度 3 ~6cm,注入局麻药即可;②也可以经阴道摸到坐骨棘,然后以手指为向导,针自阴道刺向坐骨棘及骶棘韧带注入局麻药。

阴部神经阻滞产科多应用,如会阴切开或产钳分娩等。另外,包皮环切术时,常阻滞阴茎背神经。

二、尿 生 殖 区

尿生殖区又称**尿生殖三角**,男、女外生殖器有性别差异,因而该区的结构也有区别。男性此区有尿道穿过,层次特点明显,临床意义典型;女性有尿道及阴道通过。

(一) 男性尿生殖区

1. 层次结构

(1) **浅层结构**:皮肤有阴毛,含有丰富的汗腺和皮脂腺。浅筋膜分为浅、深两层,浅层为脂肪层,深层为膜样层又称**浅会阴筋膜**superficial fascia of perineum(Colles 筋膜),被覆于会阴肌浅层及各海绵体的表面,向前移行为阴囊肉膜、阴茎浅筋膜,并与腹前外侧壁的浅筋膜深层(Scarpa 筋膜)相续;向两侧附着于坐骨支和耻骨下支下缘;向后附于尿生殖膈后缘,在中线上还与会阴中心腱和男性的尿道球中隔相愈着。

(2)**深层结构**:包括深筋膜、会阴肌等(图 7-28),深筋膜可分浅、深两层,即**尿生殖膈下筋膜**inferior fascia of urogenital diaphragm 与**尿生殖膈上筋膜**superior fascia of urogenital diaphragm。会阴肌可分为浅、深两层。浅层有会阴浅横肌、坐骨海绵体肌与球海绵体肌。**会阴浅横肌**superficial transverse muscle of perineum 为一对狭窄而薄弱小肌,位于会阴浅隙后缘,起自坐骨结节,止于会阴中心腱,有固定会阴中心腱的作用。**坐骨海绵体肌**ischiocavernosus 成对,男性者覆盖在阴茎脚的表面,起自坐骨结节,止于阴茎脚的表面,收缩时压迫阴茎海绵体根部,使阴茎勃起,此肌女性较薄弱,又称为阴蒂勃起肌。**球海绵体肌**bulbocavernosus 成对,在男性,包绕尿道球和其前方的尿道海绵体,起自会阴中心腱和正中缝,止于阴茎背面的筋膜,收缩可压迫尿道球、尿道海绵体、阴茎海绵体及尿道球腺,协助排尿和射精并参与阴茎勃起;在女性,覆盖在前庭球的表面,称阴道括约肌,作用为缩小阴道口。深层有会阴深横肌deep transverse muscle of perineum,成对,在会阴浅横肌的深部,起自两侧耻骨下支和坐骨支,肌纤维内行与对侧来的同名肌在中线交织附着于会阴中心腱,收缩时可加强会阴中心腱的稳固性。**尿道括约肌**sphincter of urethra 在会阴深横肌前方,围绕尿道膜部周围,此为尿道的随意括约肌,在女性,围绕尿道和阴道,称**尿道阴道括约肌**urethrovaginal sphincter 可紧缩尿道和阴道。

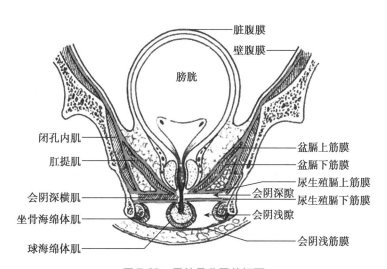

图 7-28　男性骨盆冠状切面

深层两肌合称为尿生殖三角肌,尿生殖三角肌及被覆于它们的尿生殖膈上、下筋膜,共同构成**尿生殖膈**urogenital diaphragm,有封闭盆膈裂孔、加固盆底的作用。

浅会阴筋膜、尿生殖膈上筋膜及尿生殖膈下筋膜三层之间形成两个间隙(图 7-28)。

(1)**会阴浅隙**superficial perineal space:位于浅会阴筋膜与尿生殖膈下筋膜之间,又称**会阴浅袋**。此隙向前开放,其内除有会阴浅横肌、坐骨海绵体肌、球海绵体肌、阴部内血管的分支、阴部神经外,男性尚有阴茎脚、尿道球及其内的尿道;女性尚有阴蒂脚、前庭球和前庭大腺(图 7-29、7-30)

(2)**会阴深隙**deep perineal space:位于尿生殖膈上、下筋膜之间,又称**会阴深袋**。为一个四边均封闭的间隙,深隙内除有会阴深横肌、阴部内血管终支、阴部神经外,男性尚有尿道膜部及尿道球腺;女性尚有尿道和阴道下部(图 7-31)

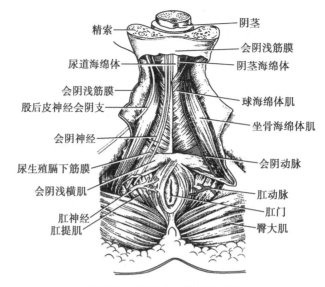

图 7-29　男性会阴浅隙的结构

精索
阴茎
会阴浅筋膜
尿道海绵体
阴茎海绵体
会阴浅筋膜
球海绵体肌
股后皮神经会阴支
坐骨海绵体肌
会阴神经
尿生殖膈下筋膜
会阴动脉
会阴浅横肌
肛动脉
肛神经
肛门
肛提肌
臀大肌

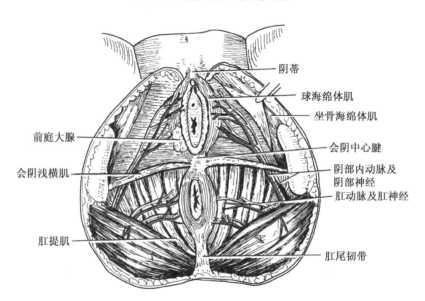

图 7-30　女性会阴浅隙

阴蒂
球海绵体肌
坐骨海绵体肌
前庭大腺
会阴浅横肌
会阴中心腱
阴部内动脉及阴部神经
肛动脉及肛神经
肛提肌
肛尾韧带

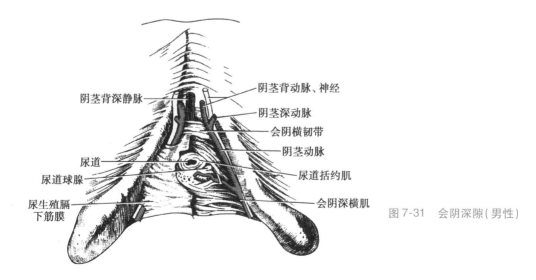

图 7-31　会阴深隙（男性）

阴茎背深静脉
阴茎背动脉、神经
阴茎深动脉
会阴横韧带
阴茎动脉
尿道
尿道括约肌
尿道球腺
会阴深横肌
尿生殖膈下筋膜

2. **阴囊及睾丸、精索的被膜**　阴囊scrotum为腹前壁皮肤和浅筋膜向下悬垂的薄壁囊袋,位于阴茎后下方。阴囊的皮肤薄而柔软,色素沉着明显,有少量阴毛。阴囊的皮下缺少脂肪组织,含有稀疏的平滑肌纤维和致密结缔组织以及弹性纤维,称**肉膜**dartos coat。肉膜在正中线向深部发出**阴囊中隔**scrotal septum,将阴囊分为左右两部,分别容纳两侧的睾丸、附睾及精索下段。肉膜的深方为睾丸和精索的共有被膜。

来自壁腹膜的**睾丸鞘膜**,分为壁层和脏层,脏层贴在睾丸、附睾的表面,于后缘处返折移行于壁层,两层之间形成鞘膜腔,内有少量浆液,可因炎症液体增多,形成睾丸鞘膜积液。睾丸鞘膜不完全覆盖睾丸,完全包被睾丸的被膜有三层,由外向内为**精索外筋膜**external spermatic fascia、**提睾肌**cremaster muscle和**精索内筋膜**internal spermatic fascia,阴囊及睾丸、精索被膜各层与腹前外侧壁各层对应关系如表7-2。

表7-2　阴囊及睾丸、精索被膜各层与腹前外侧壁各层对照表

腹前外侧壁各层结构	阴囊及睾丸精索的被膜
1. 皮肤	皮肤
2. 浅筋膜(脂肪层及膜样层)	阴囊肉膜
3. 腹外斜肌腱膜	精索外筋膜
4. 腹内斜肌、腹横肌	提睾肌及筋膜
5. 腹横筋膜	精索内筋膜
6. 腹膜外筋膜	脂肪组织
7. 壁腹膜	睾丸鞘膜壁、脏层,其间有鞘膜腔

精索spermatic cord由腹股沟管深环经腹股沟管延至睾丸上端的圆索状结构,在阴囊侧壁近阴茎根处,易于经皮肤触及其内的输精管(位于精索其他结构的后内侧),为结扎输精管的良好部位(图7-32)。

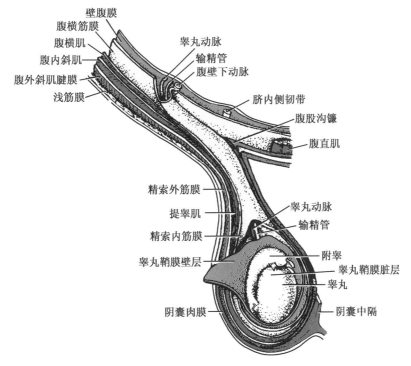

图 7-32　阴囊及睾丸、精索被膜

3. **阴茎** 阴茎penis 呈圆柱形,分为阴茎根、阴茎体和阴茎头(龟头)三部分。阴茎根固定在会阴浅隙内,阴茎体和头游离,阴茎体上面叫阴茎背,下面叫尿道面。尿道面正中有阴茎缝,与阴囊缝相接。

(1) **层次结构**:阴茎的层次由浅入深为皮肤、阴茎浅筋膜、阴茎深筋膜及白膜,各层间有血管、淋巴管和神经等结构穿行(图7-33)。

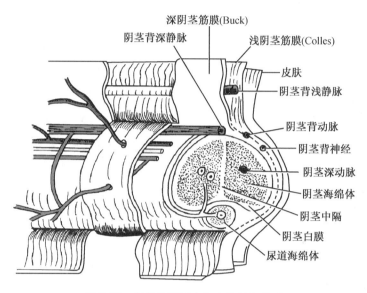

图 7-33　阴茎被膜层次与血管神经关系

1)**皮肤**:薄而柔软,富有伸展性。于阴茎头、体交界处向前返折游离,形成双层的皮肤皱襞,称**阴茎包皮** prepuce of penis。包皮内、外两层转折处的游离缘围成**包皮口**,包皮与阴茎头之间为**包皮腔**。在阴茎头腹侧中线上尿道外口下方与包皮移行处,形成一条矢状位的皮肤皱襞称**包皮系带** frenulum of prepuce。做包皮环切时,应注意勿伤及包皮系带。

2)**阴茎浅筋膜** superficial fascia of penis:或称 Colles 筋膜,为阴茎的浅筋膜,疏松无脂肪,易使皮肤滑动。它向后与会阴区的浅会阴筋膜相延续,向下与阴囊肉膜,向上与腹前外侧壁的浅筋膜深层相互延续,内有阴茎背浅动、静脉及淋巴管等通过。

3)**阴茎深筋膜** deep fascia of penis:或称 Buck 筋膜,共同包被阴茎的三条海绵体。此筋膜的深面于阴茎背侧中线上,有一条阴茎背深静脉穿行,该静脉两侧各有一条阴茎背动脉及阴茎背神经伴行。

4)**白膜** albuginea:白膜分别包绕着各海绵体,并在左、右阴茎海绵体之间形成**阴茎中隔** septum penis。阴茎海绵体中央各有一条阴茎深动脉穿行。

(2) **血管、淋巴和神经**

1)**阴茎背动脉和阴茎深动脉**:两动脉均为阴茎动脉在尿生殖三角内的分支。阴茎背动脉经阴茎脚和耻骨联合之间穿尿生殖膈下筋膜,再经阴茎悬韧带到阴茎背面,行于阴茎深筋膜与白膜之间,向前达阴茎头,营养阴茎海绵体白膜、阴茎筋膜和皮肤。并有分支与阴茎深动脉吻合。阴茎深动脉由阴茎脚进入阴茎海绵体。

2)**阴茎背浅静脉和阴茎背深静脉**:行于阴茎深筋膜的浅面和深面,前者位于皮下阴茎浅筋膜内,沿正中背侧后行,收集阴茎包皮及皮下的小静脉,经阴部外静脉注入大隐静脉。后者在阴茎深筋膜的深面,它收集阴茎海绵体和阴茎头部的静脉,经耻骨弓状韧带与骨盆横韧带之间入骨盆腔,后再分为左、右两支汇入前列腺静脉丛。

3)**淋巴**:阴茎的淋巴管分浅、深两组,浅组与阴茎背浅静脉伴行,汇入两侧的腹股沟浅淋巴结;深组与阴茎背深静脉伴行,汇入腹股沟深淋巴结或直接汇入髂内淋巴结。故阴茎癌清扫淋巴结范围应尽量广泛。

　　4)**阴茎神经及其阻滞定位**:阴茎受阴部神经发出的两侧阴茎背神经的支配,在 Buck 筋膜深部进入阴茎,并分为背侧支和腹侧支。此外,生殖股神经和髂腹股沟神经通过皮下分支提供阴茎根部的感觉。阴茎的内脏神经来自盆丛,交感神经有阴茎海绵体大、小神经,分布于阴茎;副交感神经来自第 2 ~ 4 骶神经前支(盆内脏神经),随血管分布于各海绵体的勃起组织,故名**勃起神经**。

　　阴茎背神经 dorsal nerve of penis 及其阻滞定位为阴部神经的两条终支之一,穿骨盆横韧带下缘至阴茎背部,在阴茎背动脉外侧行向阴茎头,为阴茎的主要感觉神经,分布于阴茎的皮肤、包皮、阴茎头及海绵体(图 7-34)。

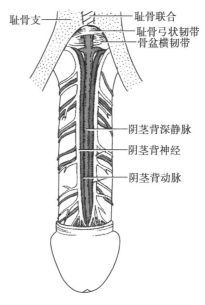

图 7-34　阴茎背血管神经

　　做包皮环切术等阴茎手术时,可在阴茎根背面两侧深部行阴茎背神经的阻滞麻醉。在阴茎根部和两侧旁开 2 ~ 4cm 应用局麻药行扇形(三角形)区域阻滞,能够阻滞阴茎的感觉神经并避免血管损伤。如需更满意的阻滞效果或扩大手术范围,可在耻骨联合面中线外侧 30° ~ 60°进针达耻骨联合下界,轻轻退针,变动进针方向使其刚好擦过骨面,刺过 Buck 筋膜,回抽无血注入局麻药(图 7-35)。

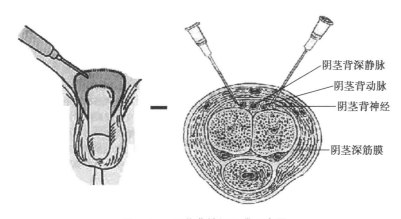

图 7-35　阴茎背神经阻滞示意图

　　生殖股神经 genitofemoral nerve 及其阻滞定位　　生殖股神经由腰丛发出(L_1、L_2 神经前支),穿过腰大肌后在其表面下行并分为股支和生殖支。其股支与股动脉一起走行,支配腹股沟韧带以下股三角部的皮肤感觉,而其生殖支走行于腹股沟管内,男性与精索伴行,女性与子宫圆韧带伴行。支配提睾肌,分支至阴囊(或大阴唇)的皮肤。腹股沟韧带中、内 1/3 下方皮下注入局麻药可阻滞股支;耻骨结节外侧皮下注射即可阻滞生殖支。

　　4. 男性尿道 male urethra　　男性尿道兼有排尿和排精功能,成人长 16 ~ 22cm,内径为 0.5 ~ 0.7cm,分为**前列腺部、膜部**及**海绵体部**。临床上称尿道前列腺部和膜部为**后尿道**,海绵体部为**前尿道**。

　　尿道全程有三个狭窄、三个扩大和两个弯曲。三个狭窄分别位于尿道内口、膜部和尿道外口。三个扩大为前列腺部、尿道球部和尿道舟状窝。两个弯曲:一个弯曲为**耻骨下弯**,位于耻骨联合下方 2cm 处,凹向前上方,位于尿道前列腺部、膜部、海绵体部的起始部,该弯曲固定不能改变;另一弯曲是**耻骨前弯**,在耻骨联合的前下方,凹面向下,位于阴茎体(可动部)与阴茎根(固定部)的移行处。如将阴茎向上提起,此弯曲可以变直,在导尿或经尿道将器械插入膀胱时,应注意上述两个弯曲,切忌粗暴损伤尿道。

尿道在不同的部位损伤,可在相应部位产生尿外渗。若前尿道破裂,尿液外渗至会阴浅隙,并可蔓至阴囊、阴茎,甚至可达腹前外侧壁下部浅筋膜深层深面;若尿道膜部破裂,尿液仅渗入会阴深隙中。

(二) 女性尿生殖区

女性尿生殖区的层次结构基本与男性相似,有会阴浅筋膜和尿生殖膈上、下筋膜 3 层筋膜,浅、深层会阴肌,并形成浅、深两个间隙。女性的两个间隙因尿道和阴道通过,被不完全分隔开,故没有男性尿外渗同样的临床意义。前庭球和球海绵体肌也被尿道和阴道不完全分开,但前庭大腺位于会阴浅隙内。

女性尿道,仅有排尿功能,短、宽、直,在阴道的前方向前下穿尿生殖膈,开口于阴道前庭。

女性尿生殖区内血管神经来源、行程和分布,也基本与男性一致,仅男性阴茎和阴囊的血管神经改称为女性阴蒂和阴唇的血管神经。

(三) 会阴中心腱

会阴中心腱 perineal central tendon 或称会阴体 perineal body,男性位于肛门与阴茎根之间,女性位于肛门和阴道之间。在矢状位上呈楔形,尖向上,底向下,起自于会阴中心腱上的肌肉有肛门外括约肌、球海绵体肌、会阴浅横肌、会阴深横肌、尿道括约肌(女性为尿道阴道括约肌)及肛提肌等。此腱对盆底有支撑和承托盆内脏器的作用。女性会阴中心腱较男性发达,且富有弹性,分娩时伸展扩张较大,应注意保护此区,以免撕裂。如发生程度不等的撕裂,可致子宫或直肠脱垂。

解剖操作

一、盆部

(一) 摸认盆部体表标志

髂嵴、髂结节、髂前上棘、髂前下棘、髂后上棘、髂后下棘、耻骨结节和耻骨联合上缘等结构。

(二) 模拟盆部神经阻滞穿刺

骶神经经骶后孔阻滞、上腹下丛阻滞、直肠和肛门神经丛阻滞、宫颈旁神经阻滞。

(三) 模拟阻滞、穿刺术要点

1. 摆正尸体标本体位,暴露模拟穿刺部位。

2. 体表定位,找出穿刺点的位置做好标记。

3. 按照麻醉操作规程,进行模拟阻滞穿刺。 体会麻醉进针的层次和手感(具体操作参见前第一、二节)。

4. 根据神经阻滞与血管穿刺的不同途径,选用不同颜色的染料,抽取适量穿刺注入。进行剖查,认真观察穿刺路径和注射点的位置。

（四）观察和解剖盆部

1. **尸位**　体仰卧。

2. **切口**　如腹部解剖操作所述，用刀或剪刀沿两侧腋中线切口向下剪开腹壁肌层、腹膜外筋膜和壁腹膜直至髂嵴。　将腹前壁连同胸前壁一同向下翻，显露腹膜腔和盆腔。

3. **观察盆腔脏器与腹膜的配布**

（1）男性盆腔脏器与腹膜

1）观察盆腔脏器的位置和毗邻：膀胱位于耻骨联合及耻骨支的后方，其前上端尖细，紧贴耻骨联合后面，向上延续为脐正中韧带。　膀胱后面邻接输精管壶腹和精囊腺。　膀胱下方接前列腺。　膀胱的后外上方与骶骨之间有乙状结肠。　直肠贴附小骨盆后壁中线上，在膀胱与骶骨之间。　输尿管和输精管盆段沿盆腔侧壁行向膀胱底。

2）观察腹膜在盆部返折情况：由前而后、由左而右的探寻，腹前壁腹膜向下至耻骨联合上方折向后，覆盖于膀胱上面、两侧和精囊腺上端，膀胱前面无腹膜，故当膀胱充盈时，经腹前壁到达膀胱可不必切开腹膜。　腹膜自膀胱后壁返折至直肠，覆盖直肠上、中部的前面及侧面，再向上包裹乙状结肠形成乙状结肠系膜。　继续向上延为腹后壁的腹膜，脏器表面的腹膜向两侧延伸移行到盆侧壁。　腹膜在直肠与膀胱之间形成直肠膀胱陷凹。

（2）女性盆腔脏器与腹膜

1）观察盆腔脏器的形态、位置和毗邻关系：女性盆腔内主要容纳女性尿生殖器和直肠。　膀胱贴盆腔前壁，直肠紧贴盆腔后壁，两者之间有子宫和阴道上段，在子宫两侧为输卵管、卵巢及输尿管。

2）观察腹膜在盆腔内返折情况和子宫的韧带：女性盆腔腹膜的配布大致与男性相似。不同的是在膀胱与直肠之间有子宫和阴道上段，由前而后观察，腹膜自膀胱上面向后移行覆盖子宫体、底和阴道后壁上部，再折向后上覆盖直肠上、中段前面和两侧，向上形成乙状结肠系膜。

在膀胱、子宫之间和子宫、直肠之间观察膀胱子宫陷凹和直肠子宫陷凹，后者是腹膜腔的最低点。

观察子宫阔韧带：子宫阔韧带的内侧缘附于子宫外侧缘，向内续为子宫前、后面腹膜脏层，上缘游离，内包输卵管，下缘和外缘连至盆壁，移行为盆壁腹膜。　阔韧带两层间包含输卵管、卵巢、卵巢的韧带、子宫圆韧带、血管、淋巴管、神经和结缔组织等。

透过阔韧带前层可见子宫圆韧带。　膀胱两侧有腹膜形成膀胱旁窝，直肠子宫陷凹两侧有直肠子宫襞，襞深面有骶子宫韧带，该韧带起于子宫颈上部的后面，向后呈弓形绕过直肠外侧附着于骶骨。

有些器官位置较深，如男性前列腺、精囊等，不必强求，可配合标本、图谱进行观察。

4. **观察输尿管和输精管**

（1）输尿管：撕去盆壁腹膜可见左侧输尿管越过左髂总动脉末端的前面，右侧输尿管越过右髂外动脉起始部的前方。　向下可追至膀胱底。　在女尸，追至子宫颈外侧 $1.5\sim2cm$ 处有子宫动脉横跨过输尿管前方。

（2）输精管或子宫圆韧带：撕去腹前壁下部的腹膜，在腹股沟管腹环处找出输精管，向盆腔追至膀胱底。　在女尸的相同部位找出子宫圆韧带，观察子宫圆韧带的起止。　自子宫颈向后观察骶子宫襞，切开腹膜，找到骶子宫韧带。

5. **探查盆筋膜间隙**

（1）耻骨后隙：将膀胱推向后，手指伸入耻骨联合与膀胱之间。　探查耻骨后隙，内有静脉丛和疏松结缔组织及脂肪。

（2）直肠后隙：将直肠推向前，手指伸入直肠与骶前筋膜之间，探查直肠后隙，内有直肠上血管和奇神经节及疏松结缔组织等。

6. 解剖观察盆腔血管和淋巴结

（1）直肠上动脉：在乙状结肠系膜中找出肠系膜下动脉，追踪此动脉的终末——直肠上动脉至直肠。

（2）髂内和髂外动、静脉、淋巴结：髂总动脉在骶髂关节的前方分为髂内动脉和髂外动脉。髂总动脉的后内方有髂总静脉。清理髂总和髂外动、静脉和同名淋巴结。在腹股沟韧带的上方找出腹壁下动脉和旋髂深动脉的起始段。

（3）骶正中动脉和骶淋巴结：将直肠推向前，在骶骨前面中线处找到细小的骶正中动脉及沿血管排列的骶淋巴结。

（4）解剖观察髂内动脉及其分支：从骶髂关节前方开始清理至坐骨大孔的上缘，修净髂内动脉的分支，脏支有：①膀胱上动脉；②膀胱下动脉；③直肠下动脉；④子宫动脉（女）；⑤阴部内动脉。脏支尽量可能解剖到脏器或脏器附近。壁支有：①髂腰动脉；②骶外侧动脉；③臀上动脉；④闭孔动脉；⑤臀下动脉。壁支清理至与已剖出的远段接续。观察子宫动脉起自髂内动脉，沿盆壁向内下方，跨过输尿管前方，进入子宫阔韧带两层之间。

（5）解剖观察盆腔的静脉和淋巴结：盆部的静脉皆汇入髂内静脉，与同名动脉伴行，髂内静脉脏支在各脏器周围构成发达的静脉丛，脏器周围的静脉丛和髂内淋巴结等这些结构可随观察而清除，较粗静脉切除前宜先结扎。

7. 解剖观察盆腔神经

（1）上腹下丛和下腹下丛（盆丛）：上腹下丛位于第5腰椎及第1骶椎上部的前方，两髂总动脉之间。用尖镊分离自腹主动脉丛向下延续的上腹下丛，向下延至直肠两侧续于下腹下丛（盆丛），其分支伴随髂内动脉分支，并围绕盆腔器官形成直肠丛、膀胱丛、前列腺丛、子宫阴道丛等。盆丛与结缔组织不易分离，稍显露即可。

（2）盆内脏神经：提起下腹下丛（盆丛），清理观察第2~4骶神经前支出骶前孔，离开骶神经前支形成的盆内脏神经，加入盆丛。

（3）盆交感干：在骶前孔内侧清理盆交感干和位于尾骨前方的奇神经节，节小不必细找。

（4）骶丛：骶丛位于骶骨及梨状肌前面、髂内动、静脉、输尿管及乙状结肠的后方，右侧除髂血管、输尿管外，它在回肠襻的后方。在腰大肌内侧缘深面清出腰骶干，向下在骨盆后壁清理各骶神经前支，前支自骶前孔穿出，在骶骨及梨状肌前面吻合成骶丛。

（5）闭孔神经：在腰大肌内侧缘找到闭孔神经后追至穿闭膜管处。

二、会阴

（一）摸认会阴体表标志

坐骨结节、坐骨支、耻骨下支、耻骨弓、尾骨及尾骨尖。在男尸上观察阴茎和阴囊。

（二）确定会阴体表投影

会阴的范围和分区。

（三）模拟阴部神经阻滞操作

1. 摆正尸体标本体位，暴露模拟穿刺部位。

2. 在尸体上摸到两侧的坐骨结节，在坐骨结节的下、内部位标记。

3. **操作方法**　以左手示指伸入肛门内，摸到坐骨棘的位置。右手持22号针（8~10cm长），由坐骨结节与肛门连线中点进针，经皮下至坐骨棘，遇到骶棘韧带，再进针约0.7cm，注射少量的亚甲蓝，待解剖后检查针尖是否刺中阴部神经。在女性也可以示指经阴道内摸到坐骨棘，然后以手指为向导，针自阴道刺向坐骨棘及骶棘韧带深部，注入少量的亚甲蓝，待后查看针尖是否刺中阴部神经。 体会麻醉进针的层次和手感。

（四）解剖和观察会阴

1. 尸位　尸体置于截石位，并略屈髋关节和膝关节。

2. 切口

（1）阴茎切口：在阴茎背面，自耻骨联合前方沿正中线作一纵行切口，向上与腹前壁下切口相接，向下至阴茎包皮，切口不宜过深。

（2）阴囊切口：自腹股沟管皮下环向下至阴囊下缘纵行切开阴囊皮肤，翻向两侧。

（3）肛区切口：经两侧坐骨结节画一横线。 ①沿横线自一侧坐骨结节切至对侧坐骨结节；②如为男性尸体自阴囊沿中线向后环绕肛门切至尾骨尖；如为女尸则自会阴中线向前沿大、小阴唇之间切至耻骨联合，然后再向后围绕肛门切至尾骨尖。 如此即可翻剥成四块皮肤。

3. 解剖阴茎

（1）解剖检查阴茎背浅静脉：将皮肤翻向两侧，在正中线上清理位于浅阴茎筋膜内的阴茎背浅静脉。

（2）浅阴茎筋膜和深阴茎筋膜：将阴茎背浅静脉牵向一侧，切开浅阴茎筋膜翻向两侧，在阴茎与耻骨联合之间，用镊子分离结缔组织，可见阴茎系韧带和阴茎悬韧带。 阴茎系韧带起自腹白线的下端，向下分为两束，降至阴茎两侧附着于阴茎筋膜。 阴茎悬韧带位于阴茎系韧带的深部，呈三角形，起自耻骨联合前下面的下部，向下附于深阴茎筋膜。 沿阴茎背面正中线，切开并分离深阴茎筋膜，观察深筋膜包绕的三个海绵体，即两个阴茎海绵体和一个尿道海绵体。

（3）阴茎背深静脉、阴茎背动脉和阴茎背神经：在深阴茎筋膜深面，于阴茎背侧中线上，寻找到一条阴茎背深静脉，在静脉两侧各有一条阴茎背动脉，在动脉外侧有阴茎背神经。

（4）阴茎的海绵体：翻开浅、深阴茎筋膜后，在阴茎头背侧的凹内，小心剥离嵌于凹内的阴茎海绵体前端，向后分离一段，使阴茎海绵体与尿道海绵体分开。 观察构成三个海绵体全貌及阴茎根的附着情况。

4. 解剖阴囊

（1）切开肉膜：在皮肤深面可见不含脂肪的皮下组织，称为肉膜。 沿皮肤切口切开肉膜并翻向两侧，用手或刀柄使其与深面结构分开，顺肉膜深面向中线处探查由其发出的阴囊中隔，分阴囊为左、右两半。 向后、前、上方分别探查肉膜与会阴浅筋膜、浅阴茎筋膜和腹前壁 Scarpa 筋膜的延续。

（2）解剖精索：用钝镊或刀柄自皮下环向下至睾丸上端分离精索，沿皮肤切口由浅入深切开和分离精索外筋膜、提睾肌及其筋膜、精索内筋膜，切开精索内筋膜后，精索内含物即完全暴露。 在精索内分离输精管、睾丸动脉和蔓状静脉等。 输精管结扎术是在阴囊根（顶）部，在阴囊的前外侧触摸到输精管，将其挤到皮下用手指固定好，然后在皮下作一小切口，钝性分离诸层结构。 注意观察输精管在精索内的位置和粗细，用手指捏捻体会其坚硬如绳索即输精管。

（3）探查鞘膜腔和观察睾丸和附睾的位置、形态：沿皮肤切口下段纵行切开睾丸鞘膜壁层，即打开鞘膜腔，用小指或刀柄探入腔内探查腔的范围及鞘膜脏、壁层在睾丸、附睾后缘的移行。 然后观察睾丸、附睾的位置和形态。 将睾丸和附睾自正中矢状面切开，观察其内部构造。 在睾丸小叶内，用尖镊或针尖略为拨动，就可自小叶内挑起一条或数条弯曲的线状结构，此即精曲小管。

5. 解剖肛区（肛门三角）

（1）剖认肛门三角内的诸结构：清除肛门周围的脂肪、结缔组织，但勿超过尿生殖三角的后缘，并需注意不要伤及肛门附近的神经血管。

1）肛尾体：在肛门与尾骨尖之间用手指按压，可摸到一纤维脂肪性的结构称肛尾体。

2）解剖观察坐骨肛门窝：保留血管神经，清除坐骨肛门窝内脂肪，观察坐骨肛门窝各壁及窝的主要内容物。 ①脂肪，逐步剖除；②来自阴部内血管的肛血管和阴部神经的肛神经自外向内横贯此窝。

在梨状肌下孔处剖出阴部内动、静脉和阴部神经，沿血管神经的行程清理，可见阴部神经伴阴部内动、静脉，共同绕坐骨棘、穿坐骨小孔，进入坐骨肛门窝外侧壁的阴部管。 切开阴部管（即闭孔内肌筋膜），向前清理至尿生殖三角后缘，沿途清理由其发出的肛血管和肛神经至肛门周围。 在女尸会阴部观察针尖是否刺中阴部神经（以注射的亚甲蓝作为标志）。

（2）解剖肛门外括约肌：剔除肛门周围的脂肪，显露肛门外括约肌及肛动脉和肛神经，辨认肛门外括约肌的皮下部、浅部和深部。

6. 解剖尿生殖区（尿生殖三角）

（1）摸认境界：前为耻骨联合下缘，两侧为耻骨下支、坐骨支，后界为两坐骨结节前缘的连线与肛区分界。

（2）显露浅会阴筋膜：浅筋膜分为浅、深两层。 清除浅筋膜脂肪层，可见浅筋膜的膜性层。

（3）解剖观察会阴浅隙的范围：沿正中线或外阴裂（女）作一纵行切口，将小指或刀柄探入其深面的会阴浅隙，向两侧和前、后方探查该隙的范围、连通和筋膜的附着延续情况。浅会阴筋膜向前移行为阴囊肉膜、阴茎浅筋膜，并与腹前外侧壁的浅筋膜深层（Scarpa 筋膜）相续，向两侧附于耻骨下支下缘和坐骨支；向后侧附着于尿生殖膈后缘。 由此可见，女性会阴浅隙与男性的相同，仅其中部因有尿道和阴道贯行，则此隙被分成左、右两部。 切除浅会阴膜深层，可露出会阴浅隙内的诸结构，但女性会阴浅隙内的神经血管均较男性者细小。

（4）剖认会阴浅隙的结构：在浅会阴筋膜后缘稍前方，自正中线向外侧至坐骨支作一横口，将会阴浅筋膜翻向前外方，观察会阴浅隙内的结构。

1）会阴动脉：阴部内动脉行于尿生殖膈后缘处分出会阴动脉，该动脉向前入会阴浅隙，并立即分为会阴横动脉和阴囊后动脉（阴唇后动脉），分布于会阴肌及阴囊或大阴唇。

2）会阴神经：由阴部神经分出，此神经在阴部管的前部分出阴囊后神经（阴唇后神经）和会阴神经，与同名血管伴行，分布于会阴肌及阴囊或大阴唇后部的皮肤。

3）会阴中心腱：在尿生殖区后缘中央处稍加清理，可见位于肛门和阴道之间的楔形的肌性纤维体，其形成和作用男女相同。

4）会阴浅层肌：清除隙内结缔组织，观察位于两侧覆盖阴茎脚（阴蒂脚）的坐骨海绵体肌，起自坐骨结节，向前止于阴茎脚（阴蒂脚）的表面。 位于中部覆盖尿道球（前庭球）的球海绵体肌（阴道括约肌），起自会阴中心腱和正中缝，止于阴茎背的筋膜。 位于尿生殖三角后缘的会阴浅横肌，起自坐骨结节，止于会阴中心腱。

5）阴茎脚（阴蒂脚）和尿道球（前庭球）：剥离坐骨海绵体肌（阴道括约肌）。 观察肌深面的阴茎脚（阴蒂脚）和尿道球（前庭球）。 女性在前庭球后端还可见前庭大腺。

（5）显露尿生殖膈下筋膜：将尿道球（前庭球）推向内侧，将阴茎（蒂）脚附着处切断向前上翻起，注意观察自深面进入阴茎（蒂）脚的阴茎（蒂）深动脉（不必细找），修净会阴浅隙内的脂肪，可见深面的尿生殖膈下筋膜。

（6）剖认会阴深隙的结构：会阴深隙位于尿生殖膈上、下筋膜之间，剔除尿生殖膈下筋膜，进入会阴深隙，可见横行的会阴深横肌，位于会阴浅横肌的深部。 环绕尿道的尿道膜部括约肌，位于会阴深横肌的前方，女性为尿道阴道括约肌。 还可见阴部内血管终支、阴部神经终支、男性会阴深横肌后部肌束中的尿道球腺（大小似豌豆）及其排泄管，女性尿道和阴道下部。

（赵志英）

第八章 | 脊柱区的解剖及穿刺入路

第一节 脊柱区概述

一、境界与分区

脊柱区 vertebral region 是指包括脊柱及其后方和两侧软组织所配布的区域,包括项部、背部(胸背区、腰背区)和骶尾部。

1. **境界** 脊柱区的上界为枕外隆凸和上项线,下至尾骨尖,两侧界为自斜方肌前缘、三角肌后缘上份、腋后襞与胸壁交界处、腋后线、髂嵴后份、髂后上棘至尾骨尖的连线。

2. **分区** 脊柱区可分为:①**项区** nuchal region:上界即脊柱区的上界,下界为第7颈椎棘突至两侧肩峰的连线;②**胸背区** thoracodorsal region:上界即项区下界,下界为第12胸椎棘突、第12肋下缘、第11肋前份的连线;③**腰区** lumbar region:上界即胸背区下界,下界为两髂嵴后份及两髂后上棘的连线;④**骶尾区** sacral coccyx region:为两髂后上棘与尾骨尖三点间所围成的三角区。

二、体表标志

1. **棘突** spinous process 在后正中线上可摸到大部分椎骨棘突。第7颈椎棘突较长,常作为辨认椎骨序数的标志;胸椎棘突斜向后下,呈叠瓦状;腰椎棘突呈水平位,第4腰椎棘突约平两髂嵴最高点的连线;骶椎棘突退化融合为骶正中嵴。

2. **骶管裂孔和骶角** 骶正中嵴的两侧各有一条骶中间嵴,其下突为**骶角** sacral cornu。两骶角之间有一缺口称**骶管裂孔** sacral hiatus,是椎管的下口。骶角相当于第5骶椎的下关节突,易于触及,是骶管麻醉的进针定位标志。

3. **尾骨** coccyx 由4块退化的尾椎融合而成。位于骶骨下方、肛门后方,有肛尾韧带附着。

4. **髂嵴和髂后上棘** **髂嵴** iliac crest 为髂骨翼的上缘,呈S状弯曲,前部凹向内方,后部凹向外方,两侧髂嵴最高点的连线平对第4腰椎棘突。**髂后上棘** posterior superior iliac spine 是髂嵴后端的突起,两侧髂后上棘的连线平第2骶椎棘突。

左、右髂后上棘与第5腰椎棘突和尾骨尖的连线,构成一菱形区,当腰椎或骶、尾椎骨折或骨盆畸形时,菱形区可变形。菱形区上、下角连线的深部为**骶正中嵴** median sacral crest,由骶椎棘突融合而成,其外侧的隆嵴为**骶外侧嵴** lateral sacral crest,由骶椎横突融合而成,骶外侧嵴是经骶后孔作骶神经阻滞麻醉的定位标志。

5. **肩胛冈** spine of scapula 为肩胛骨背面高耸斜跨的骨嵴,成年男性长约13.6cm,女性约12.0cm。两侧肩胛冈内侧端的连线,平第3胸椎棘突,肩胛冈外侧端扁平的突起称为**肩峰**

acromion,是肩部的最高点。

6. **肩胛骨下角** inferior angle of scapula　呈锐角,由脊柱缘与腋缘会合而成。当上肢下垂时易于触及。双上肢自然下垂时两肩胛骨下角的连线平对第7胸椎棘突。

7. **第12肋**　肋头较大,肋骨体窄细,无肋结节、肋颈和肋沟。在竖脊肌外侧可触及此肋,但有时甚短,易将第11肋误认为第12肋,以致腰部的切口过高,有损伤胸膜的可能。

8. **竖脊肌（骶棘肌）** erector spinae　在棘突两侧可触及,该肌外侧缘与第12肋的交角,称**脊肋角**。肾门位于该角深部,是肾囊封闭常用的进针部位(图8-1)。

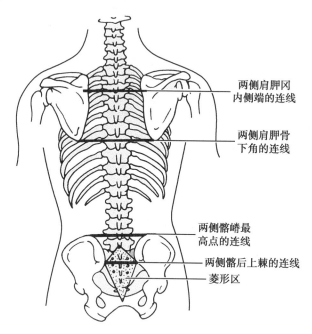

图 8-1　脊柱区的体表标志线

第二节　脊柱区的软组织

由皮肤、浅筋膜、深筋膜、背肌和血管神经等组成。

一、浅层结构

（一）皮肤

较厚,移动性小,有较丰富的毛囊和皮脂腺。

（二）浅筋膜

致密而厚,含有较多脂肪,有许多结缔组织纤维束与深筋膜相连。项区上部浅筋膜特别坚韧,腰区的浅筋膜含脂肪较多。

（三）皮神经

来自脊神经后支(图8-2)。

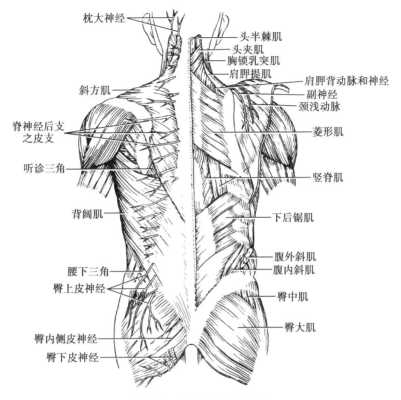

图 8-2　背部肌肉和皮神经

1. 项区的皮神经　来自颈神经后支,其中较粗大的皮支有枕大神经和第3枕神经。

枕大神经greater occipital nerve 是第2颈神经后支的分支,在斜方肌起点上项线下方浅出,伴枕动脉分支上行,分布至枕部皮肤。

第3枕神经third occipital nerve 是第3颈神经后支的分支,穿斜方肌浅出,分布至项区上部皮肤。

2. 胸背区和腰区的皮神经　来自胸、腰神经后支的分支。各支在棘突两侧浅出,上部分支几乎呈水平位向外侧行,下部分支斜向外下,分布至胸背区和腰区皮肤。第12胸神经后支的分支可至臀区。第 1~3 腰神经后支的外侧支组成**臀上皮神经** superior clunial nerves,行经腰区,穿胸腰筋膜浅出,越髂嵴分布于臀区上部。该神经在髂嵴上方浅出处比较集中,此部位在竖脊肌内、外侧2cm范围内。当腰部急剧扭转时,上述部位神经易被拉伤,是导致腰腿痛的常见原因之一。在竖脊肌外侧缘或内部无损伤地分离臀上皮神经,将该神经与肋下神经或下位的肋间神经吻合切断,可治疗或预防截瘫后引起的褥疮。

3. 骶尾区的皮神经　来自骶、尾神经后支的分支,自髂后上棘至尾骨尖连线上的不同高度穿臀大肌起始部浅出,分布至骶尾区皮肤。其中第 1~3 骶神经后支的分支组成**臀内侧皮神经**medial clunial nerves。

(四) 浅血管

项区的浅动脉主要来自枕动脉、颈浅动脉和肩胛背动脉等的分支。胸背区来自肋间后动脉、肩胛背动脉和胸背动脉等的分支。腰区来自腰动脉分支。骶尾部来自臀上、下动脉等的分支。各动脉均有伴行静脉。

二、深层结构

（一）深筋膜

脊柱区的深筋膜按部位可包括两部分：①项区的深筋膜分为浅、深两层，包裹斜方肌，属封套筋膜。浅层覆盖在斜方肌表面，深层在该肌深面，称**项筋膜 nuchal fascia**；②胸背区和腰区的深筋膜亦分浅、深两层，浅层薄弱，位于斜方肌和背阔肌表面，深层较厚，称**胸腰筋膜 thoracolumbar fascia**。骶尾区深筋膜薄弱，与骶骨背面骨膜相愈着。

1. 项筋膜 位于斜方肌深面，包裹夹肌和半棘肌，内侧附于项韧带，上方附于上项线，向下移行为胸腰筋膜后层。

2. 胸腰筋膜 在胸背区较为薄弱，覆于竖脊肌表面，向上续项筋膜，内侧附于胸椎棘突和棘上韧带，外侧附于肋角，向下至腰区增厚，并分为前、中、后三层（图8-3）。①后层覆于竖脊肌后面，与背阔肌和下后锯肌腱膜愈着，向下附于髂嵴，内侧附于腰椎棘突和棘上韧带，外侧在竖脊肌外侧缘与中层愈合，形成竖脊肌鞘；②中层位于竖脊肌与腰方肌之间，内侧附于腰椎横突尖和横突间韧带，外侧在腰方肌外侧缘与前层愈合，形成腰方肌鞘，并作为腹横肌起始部的腱膜，向上附于第12肋下缘，向下附于髂嵴；中层上部张于第12肋与第1腰椎横突之间的部分增厚，形成**腰肋韧带 lumbocostal ligament**，肾手术时，切断此韧带可加大第12肋的活动度，便于显露肾；③前层又称腰方肌筋膜，位于腰方肌前面，内侧附于腰椎横突尖，向下附于髂腰韧带和髂嵴后份，上部增厚形成内、外侧弓状韧带。

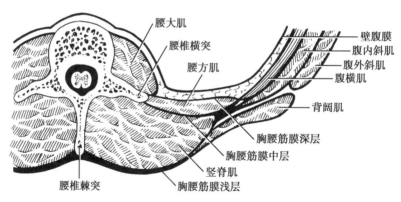

图8-3 腰背深筋膜

由于项、腰部活动度大，在剧烈活动中胸腰筋膜可被扭伤，尤以腰部的损伤更为多见，是腰腿痛原因之一。

（二）肌层

由背肌和部分腹肌组成（图8-2）。由浅至深大致分为四层：第一层有斜方肌、背阔肌和腹外斜肌后部；第二层有夹肌、肩胛提肌、菱形肌、上后锯肌、下后锯肌和腹内斜肌后部；第三层有竖脊肌和腹横肌后部；第四层有枕下肌、横突棘肌和横突间肌等。在脊柱区的肌肉之间，形成了若干个三角。

1. 背阔肌 latissimus dorsi 是位于胸背区下部和腰区浅层较宽大的扁肌，由胸背神经支配。血液供应主要来自胸背动脉和节段性的肋间后动脉以及腰动脉的分支，以肩胛线为界，线的外侧由胸背动脉分支供血,线的内侧由节段性动脉供血。在临床上,该肌可以胸背动脉为蒂,做成转移或游离的肌皮瓣或肌瓣。

2. **斜方肌**trapezius　是位于项区和胸背区上部的扁肌,宽大且血供丰富。由副神经和颈3、4脊神经的前支支配。血液供应主要来自颈横动脉、颈浅动脉、肩胛背动脉,其次来自枕动脉和节段性的肋间后动脉。此肌可以颈横动脉降支作转移或游离肌瓣或肌皮瓣。

3. **竖脊肌**erector spinae　为背肌中最长的肌,纵列于脊柱全部棘突两侧,填充于棘突与肋角的深沟内,以一总的肌腱及肌束起自骶骨背面、腰椎棘突、髂嵴后部及胸腰筋膜。肌束向上,在腰部开始分为三个纵行的肌柱。外侧者称髂肋肌,中间者称最长肌,内侧者称棘肌。竖脊肌受脊神经后支支配。

4. **夹肌**splenius 和**半棘肌**semispinalis　位于斜方肌深面,半棘肌在颈椎棘突两侧。夹肌在半棘肌的后外方(图8-2)。两肌上部深面为枕下三角。

5. **腰大肌**Psoas major　位于腰椎椎体的侧面,起点位于胸12至腰5的横突和椎体,斜向外下方走行,至髂腹股沟水平与对面反向而来的髂肌汇合成**髂腰肌**iliopsoas,止于股骨小转子。腰大肌在起始部位(胸12横突和椎体)终止了胸段椎旁间隙向腰段的延续,可以阻止胸段椎旁阻滞时局麻药物扩散至腰段神经根。腰3水平附近的腰大肌是超声影像下寻找和阻滞腰丛神经的重要标志。腹股沟韧带附近的髂腰肌是超声影像下寻找和阻滞股神经的重要标志(图8-3和图6-41)。

6. **颈长肌**Longus colli muscle　位于颈椎椎体的前外侧面,在颈1到胸3椎体的范围内。其表面走行有交感神经,临床上可以通过超声引导将局麻药物注射到颈6水平颈长肌表面实施颈部交感神经阻滞(图3-16)。

(三) 局部三角

1. **枕下三角**suboccipital triangle　位于枕下、项区上部深层,是由枕下肌围成的三角(图8-4)。其内上界为头后大直肌,外上界为头上斜肌,外下界为头下斜肌。三角的底为寰枕后膜和寰椎后弓,浅面借致密结缔组织与夹肌和半棘肌相贴,枕大神经行于其间。三角内有枕下神经和椎动脉的第三段经过。椎动脉穿寰椎横突孔后转向内,行于寰椎后弓上面的椎动脉沟内,继穿寰枕后膜入椎管,再经枕骨大孔入颅。头部过分旋转或枕下肌痉挛可压迫椎动脉,使颅内供血不足。枕下神经为第1颈神经后支,在椎动脉与寰椎后弓间穿出行经枕下三角支配枕下肌。

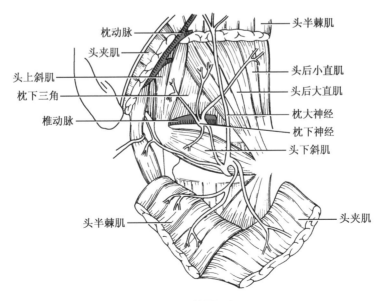

图8-4　枕下三角

2. **听诊三角（肩胛旁三角）** 在斜方肌的外下方,肩胛骨下角的内侧,其内上界为斜方肌的外下缘,外侧界为肩胛骨脊柱缘,下界为背阔肌上缘(图8-2),三角的底为薄层脂肪组织、筋膜和第6肋间隙,表面覆以皮肤和筋膜,是背部听诊呼吸音清楚的部位,当肩胛骨向前外移位时,该三角范围扩大。

3. **腰上三角 superior lumbar triangle** 位于背阔肌深面,第12肋的下方。三角的内侧界为竖脊肌外侧缘,外下界为腹内斜肌后缘,上界为第12肋。有时由于下后锯肌在12肋的附着处与腹内斜肌后缘相距较近,则下后锯肌亦参与构成一个边,共同围成一不等四边形的间隙。三角的底为腹横肌起始部的腱膜,腱膜深面有三条与第12肋平行排列的神经,自上而下为**肋下神经 subcostal nerve**、**髂腹下神经 iliohypogastric nerve** 和**髂腹股沟神经 ilioinguinal nerve**。腰上三角是腹后壁薄弱区之一,腹腔器官可经此三角向后突,形成腰疝。

4. **腰下三角 inferior lumbar triangle** 位于腰区下部,腰上三角的外下方。由髂嵴、腹外斜肌后缘和背阔肌前下缘围成。三角的底为腹内斜肌,表面仅覆以皮肤和浅筋膜。此三角为腹后壁的又一薄弱区,亦可形成腰疝。在右侧,三角前方与阑尾、盲肠相对应,故盲肠后位深部阑尾炎时,此三角区有明显压痛。腰区深部脓肿可经此三角出现于皮下(图8-5)。

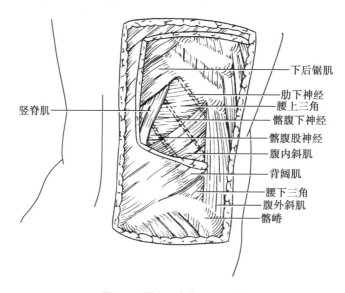

竖脊肌

下后锯肌
肋下神经
腰上三角
髂腹下神经
髂腹股神经
腹内斜肌
背阔肌
腰下三角
腹外斜肌
髂嵴

图8-5 腰上三角与腰下三角

（四） 深部的血管和神经

1. **动脉** 项区主要由枕动脉、颈横动脉和椎动脉等供血。胸背区由肋间后动脉、胸背动脉和肩胛背动脉供血。腰区由腰动脉和肋下动脉供血。骶尾区由臀上、下动脉等供血。这里主要介绍项区的血供。

（1） **枕动脉 occipital artery**：起自颈外动脉后壁,向后上经颞骨乳突内面的枕动脉沟进入项区,在夹肌深面、与枕大神经伴行分布至枕部。分支中较大的降支,向下分布至项区诸肌,并与颈横动脉的分支吻合,形成动脉网。将枕动脉在半棘肌外侧缘处切断,与枕下三角内的椎动脉第三段作端侧吻合,可治疗因颈椎骨质增生所致的椎动脉受压迫引起的脑供血不足。

（2） **颈横动脉 transverse cervical artery**：单独或与肩胛上动脉共干起自甲状颈干的最多,也可直接起于锁骨下动脉的第一段。颈横动脉发出后向外经臂丛前方或后方,或穿过臂丛,经臂丛前方者最多(76%)。行至肩胛提肌前缘分为浅、深两支。

1） **浅支 superficial branch** 或**颈浅动脉 superficial cervical artery**：经胸锁乳突肌深面达枕

部,至斜方肌前缘分升、降二支。①升支细小,沿肩胛提肌上升,营养斜方肌、肩胛提肌、夹肌等,与枕动脉降支相吻合;②降支为颈浅动脉主干,于斜方肌前缘与副神经、颈 3、4 脊神经前支伴行下降至背部深层(图 8-2)。

2) **深支** deep branch 或**肩胛背动脉** dorsal scapular artery:自肩胛提肌外缘处下行,经肩胛骨内侧角处与肩胛背神经伴行,沿肩胛骨脊柱缘下行与肩胛下动脉吻合。

(3) **椎动脉** vertebral artery:起自锁骨下动脉第一段,沿斜角肌内侧上行,穿上 6 个颈椎横突孔,继经枕下三角入颅。按其行程分为四段,第一段自起始处至穿第 6 颈椎横突孔以前;第二段穿经上 6 个颈椎横突孔;第三段经枕下三角寰椎上面的椎动脉沟入颅;第四段为颅内段。当颈椎骨质增生而致横突孔变小时,椎动脉可受压迫而致颅内供血不足,即所谓椎动脉型颈椎病。

2. **静脉**　脊柱区的深部静脉与动脉伴行。项区的静脉汇入椎静脉、颈内静脉或锁骨下静脉。胸背区经肋间后静脉汇入奇静脉,部分汇入锁骨下静脉或腋静脉。腰区经腰静脉汇入下腔静脉。骶尾区经臀区的静脉汇入髂内静脉。脊柱区的深静脉可通过椎静脉丛广泛地与椎管内、颅内以及盆部等处的静脉相交通。

3. **神经**　发自脊柱区呈对称分布的 31 对脊神经主管了颈部、躯干和四肢的运动和感觉,每一根脊神经从脊柱区发出后都会分出脊神经后支如副神经、胸背神经和肩胛背神经等主管脊柱区的感觉和运动。而相对粗大的前支则离开脊柱区主要支配脊柱区以外的躯干四肢感觉和运动(图 8-8)。

(1) **脊神经后支** posterior rami:自椎间孔处由脊神经分出后,绕上关节突外侧向后行,至相邻横突间分为内侧支(后内侧支)和外侧支(后外侧支)。

脊神经后支主要分布于沿脊柱区的皮肤及深层结构,并呈明显的节段性分布,手术中横断背深肌时,不会引起肌肉瘫痪。

腰神经后支的损伤、压迫较为多见,是导致腰腿痛常见原因之一。同时腰部椎体横突宽厚,脊神经后支经过这些部位时易被某些特殊结构的挤压而形成不明原因的腰腿痛,综合介绍如下。

1) **腰神经后支的行程**:腰神经后支分出后向后行,经骨纤维孔至横突间肌内侧缘分为内侧支和外侧支。①内侧支在下位椎骨上关节突根部的外侧斜向后下,经骨纤维管至椎弓板后面转向下行,分布至背深肌和脊柱,而第 5 腰神经内侧支是经腰椎下关节突的下方,向内下行;②外侧支在下位横突背面进入竖脊肌,然后在肌的不同部位穿胸腰筋膜浅出,斜向外下行,第 1~3 腰神经外侧支参与组成臀上皮神经,跨越髂嵴后部达臀区上部,有时由于外伤等因素,致臀上皮神经炎,引起腰腿痛。

2) **骨纤维孔**:又称脊神经后支骨纤维孔。该孔位于椎间孔的后外方,开口向后,与椎间孔的方向垂直。其上外侧界为横突间韧带的内侧缘,下界为下位椎骨横突的上缘,内侧界为下位椎骨上关节突的外侧缘。骨纤维孔的体表投影相当于同序数腰椎棘突外侧的下述两点连线上。上位点在第 1 腰椎平面后正中线外侧 2.3cm,下位点在第 5 腰椎平面后正中线外侧 3.2cm。骨纤维孔有腰神经后支通过。

3) **骨纤维管**:又称腰神经后内侧支骨纤维管。该管位于腰椎乳突与副突间的骨沟处,自外上斜向内下,由前、后、上、下四壁构成。前壁为乳突副突间沟,后壁为上关节突副突韧带,上壁为乳突,下壁为副突,管的前、上、下壁为骨质,后壁为韧带,但有时后壁韧带骨化,形成完全的骨管。骨纤维管的体表投影在同序数腰椎棘突外方的两点连线上,上位点在第 1 腰椎平面后正中线外侧约 2.1cm,下位点在第 5 腰椎平面后正中线外侧约 2.5cm。管内有腰神经后内侧支通过。

从上述可见,腰神经后支及其分出的内、外侧支在各自的行程中,都分别经过骨纤维孔、骨纤维管或穿胸腰筋膜裂隙。在正常情况下,这些孔、管或裂隙有保护通过其内的血管、神经的作用。但由于孔道细小,周围结构坚韧缺乏弹性,且腰部活动度大故易拉伤,或因骨质增生使孔道变形变窄,压迫通过的血管、神经,而导致腰腿痛(图 8-6)。

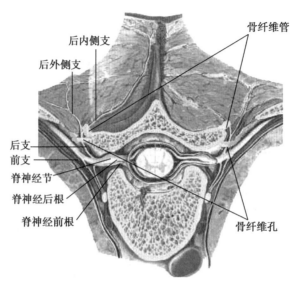

图 8-6　骨纤维孔(管)与脊神经后支(后内侧支)关系示意图

(2) **副神经**accessory nerve:自胸锁乳突肌后缘中、上 1/3 交点处斜向外下,经枕三角至斜方肌前缘中、下 1/3 交点处,伴颈 3、4 前支经斜方肌深面进入该肌(图 8-2)。

(3) **胸背神经**thoracodorsal nerve:起自臂丛后束,与同名动脉伴行,沿肩胛骨外侧缘下行,支配背阔肌。

(4) **肩胛背神经**dorsal scapular nerve:起自臂丛锁骨上部,穿中斜角肌向外下至肩胛提肌深面,继续沿肩胛骨内侧缘下行,与肩胛背动脉伴行,支配肩胛提肌和菱形肌。

第三节　脊柱的构造

脊柱vertebral column 位于躯干背侧部中央,构成人体的中轴,成年男性长约 70cm;女性长约 65cm。脊柱由各椎骨(包括骶、尾骨)以及椎间盘、椎间关节、韧带等连接装置所构成。有支持体重,承托颅,容纳和保护脊髓、神经根及被膜,参与构成胸廓、腹腔和盆腔以及运动等功能。

一、椎　骨

幼年时,**椎骨**vertebrae 总数有 33 个,即颈椎 7 个、胸椎 12 个、腰椎 5 个、骶椎 5 个和尾椎 4 个。颈椎、胸椎及腰椎终生不愈合,可以活动,故称为可动椎或真椎,成年后 5 个骶椎愈合成一个骶骨,4 个尾椎愈合成一个尾骨,因不能活动而称为不动椎或假椎。

(一) 椎骨的一般形态

椎骨主要由前方的椎体、后方的椎弓及由椎弓上发出的突起构成(图 8-7)。椎体和椎弓之间围成**椎孔**vertebral foramen。全部的椎孔加骶管叠连构成**椎管**vertebral canal。管内容纳脊髓及其被膜等结构。

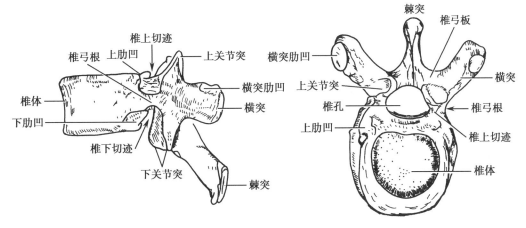

图 8-7　椎骨的一般形态(胸椎)

1. **椎体** vertebral body　呈圆柱状位于椎弓前方,主要由于骨松质构成,表面密质较薄,受暴力外伤时可被压扁,形成压缩性骨折。

2. **椎弓** vertebral arch　自椎体后面两侧发出,由一对椎弓根,一对椎弓板,一个棘突和四个关节突及两个横突构成。①**椎弓根** pedicle of vertebral arch 细而短,呈水平位,连于椎体的后外侧,上下缘各有一凹陷,分别称**椎上切迹** superior vertebral notch 及**椎下切迹** inferior vertebral notch,上位椎骨的下切迹与下位椎骨的上切迹相合围成一个孔,称**椎间孔** intervertebral foramina,有脊神经及血管通过(图 8-8);②**椎弓板** lamina of vertebral arch 为椎弓后部呈板状的部分,上缘粗糙,为黄韧带附着处,构成椎管后外侧壁。临床上可以切除椎弓板而进入椎管或穿刺针沿椎弓上缘进入椎管,治疗椎管内的疾病或进行椎管内麻醉。

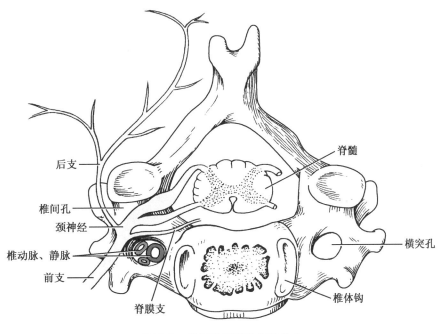

图 8-8　椎间孔及脊神经的分支

3. **突起**

(1) **棘突** spinous process:位于椎弓的背面正中部,呈矢状位,突向后下方,为肌和韧带的附着部。棘突的大小、形状及方向因所在部位的差异而有不同。

（2）**横突**transverse process：自椎弓根与椎板的结合处发出，略呈额状位，突向外侧，为肌和韧带的附着部位。胸椎的横突与肋结节相关节，可限制肋骨的运动。

（3）**关节突**：分一对**上关节突**superior articular process 和一对**下关节突**inferior articular process，均发自椎弓根与椎板的连接处。上关节突向上突起，下关节突突向下方，分别与相邻椎骨的关节突相关节。颈椎关节突的关节面呈水平位，胸椎关节突的关节面呈额状位，腰椎关节突的关节面呈矢状位。

（二）各部椎骨的形态特点

尽管椎骨具有共同的基本形态，但由于所在的部位、承受的压力、邻近的结构、执行的功能不同，因而各部椎骨在形态上也有不同。

1. **颈椎**cervical vertebrae　椎体小，上、下面均呈鞍状，第 3~7 颈椎体上面侧缘有明显向上的嵴样突起，称**椎体钩**uncus of vertebral body；下面侧缘的相应部位有斜坡样的唇缘，两者参与组成**钩椎关节**。椎体钩的作用是限制上一椎体向两侧移位，增加椎体间的稳定性，并防止椎间盘向后外方脱出。椎体钩前方为颈长肌，外侧为椎动、静脉及周围的交感神经丛，后外侧部参与构成椎间孔前壁，有颈神经和根血管通过（图 8-9）。

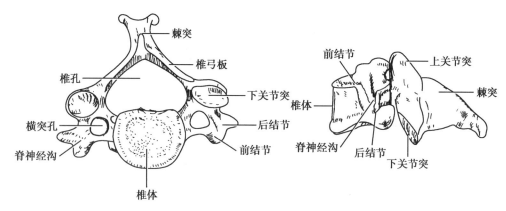

图 8-9　颈椎的形态

除第 7 颈椎外，其余颈椎棘突末端都分叉，横突根部有**横突孔**transverse foramen，孔内有椎动、静脉和交感神经丛。横突末端分横突前、后结节。第 6 颈椎横突前结节前方有颈总动脉，结节间有脊神经通过。前结节是肋骨的遗迹，有时第 7 颈椎横突前结节长而肥大，形成颈肋，可伸达斜角肌间隙或第 1 肋上面，压迫臂丛、锁骨下动脉和锁骨下静脉。关节突的关节面几乎呈水平位，受斜向或横向暴力时易脱位。

相邻椎弓根的上、下切迹围成椎间孔，是骨性管道，其前内侧壁为椎体钩、椎间盘和椎体的下部，后外侧壁为椎间关节。颈椎的椎体钩、横突和关节突构成一复合体，有脊神经和椎动脉等在此通过。复合体的任何组成结构的病变均可压迫神经和（或）血管。

第 1 颈椎又称**寰椎**atlas（图 8-10），由前、后弓和侧块组成，无椎体、棘突和关节突。后弓上面近侧块处有椎动脉沟，椎动脉和枕下神经由此经过。

第 2 颈椎又称**枢椎**axis，其椎体向上伸出**齿突**dens（图 8-10）。头颈部的旋转活动，主要是在寰椎与齿突之间。如旋转活动受限，病变可能在寰椎与枢椎齿突或两者之间。枢椎棘突最大最坚固，常作为定位标志。

第 7 颈椎又称隆椎，棘突特长，在相应部位皮下形成明显隆起，是脊柱椎骨的重要标志之一。

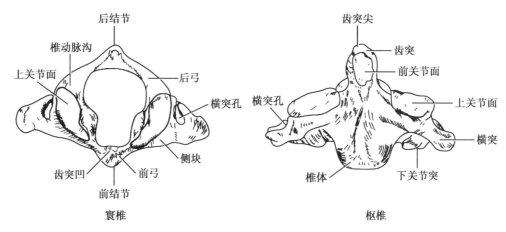

图 8-10　寰椎和枢椎的形态

2. 胸椎 thoracic vertebrae　椎体两侧和横突末端有肋凹,棘突较长,呈叠瓦状斜向后下,关节突的关节面近额状位,易发生骨折而不易脱位。

3. 腰椎 lumbar vertebrae　椎体大,关节突的关节面从额状位逐渐演变为矢状位。上关节突后缘有一突起,称**乳突** mamillary process。横突根部后下方的突起,称**副突** accessory process,副突与乳突间有上关节突副突韧带,韧带深面有腰神经后内侧支通过,该处的韧带肥厚或骨质增生,均可压迫神经(图 8-11)。

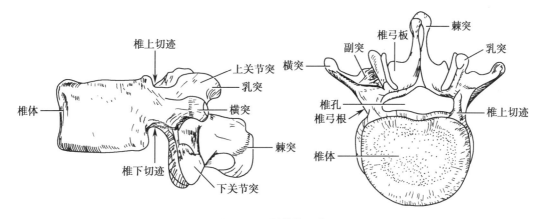

图 8-11　腰椎的形态

　　第 3 腰椎横突最长,有较多的肌附着,穿行于肌筋膜的脊神经后外侧支,可因肌膜损伤而受累及引起腰腿部疼痛,即第 3 腰椎横突综合征。棘突宽,呈板状,矢状位后伸。相邻两棘突间距较宽,第 3~5 腰椎棘突间是腰椎穿刺或麻醉进针的常选部位。

　　4. 骶骨 sacrum　由 5 个骶椎融合而成(图 8-12)。有时第 1、2 骶椎间不骨化融合,则第 1 骶椎似为第 6 腰椎,称第 1 骶椎腰椎化;有时第 1 骶椎与第 5 腰椎骨化融合,称腰椎骶化。上述两种情况常可刺激坐骨神经根而致腰腿部痛。骶骨的内腔称**骶管** sacral canal,上口呈三角形,是椎管之一部,向下终于**骶管裂孔** sacral hiatus,是椎管的下口,背面覆以骶尾背侧浅韧带。裂孔下部两侧有第 5 骶椎下关节突形成的骶角,体表易于触及,是骶管裂孔的定位标志。骶正中嵴两侧有 4 对骶后孔,分别有第 1~4 骶神经后支穿过,可经这些孔作骶神经阻滞麻醉。骶骨的盆面平滑而凹陷,有 4 对骶前孔,分别有第 1~4 骶神经的前支从中通过。

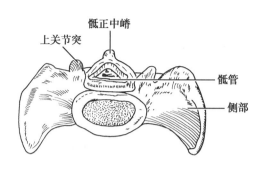

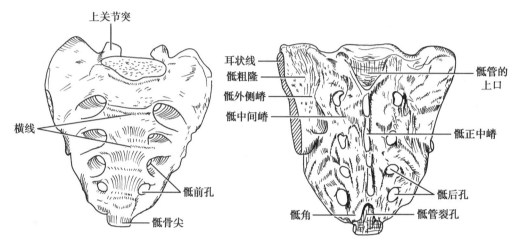

图 8-12　骶骨的形态

骶管裂孔的体表定位:除以骶角作为标志外,还可用下述方法进行定位,即以左、右髂后上棘分别定为 A 点和 B 点,左、右坐骨结节定为 C 点和 D 点,AD 线与 BC 线的交点处为骶管裂孔的定位点。

5. **尾骨** coccyx　由 3~5 个尾椎融合而成。

（三）椎骨的常见变异

1. **椎骨数的变化**　一般为各部椎骨的相互移行处的变异,如有 6 个腰椎与 4 个骶椎,形成骶椎腰化;有时则为 4 个腰椎与 6 个骶椎,形成腰椎骶化。而椎骨总数很少变化。

2. **半椎体和椎体融合**　椎体只发育一半,缺如的一半受上、下位椎体的挤压,使半椎体成楔形。根据半椎体的位置,可出现脊柱侧凸、前凸或后凸。相邻椎体间骨化愈合为椎体融合。

3. **脊柱裂**　胚胎期软骨骨化中心或骨化中心缺乏,使两侧椎板不相融合,即形成脊柱裂。以第 1、2 骶椎和第 5 腰椎为多见。脊柱裂可为一窄缝,亦可较宽。

二、椎骨间的连接

（一）椎体间的连接

椎体借椎间盘、前纵韧带和后纵韧带相连(图 8-13)。

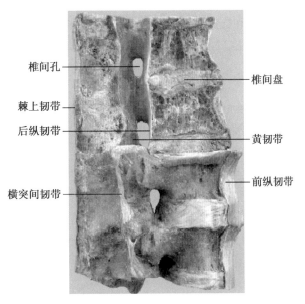

图 8-13　椎骨间的连接(照片)

1. 椎间盘 intervertebral discs　　位于相邻两椎体间,共 23 个,自第 2 颈椎向下至第 1 骶椎。第 2 颈椎体与齿突骨化愈合,其间偶有椎间盘的遗迹,X 线片上呈透明线状,应与骨折相鉴别。椎间盘由髓核、纤维环和上、下软骨板构成。上、下软骨板紧贴于椎体上、下面;纤维环为围绕于髓核周围的纤维软骨,其前份较厚,后外侧份较薄;髓核呈半透明胶冻状,位于纤维环的中央偏后。椎间盘富于弹性,可缓冲外力对脊柱和颅的震动。

椎间盘的弹性和厚度与髓核的含水量和所承受压力密切相关。含水量多,所受压力小,椎间盘厚且弹性好,相反,含水量少,所受力大,则椎间盘变薄,弹性降低。椎间盘的含水量和弹性随年龄的增长而递降。

胎儿期椎间盘内有血管,出生后逐渐闭锁消失,除周围部外,无血管,其营养和代谢以渗透形式进行。所以随年龄的增长,椎间盘易发生退行性变,过度负重或剧烈运动可致纤维环破坏,髓核突出,称椎间盘突出症,以第 4~5 腰椎间者多见。由于椎间盘前方有宽的前纵韧带,后方中部有窄的后纵韧带加强,后外侧薄弱并对向椎间孔,因此髓核常向后外侧突出(约占87%),压迫脊神经。仅 13% 突向前部和前外侧部。颈段椎间盘的后外方有椎体钩加固,胸段脊柱活动幅度小,故颈、胸段的椎间盘突出症较少见。

2. 前纵韧带 anterior longitudinal ligament　　位于椎体和椎间盘前方,上自枕骨的咽结节,向下经寰椎前结节及各椎体的前面,止于第 1、2 骶椎前面,宽而坚韧,与椎体边缘和椎间盘连接紧密,有防止椎间盘向前突出和限制脊柱过度后伸的作用(图 8-13)。

3. 后纵韧带 posterior longitudinal ligament　　位于椎体和椎间盘后方,上自枢椎,下至骶骨,窄细而坚韧,与椎体边缘和椎间盘连接紧密,而与椎体连接疏松。有防止椎间盘向后突出和限制脊柱过度前屈的作用。由于此韧带窄细,椎间盘的后外侧部相对较为薄弱,是椎间盘突出的好发部位。有时后纵韧带可骨化肥厚,向后压迫脊髓。

4. 钩椎关节　　又称 Luschka 关节,由第 3~7 颈椎的椎体钩与上位椎体的唇缘所组成,钩椎关节是否是一个真正的滑膜关节尚存不同的看法。但近年来的观察多数学者认为不是恒定的典型滑膜关节,是自 5 岁以后随着颈段脊柱的运动而逐渐形成,是由直接连接向间接连接分化的结果。

钩椎关节的重要毗邻:后方为脊髓、脊膜支和椎体的血管;后外侧部构成椎间孔的前壁,邻接颈神经根;外侧有椎动、静脉和交感神经丛。随年龄增长,椎体钩常出现骨质增生,可能压迫脊神经或血管。

(二) 椎弓间的连接

相邻椎弓板借**黄韧带**ligamenta flava 相连接,黄韧带又称**弓间韧带**ligamenta interarcualia,是结缔组织膜(图8-13),从上位椎弓板的下缘和内面连至下位椎弓板上缘,参与围成椎管的后壁和后外侧壁。黄韧带厚 0.2~0.3cm,但其厚度和宽度在脊柱的不同部位有所差异,颈段薄而宽,胸段窄而稍厚,腰段最厚,腰穿或硬膜外麻醉,需穿经此韧带方达椎管。刺入黄韧带时的阻力骤增感和刺穿黄韧带后的阻力消失感均较显著,常以此作为判断是否刺入硬膜外隙的依据之一。两侧韧带间在中线处有一窄隙,有小静脉穿过。随年龄增长,黄韧带可出现增生肥厚,弹性减退,甚至钙化,以腰段为多见,常导致腰椎管狭窄,压迫马尾,引起腰腿痛。

(三) 突起间的连接

1. **棘间韧带** interspinal ligaments   位于相邻两棘突间,前接黄韧带,后续棘上韧带。

2. **棘上韧带**supraspinous ligament 和**项韧带**nuchal ligament   位于棘突和棘间韧带后方,是连于棘突尖的纵长纤维束。在第 7 颈椎以上部分称项韧带(图 8-14),该韧带为三角形的弹性纤维膜,其底部向上方附着于枕外隆突和枕外嵴;尖部向下方,与寰椎后结节及下六节颈椎棘突相连,后缘游离而增厚是斜方肌的附着部位,人类已趋退化。在第 7 颈椎以下部分为棘上韧带,其细长而坚韧,沿各椎骨的棘突尖部下行,并逐渐变薄,至腰部又增厚,止于骶正中嵴。当脊柱过度前屈时,可损伤两韧带,以腰部为多见,而引起腰痛。椎管穿刺若用钝针直入进针,则针尖抵此韧带后往往滑开,不易刺入。老人棘上韧带可能骨化,则应采取旁正中入路,避开骨化的棘上韧带。

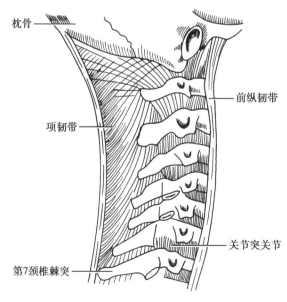

枕骨

前纵韧带

项韧带

关节突关节

第7颈椎棘突

图 8-14   项韧带

3. **横突间韧带** intertransverse ligaments　位于相邻两横突间。颈部常缺如,胸部呈索状,腰部较发达,呈膜状。韧带的内下方有腰神经,该韧带增生肥厚时,可压迫神经,是引起腰腿痛椎管外因素中常见的病因之一。

4. **关节突关节** zygapophysial joins　由相邻关节面组成,各关节囊松紧不一,颈部松弛易于脱位,胸部紧而厚。前方有黄韧带,后方有棘间韧带加强。关节突关节参与构成椎间孔的后壁,前方与脊神经相邻,颈段还有椎动脉穿行。

关节突关节由脊神经后支分支支配。神经受压或被牵拉,均可引起腰背痛。

（四）其他连接

1. 椎骨与颅骨的连接（图 8-15）

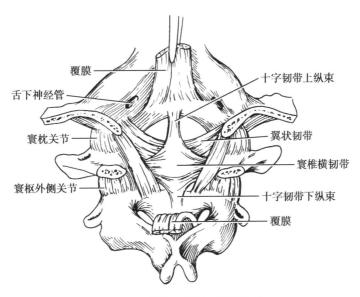

图 8-15　椎骨与颅骨之间的连接

（1）**寰枕关节** atlantooccipital joint:由枕骨髁和寰椎上关节面组成,关节囊松弛,可使头部做屈伸和侧屈运动。借寰枕前、后膜加强关节的稳定性。

（2）**寰枕前、后膜:** 寰枕前膜 anterior atlantooccipital membrane:为张于寰椎前弓上缘与枕骨大孔前缘之间的结缔组织膜,宽而致密,中部有前纵韧带加强,并与之愈合。**寰枕后膜** posterior atlantooccipital membrane 张于寰椎后弓与枕骨大孔后缘之间,位于枕下三角深面,其外侧部有椎动脉和第 1 颈神经穿过。

（3）**覆膜** tectorial membrane:为后纵韧带向上的延续,覆盖在齿突后方,向上附于枕骨斜坡,有防止齿突后移,保护脊髓的作用。

（4）**齿突尖韧带** apical ligament of dens:位于寰椎横韧带深面,张于齿突尖与枕骨大孔前缘之间,甚薄。

（5）**翼状韧带** alar ligaments:位于**寰椎横韧带**的前上方,张于齿突与枕髁之间,可限制头部过度前俯旋转运动。寰椎横韧带和翼状韧带又合称为**寰枢韧带复合**,具有稳定寰枢关节和寰枕关节的作用。寰椎横韧带是主要组成部分,使齿突局限于寰椎前弓后面的关节凹内;翼状韧带是辅助部分,阻止寰椎向前移位和头部的过度旋转运动。

2. 椎骨与肋骨的连接　肋椎关节 costovertebral joints 包括肋头关节和肋横突关节。

（1）**肋头关节**joint of costal head：由肋头关节面、相应椎体的肋凹和椎间盘构成。关节囊周围有韧带加强，囊内有韧带将关节腔分为上、下二部，但第 1、10、11、12 肋头关节无此韧带。

（2）**肋横突关节**costotransverse joint：由肋结节关节面和胸椎横突肋凹构成。第 11、12 肋因无肋结节，故无此关节。

3. **腰骶连接**lumbosacral joint　第 5 腰椎与第 1 骶椎之间的连接，与上方各椎骨间的连接基本相似。此外，在两侧尚有强大的髂腰韧带和腰骶韧带，前者自第 5 腰椎横突至髂嵴后部，由胸腰筋膜向下增厚而成；后者自第 5 腰椎横突至骶骨盆面，第 5 腰神经前支在韧带的内侧经过。上述连接对维持人体直立、支持体重、防止第 5 腰椎向前滑脱起重要作用，是躯干与下肢的连接桥梁。

4. **骶尾关节**sacrococcygeal joint　第 5 骶椎与尾骨的连接，以韧带连接为主。在骶管前、后和两侧有坚韧的韧带，其中在骶管后方、覆盖于骶管裂孔背面者为骶尾侧浅韧带。该韧带起自骶管裂孔周缘，向下止于尾骨背面，几乎完全封闭该孔。骶管麻醉时，刺针通过此韧带后有明显的落空感，提示已进入骶管。

三、脊柱的整体观及其运动

脊柱由各椎骨（包括骶、尾骨）以及椎间盘、椎间关节、韧带等连接装置所构成。其长度可因姿势不同而略有差异，静卧比站立时，可长出 2～3cm，这是由站立时椎间盘被压缩所致。椎间盘的总厚度约点脊柱全长的 1/4，老人因椎间盘变薄，骨质萎缩，脊柱可变短。

（一）脊柱的整体观

1. **脊柱前面观**　从前面观察脊柱，可见椎体自上而下逐渐加宽，到第 2 骶椎为最宽，这是椎体的负重逐渐增加的结果。自骶骨耳状面以下，由于重力经髋骨传至下肢骨，椎体已无承重意义，体积也逐渐缩小。从前面观察脊柱，正常人的脊柱有轻度侧屈，惯用右手的人，脊柱上部略凸向右侧，下部则代偿性略凸左侧。

2. **脊柱后面观**　从后面观察脊柱，可见所有椎骨棘突连贯形成纵嵴，位于背部正中线上。颈椎棘突短而分叉，近水平位。胸椎棘突细长，斜向后下方，呈叠瓦状。腰椎棘突呈板状，水平伸向后方（图 8-16）。

3. **脊柱侧面观**　从侧面观察脊柱，可见成人脊柱有颈、胸、腰、骶 4 个生理性弯曲。其中，颈曲和腰曲凸向前，胸曲和骶曲凸向后。脊柱的这些弯曲增大了脊柱的弹性，对维持人体的重心稳定和减轻震荡有重要意义，从而对脑和胸腹腔脏器具有保护作用。胸曲和骶曲凹向前方，在胚胎时已形成，颈曲和腰曲凸向前，是在生后获得的。当婴儿开始抬头时，出现颈曲，婴儿开始坐起和站立时，出现腰曲。脊柱的每一个弯曲，都有它的功能意义，颈曲支持头的抬起，腰曲使身体重心垂线后移，以维持身体的前后平衡，保持直立姿势，加强稳固性，而胸曲和骶曲凸向后在一定意义上扩大了胸腔和盆腔的容积。应该注意的是，脊柱的这些生理弯曲，在卧位时，可能会影响椎管内麻醉药液的流向和扩散（图 8-16）。

（二）脊柱的运动

脊柱除支持身体、保护脊髓、脊神经和内脏外，还有很大的运动性。虽然相邻两个椎骨之

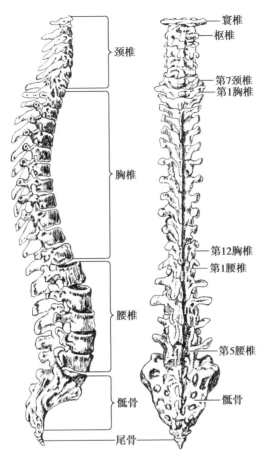

颈椎

胸椎

腰椎

骶骨

尾骨

寰椎

枢椎

第7颈椎
第1胸椎

第12胸椎
第1腰椎

第5腰椎

骶骨

图 8-16　脊柱的侧面观和后面观

间的活动有限,但整个脊柱的活动范围较大,可做屈、伸、侧屈、旋转和环转等运动。脊柱各部的运动性质和范围不同,这主要取决于关节突关节的方向和形状、椎间盘的厚度、韧带的位置及厚薄等。同时也与年龄、性别和锻炼程度有关。在颈部,颈椎关节突的关节面略呈水平位,关节囊松弛,椎间盘较厚,故屈伸及旋转运动幅度较大。在胸部,胸椎与肋骨相连,椎间盘较薄,关节突关节面呈冠状位,棘突呈叠瓦状,这些因素限制了胸椎的运动,故活动范围较小。在腰部,椎间盘最厚,屈伸运动灵活,关节突关节面几乎呈矢状位,限制了旋转运动。由于颈、腰部运动灵活,故损伤多见于颈、腰部。

第四节　椎管及其内容物

一、椎　　管

　　椎管vertebral canal 由游离椎骨的椎孔和骶管连成,上接枕骨大孔与颅腔相通,下达骶管裂孔而终。其内容有脊髓、脊髓被膜、脊神经根、血管及少量结缔组织等。

(一) 椎管壁的构成

　　椎管是一骨纤维性管道,其前壁由椎体后面、椎间盘后缘和后纵韧带构成,后壁为椎弓板、黄韧带和关节突关节,两侧壁为椎弓根和椎间孔。椎管骶段由骶椎的椎孔连成,为骨性管道。

构成椎管壁的任何结构发生病变,均可使椎管腔变形或变狭窄,压迫其内容物而引起一系列症状。

（二）椎管腔的形态

在横断面观,椎管的形态和大小不完全相同。颈段上部近枕骨大孔处近似圆形,往下为三角形,矢径短,横径长;胸段大致呈圆形;腰段上、中部呈三角形,下部呈三叶形;骶段呈扁三角形。椎管以第4~6胸椎最为狭小,颈段以第7颈椎、腰段以第4腰椎较小。

二、椎管的内容物

椎管内有脊髓、脊髓被膜及脊神经根等结构。脊髓上端平枕骨大孔处连于脑,下端终于第1腰椎下缘(小儿平第3腰椎),向下以终丝附于尾骨背面。脊髓表面被覆三层被膜,由外向内为硬脊膜、脊髓蛛网膜和软脊膜。各层膜间及硬脊膜与椎管骨膜间均存在腔隙,由外向内计有硬膜外隙、硬膜下隙和蛛网膜下隙(图8-17)。

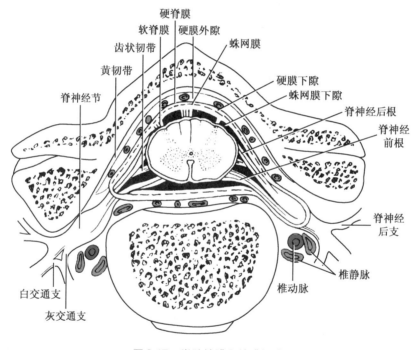

图8-17　脊髓被膜和被膜间隙

（一）脊髓被膜

1. 硬脊膜spinal dura mater　由致密结缔组织构成,厚而坚韧,少弹性,穿刺后不易马上闭合,常致脑脊液外溢。膜的厚度各段不一,以寰枕区为最厚(2~2.5mm),颈胸段次之(分别为1.5mm和1.0mm),腰段再次之(0.33~0.66mm),骶段最薄(约0.25mm)。硬脊膜套在脊髓周围,形成一长筒状的硬脊膜囊(图8-18)。上方附于枕骨大孔周缘,与硬脑膜相续,向下在平第2骶椎高度形成一盲端,并借终丝附于尾骨。硬膜囊两侧伸出筒状鞘膜分别包被脊神经前根和后根,形成**硬根膜**。硬脊膜外面在前、后中线处及左、右两侧方都或多或少地借纤维组织隔或小梁连于椎管内壁,前、后方的隔或小梁在颈、胸段较致密完整,而向下则逐渐减少,甚至缺如。

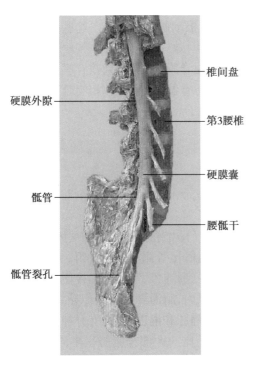

图 8-18　腰骶段硬膜囊侧面观（照片）

硬膜外隙

椎间盘

第3腰椎

硬膜囊

骶管

腰骶干

骶管裂孔

2. **脊髓蛛网膜** spinal arachnoid mater 衬于硬脊膜的内面,薄而半透明。向上与脑蛛网膜相续,向下在平第 2 骶椎高度成一盲端。在两侧,随硬根膜延包脊神经根,称为**根蛛网膜**。蛛网膜还向外面发出一些细小囊状突起,可穿过硬脊膜,突入硬脊膜外隙的静脉内,即**蛛网膜绒毛**。它们与颅内蛛网膜粒同属脑脊液回流装置(图 8-19)。

3. **软脊膜** spinal pia mater 　与脊髓表面紧密相贴,并深入其沟裂内。菲薄、柔软且并富含血管。在前正中裂、后正中沟处的软脊膜稍致密,分别称为软脊膜前纤维索和后纤维隔。在脊髓两侧,软脊膜增厚并向外侧突出,形成齿状韧带。

齿状韧带 denticulate ligament 呈三角形,额状位,介于前、后根之间。底连脊髓,尖向外侧,推顶蛛网膜而附于硬脊膜。每侧 15 ~ 22 个,最上一对在第 1 颈神经根附近,最下一对可变动在第 11 胸神经根至第 2 腰神经根之间,其附着处下方常恒定发出一细小的结缔组织纤维索。齿状韧带有维持脊髓正常位置的作用(图 8-19)。

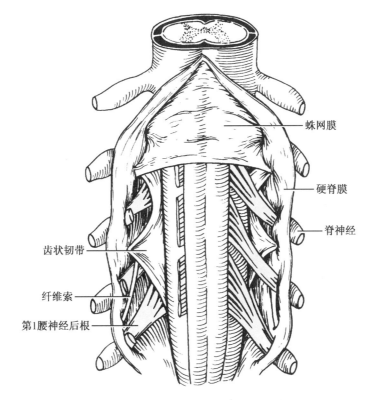

蛛网膜

硬脊膜

脊神经

齿状韧带

纤维索

第1腰神经后根

图 8-19　脊髓被膜、脊神经根和齿状韧带

4. 被膜的血管和神经

（1）血管：硬脊膜的血液有营养脊神经根的节段性的根动脉分支供应。这些根动脉在颈段来自椎动脉、甲状颈干、颈升动脉等；在胸段来自肋间后动脉、肋下动脉；在腰段来自肋下动脉、腰动脉等。根动脉发支至脊神经根和硬脊膜表面，穿硬脊膜、蛛网膜到软脊膜与脊髓。较粗大、较长的根动脉分支可供应几个脊髓节段被膜，并可与脊髓前、后动脉相吻合。一条根动脉常有两条伴行静脉，动脉与静脉间常有较多的动、静脉吻合。

（2）神经：脊髓被膜的神经主要来自脊神经的脊膜支。

（二）被膜间隙

脊髓被膜间隙包括硬膜外隙、硬膜下隙、蛛网膜下隙等，除硬膜外腔外，其余腔隙均与颅内相应腔隙连通。

1. 硬膜外隙 epidural space　是位于硬膜囊与椎管壁（即椎孔内壁骨膜和黄韧带）之间的窄隙。此隙上端附于枕骨大孔边缘，下端终于骶管裂孔，由骶尾背侧浅韧带封闭。由于硬脊膜附于枕骨大孔边缘，故此隙与颅腔不相通。侧方可经椎间孔通连椎旁间隙，间接使上下左右椎旁间隙互相沟通。硬膜外麻醉就是将局麻药注入硬膜外隙内，阻滞脊神经的传导。

硬膜外隙含有丰富的脂肪组织、纤维组织小梁、动脉、静脉和淋巴管，并有脊神经根通出。

（1）脂肪组织：硬膜外隙的脂肪与体内脂肪总量成正比。大部分脂肪呈半流体状颗粒，游离于硬膜外隙内，使注入的局麻药可以上下扩散。但过多的脂肪可吸收亲脂性的局麻药，妨碍其扩散。还有一些结缔组织纤维将脂肪组织分隔成块，也会影响局麻药的扩散，造成硬膜外阻滞不全。小儿硬膜外隙脂肪很少成块状，所以小儿硬膜外隙插入导管较为容易，局麻药扩散范围也较广。

（2）静脉丛：按部位分为椎内静脉丛和椎外静脉丛（图 8-20）。

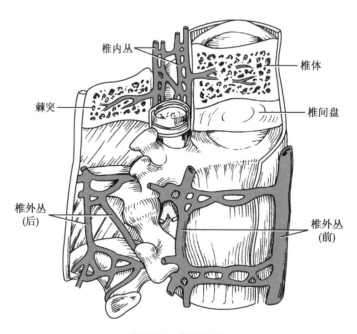

图 8-20　椎静脉丛

椎内静脉丛 internal vertebral venous plexus 密布于硬膜外隙内，上自枕骨大孔，下达骶骨尖端，贯穿椎管全长。椎内静脉丛收集脊髓的静脉及出自椎体后面的椎体静脉。椎体静脉丛经椎间孔、骶前孔与脊柱外面的椎外静脉丛连通，节段性地泄入椎静脉、颈升静脉、颈深静脉、肋间后静脉、腰静脉、髂腰静脉和骶外侧静脉中。椎内丛上端穿硬脊膜经枕骨大孔与硬脑膜窦(枕窦、乙状窦、基底窦等)相连,丛下部与盆内静脉广泛交通,从而沟通了上、下腔静脉系;由于椎内丛的静脉缺少瓣膜,这就给细菌、癌细胞或寄生虫(如血吸虫)向颅内侵袭或远位播散提供了捷径。

椎外静脉丛 external vertebral venous plexus 位于椎体前方、椎弓及其突起的后方,且与椎内静脉丛互相吻合交通。无瓣膜,收集脊柱、脊髓及邻近肌肉的静脉血,汇入椎静脉、肋间后静脉、腰静脉和骶外侧静脉等。向上与颅内的横窦、乙状窦等交通,向下与盆腔内的静脉广泛吻合。

可见椎静脉丛是沟通上、下腔静脉系和颅内、外静脉的重要通道。胸腹腔的压力变化常影响椎内静脉丛的充盈,进而影响脑脊液的压力。咳嗽或用力时脑脊液压力上升便与这种因素有关。同样,妊娠或下腔静脉受阻时,硬膜外静脉丛也高度充盈,血流量显著增多,血流加快;如局麻药不慎注入此静脉,极易发生毒性反应。

(3)纤维组织隔梁:硬膜外腔在腔内前、后正中及左、右两侧均有可能存在纤维组织隔梁或栅样结构(颈部与上胸部的较完整),往往被分隔为左前、右前、左后、右后4个腔隙;这种分隔对硬膜外阻滞时局麻药的扩散非常不利。这些结构以颈段和上胸段出现率较高,且较致密,这也是导致硬膜外麻醉有时会出现单侧麻醉或麻醉不全的解剖学基础。

此外,硬脊膜囊平第2骶椎高度变细,裹以终丝,其前、后方有纤维索把它连于骶管前、后壁上,结合较紧,似有中隔作用,且腔内充满脂肪,这可能是骶管麻醉亦会出现单侧麻醉的原因(图8-21)。

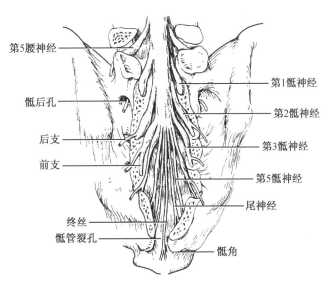

图8-21 骶神经根(骶管后壁已除)

(4)神经根:连于脊髓的31对脊神经前后根出入硬膜外隙。硬膜外隙通常以脊神经根为界被分为4个间隙(图8-17):①前(腹侧)间隙:在椎体与后纵韧带后方,硬膜囊与双侧脊神经前根前方,隙甚狭窄;②后(背侧)间隙:在椎弓板与黄韧带前方,硬膜囊与双侧脊神经后根的后方,硬膜外穿刺即经黄韧带刺入此隙,后间隙在第3颈椎以上极浅,甚至闭塞,向下逐渐加深。在第3颈椎处深1~1.5mm,至第1~3胸椎处隙深2~3mm,至胸中段中线处深可达3~5mm,降至第2、3腰椎和骶椎时,中线处隙深可达5~6mm。后间隙在中线处血管较少。因此,椎管内麻醉多向此处刺入;③左、右侧间隙(同侧前、后根间间隙):介于脊神经前、后根之间,并随二根向椎间孔延伸。传统认为硬膜外阻滞时,此处易渗透及吸收局麻药,但据近期研究,脊神经前后根间并无明显间隙,只有少量纤维脂肪组织充塞。

（5）动脉:硬膜外隙的动脉细而不显,来自节段性动脉的脊支,经各椎间孔及骶前孔进入硬膜外腔,分布于椎骨、硬膜外组织、硬膜、神经根和脊髓。

（6）硬膜外隙的压力:一般呈负压状态,针穿入此隙后因负压而有抽空感,这与穿入蛛网膜下隙时有脑脊液流出并呈正压的情况不同。在施行硬膜外穿刺时,常可证明硬膜外腔呈负压状态,用针蒂悬滴法或将充气的小橡皮囊套接在穿刺针针蒂上或用测压计都可测出。负压的产生与穿刺针推压硬脊膜使其与椎管后壁分离有关,用钝针或侧方开口的穿刺针缓慢推进比用锐利的尖端开口的穿刺针快速推进产生的负压大。另外,这一负压与胸膜腔内的负压影响有关。胸膜腔与椎旁间隙只隔一层菲薄的壁层胸膜,而椎旁间隙又与硬膜外腔连通,胸膜腔内的负压很容易通过椎旁间隙传到椎管,引起硬膜外腔的负压。因此,深吸气时硬膜外腔的负压增大,咳嗽时负压消失,变为正压。硬膜外负压以胸段为最著,颈、腰、骶部均不明显。临床上,在鉴别穿刺针是否进入硬膜外腔的各种试验中,负压试验也是较常采用的方法之一。

（7）硬膜外隙的容量:硬膜外隙的总容量约为100ml,其中骶管的容量为20～30ml。硬膜外隙的容量大于同区段蛛网膜下隙的容量。腰区硬膜外麻醉阻断一个脊髓节段需用局麻药1.5～2ml,而注入蛛网膜下隙时,只要0.3ml便可产生同样的阻滞效果。

2. 硬膜下隙subdural space　是位于硬脊膜与脊髓蛛网膜之间的潜在腔隙。此隙与脊神经外膜内的组织间隙相通;隙中含少量组织液,可能由脑脊液渗透而来,或由蛛网膜绒毛生成。硬膜外阻滞时,若误将局麻药注入此隙,可引起特别广泛的阻滞效果,但这种情况极少发生。

3. 蛛网膜下隙 subarachnoid space　位于脊髓蛛网膜与软脊膜之间,隙内充满脑脊液。向上经枕骨大孔与颅内蛛网膜下隙相通,向下达第2骶椎高度,向两侧在脊神经根周围形成脊神经周围隙。蛛网膜下隙在第1腰椎至第2骶椎高度扩大,称**终池** terminal cistern。池内有腰、骶神经根构成的**马尾**cauda equina和软脊膜向下延伸的**终丝** filum terminale。终池下端至骶管裂孔的距离平均为5.7cm。

蛛网膜下隙是充满脑脊液的"水囊",脑脊髓悬浮于其中。胸段蛛网膜下隙呈筒状环绕脊髓,蛛网膜距脊髓3mm左右,穿刺时易损及脊髓。成人脊髓下端平第1腰椎下缘,第2腰椎以下蛛网膜下隙扩大成圆锥形终池,池中已无脊髓,只有脑脊液浸浮着终丝和马尾。故在第3、4腰椎间或第4、5腰椎间进行穿刺一般不会损伤脊髓。但一些脊柱疾病如脊髓拴系综合征患者的脊髓会被牵拉到第2腰椎平面以下,误行腰麻和硬膜外麻醉可能损伤脊髓造成严重并发症。临床上也常经第3、4腰椎或第4、5腰椎或第2、3腰椎棘突间刺入终池,抽取脑脊液或注射药液。坐位时,脑脊液由于重力作用流向下,使终池充胀,前后径可增至15mm。因此,蛛网膜下隙穿刺取坐位比卧位更易成功。

蛛网膜下隙在两侧伸出囊套状突起,包绕脊神经前根和后根,如将墨汁注入蛛网膜下隙,就会在这些突起中蓄积。因此,它们有"墨套"之称。

脑脊液cerebrospinal fluid 无色透明,充满蛛网膜下隙和脑、脊髓的室管系统。成人脑脊液总量为125～150ml,其中脊髓蛛网膜下隙含有25～30ml。脑脊液压力在侧卧时为0.069～0.167kPa(70～170mmH$_2$O,或每分钟40～50滴),平卧时为0.98kPa(<100mmH$_2$O),坐起时腰骶段压力显著升高,可达0.196～0.294kPa(200～300mmH$_2$O),咳嗽、用力或压迫颈静脉(Queckenstedt试验)时,脑脊液压力可进一步升高。

4. 软脊膜下隙 subpial space　又称His间隙,是位于软脊膜与脊髓实质间潜在的腔隙。少量局麻药进入此隙就能使神经组织分开,甚至可沿此隙到达高位中枢,引起突然昏迷。局麻药进入并聚集于此隙后,达到一定张力即可使软膜破裂,药物急骤流入脑脊液,可引起高位或全脊髓麻醉。

（三）　脊神经根

31 对脊神经进出椎间孔,穿过脊髓被膜和被膜间隙连于脊髓。

1. 行程和分段　脊神经根丝离开脊髓后,即横行或斜行于蛛网膜下隙,斜行的神经根在蛛网膜下隙沿脊髓两侧行一段距离后到达其相应的椎间孔平面,根丝离开脊髓前、后外侧沟后不久即汇成前根和后根,穿蛛网膜囊和硬脊膜囊,然后行于硬膜外隙中。脊神经根在硬脊膜囊以内的一段,为**蛛网膜下隙段**;穿出硬脊膜囊的一段,为**硬膜外隙段**。

2. 与脊髓被膜的关系　脊神经根离开脊髓时,脊髓的三层被膜也随其向两侧延伸。其中硬脊膜延伸为硬根膜,蛛网膜延伸为根蛛网膜,软脊膜延伸为软根膜。硬根膜移行于脊神经外膜,根蛛网膜紧贴于硬根膜的内面。与此相应,蛛网膜下隙也呈筒状包绕脊神经根。在椎间孔处蛛网膜细胞增生,与软根膜融合,使随脊神经根延伸的蛛网膜下隙封闭。因而在进行脊柱旁注射时,药液有可能进入神经根周围的蛛网膜下隙内。

3. 与椎间孔和椎间盘的关系　脊神经根的硬膜外段较短,借硬根膜紧密连于椎间孔周围,以固定硬脊膜囊和保护囊内的神经根不受牵拉。此段在椎间孔处最易受压。椎间孔上、下壁为椎弓根上、下切迹,前壁为椎间盘和椎体,后壁为关节突关节,故椎间盘突出常可压迫脊神经根。

（四）　脊髓

1. 脊髓的外形和内部结构

（1）脊髓的外形:脊髓呈前后略扁的圆柱形,长 40～45cm。全长粗细不等,与上肢神经相连的区段形成**颈膨大 cervical enlargement**（颈髓第 4 节至胸髓第 1 节）,与下肢神经相连的区段形成**腰骶膨大 lumbosacral enlargement**（腰髓第 2 节至骶髓第 3 节）。自腰骶膨大向下逐渐变细,称为**脊髓圆锥 conus medullaris**,圆锥向下延为一根细长的**终丝**,它已无神经组织,下端止于尾骨的背面,有固定脊髓的作用。在胚胎 3 个月之前,脊柱和脊髓等长。所有脊神经根均水平向外侧通过相应的椎间孔。从胚胎 4 个月开始,脊髓的生长速度落后于脊柱,脊髓头端连脑处是固定的,结果使脊髓尾段逐渐相对上移。至出生时,脊髓下端平齐第 3 腰椎,成人则至第 1 腰椎下缘。因此腰、骶、尾部的神经根在走出相应的椎间孔之前,有一长段在椎管内下行,它们围绕终丝形成**马尾 cauda equina**。

（2）脊髓的内部结构:在脊髓的横切面上,正中有**中央管 central canal**,管周围是 H 形的**灰质**,它主要由神经元胞体组成,胞体间有一些纵横交织的神经纤维。灰质的周围是**白质**,主要由纵行排列的神经纤维束组成。在灰质中部两侧与白质接壤处是灰、白质交织的**网状结构**,以颈髓最为显著。

2. 脊髓的血管

（1）动脉:来源有二,即起自椎动脉的脊髓前、后动脉和节段性的根动脉（图 8-22）。①**脊髓前动脉 anterior spinal artery** 起自椎动脉颅内段,向内下行一小段距离即合为一干,沿前正中裂下行至脊髓下端,沿途发出分支营养脊髓灰质（后角后部除外）和侧、前索深部,有节段性动脉与之相吻合,脊髓的前动脉通常呈连续性。脊髓前动脉在下降的过程中还发出两种分支:一种是绕脊髓向后与脊髓后动脉分支吻合的**动脉冠 arterial vasocorona**;另一种是**沟动脉 sulcal arteries** 或称**脊髓中央动脉**,进入前正中裂,沟动脉以腰部最多,胸部最少;②**脊髓后动脉 posterior spinal artery** 起自椎动脉颅内段,斜向后内下,沿后外侧沟或在脊髓后表面迂曲下行,在下行过程中可接受 6～10 条根动脉的加入,有时在下行中两动脉合为一干走行一段,沿途分支在脊髓后表面互相吻合成网,在下行中常有中断,营养脊髓后角后部和后索;③**根动脉** radicular artery 起自节段性动脉的脊支,颈段者主要来自椎动脉和颈深动脉等,胸段来自肋间后动脉和肋下动脉,腰段来自腰动脉,骶尾段来自骶外侧动脉,根动脉随神经穿椎间孔入椎管分为前、后根动脉和脊膜支。

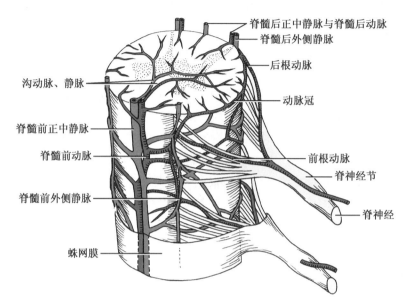

图 8-22　脊髓的血管

前根动脉沿脊神经前根至脊髓,发出分支与脊髓前动脉吻合,并分出升、降支连接相邻的前根动脉。前根动脉供应脊髓下颈节以下腹侧 2/3 区域,其数量不等,少于后根动脉,主要出现在下颈节、上胸节和上腰节。其中有两支较粗大,称**大前根动脉**或 Adamkiewicz 动脉。一支常出现在颈 5～8 节、胸 1～6 节,称**颈膨大动脉**,供应颈 1 至胸 6 节;另一支出现在胸 8～12 或腰 1 节,以胸 11 节为多见,称腰骶膨大动脉,主要营养胸 7 节以下的脊髓。在暴露肾动脉以上降主动脉或肋间后动脉起始部的手术时,应注意保护这些血管,以免影响脊髓的血供。在主动脉造影时,如造影剂经腰骶膨大动脉注入,可阻断该部脊髓的血液循环,有导致截瘫的可能。

后根动脉沿脊神经后根至脊髓,与脊髓后动脉吻合,分支营养脊髓侧索后部。

在脊髓表面有连接脊髓前、后动脉、前、后根动脉和两脊髓后动脉间的血管,形成环状,称动脉冠,分支营养脊髓周边部。

脊髓各供血动脉的吻合,在胸 4 和腰 1 节常不充分,为乏血区,易发生血液循环障碍,从而导致脊髓的损伤。

(2) 静脉:脊髓表面有 6 条纵行静脉,行于前正中裂、后正中沟和前、后外侧沟。纵行静脉有许多交通支互相吻合,并有支穿硬脊膜注入椎内静脉丛。

3. 脊髓节段与椎骨的对应关系　　脊髓表面附有 31 对脊神经,每对脊神经借根丝附于一段脊髓,该段脊髓为一**脊髓节段** segments of spinal cord。因此脊髓有 31 节段,即颈段 8 节、胸段 12 节、腰段 5 节、骶段 5 节和尾段 1 节。在胚胎早期脊髓与脊柱等长,每一脊髓节段与其对应的椎骨高度一致,脊髓神经根均水平向外经椎间孔出椎管。从胚胎第 4 月开始,由于脊髓的生长慢于脊柱,脊髓上端连于脑,位置固定,因此脊髓比脊柱短。上自枕骨大孔,成人脊髓下端平第 1 腰椎下缘,新生儿常较低,可平第 3 腰椎,从而使脊髓节段与椎骨原来的对应关系发生变化,神经根丝需在椎管内下行一段方达椎间孔(图 8-23)。了解脊髓节段与椎骨的对应关系,对临床测定麻醉平面和脊髓病变部位有实用意义。

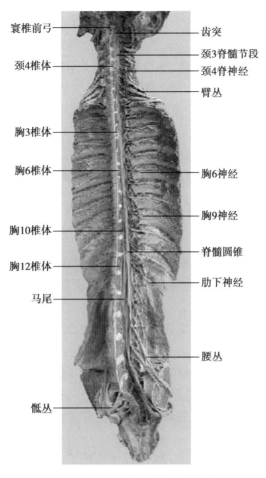

图 8-23　脊髓节段与椎骨序数的关系

脊髓节段与椎体的对应关系:成人脊髓颈 1~4 节段与同序数椎体相对应。颈 5~8 和胸 1~4 节段与同序数椎体的上 1 个椎体相对应。胸 5~8 节段与同序数椎体的上 2 个椎体相对应。胸 9~12 节段与同序数椎体的上 3 个椎体相对应。腰 1~5 节段与第 10~11 胸椎体相对应。骶 1~5 和尾 1 节段与第 12 胸椎和第 1 腰椎体相对应。脊髓节段与棘突尖的对应关系见表 8-1。

表 8-1　脊髓节段与棘突尖的对应关系

脊髓节段	棘突尖	脊髓节段	棘突尖
C_7	C_6	L_3	T_{11}
T_6	T_4	S_1	T_{12}
L_1	T_{10}		

第五节　椎旁结构和相关麻醉技术

脊柱椎旁结构两侧对称,主要是由椎体、椎间盘、椎间孔等骨性结构和经脊柱发出的神经根与相邻的肌肉、韧带和筋膜或胸膜等软组织构成。脊神经离开椎间孔后通过由肌肉韧带等结构构成的椎旁结构分布到躯干四肢主管感觉和运动。

一、项区椎旁结构

项区椎旁主要由颈 1 到颈 7 的椎体、椎弓根、上下关节突组成的椎间孔、椎间孔内发出的神经根、发自颈椎椎体和横突的肌肉和韧带等构成。

(一) 骨性结构

枕外隆凸与颈 1 寰椎之间、颈 1 寰椎与颈 2 枢椎之间没有形成椎间孔,相应的颈 1 神经直接从枕外隆突和寰椎后弓,颈 2 神经从颈 1 和颈 2 椎弓之间发出。颈 2 开始向下相邻椎骨间上下关节突形成椎间孔发出神经根。

(二) 神经根

颈椎有 7 个椎骨却发出 8 对神经根,这是由于命名时颈 1 到颈 7 神经根发自相应椎骨上方,而颈 8 神经根发自颈 7 椎体下方椎间孔。自胸 1 起所有神经根都发自相应椎体下方的椎间孔。

颈 1 到颈 4 神经根离开颈椎后前支进行分支相互吻合形成了颈丛,支配颈枕部感觉和肌肉运动。

颈 5 到颈 8 以及胸 1 神经根离开椎间孔后前支主干部分走行于前斜角肌和中斜角肌之间并汇合成臂丛神经,其中颈 5 与颈 6 神经根前支汇成上干,颈 7 构成中干,颈 8 与胸 1 则汇成下干。在此区域注射局麻药物可以阻滞单侧肩部和上臂进行手术。

二、胸椎椎旁间隙

胸椎椎旁间隙是由骨性结构(椎骨和肋骨)和软组织(神经、韧带和胸膜)结构共同构成的一个横断切面呈三角楔形间隙,位于胸椎两侧。三角形的前壁主要是由胸腔的壁层胸膜构成,侧壁脊柱端主要由椎体、椎间盘、椎间孔以及发出的胸段神经根构成,后壁主要由相应胸椎节段的横突或肋横突上附着的韧带构成。此柱状间隙上端与颈椎椎旁结构相通,下端止于胸 12 横突的腰大肌部位。

(一) 胸椎椎旁间隙内容物

胸椎椎旁间隙内容物主要有胸椎椎间孔发出的神经根及其前支肋间神经和后支、交感干、肋间动静脉和脂肪组织。与其他部分的椎旁间隙内的神经走行不同,胸椎椎旁间隙内的神经根前支肋间神经并不形成神经丛,只是平行地走行于胸椎椎旁间隙内并最终支配相应节段的感觉和运动。

(二) 椎旁阻滞技术的解剖特点

目前临床上可以通过解剖标志定位或者超声引导的方法将局麻药物注射到胸椎椎旁间隙内阻滞单侧胸壁感觉达到麻醉或疼痛治疗的目的。药物注射到椎旁间隙后可以自由扩散,上下扩散可以阻滞数个节段的肋间神经,向脊柱段扩散的药物少部分可以经椎间孔进入硬膜外腔产生硬膜外麻醉的效应,同时向外扩散可以阻滞交感干甚至引起血压下降。药量是决定麻醉效果和范围的重要因素,15ml 药物注入后成年人可以扩散阻滞大约 5 个肋间神经节段范围。

三、腰椎椎旁结构

腰椎椎旁结构主要由腰1到腰5的椎体、椎间盘、椎弓根、上下关节突组成的椎间孔、椎间孔内发出的神经根、发自腰椎椎体和横突的肌肉和韧带等构成。

（一）骨性结构

腰1至腰5节段的椎体结构和形状相似,因此在影像技术引导下实施选择性神经根阻滞时,必须从骶骨或具有肋骨的胸12横突开始计数,准确找到相应横突并通过横突、关节突、椎体和椎间孔空间对应关系引导穿刺针到达椎间孔神经根附近,实施阻滞或疼痛治疗。

（二）腰大肌和腰丛及其阻滞（具体见第六章第六节）

四、骶椎椎旁结构

经融合的骶骨椎间孔发出的骶神经根与腰丛中腰4和腰5神经和尾神经在骶前盆腔内交汇成骶神经丛。其中主干向后方经坐骨大孔和梨状肌进入臀区,继续向下延续成人体最粗大的坐骨神经。临床上以解剖定位或超声引导联合神经刺激仪的方法经臀后方入路接近梨状肌附近的骶丛主干坐骨神经时,0.5mA左右电流可以引起小腿腓肠肌收缩提示穿刺针接近坐骨神经,注入局麻药物可以准确阻滞坐骨神经。骶丛联合腰丛神经阻滞可阻滞麻醉单侧的下肢。

第六节　椎管内相关麻醉技术穿刺入路的解剖层次

人类进行脊髓麻醉和硬膜外隙麻醉的技术始于20世纪初;到20世纪40年代肌肉松弛药使用之前,该项技术已被广泛采用,目前已普遍应用于外科手术麻醉、术后镇痛、产科及慢性疼痛解除等。

一、硬膜外隙麻醉穿刺入路的解剖层次

硬膜外隙阻滞麻醉是将麻醉药注入硬膜外隙,麻醉该隙内的脊神经。

（一）体位

1. **侧卧位**　侧卧位是椎管内麻醉最常见的体位(图8-27),患者向一侧卧,双肩的连线以及双侧髂嵴的连线与手术台垂直,大腿屈曲靠向躯干,头和颈向胸部弯曲,这样可使腰椎达到最大的屈曲,使棘突彼此分开,有利于正中或旁正中穿刺。

2. **坐位**　患者在手术台中央,膝关节弯曲双足放在凳子上,通常放在合适的架子上或靠在一个现场辅助物上(图8-24)。可以通过脊柱旁正中进行穿刺,这种体位对任何穿刺方法均为比较理想的体位,穿刺导管固定后将患者躺平为仰卧位以提高麻醉的阻滞平面。

3. **俯卧位**　适宜于会阴部手时,优点是麻醉后患者不需改变体位即可手术,该体位的穿刺点应选择在第1腰椎平面以下进针为宜,因第1腰椎以下的椎管内无脊髓。

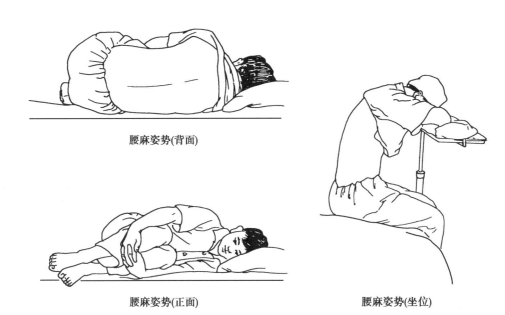

腰麻姿势(背面)

腰麻姿势(正面)　　　　　　腰麻姿势(坐位)

图 8-24　椎管穿刺进针的体位

(二) 穿刺入路

硬膜外隙的穿刺进路有两种,即后正中进路和旁正中进路,两种方法各有其优点。

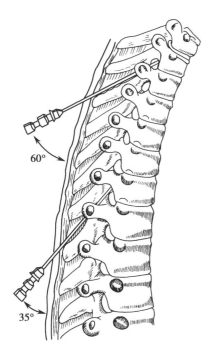

图 8-25　胸椎椎管穿刺进针方向

1. **后正中穿刺法**　通过脊柱的后正中线在相邻的椎骨之间向椎管内进针,进针的角度根据椎骨棘突的方向不同而不同,在腰部穿刺针几乎成垂直方向进针,而在胸段进针的角度可以变得更倾斜(图 8-25)。

当位置确定后,在选定的部位用局麻药注射一个皮丘,在椎骨的棘突之间进针,进针时针尖方向与棘突的方向相一致,穿刺针经过**皮肤→浅筋膜→深筋膜→棘上韧带→棘间韧带→黄韧带→硬膜外隙**。

这种进针的方法简单易行,不会导致创伤。对于脊柱活动性大并且能够很好弯曲脊柱的年轻人,宜选用此法。但老年人由于不能根据需要做出弯曲脊柱的姿势或者由于胸椎棘突显著下垂,要穿刺成功必须采用旁正中穿刺法。

2. **旁正中穿刺法**　穿刺点旁开正中线 1.5 ~ 2.0cm 进针。以在腰椎区域进针为例,**皮肤→浅筋膜→深筋膜→背阔肌腱膜→竖脊肌→椎板间隙→黄韧带→硬膜外隙**。　从骶管裂孔到枕骨大孔都可以采用旁正中穿刺法。这种方法不依赖患者能否体位完全合作,因为即使患者伸直脊柱也不能闭塞这条通路。

二、蛛网膜下隙阻滞麻醉穿刺入路的解剖层次

蛛网膜下隙麻醉也称脊髓麻醉或脊麻。自脊麻产生以来,尽管有争论,但由于对脊麻生理

反应的深入认识、器械的改进以及无菌技术的提高,使其成为一种在适当的情况下可供选择的、有效而安全的麻醉方法。

蛛网膜下隙阻滞穿刺时的患者体位基本上同硬膜外隙阻滞。穿刺进路有后正中入路和旁正中入路。在进硬膜外隙之前穿刺针同硬膜外隙穿刺入路;穿刺针入硬膜外隙后,**再推进穿刺针→硬脊膜→硬膜下隙→蛛网膜→蛛网膜下隙。** 刺破硬脊膜至硬膜下隙(潜在),后即刺破蛛网膜达蛛网膜下隙,穿刺针内即有脑脊液溢出。

三、骶管阻滞麻醉穿刺入路的解剖层次

进行骶管麻醉时,患者可采取俯卧位。男性和非妊娠妇女采用俯卧位能使体表标志更为明显,更容易完成神经阻滞。对于孕妇,适合侧卧位,还可考虑膝胸卧位。

较瘦患者容易看到骶骨角,骶骨角距尾尖大约5cm。确定位置后,术者将示指和中指的掌面放在两个骶骨角上,在这两点中间用局麻药注射浸润。然后以45°角在两个骶骨角之间刺入,向前进针刺入骶尾背侧浅韧带,阻力消失则进入骶管。

当穿刺针碰到骶骨时,应改变针的角度,在男性几乎与皮肤平行,即与皮肤成5°或更小的角度进针;在女性其角度稍大些,可以成15°角进针。这时穿刺针已经进入骶骨内大约2cm的深度,通常该距离适当,可避免穿刺硬脊膜的危险(硬膜囊终止于骶2水平)。穿刺到该位置,回吸应无血,否则需调整穿刺针位置,直到无血为止。回吸是否吸出脑脊液对于检验是否刺穿硬脊膜十分重要,因硬脊膜可能向下延伸超过了骶2水平,小儿更是如此,此种情况下有刺穿硬脊膜的可能(图8-26)。

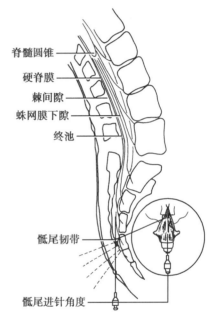

脊髓圆锥
硬脊膜
棘间隙
蛛网膜下隙
终池

骶尾韧带

骶尾进针角度

图8-26 腰椎椎管和骶管穿刺进路

解剖操作

一、解剖脊柱区浅层结构

(一)尸位

取俯卧位,将肩部、腹部适当垫高,两臂左右平伸固定在解剖台上。

(二)摸认表面标志

枕外隆凸、乳突、棘突、肩胛冈、肩峰、肩胛骨下角、第12肋、髂嵴、髂后上棘、骶角、尾骨、竖脊肌。

(三)试作椎管穿刺

在第4、5腰椎棘突之间,将穿刺针垂直缓缓刺入(可注入染料,待开椎管后验证硬膜外隙的位置)。 正中穿刺路径通过的层次为:皮肤→浅筋膜→深筋膜→背阔肌腱膜→竖脊肌→椎板间隙→黄韧带→硬膜外隙。 当刺穿黄韧带时,可有突破感,试仔细体会。

（四）切口

1. 自一侧乳突经枕外隆凸至对侧乳突作一横切口。

2. 自胸3棘突经肩胛冈向两侧至肩峰作第二横切口。

3. 自一侧髂嵴最高点经腰椎棘突至对侧髂嵴最高点作第三条横切口。

4. 于两侧臀大肌下缘自股内侧至股外侧作第四条横切口。

5. 自枕外隆凸经后正中线达尾骨尖作一垂直切口。

将上述皮瓣向外解剖分离至颈外侧（斜方肌前缘）、腋后线、髂嵴最高点和臀区外侧。

（五）浅层结构的解剖与观察

1. 观察上述诸部位浅筋膜的形态特点。

2. 剖查背部浅层的血管、淋巴、神经　①枕动脉：在斜方肌与胸锁乳突肌的枕骨附着部可见其横行向内上方，分布于枕部皮肤；②枕大神经：为第2颈神经的后支，紧靠枕动脉的内侧，由斜方肌附着部穿出至皮下，向上分出二三条分支，与枕动脉伴行分布于枕部皮肤；③枕淋巴结：于枕动脉与枕大神经的外侧可找到几个小的枕淋巴结；④胸部的皮神经为脊神经的后支，每一支又分为内侧支与外侧支。在上胸部的6条皮神经为后支的内侧支，因此其穿出肌肉至皮下的位置，较近于正中线。可在肩胛冈水平，离正中线2cm处，找出第2胸神经的皮支，下胸部6条神经来自胸神经后支的外侧支，因此其与中线的距离较远（3～4cm），上述皮神经找出一二条即可。腰部皮神经在骶棘肌外侧缘，髂嵴稍上方寻找；⑤背部的浅血管都是肋间后动脉和腰动脉的后支，与上述脊神经后支伴行，因此追踪方法与皮神经相同；⑥臀上皮神经：来自腰1～3神经的后支，经竖脊肌外侧缘越髂嵴至臀区上部皮肤；⑦臀内侧皮神经：来自骶1～3神经的后支，较细而短，分布于臀内侧皮肤；⑧臀下皮神经：股后皮神经的分支，经臀大肌下缘中点处折向上，分布于臀下区的皮肤。

二、解剖脊柱区深层结构

（一）观察深筋膜浅层

清除浅筋膜，观察深筋膜浅层。包盖斜方肌和背阔肌的深筋膜浅层比较菲薄，透过该层即可观察到深面的肌肉。

（二）剖查斜方肌和背阔肌

原位观察斜方肌、背阔肌、听诊三角和腰下三角，注意观察它们的境界、起止以及两肌起点的部分重叠关系。沿后正中线外侧1cm自下向上切断斜方肌，沿背阔肌肌质与胸腰筋膜移行线外1cm处切断背阔肌，将二肌翻向外侧。

（三）剖查背肌第二层和腰上三角

观察肩胛提肌、菱形肌和下后锯肌的位置、起止和范围。在后正中线侧方1cm处切断菱形肌，观察下后锯肌。观察腰上三角位置和界限。

（四）剖查胸腰筋膜和竖脊肌

观察胸腰筋膜，沿竖脊肌中线纵向切开，将手指插入分离至竖脊肌外侧缘，探察胸腰筋膜中层，体会竖脊肌鞘的形成。观察竖脊肌的位置，髂肋肌、最长肌和棘肌终止部位不同。

（五）剖查胸腰椎旁结构

观察胸椎椎旁结构，分离胸腰筋膜和背阔肌，观察肋横突韧带，打开肋横突韧带后观察横突、椎间孔和神经根，并继续分离出壁层胸膜和交感干，了解胸椎椎旁结构。腰椎旁分离出腰大肌，观察腰大肌与腰丛神经和腰椎横突关系。

三、解剖椎管

（一）打开椎管

用凿子或石膏锯左右对称在各椎弓根处凿或锯断，自上而下取下后壁，打开椎管。 在取下的后壁上观察棘上韧带、棘间韧带和黄韧带的形态和位置。 观察椎间孔内的结构（脊神经及脊神经节的形态位置）。

（二）剖查椎管的内容

1. 观察硬膜外隙的结构 查看硬膜外隙内的椎静脉丛、脂肪、结缔组织小梁（隔）、脊神经根等的形态和位置。 注意脊神经前、后根与硬膜外隙的位置关系。

2. 观察硬脊膜 观察硬脊膜与枕骨大孔的连接情况，注意硬脊膜在颈、胸、腰、骶各段与椎管之间间隙的大小。 用手自上而下触摸体会各段硬脊膜的厚度。

3. 观察硬膜下隙、蛛网膜 在后正中线处剪开硬脊膜，观察硬膜下隙、蛛网膜。

4. 观察蛛网膜下隙、软脊膜、脊髓和脊神经根 自上而下剪开蛛网膜，观察蛛网膜下隙内的结构：①脊髓的颈膨大、腰膨大与脊髓圆锥的位置和形态；②脊神经根丝与椎间孔的位置关系、脊髓节段与椎骨的对应关系以及马尾和终丝的形态和位置；③齿状韧带的形态、数目和位置；④脊髓三层被膜与脊神经前、后根的关系。

四、观察椎骨的形态及连接（可另备脊柱骨骼标本）

（一）观察椎骨的基本形态

（二）比较各部椎骨的形态特点

（三）观察椎骨的连接装置

（四）从前面、后面和侧面观察整体脊柱的形态特点

（马宇　杨涛）

第一节 概 述

上肢是重要的劳动器官,具有完成各种精巧动作的能力。与下肢结构相比,上肢骨骼轻巧,关节的形态与结构以及长短不等的肌肉形成特殊不间断的连接,使上肢运动幅度较大,更为灵活多样。

上肢的动脉与同名深静脉伴行,可在臂内侧、肘窝及腕部触及动脉搏动。浅静脉位于浅筋膜内,易于显露。临床常实施上肢血管穿刺插管,用作诊断治疗。

上肢的神经为臂丛神经分支,可通过药物阻滞,达到麻醉或镇痛目的。

一、境界与分区

上肢与颈部、胸部及脊柱区相连,与颈部以锁骨上缘外 1/3 及肩峰至第 7 颈椎棘突的连线为界,与胸部、脊柱区分别以三角肌前缘与后缘的上份,以及腋前襞与腋后襞下缘中点的连线为界。

为叙述方便,将上肢分为肩部、臂部、肘部、前臂部和手部。肩部分为腋区、三角肌区和肩胛区;臂部、肘部、前臂部又各自分为前区和后区;手部可分为腕部、手掌、手背和手指四部,腕部分为腕前、后区,手指分为掌、背侧面。

二、表面解剖

(一)体表标志

1. **肩部** 肩部的最高骨点为**肩峰** acromion,沿肩峰向前内可摸到**锁骨** clavicle 全长。后面可触及**肩胛冈** spine of scapula,肩胛冈的根部平第 3 胸椎棘突,肩胛骨下角平第 7 胸椎棘突并与第 7 肋相对。在锁骨中、外 1/3 交界处的下方约 2.5cm 处,向后外可触及**喙突** coracoid process。在肩峰的下外方为**肱骨大结节** greater tubercle of humerus。正常时,肩峰、肱骨大结节和喙突三者之间呈一等腰三角形。**腋前襞** anterior axillary fold 由胸大肌下缘形成,**腋后襞** posterior axillary fold 由背阔肌及大圆肌下缘形成,分别为腋窝的前界和后界。

2. **臂部** 臂部的前面有纵行隆起的**肱二头肌** biceps brachii,内侧与外侧分别为**肱二头肌内侧沟**和**肱二头肌外侧沟**。肱二头肌内侧沟的前方为肱二头肌,后方为肱三头肌和喙肱肌,沟的深处有贵要静脉、肱动脉、肱静脉及正中神经。肱二头肌外侧沟前方为肱二头肌,后方为肱三头肌及肱桡肌,沟内有头静脉通过。

3. **肘部** 肱骨远侧端最突出的骨性突起为**肱骨内上髁** medial epicondyle of humerus 和**肱骨外上髁** lateral epicondyle of humerus,肱骨外上髁的下方可触及桡骨头,肱骨内上髁底的后方为尺神经沟,可摸到尺神经滚动。肘后最显著的骨性突起为**尺骨鹰嘴** olecranon of ulna,当肘关节伸直时尺骨鹰嘴尖与肱骨内上髁、肱骨外上髁在一条连线上。当肘关节屈曲时尺骨鹰嘴尖下降,与肱骨内上髁、肱骨外上髁三点连成三角形。屈肘时,在肘前方可扪到**肱二头肌腱** tendon of biceps brachii,其内侧与肱血管、正中神经毗邻。

4. 手部 腕的桡侧可摸到**桡骨茎突** styloid process of radius。当前臂旋前时,可见腕后面内侧部隆起的**尺骨头** head of ulna,**尺骨茎突** styloid process of ulna从尺骨头后内侧面向远侧突出。腕前区皮肤有三条腕横纹,近侧纹约平尺骨头,中间纹不恒定,远侧纹最明显。当屈腕、握拳时,腕前区可显见三条纵行腱隆起:近中线者为掌长肌腱,其桡侧为桡侧腕屈肌腱,尺侧者为尺侧腕屈肌腱,掌长肌腱与桡侧腕屈肌腱之间的深面有正中神经。

当拇指充分伸展时,在腕后区外侧部可见一浅凹,即解剖学"鼻烟壶",其桡侧界为拇长展肌腱和拇短伸肌腱,尺侧界为拇长伸肌腱,近侧为桡骨茎突,窝底为手舟骨。窝内有桡动脉通过,可触及其搏动。

(二) 体表投影

1. 上肢动脉干的体表投影 上肢外展90°,掌心向上,从锁骨中点至肘前横纹中点远侧2cm处的连线,为腋动脉和肱动脉的体表投影,大圆肌下缘为两动脉的分界。从肘前横纹中点远侧2cm处起始,至桡骨茎突前方和豌豆骨桡侧的连线,分别为桡动脉和尺动脉的投影(图9-1)。

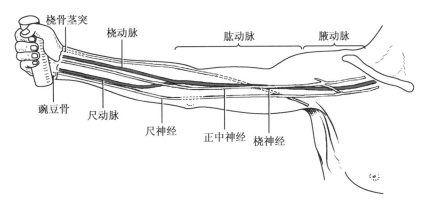

图 9-1 上肢动脉与神经干的投影

2. 上肢神经干的体表投影

(1)正中神经:在臂部与肱动脉一致,在前臂为肱骨内上髁与肱二头肌腱连线的中点,至腕前远侧横纹中点稍外侧的连线。

(2)尺神经:从腋窝顶,经肱骨内上髁与尺骨鹰嘴间,至豌豆骨桡侧缘的连线。

(3)桡神经:自腋后襞下缘外侧端与臂交点处,斜过肱骨后方,至肱骨外上髁的连线。

3. 上肢能触及的神经

(1)在锁骨上窝处,向下按压第1肋的上面,能粗略地触摸到臂丛的干,其时可有异常感觉。

(2)在锁骨前缘能触到滚动的锁骨上神经。

(3)肘窝部,于肱动脉搏动的内侧能触及正中神经。

(4)在肱骨内上髁后方的外侧能触及尺神经。

(5)当桡神经浅支跨越拇长伸肌腱表面时能触及,此处拇长伸肌腱形成解剖学"鼻烟壶"的尺侧界。

(三) 上肢的轴线及提携角

上肢轴线是经肱骨头、肱骨小头与尺骨头中心的连线。**臂轴**是经肱骨纵轴的连线。**前臂轴**即尺骨长轴。正常情况下,臂轴与前臂轴的延长线,构成向外开放的165°～170°的角,其补角为10°～15°,即**提携角**。此角大于15°为肘外翻;小于0°为肘内翻;0°～10°时为直肘(图9-2)。

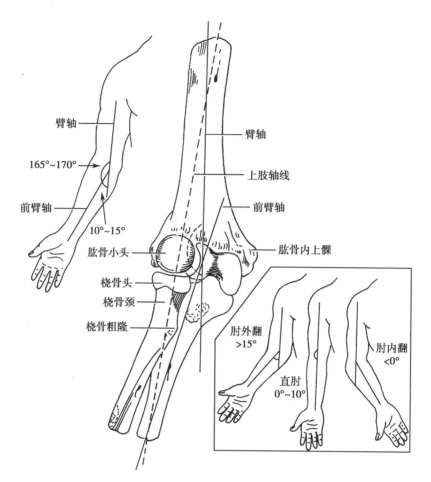

臂轴

臂轴

165°~170°

上肢轴线

前臂轴

前臂轴

10°~15°

肱骨内上髁

肱骨小头

桡骨头

桡骨颈

肘外翻
>15°

肘内翻
<0°

桡骨粗隆

直肘
0°~10°

图 9-2　上肢轴线及提携角

第二节　肩　　部

肩部分为腋区、三角肌区和肩胛区。

一、腋　　区

腋区 axillary region 是指肩关节下方,臂与胸上部之间的区域。上肢外展时,肩部下方呈穹隆状的皮肤凹陷称为**腋窝** axillary fossa,深部呈四棱锥体形的腔隙称为**腋腔** axillary cavity,由肌和筋膜围成,其顶部朝向上内,底部朝向下外,是血管和神经的重要通道。

(一) 腋腔的构成

腋腔由一顶、一底和四壁围成(图 9-3)。

1. **顶**　是腋腔内容的出入口,形如三角,由三块骨形成,前为锁骨,后为肩胛骨上缘,内为第 1 肋。有臂丛神经通过,锁骨下血管在此移行为腋血管。

2. **底**　由皮肤、浅筋膜和**腋筋膜** axillary fascia 构成。皮肤较薄,含有大量的皮脂腺和大汗腺(属于顶浆分泌腺)。皮肤借纤维隔与腋筋膜相连。浅筋膜内除浅静脉和皮神经分布外,尚有数个浅淋巴结,收纳上肢和胸壁的浅淋巴。腋筋膜由胸大肌下缘延伸至背阔肌下缘,周边部较为坚韧,中央部薄弱,有浅淋巴结的输出管穿过注入腋深淋巴结,亦称筛状筋膜。

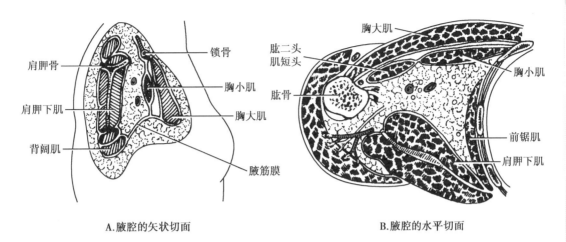

| A.腋腔的矢状切面 | B.腋腔的水平切面 |

图 9-3　腋腔的构成

3. 四壁　分为前壁、后壁、内侧壁和外侧壁。

前壁由胸大肌、胸小肌、锁骨下肌和锁胸筋膜构成。**锁胸筋膜** clavipectoral fascia 是位于锁骨下肌、胸小肌和喙突之间的深筋膜，有头静脉、胸肩峰血管和胸外侧神经穿过。腋前襞由胸大肌下缘形成。

后壁由肩胛下肌、大圆肌、背阔肌和肩胛骨构成，腋后襞主要由背阔肌形成，外侧小部分由大圆肌形成。

肩胛下肌(位于前面)、小圆肌(位于后面)的下缘，与两者下方的大圆肌上缘之间有一三角形间隙，其基底部为肱骨外科颈。此三角区因后方有肱三头肌长头通过而分为内、外两部分，内侧间隙称**三边孔** trilateral foramen，向后通肩胛区，外侧间隙为**四边孔** quadrilateral fora-men，向后通三角肌区。

三边孔的界限：外侧界为肱三头肌长头，上界为肩胛下肌或小圆肌，下界为大圆肌。三边孔内有旋肩胛血管通过。

四边孔的界限：内侧界为肱三头肌长头，外侧界为肱骨外科颈，上界为肩胛下肌或小圆肌，下界为大圆肌。四边孔内有腋神经和旋肱后血管通过(图 9-4)。

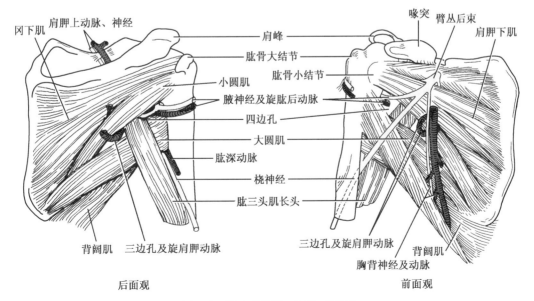

图 9-4　腋腔后壁及三边孔、四边孔

内侧壁由胸廓外侧壁的上 4 个肋和肋间隙与前锯肌形成。

外侧壁由肱骨结节间沟、肱二头肌短头和喙肱肌形成。

（二）腋腔内容

腋腔内有臂丛及其分支和肋间臂神经、腋动脉及其分支、腋静脉及其属支、腋淋巴结及疏松结缔组织等（图 9-5）。

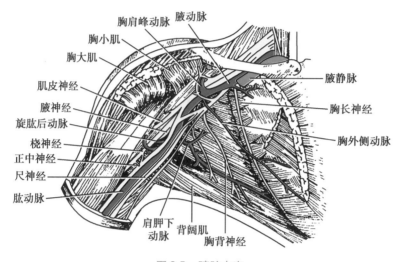

图 9-5　腋腔内容

1. **腋动脉**　锁骨下动脉于第 1 肋外缘处移行为**腋动脉** axillary artery，经腋腔的背阔肌下缘水平，至臂部续于肱动脉。腋动脉的主干位于胸大肌和胸小肌深面，腋静脉伴行于内下方。腋动脉周围有臂丛及其分支包绕。腋动脉管径较粗，搏动明显，有利于穿刺插管。

腋动脉位于胸小肌的后方，依胸小肌将腋动脉分为 3 段，胸小肌以上为第 1 段，胸小肌后方为第 2 段，胸小肌以下为第 3 段。

（1）第 1 段：腋动脉第 1 段位于第 1 肋外侧缘与胸小肌上缘之间，发出**胸上动脉**分布于第 1、2 肋间隙的前部。

毗邻关系：此段腋动脉的外上方有臂丛的外侧束和后束；后方有臂丛的内侧束和胸内侧神经，胸长神经由腋鞘后方下降；腋静脉位于腋动脉的前下方；前方为锁胸筋膜及穿过锁胸筋膜的胸肩峰血管、头静脉、胸外侧神经。

（2）第 2 段：腋动脉第 2 段位于胸小肌深面，发出**胸肩峰动脉** thoracoacromial artery 和**胸外侧动脉** lateral thoracic artery。胸肩峰动脉为一短干，穿锁胸筋膜后发出肌支，至胸大肌、胸小肌、三角肌和肩峰等处。胸外侧动脉于腋中线前方沿前锯肌下行，分支至胸大肌、胸小肌、前锯肌及第 3～5 肋间隙的外面，女性发出分支至乳房。

毗邻关系：臂丛外侧束位于此段腋动脉的外侧（前外侧或后外侧）；后方为臂丛后束；臂丛内侧束位于此段腋动脉的内侧（或内后方）。腋静脉位于动脉的前下方，两者间有臂丛内侧束相隔。

（3）第 3 段：腋动脉第 3 段位于胸小肌下缘至大圆肌下缘之间。该段末端位置表浅，仅覆以皮肤、浅筋膜及深筋膜，是腋动脉最易暴露的部位。此段发出**肩胛下动脉** subscapular artery、**旋肱前动脉** anterior humeral circumflex artery 和**旋肱后动脉** posterior humeral circumflex artery。

肩胛下动脉平肩胛下肌下缘发出,其分支为旋肩胛动脉和胸背动脉。旋肩胛动脉通过三边孔至冈下窝;胸背动脉与**胸背神经** thoracodorsal nerve 伴行入背阔肌。旋肱后动脉与腋神经伴行,向后穿过四边孔,与旋肱前动脉分别绕过肱骨外科颈的后面和前面(均紧贴骨面),相互吻合并分支分布于三角肌和肩关节。

毗邻关系:此段腋动脉的外侧有肌皮神经,正中神经的内侧根斜跨腋动脉的前面,与外侧根连合形成正中神经,位于肌皮神经与腋动脉之间;腋动脉的后方有桡神经和腋神经;臂内侧皮神经、前臂内侧皮神经和尺神经,由前向后排列在腋动脉的内侧,分隔腋动脉与腋静脉。

2. **腋静脉**　腋静脉 axillary vein 除在近止端处接受头静脉外,其他属支均与同名动脉伴行。

在上臂紧贴躯体时,腋静脉位于腋动脉前下方;在外展上臂姿势下,腋静脉位于腋动脉的前方。腋静脉与腋动脉始终毗邻伴行,外伤时易发生动静脉瘘。腋静脉壁薄,管壁与腋鞘或锁胸筋膜的纤维束愈着,管腔常处于开放状态,一旦损伤静脉壁,可能发生空气栓塞。腋淋巴结与腋静脉关系密切,腋淋巴结的外侧群、中央群和尖群自下而上沿腋静脉的内侧排列。

腋静脉穿刺在麻醉、静脉留置输液或透析、介入治疗、起搏器置入等操作中得到应用,穿刺经锁骨下窝实施,穿刺位于胸小肌上缘与第1肋之间的腋静脉。此段腋静脉位置表浅,长度为2～3cm,外径大约1.5cm左右,变异少,走行直,无紧贴血管的伴行神经,穿刺时不易损伤胸膜和神经。此段静脉的前方为锁胸筋膜,后方为第1肋间隙,内侧为第1肋,外侧为腋动脉,腋动脉和腋静脉在此被前斜角肌隔开,前斜角肌的厚度为1～1.5cm,操作时误穿动脉的概率较低。

3. **臂丛锁骨下部**　臂丛自颈外侧区进入腋腔后,已由6股组成内、外、后3束。各束初位于腋动脉第1段的后外侧,之后分别位于腋动脉第2段的内侧、外侧和后方,形成内侧束、外侧束和后束,于腋动脉第3段发出至上肢的神经。

臂丛在锁骨下部主要的分支有:外侧束($C_{5\sim7}$)发出**肌皮神经**和胸外侧神经;内侧束($C_8\sim T_1$)发出尺神经、胸内侧神经、前臂内侧皮神经和臂内侧皮神经;内、外侧束分别发出内、外侧根组成正中神经;后束($C_5\sim T_1$)发出桡神经、腋神经、肩胛下神经和胸背神经。

4. **腋淋巴结**　腋淋巴结 axillary lymph nodes 位于腋腔疏松结缔组织中,有15～30个,可分为以下5群。

(1) **胸肌淋巴结** pectoral lymph nodes(前群):位于腋腔的内侧,位于胸大肌深面与锁胸筋膜或胸大肌与胸小肌之间,沿胸外侧血管排列。此群淋巴结收纳同侧乳腺、胸前外侧壁及腹壁脐以上浅层的淋巴。输出管汇入中央淋巴结和尖淋巴结。

(2) **外侧淋巴结** lateral lymph nodes(外侧群):位于腋腔外侧,沿腋静脉远侧段排列。收纳上肢绝大部分的浅、深淋巴,输出管汇入中央淋巴结和尖淋巴结。

(3) **肩胛下淋巴结** subscapular lymph nodes(后群):位于肩胛下肌的前面,沿肩胛下血管和胸背神经排列。收纳同侧肩部和胸壁背部浅层的淋巴。输出管汇入外侧淋巴结的上部和中央淋巴结。

(4) **中央淋巴结** central lymph nodes(中央群):位于腋腔中部,各神经、血管之间的疏松结缔组织中。收纳上述三群淋巴结的输出管;输出管注入尖淋巴结。

(5) **尖淋巴结** apical lymph nodes(尖群):亦称锁骨下淋巴结,位于胸小肌上缘与锁骨之间,锁胸筋膜深面,沿腋静脉的近侧段排列。尖淋巴结收纳腋腔其他各群淋巴结的输出管,以及乳房上部的淋巴。尖淋巴结的输出管合成锁骨下干,左锁骨下干注入胸导管或单独汇入左静脉角,右锁骨下干与右颈干和右支气管纵隔干汇合形成右淋巴导管,或单独注入右静脉角。

5. 腋鞘 腋鞘axillary sheath 是深筋膜形成的结构。颈部的颈深筋膜深层(椎前层)向下外方延续,覆盖斜角肌、锁骨下血管和臂丛,随神经血管延伸进入腋腔,构成包绕腋血管和臂丛的管状鞘,称**腋鞘**。臂丛锁骨下部的阻滞麻醉,即将麻醉药物注入腋鞘内。腋腔内的血管、臂丛及腋淋巴结之间,有大量的疏松结缔组织,并沿血管神经束与邻近各区交通:向上经腋腔顶,通过腋鞘与颈根部连通;向下连通臂前、后骨筋膜鞘;向后经三边孔、四边孔分别与肩胛区、三角肌区交通;向前通胸大、小肌之间的胸肌间隙。

(三) 腋区臂丛阻滞途径

1. 喙突下臂丛阻滞途径 臂丛在喙突内下方通过胸小肌深面时,内侧束、外侧束和后束围绕在腋动脉第 2 段周围,在腋鞘内的位置比较集中,同样容量的局麻药物经此途径注入,比经腋路注入阻滞的范围更广泛,效应也更好。喙突下臂丛阻滞的穿刺点位于喙突下 2cm,相当于三角肌胸大肌间沟处。与皮肤垂直进针,然后向下、外侧并向后倾斜 10° 左右推进,经皮肤、浅筋膜,穿胸大肌、胸小肌,出现两次减压感或患者出现上肢异感,表示已刺穿胸小肌到达腋血管周围。此时可见针体随动脉搏动而摇摆,即可注入局麻药物(图 3-15)。

2. 腋路臂丛阻滞途径 又称腋血管旁阻滞法。操作时令患者仰卧,臂外展 90°,旋外,屈肘位。于胸大肌与背阔肌止端间触及腋动脉,在腋窝顶寻找到腋动脉最大搏动点,作为穿刺点标志。左手示指固定动脉,在指尖前方向肱骨方向刺入,穿过腋筋膜,继续刺破腋鞘有落空感,此时放开可见针体随动脉搏动而摇摆,说明置针位置正确,抽吸无回血即可注入局麻药物。经腋动脉上方(或外侧)注药,麻醉肌皮神经、正中神经的效果较好;经腋动脉下方(或内侧)注药,可获得尺神经、桡神经及前臂内侧皮神经较好的麻醉效果(图 3-15)。

由于腋腔内臂丛的 3 个神经束都围绕腋动脉,与血管一起位于腋鞘内,解剖关系比较恒定,腋动脉第 3 段越过胸小肌后的位置表浅,易于触及,穿刺标志明确,麻醉成功率较高。经腋路阻滞可避免气胸或膈神经麻痹等严重并发症。缺点是容易误伤血管造成血肿或损伤神经,操作时不必强求出现上肢异感。

有关经颈部的臂丛神经阻滞途径见第三章。

二、三角肌区和肩胛区

(一) 三角肌区

三角肌区 deltoid region 指三角肌所在的区域。此区皮肤较厚,浅筋膜内纤维组织致密,有锁骨上神经及源自腋神经的臂上外侧皮神经分布。**腋神经** axillary nerve 发自臂丛后束($C_{5,6}$),与旋肱后血管伴行,向后穿四边孔,绕肱骨外科颈,发出前、后两分支,前支支配三角肌的前部与中部,后支支配三角肌的后部和小圆肌(图 9-6)。

在肩峰和三角肌的下方各有一滑膜囊,分别称为肩峰下囊和三角肌下囊。**三角肌下囊** subdeltoid bursa 位于三角肌与肱骨大结节之间。**肩峰下囊** subacromial bursa 位于肩峰与冈上肌腱之间,向前可延至喙肩韧带下方。两囊可彼此交通,当臂外展时有助于肱骨头在肩峰下滑动。

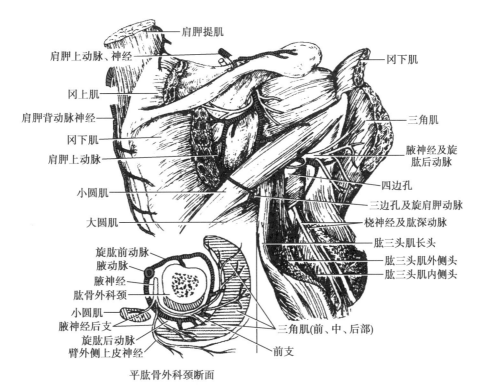

图 9-6 三角肌区及肩胛区的结构

（二）肩胛区

肩胛区 scapular region 指肩胛骨后面的区域。此区皮肤较厚，浅筋膜致密，皮肤移动性较小。此区皮肤由相应的肋间神经分布。肌肉可分为浅、深两层。浅层为斜方肌、背阔肌，深层有冈上肌、冈下肌、小圆肌、大圆肌及肩胛下肌（图 9-6）。

冈上肌、冈下肌、肩胛下肌和小圆肌等四条肌的扁腱向内分别从肩关节的前方、后方和上方越过，并与肩关节囊的纤维层紧密编织在一起，称为**肌腱袖** myotendinous cuff，又称为肩袖或旋转袖，对维持肩关节稳定性具有重要作用。肩关节扭伤或脱位时，可导致肌腱袖撕裂。

（三）肩胛上神经及其神经阻滞

肩胛上神经 suprascapular nerve 起自臂丛锁骨上部（$C_{5,6}$），走向外下后方，与肩胛上血管一起，经斜方肌深面，通过肩胛切迹，在肩胛上横韧带的深面进入冈上窝，分支至冈上肌，再向下绕过肩胛冈外侧缘至冈下窝，分支于冈下肌。

肩胛上神经阻滞（Moore 法）：在肩胛冈上缘，由肩峰至肩胛骨内侧缘沿肩胛冈上缘画一横线，再经此横线的中点作一与脊柱平行的纵线，在两线相交的外上角等分角线上距交点 2.5cm 处为进针点，与皮肤垂直方向略向内刺入 4~5cm 即达肩胛切迹，有异感后注入局麻药物（图 9-7）。

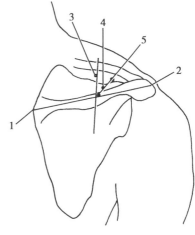

图 9-7 肩胛上神经阻滞进针点
1. 肩胛骨缘 2. 肩峰端 3. 通过 1、2 连线中点和脊柱的平行线 4. 外上角的等分线 5. 等分线外上方 2.5cm 处为进针点

第三节　臂、肘和前臂的前区

一、浅 层 结 构

臂和前臂前区的皮肤薄而细腻,弹性好。沿桡动脉和尺动脉分布区的皮肤血运丰富,移动性大,可切取带血管蒂的皮瓣移植。臂和前臂前区的浅筋膜内含有浅静脉、皮神经和浅淋巴管。

(一) 浅静脉

上肢浅静脉起于手背静脉网,形成头静脉、贵要静脉及肘正中静脉。临床上常利用上肢浅静脉作为给药、补液、采血或插入导管的途径(图9-8)。

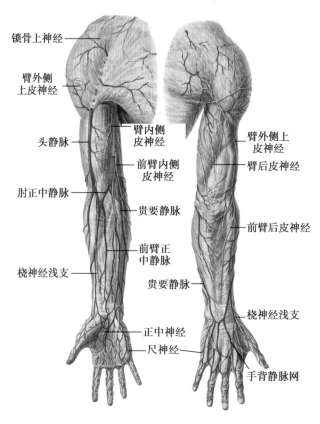

图9-8　上肢浅静脉及皮神经

1. **头静脉** cephalic vein　起自手背静脉网的桡侧,沿前臂外侧上行,至肘窝处通过肘正中静脉与贵要静脉交通。头静脉再沿肱二头肌外侧沟上行,经三角肌胸大肌间沟、穿锁胸筋膜汇入腋静脉。当肱静脉高位阻塞时,头静脉可成为上肢血液回流的重要途径。由于头静脉以锐角汇入腋静脉,且汇入处常有瓣膜,因而不适宜经头静脉向腋静脉或锁骨下静脉作中心静脉及肺动脉插管。

2. **贵要静脉** basilic vein　起自手背静脉网的尺侧,静脉干逐渐转至前臂前面上行,至肘窝处接受肘正中静脉,沿肱二头肌内侧沟向上达臂中点,穿深筋膜注入肱静脉或上行注入腋静脉。由于贵要静脉是上肢最粗大的浅静脉,位置浅表、恒定,贵要静脉汇入段与肱静脉或腋静脉的方向一致,故多选用此静脉进行静脉导管插管。

3. **肘正中静脉** median cubital vein　常起自头静脉,相当于肱骨外上髁远侧约 2.5cm 处,向内上方延伸,于肘窝横纹稍上方与贵要静脉汇合。头静脉、肘正中静脉和贵要静脉三者的吻合形式多呈"H"形(51.9%),有**前臂正中静脉** median antebrachial vein 注入肘正中静脉时呈M 形(30.5%)。在肘窝中部,浅静脉常有一交通支连接深静脉,故此处浅静脉的位置比较固定,适宜于进行静脉穿刺。

（二）浅淋巴管和淋巴结

上肢浅淋巴管大多与浅静脉伴行,数量比深部多。上肢前面尺侧的浅淋巴管伴随贵要静脉走行,部分注入肘浅淋巴结,部分淋巴管和肘浅淋巴结的输出管一起上行,注入腋淋巴结群的外侧淋巴结。上肢前面桡侧的浅淋巴管伴随头静脉上行,大部分注入腋淋巴结群的外侧淋巴结,小部分注入尖淋巴结或颈外侧下深淋巴结。

（三）皮神经

上肢前面皮肤的神经分布:臂外侧上部为臂外侧上皮神经(腋神经分支),下部为臂外侧下皮神经(桡神经分支);臂内侧上部为肋间臂神经(臂内侧皮神经与第 2 肋间神经的吻合支),下部为臂内侧皮神经。前臂外侧部为前臂外侧皮神经(肌皮神经终支),内侧部为前臂内侧皮神经。

二、深　层　结　构

（一）深筋膜

臂部深筋膜称为臂筋膜,与肩部及前臂部的深筋膜相延续。臂部深筋膜在臂部屈肌与伸肌之间形成臂内侧肌间隔和臂外侧肌间隔,向内附着于肱骨,形成前、后骨筋膜鞘,前骨筋膜鞘包绕臂部前群肌及血管、神经等结构。

前臂深筋膜与臂筋膜相延续,前臂前区深筋膜薄而韧,在肘前区有肱二头肌腱膜加强。腕部的深筋膜分为浅层和深层,浅层称**腕掌侧韧带** volar carpal ligament;深层形成厚而坚韧的**屈肌支持带** flexor retinaculum ,亦称**腕横韧带** transverse carpal ligament。前臂深筋膜在屈肌与伸肌之间也向深部发出肌间隔,分别向内附着于尺骨和桡骨,并与前臂骨间膜共同形成前、后骨筋膜鞘,前骨筋膜鞘包被前臂前群肌及血管、神经等结构(图 9-9)。

（二）臂及前臂前群肌及其间隙

1. **臂前群肌**　分为浅层与深层。浅层为肱二头肌,深层为喙肱肌和肱肌(图 9-10)。
2. **前臂前群肌**　分为浅层与深层。浅层由桡侧向尺侧依次为肱桡肌、旋前圆肌、桡侧腕屈肌、掌长肌和尺侧腕屈肌,它们的深面为指浅屈肌;深层为拇长屈肌、指深屈肌和旋前方肌(图 9-11)。
3. **前臂屈肌后间隙**　位于指深屈肌、拇长屈肌与前臂骨间膜、旋前方肌之间。前臂屈肌后间隙为一潜在性结缔组织间隙,经腕管与掌中间隙相通,感染时可互相蔓延。

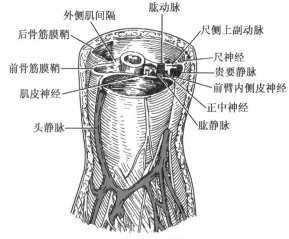

（1）臂部骨筋膜鞘

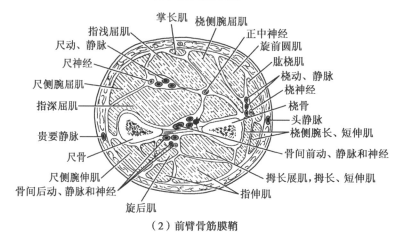

（2）前臂骨筋膜鞘

图 9-9 臂和前臂部的骨筋膜鞘

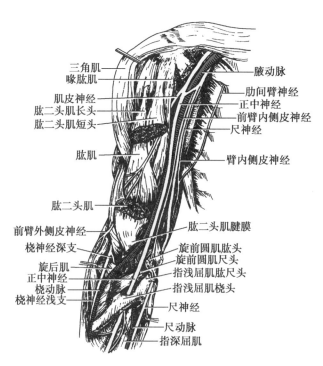

图 9-10 臂前区深层结构

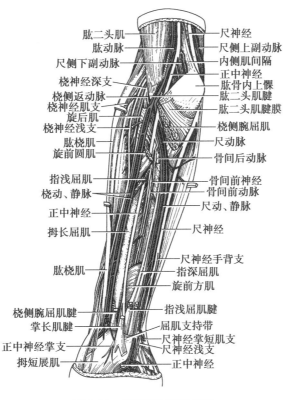

图 9-11　前臂前区深层结构

（三）肘窝

肘窝 cubital fossa 是肘前区尖端朝向远侧的三角形浅窝（图 9-12）。

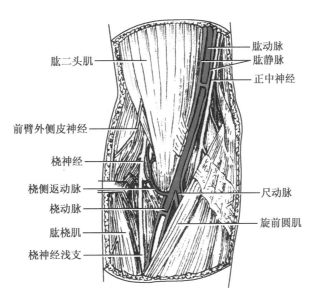

图 9-12　肘窝及其内容

1. 境界　上界为肱骨内上髁与肱骨外上髁的连线，下外侧界为肱桡肌，下内侧界为旋前圆肌。肘窝的顶由浅入深依次为皮肤、浅筋膜、深筋膜和肱二头肌腱膜；肘窝的底为肱肌、旋后肌及肘关节囊。

2. **内容** 肱二头肌腱tendon of biaps brachii 是肘窝内的中心标志,其内侧有肱动脉及两条伴行静脉,再内侧为正中神经。肱动脉在肘窝中点远侧平桡骨颈处分为桡动脉和尺动脉。肘深淋巴结位于肱动脉分叉处。在肱二头肌腱外侧有前臂外侧皮神经和桡神经。前臂外侧皮神经于肱肌和肱二头肌腱之间穿出;桡神经于肱肌和肱桡肌之间穿出,平肱骨外上髁处分为浅支和深支。

(四) 血管

臂和前臂前区的动脉有肱动脉及其分出的桡动脉和尺动脉,均有两条同名静脉伴行。

1. **肱动脉 brachial artery** 自大圆肌下缘续于腋动脉,与两条肱静脉及正中神经相伴,沿肱二头肌内侧沟下行,至肘窝下方平桡骨颈处分为桡动脉和尺动脉。

肱动脉在臂部的分支如下。

(1) **肱深动脉 deep brachial artery**:起自肱动脉上端,与桡神经伴行于桡神经沟内,穿肱骨肌管至臂后区,分支营养肱三头肌和肱肌。其终支为**桡侧副动脉**,参与构成肘关节网。

(2) **尺侧上副动脉**:平肱肌起点处发自肱动脉,与尺神经伴行,穿臂内侧肌间隔至臂后区,参与肘关节网。

(3) **尺侧下副动脉**:于肱骨内上髁上方约5cm处起自肱动脉,经肱肌前面下行,参与肘关节网。

肱动脉本干在臂上份居肱骨内侧,臂中份位于肱骨前内方,臂下份位于肱骨前方。因此,压迫止血时,在臂上份、中份和下份应分别向外侧、后外侧和后方按压。

肱动脉在肘窝处是间接测量血压时的听诊部位,常以肱二头肌腱作为触摸、确定肱动脉位置的标志。可在肘窝横纹稍上方处实施肱动脉插管。

2. **桡动脉 radial artery** 自肱动脉发出后,越过肱二头肌腱浅面斜向外下,沿肱桡肌内侧下行至腕部,桡神经浅支位于桡动脉的外侧。桡动脉在腕部掌侧仅皮肤和浅筋膜被覆,易触及搏动,是动脉穿刺插管的良好部位。因为桡动脉与正常的尺动脉之间可形成良好的侧支循环以维持远侧血运,所以桡动脉插管操作较少发生并发症。但少数尺动脉变异可能影响远侧供血,出现缺血症状,故穿刺或切开桡动脉之前,常采用 Allen 试验(改良法),用以判断两条动脉之间的侧支循环是否健全。

Allen 实验(改良法):在腕部分别压迫受试者一侧上肢的桡动脉和尺动脉,将手举起,令其连续作握拳、放松动作,使手掌皮肤颜色变白。解除对尺动脉的压迫,令其将手下垂,手指自然伸开。如尺动脉供血良好,手掌由白转红时间大多为 3 秒左右,不超过 6 秒。如在 15 秒以上仍未转红,表明尺动脉供血障碍,不宜采用同侧桡动脉穿刺或切开插管。

3. **尺动脉 ulnar artery** 自肱动脉发出后,沿尺侧腕屈肌深面下行,在豌豆骨桡侧,与尺神经伴行,经腕掌侧韧带与屈肌支持带形成的腕尺侧管入手掌。尺动脉上端发出**骨间总动脉** common interosseous artery,该动脉分为骨间前动脉和骨间后动脉,分别行于前臂骨间膜的前、后方。

当 Allen 试验证明手部的供血以桡动脉为主时,用尺动脉代替桡动脉进行穿刺或切开插管可提高安全性。

(五) 神经

1. **肌皮神经 musculocutaneous nerve** 起自臂丛外侧束,穿喙肱肌,经肱二头肌和肱肌之间行向外下方,发肌支支配上述三肌。肌皮神经终末支自肱二头肌与肱肌之间穿出,在肱二头肌外侧沟的下份浅出深筋膜,称**前臂外侧皮神经**lateral antebrachial cutaneous nerve,分布于前臂外侧部皮肤。

2. **正中神经** median nerve 以正中神经内侧根和外侧根分别起自臂丛内侧束和外侧束,正中神经内侧根由腋动脉前方越过,在腋动脉外侧与外侧根合成正中神经。

正中神经初始位于肱动脉外侧,沿肱二头肌内侧沟下行,至臂中段正中神经自肱动脉前方或后方越过至其内侧下行,穿旋前圆肌进入前臂,在指浅屈肌与指深屈肌之间垂直向下,经腕管至手掌。

正中神经在臂部无分支,在前臂部发出肌支,支配除肱桡肌、尺侧腕屈肌和指深屈肌尺侧半以外的前臂前群肌,以及手部的鱼际肌群和第1、2蚓状肌,也分支至肘关节和腕关节。正中神经皮支分布于手掌桡侧半及桡侧三个半手指的皮肤。

3. **尺神经** ulnar nerve 起自臂丛内侧束,沿肱二头肌内侧沟在肱动脉内侧下行,至臂中份与尺侧上副动脉一同穿过臂内侧肌间隔至臂后区,并沿肌间隔后方下行至尺神经沟,再向下穿尺侧腕屈肌腱弓的深面入前臂,在尺侧腕屈肌和指深屈肌之间下行。在前臂上1/3段与尺血管相距较远,在前臂下2/3段伴行于尺血管的尺侧,经腕部豌豆骨桡侧穿腕尺侧管入手掌。

尺神经在肘关节附近发肌支至尺侧腕屈肌和指深屈肌尺侧半,以及除鱼际肌群和第1、2蚓状肌以外的全部手肌。于桡腕关节近侧5cm处发手背支分布于手背尺侧半及尺侧两个半手指背侧的皮肤,发出浅终支分布于手掌尺侧半及尺侧一个半手指掌侧面皮肤。

4. **桡神经浅支** superficial branch of radial nerve 桡神经自臂丛后束发出,沿肱骨桡神经沟行向外下,穿臂外侧肌间隔转向前面,在肱肌与肱桡肌之间穿出,分为浅支和深支。

桡神经浅支为感觉性神经,沿肱桡肌深面向下伴行于桡动脉外侧,约在腕上7cm处,离开桡动脉,经肱桡肌腱深面转至前臂后区,下行至手背,分布于手背桡侧半及桡侧两个半手指背侧皮肤。

桡神经深支穿旋后肌易名为**骨间后神经**posterior interosseous nerve,至前臂后区支配前臂后群肌肉。

正中神经、尺神经、桡神经与肱动脉毗邻:在臂部,正中神经先位于肱动脉的外侧,到臂中部越过肱动脉的前方或后方,向下转至肱动脉内侧。尺神经和前臂内侧皮神经在臂上部位于肱动脉内侧。桡神经在臂上部位于肱动脉的后方,再沿桡神经沟转至臂部后面。

(六) 神经阻滞定位

1. 肌皮神经阻滞

(1) 肌皮神经干阻滞:阻滞肌皮神经干的途径同腋路臂丛阻滞,进针后在腋鞘上方进入,直至喙肱肌,注入局麻药。

(2) 前臂外侧皮神经阻滞:阻滞肌皮神经的终末支前臂外侧皮神经时,进针点位于肱骨内、外上髁连线水平,在肱二头肌肌腱外侧,直刺触及骨质后呈扇形方向注入局麻药物。

2. 正中神经阻滞

(1) 肘部正中神经阻滞:肘关节伸直,在肱骨内上髁与肱骨外上髁之间触及肱二头肌腱及其内侧的肱动脉,在肱动脉稍内侧垂直刺入3~5cm,出现前臂及手掌感后注入局麻药物。

(2) 腕部正中神经阻滞:患者握拳、腕关节微屈,可见掌长肌腱和桡侧腕屈肌腱隆起。经桡骨茎突横过腕关节画一横线,于上述两肌腱间的交点处为进针点,垂直刺入数毫米,出现手部异感后注入局麻药物。

3. 尺神经阻滞

（1）臂部尺神经阻滞：在臂部肱二头肌内侧沟中点处可摸到肱动脉搏动，在此处进针指向肱动脉后方，得到放散至小指的异感后注射局麻药物。此处由于尺神经与正中神经毗邻，易同时被阻滞。

（2）肘部尺神经阻滞：前臂屈曲90°角，在肱骨内上髁及尺骨鹰嘴之间扪及尺神经，与尺神经平行进针或由稍内侧进针出现前臂或手部异感后注入局麻药物。

（3）腕部尺神经阻滞：腕关节屈曲、握拳，显露尺侧腕屈肌腱，在其桡侧可触到尺动脉。取肌腱与动脉间为进针点垂直刺入，获得手部异感后注入局麻药物。也可在豌豆骨桡侧实施尺神经阻滞。

（雒　珉）

第四节　臂、肘、前臂的后区

一、浅　层　结　构

臂和前臂后区皮肤较厚，移动性小。肘后区皮肤厚而松弛，移动性较大。浅筋膜内含浅静脉、浅淋巴管和皮神经。

（一）浅静脉

上肢后面浅静脉不发达，多为贵要静脉和头静脉的属支。

（二）浅淋巴管和淋巴结

臂和前臂后区的浅淋巴管大多注入腋窝外侧淋巴结。

（三）皮神经

臂后区主要为臂后皮神经（桡神经分支）、肋间臂神经（第2胸神经前支）、臂内侧皮神经（臂丛内侧束分支）、臂外侧上皮神经（腋神经分支）、臂外侧下皮神经（桡神经分支）分布；前臂后区中间为前臂后皮神经（桡神经分支），前臂内、外侧缘分别为前臂内侧皮神经和前臂外侧皮神经（图9-8）。

二、深　层　结　构

（一）深筋膜

臂后区深筋膜厚而坚韧，借臂内、外侧肌间隔和肱骨共同围成臂后区骨筋膜鞘，包裹肱三头肌、肱深血管及桡神经、尺神经的近侧段。肘后区深筋膜较发达，并为肱三头肌腱所增强。前臂后区的深筋膜厚而坚韧，远侧在腕背侧增厚形成**伸肌支持带** extensor retinaculum。前臂深筋膜后份与尺、桡骨及前臂骨间膜共同围成前臂后骨筋膜鞘。

（二）肌肉和局部结构

1. 臂后群肌　包括肱三头肌和肘肌，皆由桡神经支配（图9-13）。

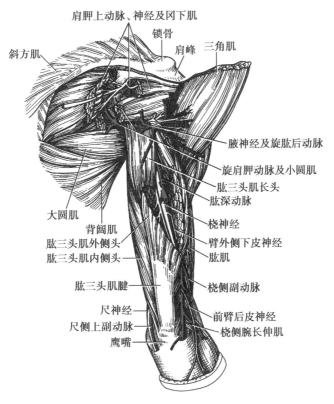

肩胛上动脉、神经及冈下肌

锁骨

肩峰

三角肌

斜方肌

腋神经及旋肱后动脉

旋肩胛动脉及小圆肌

肱三头肌长头

肱深动脉

桡神经

臂外侧下皮神经

肱肌

桡侧副动脉

前臂后皮神经

桡侧腕长伸肌

大圆肌

背阔肌

肱三头肌外侧头

肱三头肌内侧头

肱三头肌腱

尺神经

尺侧上副动脉

鹰嘴

图 9-13　臂后区深层结构

2. **肱骨肌管** humeromuscular tunnel　亦称**桡神经管** tunnel of radial nerve，由肱三头肌与肱骨桡神经沟围成，管内有桡神经、肱深血管通过（图 9-13）。

3. **肘后区**　鹰嘴是肘后区最明显的骨性突起。在肱骨内上髁与鹰嘴之间的尺神经沟内有尺神经通过，尺骨鹰嘴或肱骨内上髁骨折时，可损伤尺神经。屈肘 90°时，肱骨内、外上髁与尺骨鹰嘴尖端三点连接成一尖向远侧的等腰三角形，称**肘后三角** posterior cubital triangle。肘关节伸直时，三点成一直线。当肘关节脱位或骨折时，上述正常关系发生改变。屈肘 90°时，肱骨外上髁、桡骨头与尺骨鹰嘴三点成一尖向前的三角形，称**肘外侧角** lateral cubital triangle，其中央点是肘关节穿刺的进针部位。伸肘时，肱骨小头、桡骨头和尺骨鹰嘴三点间的凹陷称**肘后窝** posterior cubital fossa，其深面适对肱桡关节，窝底可触及桡骨头，也是肘关节的穿刺点。当肘关节积液时，此窝可因肿胀而消失（图 9-14）。

4. **前臂后群肌**　共 10 块，分浅、深两层。浅层从桡侧向尺侧依次为桡侧腕长伸肌、桡侧腕短伸肌、指伸肌、小指伸肌和尺侧腕伸肌；深层旋后肌位于上外侧，其余 4 肌从桡侧向尺侧依次为拇长展肌、拇短伸肌、拇长伸肌和示指伸肌（图 9-15）。

（三）血管

臂及前臂后区的动脉主要有肱深动脉、骨间后动脉等，均有同名静脉伴行，分支参与肘关节动脉网。

1. **肱深动脉** deep brachial artery　在大圆肌腱稍下方，起自肱动脉上段后内侧，与同名静脉和桡神经伴行进入肱骨肌管。在管内分为前、后两支，前支称桡侧副动脉，与桡神经伴行穿外侧肌间隔；后支称中副动脉，穿入肱三头肌内侧头深面。两者均参与肘关节动脉网的组成。

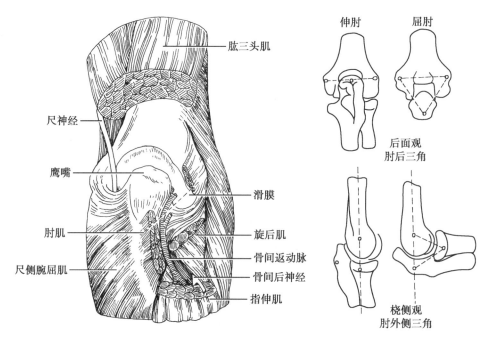

图9-14　肘后区的结构

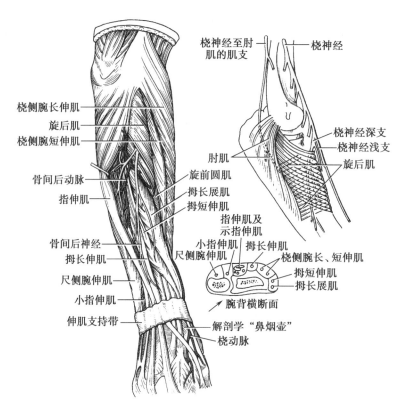

图9-15　前臂后区深层结构

2. **肘关节动脉网**arterial rete of elbow joint　位于肘关节周围,由肱动脉发出的尺侧上副动脉和尺侧下副动脉,肱深动脉发出的中副动脉和桡侧副动脉,桡动脉向上发出的**桡侧返动脉**radial recurrent artery,尺动脉向上发出的**尺侧返动脉**ulnar recurrent artery 和骨间总动脉发出的**骨间返动脉**interoseous recurrent artery 等相互吻合而成。在肱深动脉发出点以下结扎肱动脉时,肘关节动脉网可起到侧支循环的作用(图9-16)。

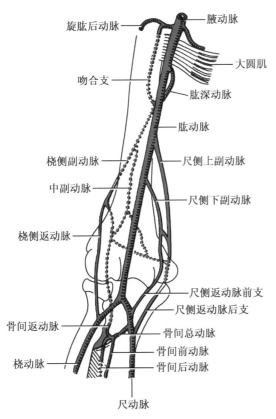

旋肱后动脉

腋动脉

吻合支

大圆肌

肱深动脉

肱动脉

桡侧副动脉

尺侧上副动脉

中副动脉

尺侧下副动脉

桡侧返动脉

尺侧返动脉前支

尺侧返动脉后支

骨间返动脉

骨间总动脉

骨间前动脉

桡动脉

骨间后动脉

尺动脉

图 9-16　肘关节动脉网

3. **骨间后动脉** posterior interosseous artery　起自骨间总动脉,经前臂骨间膜近侧缘进入前臂后区。在前臂后区初居旋后肌深面,后行于浅、深两层肌群间并与骨间后神经伴行,分支至邻近诸肌,并参与肘关节动脉网(图 9-16)。

(四) 神经

桡神经 radial nerve 是臂丛后束最大的分支,在大圆肌与肱骨交叉处伴肱深血管进入肱骨肌管。在肱骨肌管内,桡神经紧贴肱骨干中段后面的桡神经沟,转向外下,至臂部中、下 1/3 交界处,桡神经与桡侧副动脉一起穿过臂外侧肌间隔,达肘窝外侧,行于肱肌和肱桡肌之间(图 9-13)。

桡神经在腋窝内分支至肱三头肌长头、内侧头以及臂后面皮肤(臂后皮神经),在肱骨肌管内分支至肱三头肌外侧头和内侧头,另有一支分布于前臂后部皮肤(前臂后皮神经)。桡神经穿过臂外侧肌间隔后,发支支配肱桡肌、肱肌和桡侧腕长伸肌,于肱骨外上髁前方分为浅支和深支(浅支已在前面介绍)。

桡神经深支先发支支配桡侧腕短伸肌和旋后肌,然后穿入旋后肌并在肌内绕桡骨上端外侧面,行向外下后方,至前臂后区深部,再从旋后肌穿出,改名为骨间后神经,下行分支支配和管理前臂后群诸肌。

桡神经通过肱骨肌管时紧贴骨面,肱骨中段骨折可损伤桡神经,致前臂伸肌麻痹,表现为"腕下垂"及相关皮肤感觉缺失。

(五) 桡神经阻滞

1. **臂部桡神经阻滞**　伸肘,于肱骨外上髁上方 10cm 处稍外侧,压迫桡神经时手背出现异感。在该处刺入,待针尖触及骨质后,呈扇形移动针头寻找异感,注射局麻药。

2. **肘部桡神经阻滞**　伸肘,在肘窝前面肱二头肌腱外侧一横指半处,垂直进针碰到肱骨骨面,有异感后边退针边注射局麻药。

3. **前臂后区桡神经深支阻滞**　伸肘,前臂旋内,在肱骨外上髁背侧外缘远端两横指,桡侧腕短伸肌内侧缘压痛点处垂直刺入,有异感后注射局麻药。

4. **腕部桡神经浅支阻滞**　在桡骨茎突上方 7cm 处的背外侧缘,垂直向桡骨进针,出现异感后注射局麻药。

第五节　手　　部

手部是整个上肢的末端结构,可分为腕部、手掌、手背和手指四部,腕部又分为腕前、后区,手指又分为掌、背侧面。

一、腕前区、手掌和指掌面

（一）腕前区和手掌

手掌palm of hand 的近侧部为**腕前区**,远侧的中央呈三角形的凹陷称**掌心**,其桡、尺侧分别称**鱼际**和**小鱼际**。

1. 浅层结构

（1）**皮肤与浅筋膜**:腕前区的皮肤薄而松弛,形成三条皮肤横纹。近侧纹约平尺骨头,腕中纹不恒定,远侧纹平对屈肌支持带近侧缘。手掌皮肤厚而紧张,弹性低,无毛囊及皮脂腺,但有丰富的汗腺。掌心部浅筋膜致密,并有纤维隔连于皮肤与掌腱膜之间,并将浅筋膜分割为无数小格。

（2）**浅血管、淋巴管及皮神经**:手掌浅动脉分支细小,数目多,且无静脉伴行。手掌的浅静脉及浅淋巴管多吻合成网,掌心部的行向前臂,两侧部的多行向手背。浅深静脉和浅深淋巴管在指蹼间隙各自互相交通。尺神经掌支、正中神经掌支和桡神经浅支分别分布于手掌桡侧1/3、尺侧2/3 和鱼际外侧部皮肤,彼此间分支重叠。

（3）**掌短肌**palmaris brevis:属于退化的皮肌,位于小鱼际近侧部浅筋膜内。该肌收缩使小鱼际尺侧皮肤皱缩,小鱼际略隆起,加深掌心凹陷,有利于握拳和持拿工具(图9-17)。

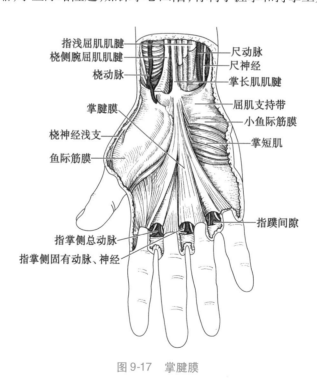

图 9-17　掌腱膜

2. 深层结构

（1）**筋膜与肌肉**

1）腕部深筋膜:分为浅、深两层。浅层为前臂深筋膜在腕前区延续并增厚,形成**腕掌侧韧带**;在其远侧的深部,深筋膜深层连接在腕骨沟上并增厚形成**屈肌支持带** flexor reti-naculum。腕掌侧韧带与屈肌支持带之间,中部有掌长肌腱通过。屈肌支持带的桡侧附于手舟骨和大多角骨,形成**腕桡侧管**radial carpal canal,包绕桡侧腕屈肌及其腱鞘;尺侧附于豌豆骨和钩骨,形成**腕尺侧管**ulnar carpal canal,有尺神经和尺动、静脉通过。屈肌支持带与腕骨沟共同构成**腕管**carpal canal。腕管内有指浅屈肌腱、指深屈肌腱、拇长屈肌腱及其腱鞘和正中神经通过。正中神经在腕管内呈扁平状,紧贴屈肌支持带外侧端的深面,腕骨骨折时可压迫正中神经,导致腕管综合征。指浅屈肌腱、指深屈肌腱被屈肌总腱鞘(尺侧囊)包裹,拇长屈肌腱被拇长屈肌腱鞘(桡侧囊)包裹。屈肌总腱鞘和拇长屈肌腱鞘均超出屈肌支持带近侧和远侧约 2.5cm。尺侧囊常与小指的滑膜鞘相通,桡侧囊与拇指的滑膜鞘相连(图 9-18)。

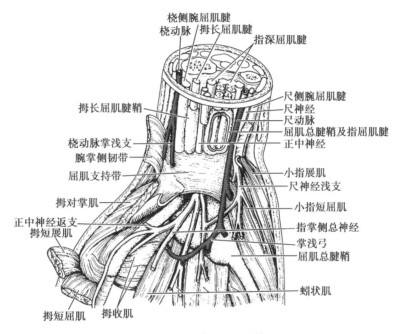

图 9-18　腕前区深层结构

2) 掌部深筋膜:分为浅、深两层。①浅层:覆盖在鱼际肌(鱼际筋膜)、小鱼际肌(小鱼际筋膜)和掌心指屈肌腱前面的;其掌心部厚而坚韧,呈三角形,称为**掌腱膜**palmar aponeurosis(图 9-17)。其尖向近侧与掌长肌腱相连,远侧纵行纤维分成 4 束,行向第 2～5 指,横向纤维位于纵纤维的深面,约在掌指关节平面,掌腱膜的 4 束间的三个纤维间隙,称为**指蹼间隙**,内含大量脂肪、指血管、神经和蚓状肌,是手掌和手指掌、背侧间的通道。②深层:包括骨间掌侧筋膜和拇收肌筋膜,较浅层薄弱。位于各掌骨及骨间肌表面者,称为**骨间掌侧筋膜**;位于拇收肌表面者,称**拇收肌筋膜**。

3) 手掌骨筋膜鞘:从掌腱膜内、外侧缘发出内、外侧肌间隔,分别经小鱼际外侧、鱼际肌和拇收肌之间伸向背侧,分别止于第 5 掌骨和第 1 掌骨。手掌深筋膜浅、深两层与内、外侧肌间隔围成手掌骨筋膜鞘,分为外侧鞘、中间鞘和内侧鞘。①**外侧鞘**:又名鱼际鞘,由鱼际筋膜、外侧肌间隔和第 1 掌骨围成。内有拇收肌以外的鱼际诸肌、拇长屈肌及其腱鞘,以及至拇指的血管、神经等。②**中间鞘**:由掌腱膜、内侧肌间隔和外侧肌间隔、骨间掌侧筋膜和拇收肌筋膜共同围成。内有指浅屈肌、指深屈肌的 8 条肌腱及尺侧囊、第 1～4 蚓状肌,掌浅弓及其分支和指掌侧总神经等。此外,其深层内尚有手掌筋膜间隙(包括掌中间隙和鱼际间隙)。③**内侧鞘**:又名小鱼际鞘,由小鱼际筋膜、内侧肌间隔和第 5 掌骨围成。内有小鱼际诸肌及小指的血管、神经等(图 9-19)。

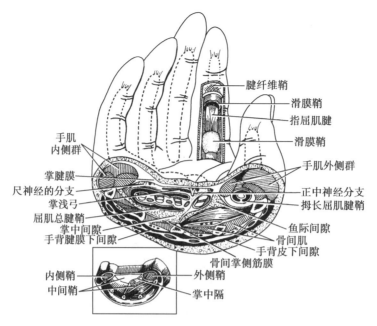

图 9-19　手掌骨筋膜鞘及其内容

（2）**手掌的血管**：手的血液来自桡动脉和尺动脉的分支，彼此吻合形成掌浅弓和掌深弓。

1）**掌浅弓** superficial palmar arch：由尺动脉终支和桡动脉掌浅支吻合而成，位于掌腱膜与各指屈肌腱及其总腱鞘、蚓状肌之间。掌浅弓的组成形式变异较大。有时桡动脉掌浅支不发达，甚至缺如而不形成弓，由尺动脉发出分支。

掌浅弓的体表投影：当拇指充分外展时，掌浅弓约与拇指根部远侧缘平行，其最凸侧一般不超过掌中纹。

掌浅弓凸侧发出 4 条分支：发出 1 支**小指尺掌侧动脉**位于小指尺侧；其余 3 支为**指掌侧总动脉**，分别沿第 2～4 蚓状肌浅面行向指蹼间隙，进而各发出 2 支**指掌侧固有动脉**，分布于相邻两指相对缘（图 9-20）。

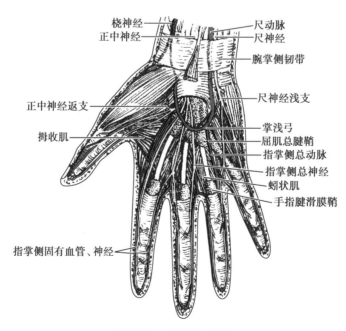

图 9-20　手掌深层结构

2）**掌深弓** deep palmar arch：由桡动脉终支和尺动脉掌深支吻合而成，位于掌浅弓的近侧深面，骨间掌侧筋膜与骨间掌侧肌之间，有尺神经深支伴行。桡动脉在合成掌深弓前发出**拇主要动脉**，分布于拇指两侧缘和示指桡侧缘。

掌深弓的体表投影约在掌浅弓的近侧 1～2cm 处。

由掌深弓的凸侧发出 3 条**掌心动脉**，沿骨间掌侧肌下行，至掌指关节处，分别与相应的指掌侧总动脉吻合（图 9-21）。

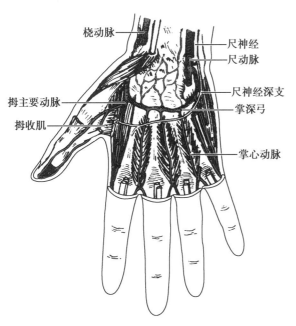

桡动脉

尺神经
尺动脉

拇主要动脉

拇收肌

尺神经深支
掌深弓

掌心动脉

图 9-21　掌深弓及尺神经深支

（3）**手掌的神经**：手掌有尺神经、正中神经及其分支分布（图 9-20、图 9-21）。

1）**尺神经** ulnar nerve：尺神经经腕尺侧管，在尺动脉尺侧进入手掌，在豌豆骨桡侧下方分为浅、深两支。①尺神经浅支：伴行于尺血管尺侧，发支至掌短肌，并在该肌深面分为两支。指掌侧固有神经，至小指掌侧内侧缘；指掌侧总神经，与同名动脉伴行，分为两支指掌侧固有神经，分支至第 5 指与第 4 指相对缘皮肤。②尺神经深支：自尺神经发出后，与掌深弓伴行，发支并支配小鱼际诸肌和第 3、4 蚓状肌、拇收肌、骨间掌侧肌（3 块）、骨间背侧肌（4 块）。

2）**正中神经** median nerve：经腕管入手掌，位于掌浅弓与指屈肌腱之间。正中神经首先发一**返支**，绕屈肌支持带远侧缘行向近侧，支配除拇收肌以外的鱼际肌群。

返支位置表浅，易受损伤，使拇指丧失对掌功能。正中神经发出 3 条**指掌侧总神经**，与同名动脉伴行，平掌指关节处各分为 2 支指掌侧固有神经，分布于桡侧 3 个半指掌侧及其中远节背侧的皮肤；并发出肌支支配第 1、2 蚓状肌。

（4）**手掌的筋膜间隙**：位于掌中间鞘内。自掌腱膜桡侧缘发出一**掌中隔**，包绕示指屈肌腱和第 1 蚓状肌后，附于第 3 掌骨，将手掌筋膜间隙分为**鱼际间隙**和**掌中间隙**（图 9-19）。

1）**掌中间隙** midpalmar space：位于掌中间鞘尺侧半的深部，在第 3～5 指屈肌腱、第 2～4 蚓状肌与第 3、4 掌骨、骨间肌及其骨间掌侧筋膜之间。此间隙的近端经腕管与前臂屈肌后间隙相通；远侧端经第 2～4 蚓状肌管达第 2～4 指蹼间隙，通向指背。

2）**鱼际间隙** thenar space：位于掌中间鞘的桡侧半深方，位于掌中隔、外侧肌间隔与拇收肌筋膜之间。其近侧端为盲端，不与前臂相通，远侧可经第 1 蚓状肌管通向示指指背。

（二）手指掌侧面

1. 浅层结构

（1）皮肤：手指掌侧面皮肤稍厚，富有汗腺。手指远节掌侧面皮肤神经末梢丰富，感觉灵敏，选择切口时应注意保护。

（2）浅筋膜：手指掌侧的皮下组织积聚成球，有纤维隔连于皮肤与指屈肌腱鞘之间。但在指横纹处无皮下组织，皮肤与腱鞘直接相连，刺伤感染可致腱鞘炎。

（3）**指髓间隙** pulp space：位于各指远节指骨远侧 4/5 段的皮肤和骨膜之间，有纤维隔连于指远纹的皮下和指深屈肌腱末端,形成指端的密闭间隙。纤维隔将指腹的脂肪分成小叶,其间有血管和神经的末梢分布。感染肿胀时,压迫血管和神经末梢可引起剧烈疼痛,也可压迫滋养动脉,导致远节指骨缺血坏死,故应及时进行指端侧方切开引流减压,且必须切断纤维隔引流才能通畅(图9-22)。

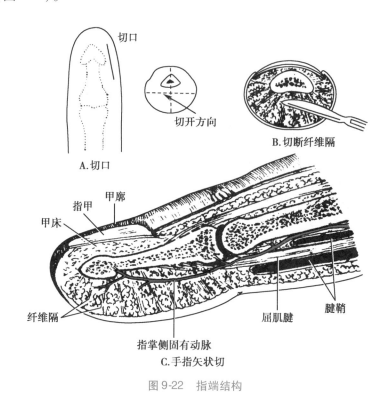

图9-22　指端结构

(4) 血管和神经:每一手指掌侧面均有二条指掌侧固有动脉、静脉和神经,分别行于各指掌侧面的两侧。指掌侧固有神经除分布于相应各指掌侧的皮肤和深层结构之外,还分支分布于手指中、远节背面的皮肤(图9-23)。

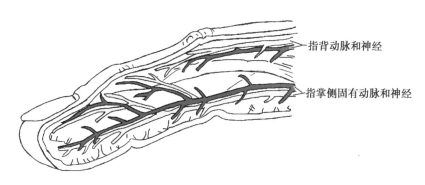

图9-23　手指的动脉与神经

2. 深层结构

(1) **指屈肌腱**:拇指仅一条拇长屈肌腱,其余四指各有指浅屈肌腱和指深屈肌腱。指浅屈肌腱在近节指骨处覆盖并包绕指深屈肌腱,并分为两束附着于中节指骨中部的两侧缘,形成腱裂孔,指深层肌腱穿腱裂孔后止于远节指骨底。指浅屈肌腱主要屈近侧指间关节,指深屈肌腱主要屈远侧指间关节。两腱有独立的滑动范围,又互相协同增强肌力(图9-24)。

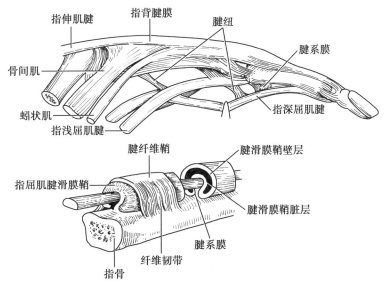

图 9-24　手指屈肌腱及滑膜鞘

（2）**指腱鞘**tendinous sheaths of fingers：是包绕指浅屈肌腱及指深屈肌腱的结缔组织结构，由腱纤维鞘和腱滑膜鞘组成。

1）**指纤维鞘**fibrous sheaths of fingers：由手指深筋膜增厚而成，附着于指骨及关节囊两侧，形成骨纤维性管道，其纤维分环状部和交叉部，对肌腱起约束、支持和滑车作用，并可增强肌的拉力。

2）**指滑膜鞘**synovial sheaths of fingers：位于腱纤维鞘内，为双层滑膜形成的管状结构，分为脏层和壁层。鞘的脏层包在肌腱表面，壁层贴附在腱纤维鞘的内面和骨膜。腱滑膜鞘的两端封闭，由骨面移行到肌腱的两层滑膜部分，称为**腱系膜**。由于肌腱经常活动，腱系膜大部分消失，仅在血管神经出入处保留下来，称为**腱纽**vincula tendinum。第 2~4 指的腱滑膜鞘从远节指骨底向近侧延伸，达掌指关节的近侧。拇指和小指的滑膜鞘分别为桡侧囊和尺侧囊的延续部分（图 9-24）。

二、腕后区、手背和手指背面

（一）浅层结构

腕后区的皮肤较腕前区厚，手背的皮肤较薄，活动性良好，浅筋膜疏松，全部掌骨皆可触及，伸指肌腱形成的皮肤隆起清晰可见。手指背面的皮肤较薄，指端背面的皮肤衍生出指甲。

浅筋膜内有浅静脉，皮神经及浅淋巴管，手背浅静脉吻合成**手背静脉网**，其桡侧和尺侧分别形成头静脉和贵要静脉的起端。手指的浅静脉多位于指背，向近侧注入手背静脉网。手掌部的静脉血，一般由掌侧流向背侧，汇入手背静脉网（图 9-25）。

手背的浅淋巴管与浅静脉伴行，指背的浅淋巴管注入手背的浅淋巴管。

手背的皮神经有桡神经浅支和尺神经手背支，各发 5 条**指背神经**dorsal digital nerve，分别分布于手背桡侧半和尺侧半，以及各两个半指背侧皮肤（第 2 指、第 3 指及第 3 指桡侧半中、远节指背侧皮肤由正中神经分支管理）（图 9-26）。

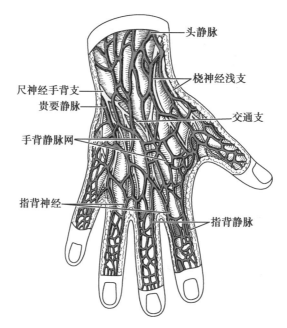

图 9-25　手背浅静脉及皮神经

头静脉

桡神经浅支

尺神经手背支

贵要静脉

交通支

手背静脉网

指背神经

指背静脉

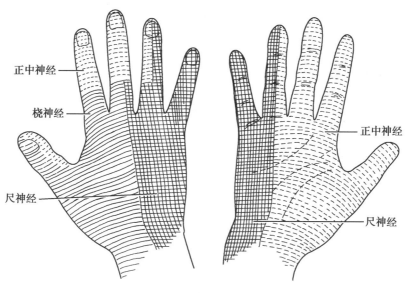

图 9-26　手的皮神经分布区

正中神经

桡神经

尺神经

正中神经

尺神经

（二）深层结构

1. 伸肌支持带 extensor retinaculum　又称**腕背侧韧带** dorsal carpal ligament，由腕后区深筋膜增厚而成。伸肌支持带内侧附于尺骨茎突和三角骨，外侧附于桡骨远端外侧缘。向深面发出 5 个纤维格，形成 6 个骨纤维性管道，有 9 块前臂伸肌的肌腱及其腱鞘通过。从桡侧向尺侧依次为：①拇长展肌和拇短伸肌腱及其腱鞘；②桡侧腕长、短伸肌腱及其腱鞘；③拇长伸肌腱及其腱鞘；④指伸肌与示指伸肌腱及其腱鞘；⑤小指伸肌腱及其腱鞘；⑥尺侧腕伸肌腱及其腱鞘（图 9-27）。

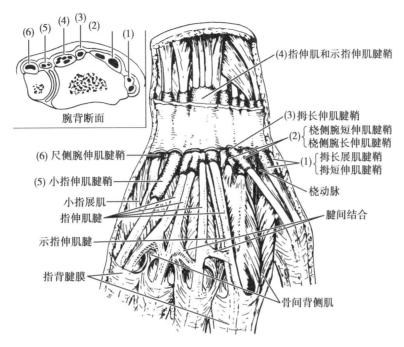

图 9-27　手背深层结构

2. 手背筋膜间隙　手背深筋膜分浅、深两层。浅层是伸肌支持带的延续，并与伸肌肌腱结合，形成**手背腱膜**，其两侧分别附着于第 2、5 掌骨。

深筋膜深层，又称**骨间背侧筋膜**，覆盖在第 2～5 掌骨及第 2～4 骨间背侧肌表面。在掌骨近端以纤维隔与手背腱膜相结合，远端在指蹼处两层筋膜彼此结合。在手背浅筋膜、近端手背深筋膜浅层和深层之间形成两个筋膜间隙，即**手背皮下间隙**和手背**腱膜下间隙**，两者常彼此交通。当感染时可互相扩散，使整个手背肿胀。

3. 指伸肌腱　指伸肌腱越过掌骨头后，向两侧扩展，包绕在掌骨头和近节指骨的背面，称**指背腱膜**，又称**腱帽**。它向远侧分为 3 束：中间束止于中节指骨底；两条侧束在中节指骨背侧合并后，止于远节指骨底。指伸肌腱可伸全部指关节；在骨间肌和蚓状肌协同下，还可屈掌指关节，伸指间关节。当中间束断裂时，不能伸近侧指关节；两侧束断裂时，远侧指关节不能伸直，呈"锤状指"；三束皆断时，全指呈屈曲状态。

（三）指神经阻滞

由于每指有 2 条指掌侧固有神经及 2 条指背神经分布，为了达到满意的麻醉效果，4 条神经常需同时阻滞。进针点在掌指关节远侧约 1cm 的指背外侧，与皮肤呈 45°刺入皮下注入局部麻药，针头沿指骨根部侧面滑至掌侧，在离开指骨时再注入局麻药。对侧用相同的方法实施神经阻滞（图 9-23）。

第六节　上肢神经节段性分布和神经损伤

一、上肢神经节段性分布

（一）上肢皮神经的节段性分布

管理上肢皮肤的神经来自 $C_{3\sim8}$ 及 $T_{1,2}$ 脊神经前支，其分布情况如下：C_3、C_4（锁骨上神经）

分布于肩上区；C_5分布于三角肌区、上臂及前臂上部外侧面；C_6分布于前臂外侧区及拇指；C_7分布于手掌、手背及中间3指；C_8分布于第5指以及手与前臂下部的内侧面；T_1分布于上臂下部与前臂上部的内侧面；T_2(肋间臂神经)分布于臂上部内侧面。

各相邻皮神经互有重叠，因此，仅一条神经受损，不会出现明显的感觉障碍；在一条神经根处实施麻醉，也没有明显的镇痛效果(图9-28)。

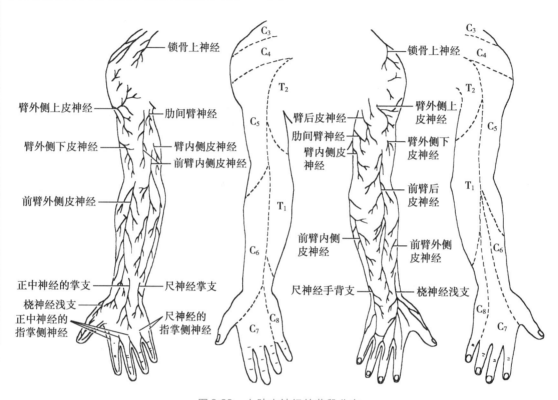

图9-28　上肢皮神经的节段分布

（二）上肢肌神经的节段性分布

支配上肢肌肉的神经来自 C_5 ~ C_8 及 T_1 脊神经前支，其节段性分布如下：C_5支配肩关节的外展、外旋肌；$C_{6~8}$支配肩关节的内收、内旋肌；$C_{5,6}$支配肘关节的屈肌；$C_{7,8}$支配肘关节的伸肌；C_6支配前臂旋前、旋后肌；$C_{6,7}$支配腕关节的长屈、伸肌；$C_{7,8}$支配指关节的长屈、伸肌；T_1支配手肌。

二、上肢神经损伤的解剖特点

（一）臂丛损伤

1. 臂丛上部损伤　可由多种原因引起，如分娩时暴力牵引胎头，头颈侧方着地摔伤，手术时头部过度后仰，无垫肩托过于贴近颈部，也可因上臂久垂床侧(特别是应用肌松药者)，肱骨头过度向下方移位，导致臂丛上部神经根($C_{5,6}$)损伤。

臂丛上部损伤后表现呈 Erb-Duchenne 麻痹征象：主要影响由 $C_{5,6}$ 参与构成的腋神经、肌皮神经、部分桡神经和肩胛下神经。由于三角肌(肩关节外展)和肱肌、肱二头肌(屈肘、前臂旋后)及部分前臂伸肌麻痹，造成上臂呈内收状态，外展无力；屈肘和伸腕明显减弱，前臂呈旋前、屈腕、掌心向后的姿态。伴有三角肌外侧面皮肤感觉障碍。

2. 臂丛下部损伤　臀位分娩暴力牵引；麻醉状态下使用臂板致上肢过度外展，受颈肋压迫等原因均可造成臂丛下部神经根（C_8、T_1）损伤。肺尖恶性肿瘤也可侵犯臂丛下部神经根。

3. 臂丛下部神经根损伤　臂丛下部神经根受损主要表现为尺神经所管理的手肌及屈指肌麻痹及手内侧缘感觉障碍。由于拇收肌瘫痪使拇指呈外展状；第 3、4 蚓状肌麻痹致第 4、5 指掌指关节过伸、指间关节屈曲；骨间掌侧肌和骨间背侧肌瘫痪、萎缩，呈"爪形手"。若恶性肿瘤累及颈交感神经节，可出现霍纳综合征（Horner syndrome）。

臂丛神经根也可因颈椎骨质增生而受压迫，引起上肢麻木不适，称为颈椎综合征。臂丛下干受颈肋、纤维束带或变长的第 7 颈椎横突压迫，引起前臂尺侧缘感觉异常、手肌乏力甚至萎缩。全臂丛损伤偶可见于暴力牵拉或枪击伤者，导致上肢完全瘫痪，以及除锁骨上神经与肋间臂神经分布区外的皮肤感觉消失。

（二）腋神经损伤

由于腋神经有一段紧邻肩关节囊下面，紧贴肱骨外科颈，因此肩关节脱位和肱骨外科颈骨折可伤及腋神经。使用腋下拐杖，或三角肌部的严重挫伤也可损伤腋神经。腋神经损伤后，三角肌出现瘫痪、萎缩，肩部呈"方肩"畸形，外展无力，肩部外侧面皮肤感觉障碍（图 9-29）。

（三）肌皮神经损伤

肌皮神经损伤后，在前臂呈旋后状态下仍可借前臂浅层屈肌的作用使肘关节屈曲，但与健侧对比，屈曲力弱。还可出现肌皮神经终支前臂外侧皮神经分布区内感觉障碍。

（四）正中神经损伤

1. 肘部以上正中神经损伤可见于肱骨髁上骨折，可累及旋前圆肌、桡侧腕屈肌、掌长肌、指浅屈肌、指深屈肌桡侧半、拇短展肌及拇对掌肌，表现为前臂不能旋前，屈腕力减弱且偏向尺侧，桡侧三指不能屈曲，拇指对掌功能受损。出现手掌桡侧 2/3 和桡侧三个半手指皮肤感觉障碍（图 9-30）。

2. 腕部正中神经损伤　可见于 Colles 骨折及腕管综合征等。前臂肌功能正常，出现拇短展肌、拇短

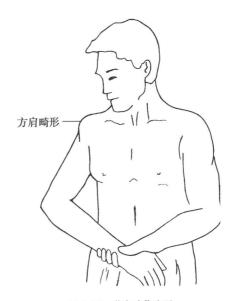

方肩畸形

图 9-29　"方肩"畸形

屈肌、拇对掌肌和第 1、2 蚓状肌瘫痪。表现为拇指外展减弱，呈内收状态，对掌功能丧失；示指和中指掌指关节过伸、指间关节呈屈曲状。由于手掌皮支起于腕管近侧并行于腕管浅面，因此不受影响，仅有桡侧三个半手指皮肤感觉障碍。损伤晚期出现鱼际肌群萎缩变平，拇指呈内收状态，拇指对掌功能丧失，形似"猿手"。

（五）尺神经损伤

1. 肘后区尺神经损伤　尺神经在肘后区位于肱骨下端尺神经沟内，位置表浅，容易受到损伤。此段尺神经损伤后可造成尺侧腕屈肌、指深屈肌尺侧半、小鱼际肌群、拇收肌及第 3、4 蚓状肌及全部骨间肌瘫痪，表现为腕关节屈曲及内收力弱，拇指不能内收，第 3、4 指屈曲力弱及掌指关节过伸、指间关节屈曲，骨间肌萎缩，呈"爪形手"。由于尺神经的掌支、手背支、浅支的传导阻断，因而手掌、手背的尺侧部与尺侧一个半手指的皮肤感觉丧失（图 9-30）。

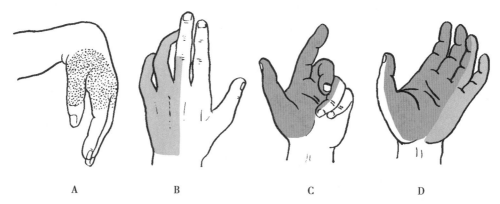

图9-30 桡、尺和正中神经损伤时的手形及皮肤感觉丧失区

A. 桡神经损伤（垂腕）；B. 尺神经损伤（爪形手）；C. 正中神经损伤手形；D. 正中神经-尺神经损伤（猿掌）

2. 腕部尺神经损伤 此处损伤不会影响尺侧腕屈肌和指深屈肌尺侧半的功能，无屈腕及内收腕力减弱的症状，其他表现与肘后区损伤相同。

临床常用"夹纸试验"验证骨间肌的功能，以确定尺神经受损范围。

（六）桡神经损伤

1. 桡神经高位损伤 是指桡神经在未发出分支之前的损伤，可因长期使用拐杖、肱骨干骨折、止血带或手术台边缘压迫等原因造成。损伤后，肘、腕、掌指及拇指各关节的伸肌及旋后肌、肱桡肌瘫痪，出现肘半屈、前臂旋前、腕下垂及手指半屈（远侧及中间指间关节因骨间肌和蚓状肌仍可伸直）等症状；感觉障碍出现在手背桡侧半及拇指、示指背面和中指的桡侧半。前臂后区可能出现感觉迟钝（图9-30）。

2. 桡神经深支损伤 可由桡骨头骨折或脱位引起，除肱桡肌及桡侧腕长伸肌受桡神经干支配外，前臂后区的其他伸肌均受累及，伸腕力弱，伸腕时向桡侧偏斜。感觉减退现象不明显。

3. 桡神经浅支损伤 桡神经浅支为感觉性支，位置表浅，特别是绕行桡骨外侧由掌侧到背侧处，缺乏软组织保护易于受伤。若受到压迫，可造成桡神经浅支损伤，影响其相应分布区的感觉。

解剖操作

一、摸认、确定体表标志与投影及测量

（一）摸认上肢体表标志

参照本章相关内容，摸认肩峰、锁骨、肩胛冈、喙突、肱骨大结节、腋前襞、腋后襞、肱二头肌内侧沟、肱二头肌外侧沟肱骨内上髁、肱骨外上髁、尺骨鹰嘴、肱二头肌腱、桡骨茎突、尺骨头、尺骨茎突等体表标志。

（二）确认上肢体表投影

1. 上肢动脉干的体表投影 参照本章有关内容。

2. 上肢神经干的体表投影 参照本章有关内容。

（三）测量上肢长度、轴线及提携角

参照本章有关内容。

二、模拟神经阻滞与血管穿刺

（一）模拟神经阻滞定位

参照本章相关内容，模拟臂丛、腋神经、正中神经、尺神经、桡神经在上肢不同局部的阻滞定位。

（二）模拟大血管穿刺定位

参照本章相关内容，模拟腋动脉、腋静脉、头静脉、贵要静脉、肘正中静脉等血管穿刺定位。

（三）模拟阻滞、穿刺定位技术要点

1. 摆好适宜体位，暴露模拟穿刺部位。
2. 找出阻滞、穿刺点的位置做好标记。
3. 根据神经阻滞与血管穿刺的不同途径，选用不同颜色的染料，适量注入。
4. 遵照解剖操作要求，进行剖查，认真观察穿刺路径和注射点的位置。
5. 验证并加深对麻醉相关解剖学知识的理解。

三、解剖腋区

（一）尸位

尸体仰卧位，垫高背部，外展上肢。

触摸骨性标记：颈静脉切迹、胸骨角、锁骨、肩峰。

切口于解剖胸前壁时已做出。

（二）解剖腋腔

1. **解剖腋腔底**　将臂外展90°，清除腋筋膜及其深面的疏松结缔组织，注意观察腋窝皮肤、浅筋膜、深筋膜及其内的中央淋巴结（中央群），观察后予以清除。

2. **解剖腋腔前壁**　进行胸前壁解剖时已观察

3. **解剖腋腔外侧壁**　除去腋腔外侧部的疏松结缔组织，观察由腋鞘包绕的腋血管和臂丛，循腋血管清除结缔组织及其周围的外侧淋巴结（外侧群），显露腋动、静脉。在腋动脉的外侧查认正中神经并向上追查其内、外侧根。从肩胛骨喙突向下修洁肱肌和肱二头肌短头，并查认臂丛外侧束分出进入喙肱肌的肌皮神经。在腋动、静脉之间剖查内侧束分离出的前臂内侧皮神经和尺神经。观察后，除保留头静脉及其注入处以上的腋静脉外，其余静脉均可结扎予以剖除。

4. **解剖腋腔内侧壁**　清理出前锯肌，在前锯肌表面有行向前下的胸外侧动脉、静脉和胸肌淋巴结。在胸外侧血管后方寻认胸长神经。

5. **解剖腋腔后壁**　清理腋血管后方的臂丛后束及其分支：桡神经、腋神经、肩胛下神经和胸背神经。在桡神经的上外方清理出旋肱前动脉，再于腋动脉后方清理出腋神经和旋肱后动脉。进一步观察肩胛下肌、大圆肌。上述二肌与肱骨共同围成一间隙，肱三头肌长头在二头肌后方下行，将此隙分成外侧的四边孔和内侧的三边孔。观察穿三边孔、四边孔的血管、神经。

腋动脉分支的起点个体差异较大，查认时应按胸小肌及血管的走向和分布来确定其名称。

6. **剖查腋腔顶**　腋腔顶由锁骨中段、第1肋外缘和肩胛骨上缘围成，上通颈根部，锁骨下血管在此移行为腋血管，并有臂丛通过。在腋窝顶有尖淋巴结（尖群），观察后清除。

四、解剖臂前区和肘前区

（一）摸认体表标志

确认肱骨内、外上髁，肱二头肌内、外侧沟及肱二头肌腱。

（二）切皮、游离皮片

自臂上端内侧面向下沿臂、肘内侧纵行切开至肘关节下方，在肘下作一横切口，将皮瓣向外侧游离翻起。

（三）解剖浅筋膜

1. 剖查头静脉和前臂外侧皮神经　沿肱二头肌外侧沟寻找头静脉，在肘部头静脉附近与头静脉伴行的前臂外侧皮神经。

2. 剖查贵要静脉和前臂内侧皮神经　在肱二头肌内侧沟中部寻找贵要静脉和前臂内侧皮神经。

3. 剖查臂内侧皮神经　在臂内侧上部穿出深筋膜，分布于臂内侧皮肤。

4. 剖查肘正中静脉　在肘前区寻找头静脉、贵要静脉和肘正中静脉，观察它们之间的连接。

5. 寻找肘浅淋巴结　在肱骨内上髁上方、贵要静脉附近，寻找肘浅淋巴结。

（四）解剖深筋膜

按皮肤切口切开深筋膜（暂不切开肱二头肌腱膜），翻向外侧，观察深筋膜形成内、外侧肌间隔伸入臂前、后群肌肉之间。

（五）解剖臂前群肌

1. 清理观察肱二头肌　观察其长、短头及肱二头肌腱膜。

2. 清理观察喙肱肌和肱肌

（六）解剖肱血管神经束

自腋窝向下沿肱二头肌内侧沟剖查：①肱动脉及其分出的肱深动脉和尺侧上副动脉；肱深动脉在大圆肌下缘附近从肱动脉发出，与桡神经伴行经肱骨肌管至臂后区（暂不追踪）；②正中神经（注意其与肱动脉的交叉关系）；③尺神经。

（七）解剖肘窝

1. 清理观察肘窝境界　肘窝上界为肱骨内上髁、外上髁的连线，下外侧界为肱桡肌，下内侧界为旋前圆肌。

2. 剖查肘窝内的结构　①修洁肱二头肌腱，将其腱膜在近腱处切断（勿切断肌腱），翻向内侧；②在肱二头肌腱内侧向下追踪肱动脉至桡骨颈平面分为桡、尺动脉处；③沿肱动脉内侧向下追踪正中神经至穿入旋前圆肌两头之间；④在肱二头肌与肱肌之间寻认前臂外侧皮神经，在肱肌与肱桡肌之间找出桡神经，追踪至肱骨外上髁前方分为浅、深两支处。

五、解剖前臂前区

（一）摸认体表标志

摸认桡骨茎突和尺骨茎突。

（二）切皮、翻皮片

作以下皮肤切口：①继续沿着臂部和肘部的切口向下延续至腕前横纹；②沿腕前横纹作一横切口。　游离皮肤，翻向外侧。

（三）解剖浅筋膜

在浅筋膜中剖查下列浅静脉与皮神经。

1. 剖查头静脉和前臂外侧皮神经　两者行于前臂外侧缘，头静脉在前臂下份自前臂后区转至前臂前区，暂不追踪。

2. 剖查贵要静脉和前臂内侧皮神经　两者行于前臂内侧缘，贵要静脉在肘窝下方由背面转至前区，暂不追踪。

3. 剖查前臂正中静脉　沿前臂中线寻找是否有前臂正中静脉。前臂正中静脉起自手掌静脉丛，上行汇入贵要静脉或肘正中静脉。

（四）解剖深筋膜

清除浅筋膜（保留头静脉、贵要静脉和皮神经），观察深筋膜浅层形成的腕掌侧韧带及深筋膜深层腕掌侧增厚形成的屈肌支持带。按皮肤切口切开腕掌侧韧带（保留屈肌支持带），寻认掌长肌腱及尺神经。

（五）解剖前臂前群浅层肌

1. 清理观察肱桡肌　肱桡肌在前臂桡侧起自肱骨外上髁及臂外侧肌间隔，止于桡骨茎突。

2. 清理观察起自肱骨内上髁附近的肌肉　自桡侧向尺侧依次为：旋前圆肌、桡侧腕屈肌、掌长肌、尺侧腕屈肌。

3. 查看指浅屈肌　用手指将掌长肌和桡侧腕屈肌与其深面的指浅屈肌分离，并将前二肌牵向两侧，观察指浅屈肌及其向下延续的 4 条肌腱。

（六）解剖前臂前区神经血管束

1. 剖查桡血管神经束　在肱桡肌与旋前圆肌，继而在肱桡肌与桡侧腕屈肌之间找出桡神经浅支和桡动脉。桡神经浅支下行至前臂中、下 1/3 交界处，经肱桡肌深面转向前臂背面至手背（暂不追踪）。桡动脉分出桡侧返动脉和肌支后，主干沿肱桡肌腱内侧下行，经桡骨茎突下方，斜经拇短伸肌腱深面转向手背。

2. 剖查正中神经　自肘窝向下追踪正中神经，切开旋前圆肌，可见正中神经穿经该肌，经指浅屈肌深面，沿前臂正中下行于掌长肌与桡侧腕屈肌之间，或位于掌长肌腱深面至腕部。正中神经在前臂发肌支支配除肱桡肌、尺侧腕屈肌和指深屈肌尺侧半以外的前臂前群肌。在肘窝附近找出与骨间前动脉相伴的骨间前神经，该神经下行于拇长屈肌、指深屈肌外侧部之间和旋前方肌的深面。

3. 剖查尺侧血管神经束　在肘窝内先找出尺动脉发出的骨间总动脉。该动脉为一短干，随即分为两支：一支为骨间前动脉，伴骨间前神经下行；另一支为骨间后动脉，行向后，经前臂骨间膜上缘进入臂后区，暂不追踪。自肘窝向下追踪尺动脉主干，经旋前圆肌尺头的深面，然后经尺侧腕屈肌和指深屈肌之间，伴尺神经下行经腕尺侧管至豌豆骨外侧。在前臂下份，尺侧腕屈肌和指深屈肌之间找出伴随尺动脉下行至豌豆骨外侧的尺神经；向上追踪尺神经主干，观察其由肘后尺神经沟穿尺侧腕屈肌进入前臂，发肌支支配尺侧腕屈肌和指深屈肌尺侧半。

（七）解剖前臂前群深层肌

从腕部用手指向上将指浅屈肌与深层肌分离，牵向尺侧，观察深面桡侧的拇长屈肌和尺侧的指深屈肌及其 4 条肌腱。在腕上方分开上述两肌，观察旋前方肌。

六、解剖三角肌区、肩胛区

（一）尸位

尸体俯卧，肩部垫高，上肢略外展。

（二）摸认体表标志

摸认肩峰、肩胛冈、肩胛骨上角、下角和肩胛骨外侧缘。

（三）切皮、翻皮片

已在背部解剖时翻起。

（四）解剖三角肌区

清除三角肌表面的深筋膜，观察三角肌的起止、边界和纤维方向。切断三角肌在肩胛冈和肩峰的起点，翻向外侧，寻找并观察腋神经和旋肱后动脉的分支。

（五）解剖肩胛区

此区包括冈上窝、冈下窝、四边孔和三边孔等。

1. 解剖肩胛区肌肉　沿肩胛冈切断斜方肌的附着点，将该肌翻起，清理辨认冈上肌、冈下肌、小圆肌、大圆肌，观察它们的起止点。在大、小圆肌之间找出肱三头肌长头。

2. 剖查肩胛上血管　将冈上、下肌在中份切断并翻起，寻找位于两肌深面的肩胛上动脉和肩胛上神经。两者分别经肩胛上横韧带的浅面和深面进入冈上窝。肩胛上横韧带横架于肩胛切迹上，清理辨认。

3. 剖查四边孔　其上界为肩胛下肌和小圆肌，下界为大圆肌和背阔肌，外侧界为肱骨外科颈，内侧界是肱三头肌长头。剖查穿经四边孔的腋神经和旋肱后动脉。

4. 剖查三边孔　其上界为肩胛下肌和小圆肌，下界为大圆肌和背阔肌，外侧界为肱三头肌长头。剖查穿经三边孔的旋肩胛血管。

七、解剖臂后区、肘后区

（一）摸认体表标志

鹰嘴、肱骨内上髁、肱骨外上髁、尺神经沟。

（二）切皮

延长肘关节下方的横切口，继续将皮肤从臂前区和肘前区切口处向外侧游离。

（三）解剖深筋膜

清除浅筋膜（保留皮神经），显露深筋膜。纵行切开深筋膜并向两侧剥离，观察深筋膜形成的内、外侧肌间隔伸入臂前、后群肌之间。

（四）清理肱三头肌

修洁并观察肱三头肌近侧端的附着，远侧端肌腱止于鹰嘴。

（五）剖查肱骨肌管

在肱三头肌长头和外侧头之间行钝性分离，寻找桡神经和肱深血管进入肱骨肌管处。将镊子插入肱骨肌管内保护管内血管神经，沿镊子方向切断肱三头肌外侧头，打开肱骨肌管，清理管内的桡神经和肱深动、静脉。追踪桡神经至臂中点以下穿外侧肌间隔至肘前。分离肱深动脉的分支及其终支桡侧副动脉。

（六）剖查尺神经和尺侧上副动脉

两者在内侧肌间隔下部移行至肘后区的尺神经沟。

八、解剖前臂后区

（一）尸位

尸体俯卧，前臂旋后。

（二）摸认体表标志

摸认肱骨内、外上髁，尺骨鹰嘴、桡骨茎突。

（三）切皮、翻皮片

①沿腕背侧作横切口；②游离皮片，翻向外侧。

（四）解剖浅筋膜

在浅筋膜内剖查下列浅静脉和皮神经。

1. 追踪头静脉和前臂外侧皮神经　沿前臂下份外侧缘追踪头静脉，起于手背静脉网桡侧（与前臂外侧皮神经伴行）。

2. 追踪贵要静脉和前臂内侧皮神经　沿前臂下份内侧追踪贵要静脉，起于手背静脉网尺侧，寻认伴行的前臂内侧皮神经的分支。

3. 追踪前臂后皮神经　前臂后皮神经沿前臂外侧部分布。

4. 寻找桡神经浅支　在前臂下份背外侧、桡腕关节上方寻找桡神经浅支，下延至桡侧手背皮肤。

5. 寻找尺神经手背支　在尺骨头背内侧、桡腕关节近侧 5 ~10cm 处寻找尺神经手背支，下延至手背尺侧。

（五）解剖深筋膜

清除浅筋膜，显露深筋膜，观察深筋膜覆盖前臂后区所有肌，并附于尺骨后缘。在腕背侧，深筋膜增厚形成伸肌支持带。纵行切开深筋膜（保留伸肌支持带），翻向两侧，显露前臂后群肌。

（六）剖查前臂后群浅层肌

在肱桡肌深面清理桡侧腕长伸肌及其深面的桡侧腕短伸肌，向上追踪它们在肱骨外上髁的起点，向下追至伸肌支持带的上缘。向尺侧清理指伸肌、小指伸肌及尺侧腕伸肌，观察三者以总腱起于肱骨外上髁。

（七）剖查前臂后群深层肌及骨间背侧血管、神经

1. 清理前臂后群深层肌　从下向上将桡侧腕伸肌和指伸肌分离，并向两侧牵开，显露前臂后群深层肌。观察包绕桡骨上端的旋后肌，其下方依次是：拇长展肌、拇短伸肌、拇长伸肌和示指伸肌。

2. 剖查骨间后血管、神经　在旋后肌下缘处寻找骨间后动脉，以及在该肌浅、深两层之间穿出的骨间后神经。

九、解剖手

（一）解剖手掌和手指掌面

1. 切皮　①自腕前横切口沿掌中线继续向下切至中指尖；②沿手掌远侧缘作一横切口。游离皮肤，翻向两侧。注意手掌皮肤较厚，而且有纤维束与深筋膜相连，不易游离。

2. 剖查掌短肌　掌短肌位于小鱼际的浅筋膜内，将其修洁，暂保留。

3. 解剖掌腱膜　清除手掌浅筋膜，尽可能保留皮神经及浅动脉，显露掌腱膜。切断掌腱膜远侧的纤维束（注意勿伤及深面的血管和神经），将掌腱膜翻向近侧，注意观察腱膜内、外侧缘向掌深部发出的内、外侧肌间隔。

4. 剖查掌浅弓　剖查掌浅弓的位置、组成（是否与桡动脉的掌浅支相接）和分支（指掌侧总动脉与指掌侧固有动脉，剖查中指两侧即可）。

5. 追踪正中神经　正中神经紧贴屈肌支持带深面进入手掌（暂不切开屈肌支持带）。先在屈肌支持带的下缘找出正中神经返支，向外上方进入鱼际肌，再找出 3 条指掌侧总神经，各与同名动脉伴行，发细支支配第 1、2 蚓状肌，至掌骨头处分为指掌侧固有神经，分布至桡侧 3 个半指掌侧面皮肤。

6. 追踪尺神经　尺神经与尺动脉伴行，经屈肌支持带浅面的腕尺侧管至豌豆骨外下方分为浅、深两支。浅支经掌短肌深面分为两支：一支为至小指尺侧的指掌侧固有神经；另一支为指掌侧总神经，其又分为两支指掌侧固有神经，分布于第 4 指和小指相对缘掌面皮

肤；深支伴尺动脉深支转向深面（暂不追踪）。

7. 解剖鱼际肌和小鱼际肌 清理观察鱼际浅层肌（拇短展肌和拇短屈肌）与拇长屈肌腱，然后将两短肌在近端切断翻起，观察深层的拇对掌肌和拇收肌。 清理观察小鱼际浅层肌（小指展肌和小指短屈肌），然后切断翻起，观察小指对掌肌。

8. 解剖腕管 ①观察屈肌支持带，其尺侧附于豌豆骨和钩骨钩，桡侧附于手舟骨和大多角骨结节，其深面与腕骨沟构成腕管；②纵行切开屈肌支持带，打开腕管，分离正中神经，将其从腕管中牵出。 修洁屈肌总腱鞘，纵行切开，向远侧探查屈肌总腱鞘与小指腱鞘的连通关系。 分离指浅、深屈肌腱，观察它们之间的位置关系。 向掌部分离起于指深屈肌各腱桡侧的 4 条蚓状肌。 ③找出拇长屈肌腱，切开其腱鞘，向远侧探查至拇指末端。

9. 剖查掌深弓及尺神经深支 将拇收肌上部的肌束切开，寻找从手背穿过第 1 掌骨间隙进入手掌的桡动脉终支，与掌深部的尺动脉掌深支吻合形成掌深弓。 剖查从掌深弓发出的 3 条掌心动脉。 寻找尺神经深支，其与掌深弓伴行，分支支配小鱼际肌、第 3、4 蚓状肌、拇收肌和骨间肌。

10. 解剖手指掌侧面 ①注意解剖和观察指髓间隙；②查看指掌侧固有血管、神经在各指侧缘的经过；③修洁腱纤维鞘，然后沿中线纵切，拉出指浅、深屈肌腱，观察其相互关系和止点。

（二）解剖手背和手指背面

1. 摸认体表标志 在腕背外侧确认摸清解剖学"鼻烟窝"。

2. 切皮 沿腕背侧中线切至中指指端；沿掌指关节背侧作横切口。 将手背皮片向两侧剥离。

3. 解剖手背浅筋膜

（1）剖查手背静脉网：手背静脉网在手背桡侧第 1 掌骨间隙处合成头静脉，在尺侧第 4 掌骨间隙处汇合为贵要静脉。

（2）剖查手背皮神经：在手背近侧端桡侧寻找桡神经浅支，在尺侧寻找尺神经手背支，两者各发出 5 条指背神经，分布于手背相应侧及相应两个半手指背侧的皮肤。

4. 解剖手背深筋膜

（1）解剖伸肌支持带：进一步清除腕背侧的浅筋膜，显露伸肌支持带，其附着于桡骨远端外侧缘和尺骨茎突及三角骨。 将伸肌支持带纵行切开，翻向两侧，观察深面发出 5 个纤维隔至尺、桡骨，形成 6 个纤维骨性管道，通过 9 条前臂伸肌腱及其腱鞘。 各腱均有腱滑膜鞘包绕。 从桡侧向尺侧依次清理 6 个纤维骨性管道中的 9 条伸肌腱：拇长展肌与拇短伸肌、桡侧腕长伸肌与桡侧腕短伸肌腱、拇长伸肌腱、指伸肌腱与示指伸肌腱、小指伸肌腱以及尺侧腕伸肌腱。

（2）解剖手背深筋膜：首先清除手背浅筋膜，显露手背深筋膜浅层，与伸肌各腱愈着，又称为手背腱膜。 浅筋膜与手背腱膜之间的间隙为手背皮下间隙。 剥离并清除手背腱膜，显露手背深筋膜深层，即骨间背侧筋膜，两者之间为腱膜下间隙。 分离追踪三条腕伸肌腱至其所附着的掌骨底，追踪 4 条指伸肌腱至第 2 ~5 指背面。 在中指背面仔细解剖观察指伸肌腱，向指背两侧扩展，包绕近节指骨背面，形成指背腱膜。 其远侧分为 3 束，仔细观察 3 束的附着。

5. 剖查骨间背侧肌和骨间掌侧肌 清除深筋膜深层，显露并观察骨间掌侧肌和骨间背侧肌。

6. 剖查桡动脉末段 向腕前追踪桡动脉至桡骨茎突下方，绕过腕关节外侧，经拇长展肌腱、拇短伸肌腱和拇长伸肌腱的深面至第 1、2 掌骨之间，穿第 1 骨间背侧肌至手掌，与尺动脉掌深支形成掌深弓。

（宋焱峰）

第十章 下肢的解剖与主要血管、神经定位

第一节 概　　述

一、境界与分区

下肢前面以腹股沟与腹前壁为界,外侧面与后面以髂嵴、髂后上棘至尾骨尖的连线与腰区、骶尾区为界,内侧面以会阴股沟与会阴为界。下肢可分为臀部、股部、膝部、小腿部、踝部与足部,除臀部外,各部又分为两区:足部分为足背与足底,其余各部均分为前、后两区。

下肢骨由下肢带骨与自由下肢骨两部分组成。髋骨与骶、尾骨借骨连接构成强大的骨盆环,增强支撑的稳固性。下肢具有支持体重、运动及保持身体平衡的功能。由于人体直立姿势及行走时力的平衡需要,因此髋关节周围的旋外肌明显多于旋内肌;内收肌强于外展肌;足与小腿几乎成直角并有足弓等结构存在。下肢的血管、神经干多伴行而组成血管神经束,其走行一般与相应部位的骨平行,且多居于肢体屈侧深部或隐蔽的部位,故不易受到损伤。下肢的静脉分为浅、深两组,深组静脉通常与同名动脉及其分支伴行,膝部以下均有两条静脉与动脉伴行,分别位于动脉两侧。浅、深两组静脉之间有交通支,常以直角方向由浅静脉至深静脉。交通支内有瓣膜,可防止血液向浅静脉逆流。

下肢的神经来自腰丛和骶丛。下肢神经阻滞麻醉适用于髋部、膝部、踝部及足部等部位的手术,尤其是年老而体弱的患者、因脊柱损伤而难以实施椎管内麻醉的患者以及有心肺疾患或肺部感染的患者。下肢神经阻滞麻醉主要以腰丛神经与坐骨神经联合阻滞为主。采用股神经、股外侧皮神经与闭孔神经的"三合一阻滞"适用于涉及大腿及膝部的诸多手术,如植皮、膝关节镜检查术及髌骨手术;坐骨神经阻滞则广泛应用于髋部、膝部或下肢远端的手术。

二、表面解剖

(一) 体表标志(图 10-1)

1. **髂嵴** crista iliaca　全长均可触及,其前端与后端明显突出,分别称髂前上棘与髂后上棘,髂前上棘后方约 5cm 处有向外侧突出的髂结节。两侧髂嵴最高点连线平对第 4 腰椎棘突。

2. **坐骨结节** ischial tuberosity　在屈髋时于臀大肌下缘可触及。

3. **腹股沟** inguen　为股前区与腹前壁交界处皮肤表面的斜行浅沟,其深面有腹股沟韧带。腹股沟内侧端距正中平面约 2.5cm 处可摸到耻骨结节,向内侧可扪及耻骨嵴。两侧耻骨结节连线中点处为耻骨联合。

4. **股骨大转子** greater trochanter of femur　位于髂前上棘与坐骨结节连线的中点处,当髋关节脱位或股骨颈骨折时,大转子会发生移位。常用以下两种方法判断是否有大转子移位。

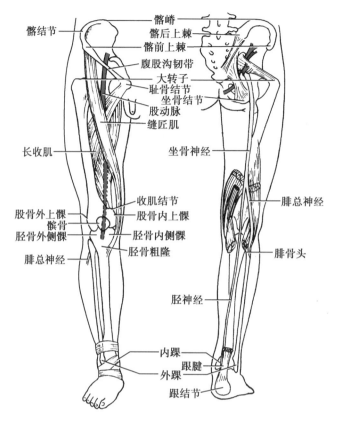

图 10-1　下肢的体表标志

（1）**奈拉通线**Nelaton line：侧卧，屈髋关节 90°～120°，由坐骨结节至髂前上棘的连线。正常情况，此线恰通过股骨大转子尖（图 10-2A）。髋关节脱位或股骨颈骨折时，患侧股骨大转子尖位于此线上方。

（2）**卡普兰点**Kaplan point：仰卧，两腿伸直并拢（两髂前上棘在同一水平面）。由左、右大转子尖与同侧髂前上棘作连线，两线的延长线相交于脐或脐上方中线上，此交点称卡普兰点（图 10-2B）。当发生髋关节脱位或股骨颈骨折时，卡普兰点移至脐下并偏向健侧。

5. **髌骨**patella 与股骨内、外侧髁medial condyle and lateral condyle of femur　在膝部前面可触及髌骨，髌骨后内侧与后外侧的骨性隆起分别为**股骨内、外侧髁**，两髁最突出的部分分别为**股骨内、外上髁**medial epicondyle and lateral epicondyle of femur。股骨内上髁上方的一个小骨性隆起称**收肌结节**adductor tubercle。

6. **胫骨粗隆**tuberosity of tibia 与胫骨前缘anterior edge of tibia　髌骨下缘下约 4 横指处的骨性隆起称胫骨粗隆，自粗隆向下延续为锐利的胫骨前缘。自髌骨下缘向下可触及**髌韧带**ligamentum patellae，止于胫骨粗隆。在胫骨粗隆高度向外侧可触到膨大的**腓骨头**fibular head。

7. **内、外踝及跟骨结节**　在踝部内、外侧可触及显著突出的内踝与外踝，在踝部后方可触及粗大的**跟腱**tendo calcaneus，向下止于**跟骨结节**calcaneal tuberosity。

（二）体表投影

1. **股动脉**femoral artery　在髋关节与膝关节屈曲、髋关节外旋、外展状态下，自髂前上棘与耻骨联合连线的中点向内下至收肌结节作一连线，此连线的上 2/3 为股动脉的体表投影。在活体，于腹股沟韧带中点稍下方可触及股动脉搏动，临床上常于此处实施股动脉穿刺或急救时的压迫止血，也可行主动脉或小腿的动脉造影。

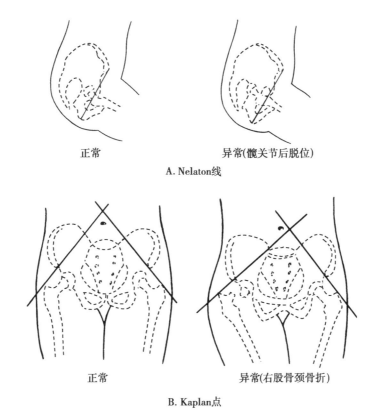

正常　　　　　　　异常(髋关节后脱位)

A. Nelaton线

正常　　　　　　　异常(右股骨颈骨折)

B. Kaplan点

图 10-2　Nelaton 线和 Kaplan 点

2. **臀上动、静脉与臀上神经**　髂后上棘与股骨大转子尖连线的上、中 1/3 交点即为臀上动、静脉与臀上神经出盆处的体表投影点。

3. **臀下动、静脉与臀下神经**　髂后上棘与坐骨结节连线的中点为臀下动、静脉与臀下神经出盆处的体表投影点。

4. **坐骨神经 ischiadic nerve**　取髂后上棘与坐骨结节连线的中点，其与股骨大转子尖连线的中、内 1/3 交点，再至坐骨结节与股骨大转子连线的中点，连接上述三点的弧线即为坐骨神经在臀部的体表投影。坐骨结节与股骨大转子连线中点至股骨内、外侧髁之间中点的连线，为坐骨神经在股后区的体表投影。当坐骨神经痛时，其投影线上常有压痛。

5. **腘动脉 popliteal artery**　于股部中、下 1/3 交界平面作一环线，此线与股后正中线相交处内侧约 2.5cm 处为起点，该点至腘窝中点的连线即为腘动脉斜行段的体表投影；经腘窝中点向下至胫骨粗隆平面的垂线，为腘动脉垂直段的体表投影。

6. **胫后动脉**　以腘窝中点下方 7~8cm 处为起点，至内踝后缘与跟腱内侧缘之间的中点的连线，为胫后动脉的体表投影。

7. **胫前动脉**　胫骨粗隆与腓骨头连线的中点与内、外踝经足背连线的中点，此两中点之间的连线为胫前动脉的体表投影。

8. **足背动脉 dorsal artery of the foot**　内、外踝经足背连线的中点至第 1、2 跖骨底之间的连线，即为足背动脉的体表投影。活体可在拇长伸肌腱的外侧触及其搏动。

（三）下肢长度测量

测量时，双下肢必须处于左、右侧对称的姿势并两侧对比。下肢全长：为髂前上棘至内踝尖的直线距离；大腿长为髂前上棘至收肌结节的直线距离；小腿长为收肌结节至内踝尖的直线距离。

第二节　股前区、膝前区与小腿前区

一、股　前　区

股前区在上方以腹股沟与腹部分界,在下方以经髌骨底上方两横指处的水平线与膝前区分界,通过股骨内、外上髁向上的纵行线与股后区分界。

(一)浅层结构

1. 皮肤和浅筋　膜股前区内侧份的皮肤较薄,皮脂腺较多;外侧份皮肤较厚。浅筋膜内含较多脂肪,腹股沟下方的浅筋膜分为浅、深两层,浅层为脂肪层,深层为膜性层,分别与腹前外侧壁的 Camper 筋膜和 Scarpa 筋膜相延续。其中膜性层菲薄,在腹股沟韧带下方约 1.5cm 处与阔筋膜愈着。浅筋膜内有浅血管、浅淋巴管、浅淋巴结及皮神经。

2. 浅血管

(1) **腹壁浅动脉** superficial epigastric artery:起自股动脉,在腹股沟韧带内侧份下方约 1cm 处穿阔筋膜,斜行向内上至脐平面,分布于腹前壁下部的皮肤和浅筋膜。

(2) **旋髂浅动脉** superficial iliac circumflex artery:起于股动脉,穿阔筋膜,沿腹股沟韧带行向外上至髂前上棘附近,分布于附近的皮肤及浅筋膜。

(3) **阴部外动脉** external pudendal artery:起于股动脉,行向内侧,越过精索或子宫圆韧带表面,分布于外生殖器的皮肤和浅筋膜。

三条浅动脉共干发出的约占 54%。在临床显微外科,常将这些浅动脉的供血区作为带血管皮瓣移植的供皮区。

(4) 大隐静脉及其属支**大隐静脉** great saphenous vein:是全身最长的浅静脉。起自足背静脉弓内侧端,经内踝前方,沿小腿内侧面上行,再经膝后区至股前区内侧上升,并逐渐转至股前区前面上行,至耻骨结节外下方 3~4cm 处,穿隐静脉裂孔注入股静脉(图 10-3)。在穿隐静脉裂孔之前,大隐静脉接受 5 条属支,分别是**腹壁浅静脉、旋髂浅静脉、股内侧浅静脉、股外侧浅静脉**及**阴部外静脉**。在实施大隐静脉曲张高位结扎手术时,必须同时结扎、切断以上属支,以防复发。在小腿内侧面和足内侧缘,大隐静脉与隐神经伴行,在股部则与股内侧皮神经伴行。

大隐静脉有 9~10 对静脉瓣,具有防止血液逆流的重要作用。其中近侧端的两对静脉瓣尤为重要:一对位于大隐静脉即将穿筛筋膜处,另一对位于大隐静脉末端即将汇入股静脉处。

大隐静脉穿刺或切开　低位穿刺多在术前麻醉和手术过程中静脉滴注时采用。因大隐静脉在内踝前方的位置表浅而恒定,故多在内踝前方进行大隐静脉穿刺或切开。高位大隐静脉穿刺插管或切开在临床主要用于输液或输血,也置管于下腔静脉的膈上段,测定中心静脉压。

3. 腹股沟浅淋巴结 superficial inguinal lymph nodes　位于腹股沟韧带下方的浅筋膜内,有 8~10 个,分上、下两组。上组沿腹股沟韧带下方斜行排列,下组沿大隐静脉近侧段周围纵行排列(图 10-3)。腹股沟浅淋巴结上组主要收纳腹前外侧壁下部、臀部、会阴、外生殖器、子宫底等处的淋巴;腹股沟浅淋巴结下组主要收纳下肢大部分的浅淋巴管。腹股沟浅淋巴结的输出管大部分注入腹股沟深淋巴结,小部分注入髂外淋巴结。

4. 皮神经(图 10-4)

(1) **股外侧皮神经** lateral femoral cutaneous nerve:由腰丛发出,在髂前上棘下方 5~10cm 穿阔筋膜至浅筋膜,分布于股前区外侧份的皮肤。

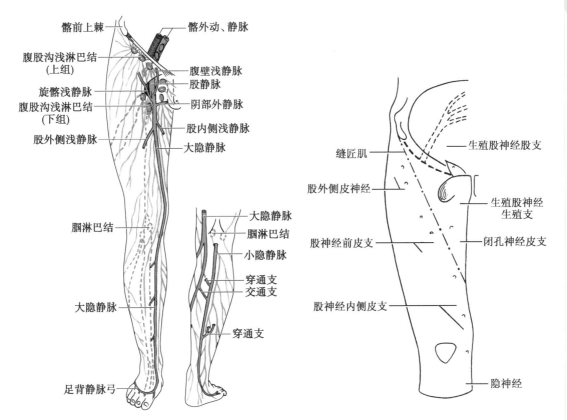

图 10-3　大、小隐静脉和下肢浅淋巴管、淋巴结　　　　图 10-4　股前内侧区皮神经

股外侧皮神经的阻滞定位　其进针点位于髂前上棘内侧向下约 2cm 处。

（2）**股神经前皮支**：分为股中间皮神经和股内侧皮神经，其中**股中间皮神经** intermedial femoral cutaneous nerve 约在股前区中部穿深筋膜至浅筋膜，分布于股前区的皮肤。**股内侧皮神经** medial femoral cutaneous nerve 于大腿下 1/3 经缝匠肌内侧缘穿深筋膜浅出，分布于股内侧中、下份的皮肤。

（3）**生殖股神经股支** femoral branch of genitofemoral nerve：伴股血管穿血管腔隙至股部，自隐静脉裂孔浅出，分布于股三角区的皮肤。

（4）**闭孔神经皮支** cutaneous branches of obturator nerve：分布于股内侧中、上部的皮肤。

（二）深层结构

1. **阔筋膜** fascia lata　为大腿的深筋膜，是全身最坚韧、最强厚的筋膜。阔筋膜前份上方附于腹股沟韧带，其内侧份较薄，而外侧份特别强厚称**髂胫束** iliotibial tract，髂胫束上份包裹阔筋膜张肌，上端附于髂嵴，下端附于胫骨外侧髁和腓骨头。

隐静脉裂孔 saphenous hiatus（又称卵圆窝）是阔筋膜在耻骨结节外下方 3 ~ 4cm 处的一个卵圆形缺口，其表面覆盖一层多孔的疏松结缔组织膜称**筛筋膜** cribriform fascia。隐静脉裂孔的外侧缘锐利而明显称镰缘，其上、下端呈弓状弯向内侧形成上、下角。大隐静脉跨镰缘下角，穿筛筋膜注入股静脉。

阔筋膜向深面发出股内侧、外侧和股后 3 个肌间隔，伸入股部肌群之间并附着于股骨粗线，由此形成 3 个骨筋膜鞘，容纳相应的肌群及血管、神经等。3 个骨筋膜鞘互不相通，当发生化脓性感染时，脓液常局限于某一个鞘内，但可随血管神经束上、下蔓延。股前区包含前骨筋膜鞘与内侧骨筋膜鞘及其内的肌群、血管与神经。

2. 筋膜形成的结构

（1）**肌腔隙**与**血管腔隙**：位于腹股沟韧带与髋骨前面之间,被连于腹股沟韧带与髂耻隆起之间髂耻弓分隔为两个间隙,外侧份为肌腔隙,内侧份为血管腔隙(图 10-5)。两个腔隙是腹、盆部与股前区之间的肌、血管与神经的重要通道。

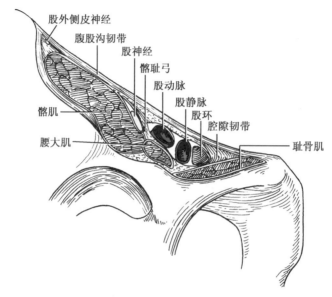

图 10-5　肌腔隙和血管腔隙

1）**肌腔隙** lacuna musculorum：前界为腹股沟韧带,后界为髂骨,内侧界为髂耻弓。腔隙内有髂腰肌、股外侧皮神经及股神经通过。

2）**血管腔隙** lacuna vasorum：前界为腹股沟韧带,后界为耻骨梳韧带,内侧界为腔隙韧带,外侧界为髂耻弓。腔隙内有股鞘及鞘内的股动、静脉、生殖股神经股支、腹股沟深淋巴结及股环。

（2）**股鞘** femoral sheath：是腹横筋膜和髂筋膜向下延续包裹股动脉和股静脉上段形成的漏斗形的筋膜鞘(图 10-6),长 3～4cm,鞘内有两个纵行的纤维隔,将股鞘分为三个腔,外侧部容纳股动脉,中间部容纳股静脉,内侧部即股管。

（3）**股管** femoral canal：为股鞘的内侧部,呈漏斗形,长约 1.5cm(图 10-6)。其前壁与阔筋膜融合;后壁与耻骨肌筋膜融合;内侧壁即股鞘的内侧壁,是鞘前、后壁互相融合之处;外侧壁为分隔股静脉与股管的纤维隔。股管的下端为盲端(称股管下角),对向隐静脉裂孔;其上口称股环。股管内有少许脂肪组织及 1～2 个腹股沟深淋巴结。

（4）**股环** femoral ring：即股管的上口,呈卵圆形。其前界为腹股沟韧带,后界为耻骨梳韧带,内侧界为腔隙韧带,外侧界为分隔股静脉的纤维隔。股环由疏松结缔组织覆盖称**股环隔** femoral septum。股环隔上面为壁腹膜覆盖,并向下形成一小凹称**股凹**。由于女性骨盆较男性宽大,女性股血管较男性细小,故女性股环的直径大于男性。

当腹压长期增高时,腹腔内容物(主要为肠管)被推向股凹,经股环突入股管,最后经隐静脉裂孔突出至皮下形成**股疝** femoral hernia(图 10-7)。由于股环三面均为韧带,缺乏伸展性,加上股环狭小,故股疝极易发生嵌顿。股疝以中年以上的女性多见。由于股环上方有腹壁下动脉的闭孔支或异常闭孔动脉通过腔隙韧带附近(图 10-7),故临床实施股疝修补术时,应避免损伤上述动脉而导致难以控制的大出血。

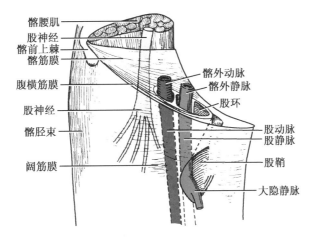

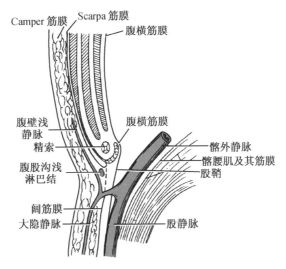

图 10-6　股鞘

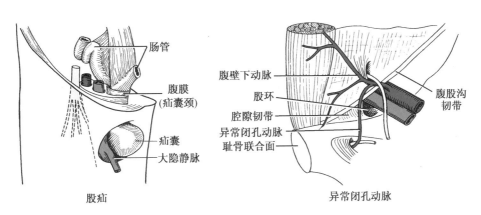

股疝　　　　　　　　　　　　　　　异常闭孔动脉

图 10-7　股疝与异常闭孔动脉

3. 肌

（1）股前群肌：包括股四头肌与缝匠肌。

1）**股四头肌**quadriceps femoris：位于前骨筋膜鞘内，有四个头，分别是股直肌、股内侧肌、股外侧肌和股中间肌。其中股直肌起自髂前下棘，股中间肌起自股骨体前面，股内、外侧肌分别起于股骨粗线内、外侧唇，四肌向下形成一个腱，包绕髌骨前面与两侧，向下延续为髌韧带,止于胫骨粗隆。股四头肌的作用是伸膝关节,股直肌还可屈髋关节。股四头肌由股神经支配。

2)**缝匠肌 sartorius**:呈扁带状,起自髂前上棘,斜向内下,止于胫骨体上端内侧面。其主要作用为屈髋关节与膝关节,该肌由股神经支配。

(2)股内侧群肌:股内侧群肌位于内侧骨筋膜鞘内,包括耻骨肌、长收肌、短收肌、大收肌和股薄肌,它们共同起于耻骨支与坐骨支(大收肌尚有部分起于坐骨结节),主要止于股骨粗线与耻骨肌线(大收肌坐骨部止于收肌结节,股薄肌止于胫骨体上端内侧面),此肌群的作用为内收、外旋髋关节,由闭孔神经支配(耻骨肌尚接受股神经支配,大收肌还接受坐骨神经支配)。

4. 肌间结构

(1)**股三角 femoral triangle**:位于股前区上 1/3 部,呈底朝上、尖向下的三角形(图 10-8)。

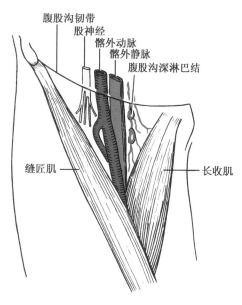

图 10-8 股三角

1)境界:上界为腹股沟韧带;内侧界为长收肌内侧缘;外侧界为缝匠肌内侧缘;前壁为阔筋膜;后壁凹陷,从外侧至内侧分别为髂腰肌、耻骨肌及长收肌。股三角的尖为缝匠肌与长收肌相交处,向下与收肌管相通。当发生腰椎结核时,脓液可沿腰大肌蔓延至股三角。

2)内容:从外侧向内侧有股神经、股鞘及鞘内的股动脉、股静脉、腹股沟深淋巴结及结缔组织等。

股动脉 femoral artery:于腹股沟韧带中点深面续髂外动脉(图 10-9),经股三角向下入收肌管,至收肌腱裂孔处续腘动脉。股动脉的主要分支为**股深动脉 deep femoral artery**,在腹股沟韧带下方 3~5cm 处发自股动脉(图 10-10),行向内下。股深动脉的分支包括旋股内侧动脉、旋股外侧动脉、3~4 条穿动脉及肌支,并发关节支参与组成髋关节动脉网和膝关节动脉网。此外,股动脉在起始处还发出 3 条浅动脉,分别是腹壁浅动脉、旋髂浅动脉和阴部外动脉。

介入放射学引导下的股动脉穿刺 介入放射学是以影像诊断学为基础,在医学影像诊断设备的引导下,利用穿刺针、导管及其他介入器材对疾病进行治疗或采集组织学、细菌学及生理、生化资料进行诊断的学科。介入放射学于 1967 年由 Margulis 首次提出,1976 年 Wallace 加以系统阐述其概念后被学术界广泛认可。介入放射学按照方法的不同可分为穿刺(引流)术、灌注(栓塞)术和成形术,按照治疗领域则可分为血管系统介入放射学和非血管系统介入放射学,其中血管系统介入放射学可利用血管成形术或血管灌注(栓塞)术治疗血管狭窄、血管畸形或动静脉瘘或血管破裂,也可利用血管灌注(栓塞)术对肿瘤性疾病进行治疗,还可利用动脉栓塞术消除器官功能或治疗非特异性炎症,血管造影则可实现造影诊断的目的。无论是做血管内灌注栓塞还是做血管成形术,经股动脉穿刺是主要的穿刺途径之一,其操作方便、成功率高。

股静脉 femoral vein:在收肌腱裂孔处续腘静脉,伴股动脉上行,在腹股沟韧带下方,位于股动脉内侧,穿血管腔隙移行为髂外静脉。股静脉收集下肢、腹前壁下部、会阴部等处的静脉血。临床上常在腹股沟韧带中点稍下方触及股动脉搏动,在搏动点稍内侧实施股静脉穿刺或插管。

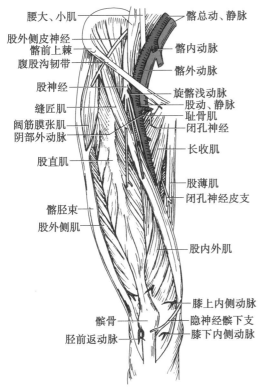

图 10-9　股前区浅层肌与血管神经　　　　图 10-10　股前区深层肌与血管神经

股神经 femoral nerve：起自腰丛，于髂筋膜深面经肌腔隙入股三角。其肌支支配股前群肌与耻骨肌，关节支分布于髋、膝关节，皮支包括股中间皮神经、股内侧皮神经及隐神经（图10-9、10-10）。

股神经阻滞定位　常用腹股沟血管旁阻滞，其进针点位于腹股沟韧带中点稍下方、股动脉搏动点的外侧1cm 处，垂直进针，出现异感后注入麻醉药物即可。

隐神经 saphenous nerve：伴股血管下行入收肌管。

（2）**收肌管 adductor canal**：又称 Hunter 管，位于股前内侧区中1/3 段、缝匠肌深面、大收肌与股内侧肌之间（图 10-10）。其前壁为收肌腱板和缝匠肌；外侧壁为股内侧肌；后壁为长收肌和大收肌。收肌管上口与股三角尖相通；下口称**收肌腱裂孔 adductor hiatus**（由大收肌止于股骨粗线及收肌结节的肌腱和股骨围成），向下通腘窝。由于收肌管上连股三角，下通腘窝，所以炎症可经此管上、下蔓延。收肌管内的结构由前向后依次为隐神经、股动脉、股静脉等。隐神经自收肌管下部穿收肌腱板至膝关节内侧，于缝匠肌与股薄肌之间穿深筋膜浅出（图10-10），伴大隐静脉下降，沿途分支，分布于髌骨下方、小腿前内侧面和足内侧缘的皮肤。由于骶丛阻滞常存在阻滞不全的问题，故涉及小腿内侧面的手术需同时实施隐神经阻滞。

隐神经阻滞定位　平髌骨上缘、股骨内侧髁内侧面垂直进针或在此骨面作扇形穿刺寻找异感，引出异感后注药即可。

5. **闭孔血管神经束**　闭孔血管神经束由闭孔血管与闭孔神经组成，经闭膜管出盆至股内侧区。

（1）**闭孔动脉 obturator artery**：与同名静脉和神经伴行，出盆腔后分为前、后两支，分别行经短收肌前面与后面，前支分布于股内侧群肌，后支分布于髋关节与股方肌等。闭孔动脉常有变异，多见其与腹壁下动脉的分支吻合或起自腹壁下动脉（图10-7）。

（2）**闭孔神经** obturator nerve：起自腰丛，穿闭膜管出盆，分为前、后两支，分别行于短收肌的前浅面与后面。前支支配长收肌、短收肌、股薄肌及髋、膝关节，并发皮支分布于股前区内上部皮肤，后支分支支配闭孔外肌和大收肌。

闭孔神经阻滞定位　其进针点位于耻骨结节外侧及下方 1.5cm 处。垂直进针至耻骨下支，再后退 2cm，稍偏外侧并紧贴耻骨上支下缘刺入 2.5cm，进入闭膜管，即可注药（图 10-11）。

由于充盈的膀胱可能与盆腔侧壁紧贴，若穿刺针经闭膜管刺入过深，则可能伤及充盈的膀胱，故行闭孔神经阻滞前应让患者排空膀胱，且进针不宜过深。

6. 股部骨筋膜鞘　阔筋膜包裹、分隔股前群肌、内侧群肌和后群肌，并附于股骨，分别形成前、内侧和后三个骨筋膜鞘（图 10-12）。

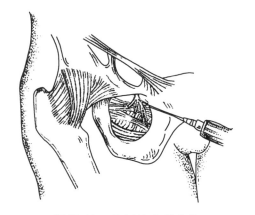

图 10-11　闭孔神经阻滞定位

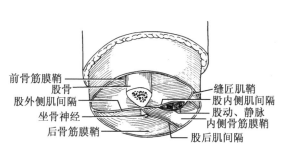

前骨筋膜鞘
股骨
股外侧肌间隔
坐骨神经
后骨筋膜鞘
缝匠肌鞘
股内侧肌间隔
股动、静脉
内侧骨筋膜鞘
股后肌间隔

图 10-12　股部中段骨筋膜鞘

二、膝前区与小腿前区

膝部介于股部与小腿之间，其上、下界分别为经髌骨底上方两横指处的环行线和平胫骨粗隆的环行线。小腿部则介于膝部与踝部之间，其上界即膝部下界，其下界为经内、外踝基部的环行线。膝部与小腿部均分为前、后两区，膝前区是指通过股骨内、外上髁所作的纵行线以前的部分，小腿前区则为通过内、外踝最突出点所作垂线以前的部分。

（一）浅层结构

膝前区皮肤薄而松弛，皮下脂肪极少，皮肤移动性大。皮肤与髌骨及髌韧带之间，有髌前皮下囊。小腿前区皮肤厚而紧张，移动性较小，血供较差，尤以小腿下部前内侧面明显，故损伤后愈合较慢。膝前区与小腿前区浅筋膜脂肪含量少，其内的浅静脉为大隐静脉及其属支，大隐静脉起自足背静脉弓内侧端，经内踝前方约 1cm 处至小腿前区，沿小腿内侧面上行至膝部，经膝关节内后方上行至股前区。大隐静脉在内踝前方的位置浅表而恒定，临床上常在此处进行静脉切开或穿刺。膝前区的皮神经有股神经前皮支、股外侧皮神经、隐神经的髌下支及腓肠外侧皮神经。小腿前区内侧份的皮神经为隐神经，外侧份上部有腓肠外侧皮神经，下部有腓浅神经。腓浅神经于小腿外侧面中、下 1/3 交界处穿深筋膜浅出，分为足背内侧皮神经和足背中间皮神经，经踝关节前方至足背。

（二）深层结构

1. 深筋膜　膝前区的深筋膜为阔筋膜的延续，其外侧部为髂胫束的下份，厚而坚韧，附于胫骨外侧髁，其余部分均与其深面的肌腱融合，加强膝关节。小腿前区的深筋膜向上与膝前区深筋膜延续,其下份于胫、腓骨下段前方增厚形成**伸肌上支持带** superior extensor retinaculum,其两端分别附于胫、腓骨前缘,具有约束小腿前群肌肌腱的作用。小腿深筋膜在胫侧与胫骨内侧面骨膜相融合,在腓侧发出前、后肌间隔,分别附着于腓骨前、后缘的骨膜。小腿前区的深筋膜、胫骨与腓骨骨膜、小腿骨间膜及前、后肌间隔共同构成小腿前、后侧与外侧3个骨筋膜鞘,分别容纳小腿前群肌、外侧群肌、后群肌及相应的血管、神经等(图 10-13)。在小腿前区包含前骨筋膜鞘与外侧骨筋膜鞘。

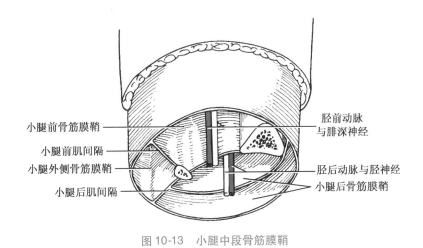

图 10-13 小腿中段骨筋膜鞘

2. 肌与腱

(1) 膝前区的肌腱:股四头肌腱附着于髌骨底及其两侧,向下延续为**髌韧带**,止于胫骨粗隆。股四头肌腱内、外侧份部分腱纤维沿髌骨两侧下行,止于胫骨内、外侧髁,形成髌内、外侧支持带。髌韧带两侧各有一凹陷,从凹陷处向后可扪及膝关节间隙。凹陷处及间隙是膝关节半月板损伤的压痛检查部位。在膝内侧部有缝匠肌腱与股薄肌腱。

(2) 小腿前群肌:小腿前群肌包括胫骨前肌、踇长伸肌、趾长伸肌和第3腓骨肌,其中胫骨前肌起于胫骨上半的外侧面,止于内侧楔骨与第1跖骨底,踇长伸肌起于腓骨内侧面与骨间膜前面,止于踇趾远节趾骨底,趾长伸肌起于胫骨前面与骨间膜,止于第2~5趾中节、远节趾骨底;第3腓骨肌起于腓骨下1/3段前面与骨间膜,止于第4、5跖骨底背面。各肌均可伸(背屈)踝关节,踇长伸与趾长伸肌还可伸踇趾与第2~5趾,胫骨前肌则还可使足内翻,第3腓骨肌使足外翻。小腿前群肌由腓深神经支配。

(3) 小腿外侧群肌:包括腓骨长肌和腓骨短肌,它们分别起于腓骨外侧面的上2/3与下2/3,肌腱经外踝后面与下面至足外侧缘,其中腓骨短肌腱止于第5跖骨粗隆,腓骨长肌腱经足底止于内侧楔骨与第1跖骨底。小腿外侧群肌的作用是屈(跖屈)踝关节并使足外翻,由腓浅神经支配。

3. 血管神经

(1) 前骨筋膜鞘内的血管神经

1) **胫前动脉** anterior tibial artery:于腘肌下缘处发自腘动脉,穿小腿骨间膜上缘上方至小腿前骨筋膜鞘,在小腿前群肌之间下行,至踝关节前方移行为足背动脉。胫前动脉分支营养小腿前群肌,并参与构成膝关节动脉网和踝关节动脉网(图 10-14)。

2) **胫前静脉** anterior tibial veins:有两条,伴行于胫前动脉的两侧。在腘肌下缘与胫后静脉汇合成腘静脉。

3) **腓深神经** deep peroneal nerve:起自腓总神经,经腓骨颈与腓骨长肌之间穿入前骨筋膜鞘,伴胫前血管下行,经踝关节前方至足背。行程中发肌支支配小腿前群肌(图

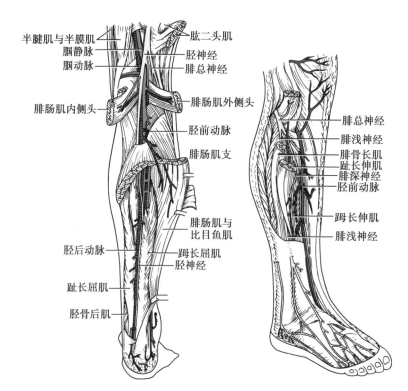

半腱肌与半膜肌
腘静脉
腘动脉
腓肠肌内侧头
肱二头肌
胫神经
腓总神经
腓肠肌外侧头
胫前动脉
腓肠肌支
腓肠肌与比目鱼肌
胫后动脉
趾长屈肌
胫骨后肌
蹈长屈肌
胫神经

腓总神经
腓浅神经
腓骨长肌
趾长伸肌
腓深神经
胫前动脉
蹈长伸肌
腓浅神经

图 10-14　小腿的血管神经

10-14）。

（2）**腓浅神经** superficial peroneal nerve：起自腓总神经，在外侧骨筋膜鞘内，腓骨长、短肌之间下降，发肌支支配此两肌。至小腿外侧中、下 1/3 交界处穿深筋膜浅出至皮下，分布于小腿外侧面及足背的皮肤（图 10-14）。

第三节　臀　　部

臀部是位于髋骨后外侧的区域。其上界为髂嵴，下界为臀沟，内侧界为臀裂，外侧界为自髂前上棘至股骨大转子的连线。臀部的主要结构包括臀肌、从盆部至下肢及至会阴部的血管和神经。

一、浅 层 结 构

臀部皮肤较厚，富含皮脂腺和汗腺。浅筋膜发达，为富有纤维束的脂肪组织，故肌性标志不明显。后下部皮下脂肪特别增厚形成"脂肪垫"，当人处于坐位时，整个头颈、躯干和上肢的重量均集中于该脂肪垫上。

臀部的皮神经有 3 组（图 10-15）：①**臀上皮神经** superior clunial nerves 来自第 1~3 腰神经后支，有 2~3 支，越过髂嵴分布于臀上部的皮肤；②**臀内侧皮神经** medial clunial nerves 来自第 1~3 骶神经后支，在髂后上棘至尾骨尖连线的中份穿出深筋膜，分布于臀内侧份及骶骨后面的皮肤；③**臀下皮神经** inferior clunial nerves 为股后皮神经的分支，绕臀大肌下缘上行，分布于臀下部的皮肤。此外，尚有髂腹下神经的外侧皮支分布于臀外侧份的皮肤。

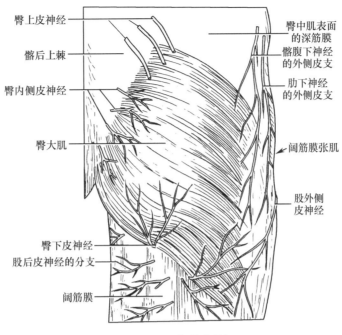

图 10-15　臀部的皮神经

二、深层结构

（一）深筋膜

臀部的深筋膜称**臀筋膜**gluteal fascia,向上附于髂嵴,向下与阔筋膜相续,内侧份与骶骨愈着,外下份移行于髂胫束。臀筋膜在臀大肌上缘分为两层包绕臀大肌,并发出若干纤维隔伸入肌束之间,故不易与肌剥离。当臀筋膜损伤时,可导致腰腿痛,称臀筋膜综合征。

（二）肌

臀肌属髋肌后群,按其位置分为浅、中、深 3 层。

1. 臀肌浅层　包括阔筋膜张肌与臀大肌。

（1）**阔筋膜张肌**tensor fasciae latae muscle:起自髂前上棘与髂嵴前份,其肌束包被于髂胫束的两层之间,经髂胫束止于胫骨外侧髁,其作用为紧张阔筋膜并屈髋关节,由臀上神经支配。

（2）**臀大肌**gluteus maximus muscle:略呈方形,起自髂骨翼外面、骶骨背面及骶结节韧带,止于臀肌粗隆及髂胫束。其作用为伸、外旋髋关节,由臀下神经支配。

2. 臀肌中层　自上而下依次为臀中肌、梨状肌、上孖肌、闭孔内肌、下孖肌及股方肌。

（1）**臀中肌**gluteus medius muscle:位于臀大肌深面,起于髂骨翼外面,止于股骨大转子。其作用为外展髋关节,其前部肌束可内旋、后部肌束可外旋髋关节。由臀上神经支配。

（2）**梨状肌**piriformis muscle:起自骶骨前面及骶前孔外侧的骨面,经坐骨大孔止于股骨大转子。其作用为外展、外旋髋关节,由骶丛发出的梨状肌神经支配。梨状肌穿坐骨大孔出盆,将坐骨大孔分为梨状肌上孔与梨状肌下孔两部分,自盆腔至下肢和会阴部的血管、神经分别经此两孔出入骨盆。

（3）**闭孔内肌**obturator internus muscle:起于闭孔膜内面及其周围的骨面,肌腱经坐骨小孔出盆,止于股骨转子窝。其作用为外旋髋关节。在其肌腱上、下方各有一小肌相附,分别称上、下孖肌,此二小肌均起自坐骨小切迹附近的骨面,止于转子窝。闭孔内肌与上、下孖肌均由骶丛的分支支配。

（4）**股方肌**quadratus femoris muscle：起自坐骨结节,止于转子间嵴。其作用为外旋髋关节,由骶丛的分支支配。

3. **臀肌深层** 臀肌深层包括两块肌,即臀小肌与闭孔外肌。

（1）**臀小肌**gluteus minimus muscle：位于臀中肌深面,起于髂骨翼外面,止于股骨大转子前缘。其作用为外展髋关节,前份肌束可内旋髋关节,后份肌束可外旋髋关节。由臀上神经支配。

（2）**闭孔外肌**obturator externus muscle：起于闭孔膜外面及其周围骨面,止于转子窝。作用外旋髋关节,由骶丛的分支及闭孔神经支配。

（三）臀部深层的血管神经

臀部深层的血管神经均经梨状肌上、下孔出入盆腔。

1. **穿经梨状肌上孔的结构** 由外侧至内侧依次为臀上神经、臀上动脉及臀上静脉(图10-16)。

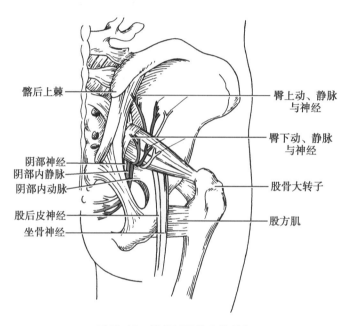

图10-16 臀部深层的血管神经

（1）**臀上神经**superior gluteal nerve：为骶丛的分支,与臀上动脉深支伴行,分支支配臀中、小肌和阔筋膜张肌。

（2）**臀上动脉**superior gluteal artery：为髂内动脉的分支。分为浅支和深支,浅支分布于臀大肌,深支伴臀上神经分布于臀中肌和臀小肌。

（3）**臀上静脉**superior gluteal vein：经梨状肌上孔入盆腔,汇入髂内静脉。

2. **穿经梨状肌下孔的结构** 穿梨状肌下孔的结构由外侧至内侧依次为：坐骨神经、股后皮神经、臀下神经、臀下动脉、臀下静脉、阴部内动脉、阴部内静脉和阴部神经(图10-16)。

（1）**坐骨神经**sciatic nerve：为骶丛的分支,是全身最粗大的神经,多数以一单干经梨状肌下孔至出骨盆,在臀大肌与股方肌之间下降,再经坐骨结节与股骨大转子之间入股后区。

坐骨神经与梨状肌的关系类型主要包括以下几种：①坐骨神经以单股经梨状肌下孔出骨盆,占66.3%;②坐骨神经在盆内分成两股,一股穿经梨状肌,一股经梨状肌下孔出骨盆,占

27.3%;其余类型占6.4%(图10-17)。由于坐骨神经与梨状肌关系非常密切,故梨状肌损伤、出血、痉挛等,可压迫坐骨神经致臀、腿疼痛,称为梨状肌综合征。

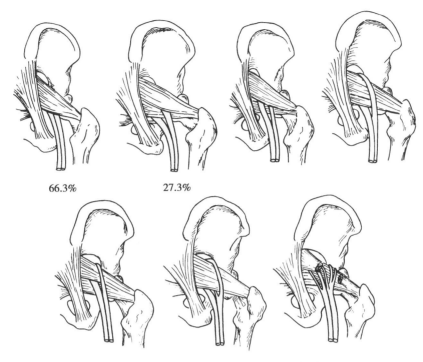

图 10-17 坐骨神经与梨状肌的关系类型

(2) **股后皮神经** posterior femoral cutaneous nerve:为骶丛的分支,出梨状肌下孔至臀部,发臀下皮神经与会阴支,主干经臀大肌下缘穿出,在阔筋膜深面沿股后区中线下降至腘窝附近,主要分布于股后区及腘窝的皮肤。

(3) **臀下神经** inferior gluteal nerve:起自骶丛,经梨状肌下孔出骨盆,支配臀大肌。

(4) **臀下动脉** inferior gluteal artery:起自髂内动脉,经梨状肌下孔出骨盆,分支分布于臀大肌,并与臀上动脉的分支吻合。

(5) **臀下静脉** inferior gluteal vein:与同名动脉伴行,经梨状肌下孔入盆腔,汇入髂内静脉。

3. **穿经坐骨小孔的结构** 坐骨小孔由骶结节韧带、骶棘韧带与坐骨小切迹围成。穿经坐骨小孔的结构由外侧至内侧依次为阴部内动脉、阴部内静脉及阴部神经。上阴部内血管和阴部神经自梨状肌下孔出盆后,绕坐骨棘、穿坐骨小孔至坐骨肛门窝,于阴部管内前行。血管、神经的分支分布于窝内结构及肛管下部,其主干前行至尿生殖区,分布于会阴部与外生殖器。

(四) 坐骨神经的阻滞定位

坐骨神经阻滞有以下几种途径:

1. **臀部坐骨神经近端阻滞定位** 患者侧卧位,髋、膝关节略屈曲,取股骨大转子与髂后上棘连线的中点,经该中点作与该线垂直的线,此线与股骨大转子至骶管裂孔连线的此交点为穿刺进针点(图10-18)。经穿刺点垂直进针,直至出现异感。

2. **臀部坐骨神经远端阻滞定位** 侧卧位,髋、膝关节屈曲(也可仰卧屈髋屈膝体位),股骨大转子与坐骨结节连线的中点或稍内侧为穿刺点(图10-19)。经穿刺点垂直进针,直至出现异感。

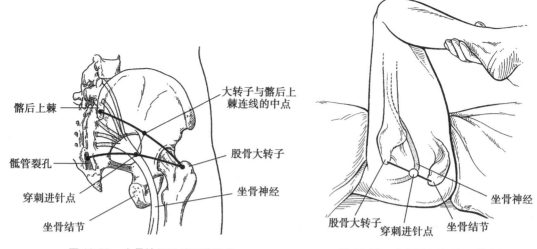

图 10-18　坐骨神经近端阻滞定位　　　图 10-19　坐骨神经远端阻滞定位

3. 坐骨神经前入路阻滞定位　近年的研究表明,可经前入路行坐骨神经阻滞。在腹股沟韧带中、内 1/3 交点处作与该韧带垂直的垂线,再经股骨大转子作与腹股沟韧带的平行线,上述两线的交点即为穿刺点(约距腹股沟韧带 8cm)。于进针点垂直进针,后稍偏向外侧直抵股骨小转子,退针 1~2cm 向内侧调整方向使针与皮肤垂直,沿股骨内侧缘向后推进约 5cm 即可引出异感,回抽无血即可注药。

近年的研究还发现,下肢的手术尤其是大腿上部、髋部以及会阴部的手术,要实现椎骨旁神经阻滞的满意效果,必须联合应用腰骶丛阻滞。与经典的"四神经阻滞"(即股神经、股外侧皮神经、闭孔神经和坐骨神经阻滞)相比较,联合应用腰骶丛阻滞所需的穿刺次数和麻醉药的用量均较少,且效果更为满意。腰骶丛联合阻滞不仅用于下肢的各种手术麻醉,还可用于各种下肢疼痛的诊断与治疗。

(余崇林)

第四节　股后区、膝后区与小腿后区

一、股　后　区

股后区主要包含大腿后群肌及走行、分布于此区的血管和神经等。

(一)浅层结构

皮肤薄,浅筋膜较股前区厚。此层内主要的皮神经为股后皮神经的分支。

(二)深层结构

1. 深筋膜　深筋膜是阔筋膜的一部分。

2. 后骨筋膜鞘　股后区的深层结构主要为后骨筋膜鞘。鞘内主要为股后群肌与坐骨神经,没有动脉主干,但有丰富的动脉吻合。

(1)股后群肌:股后群肌共 3 块,即股二头肌、半腱肌与半膜肌,股二头肌长头同半腱、半膜肌共同起始于坐骨结节,股二头肌长头行向外下,与起于股骨粗线的短头汇合,止于腓骨头,半腱肌与半膜肌则行向内下,分别止于胫骨粗隆内侧与胫骨内侧髁下缘的骨面。三肌的作用为伸髋关节、屈膝关节,股二头肌可外旋小腿,半腱肌、半膜肌可内旋小腿。三肌均受坐骨神经支配。

（2）坐骨神经:经坐骨结节与股骨大转子之间入股后区,在股二头肌长头与大收肌之间下行,自其内侧发出至股二头肌长头、半腱肌、半膜肌、大收肌坐骨部的肌支。一般坐骨神经降至腘窝上角附近分为胫神经与腓总神经两终支(图10-20)。在臀大肌下缘与股二头肌长头外侧缘的夹角处,坐骨神经位置较表浅,是检查坐骨神经压痛的常用部位。

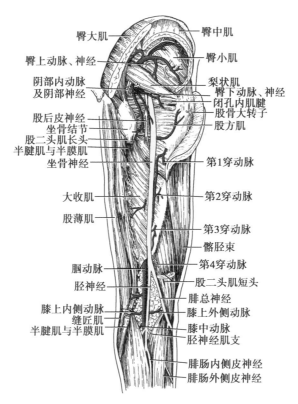

图10-20　臀部与股后区的血管神经

二、膝后区

膝后区主要为腘窝,**腘窝 popliteal fossa** 是一个由肌围成的菱形窝。当伸膝时,深筋膜紧张于构成腘窝边界的肌表面,使腘窝边界不明显,屈膝时,深筋膜松弛,腘窝的界限可清楚触及。

（一）浅层结构

皮肤薄,易于移动。股后皮神经的末支、隐神经以及腓肠外侧皮神经的分支分布于此区皮肤。小隐静脉于腘窝下部穿过深筋膜上行汇入腘静脉。

（二）深层结构

1. 深筋膜　腘窝的深筋膜称腘筋膜,厚而坚韧。

2. 腘窝

（1）境界:腘窝有一顶一底与四壁。顶即腘筋膜,底自上而下依次为股骨腘面、膝关节囊后部(腘斜韧带)与腘肌,上内侧壁为半腱肌、半膜肌,上外侧壁为股二头肌,下内侧壁为腓肠肌内侧头,下外侧壁为腓肠肌外侧头。

（2）内容：腘窝内主要结构在中线上由浅入深有胫神经、腘静脉、腘动脉及其属支与分支，在窝上外侧缘有腓总神经（图10-21）。上述结构的周围有大量的脂肪组织及滑膜囊等充填，在腘血管附近还有腘深淋巴结。

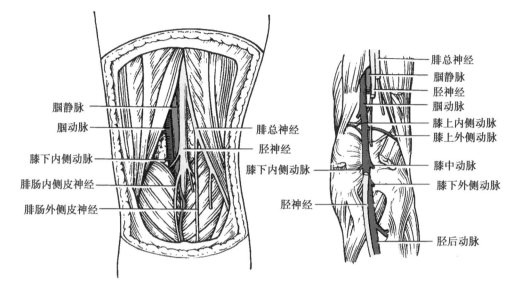

胭静脉
胭动脉
膝下内侧动脉
腓肠内侧皮神经
腓肠外侧皮神经

腓总神经
胫神经
膝下内侧动脉

胫神经

腓总神经
胭静脉
胫神经
胭动脉
膝上内侧动脉
膝上外侧动脉
膝中动脉
膝下外侧动脉

胫后动脉

图 10-21 腘窝及其内容

1）**腓总神经** common peroneal nerve：在腘窝上角分出后经股二头肌内侧缘行向外下，发出腓肠外侧皮神经和关节支后，绕腓骨颈外侧，穿腓骨长肌分为腓浅神经、腓深神经两终支，分布于小腿外侧群与前群肌等。在腓骨颈处腓总神经位置表浅，易受损伤。

在做膀胱截石位手术时，手术时间过长可能因腓总神经长时间受压或因姿势不对而造成损伤，应极力避免。

2）**胫神经** tibial nerve：为坐骨神经干的直接延续，在腘血管后方与之伴行下降，至腘肌下缘经比目鱼肌腱弓深面入小腿后区，发肌支支配小腿后群肌，其终支至足底分布于足底肌与皮肤。胫神经在腘窝上份发出至腘肌、腓肠肌、比目鱼肌与跖肌的肌支，并发出关节支与腓肠内侧皮神经。高位结扎小隐静脉末端时，应注意避免损伤胫神经。

3）**腘静脉** popliteal vein：与腘动脉共同包被于腘血管鞘内。在腘肌下缘由胫前、后静脉合成，上行穿收肌腱裂孔移行为股静脉。在腘窝内收纳小隐静脉、膝关节及邻近诸肌的小静脉。

4）**腘动脉** popliteal artery：邻贴股骨腘面与膝关节囊后部，沿中线下行至腘肌下缘，分为胫前、后动脉至小腿前、后区。腘动脉在腘窝发出数条关节支与肌支，分布于膝关节与邻近诸肌，并参与构成膝关节网。腘动脉位置最深，与股骨腘面相贴，故当股骨髁上骨折时，可伤及腘动脉。

5）**腘深淋巴结** deep popliteal lymph nodes：在腘血管周围，4～5个。收纳足与小腿深淋巴管及足外侧部和小腿后外侧部的浅淋巴管，输出管注入腘股沟深淋巴结。

三、小腿后区

（一）浅层结构

此区的皮肤柔软，弹性好，血供丰富，部位隐蔽，浅筋膜内有多条皮神经，故为临床常用的皮瓣供区。

浅筋膜内有小隐静脉、腓肠内侧、外侧皮神经及腓肠神经等。

1. **小隐静脉 small saphenous vein** 起于足背静脉弓的外侧端。绕外踝后方至小腿后区,沿小腿后面中线伴腓肠神经上行,至腘窝下角穿腘筋膜,注入腘静脉(图 10-3)。沿途收集小腿后区的浅静脉,并有小支与大隐静脉或其属支吻合。

2. **腓肠内侧皮神经 medial sural cutaneous nerve** 在腘窝内由胫神经发出。在深筋膜深面沿中线下行,约在小腿中部处穿深筋膜浅出,与腓肠外侧皮神经的交通支吻合成**腓肠神经 sural nerve**,伴小隐静脉下降,经外踝与跟骨之间向前转至足背外侧缘,改称足背外侧皮神经,分布于小腿后面下部、足背与小趾外侧缘皮肤。

3. **腓肠外侧皮神经 lateral sural cutaneous nerve** 在腘窝内由腓总神经发出。在腓肠肌外侧下行至小腿中部穿深筋膜浅出,分布于小腿下段外侧面的皮肤。

(二) 深层结构

1. **深筋膜** 小腿后区深筋膜致密,并与小腿后肌间隔、小腿骨间膜及胫、腓骨共同围成小腿后骨筋膜鞘,容纳小腿后群肌与胫后动、静脉及胫神经等。此鞘上通腘窝,下通足底,故感染可沿血管神经束互相蔓延。

2. **小腿后群肌** 小腿后群肌有浅、深两层,浅层主要为小腿三头肌,深层则有腘肌、趾长屈肌、胫骨后肌与𝑚长屈肌。

(1) 小腿三头肌:由浅层的腓肠肌与深层的比目鱼肌构成,腓肠肌以内侧头与外侧头分别起于股骨内上髁与外上髁,两头汇合约于小腿中点处移行为腱性结构;比目鱼肌则起自腓骨上部的后面、胫骨之比目鱼肌线和比目鱼肌腱弓,肌束向下移行为肌腱同腓肠肌腱合成跟腱止于跟骨结节。屈膝关节(腓肠肌)与跖屈踝关节。由胫神经支配。

(2) 腘肌:斜位于腘窝底、紧贴膝关节囊,起于股骨外侧髁外侧面,止于胫骨后面比目鱼肌线以上骨面,屈并内旋膝关节,亦受胫神经支配。

(3) 趾长屈肌:起于胫骨后面中 1/3 部,肌腱经踝管至足底止于第 2~5 趾远节趾骨底,跖屈踝关节、屈趾并使足内翻,亦受胫神经支配。

(4) 胫骨后肌:起于胫、腓骨与骨间膜后面,肌腱亦经踝管至足底,止于舟骨粗隆与第 1~3 楔骨跖面,其作用为跖屈踝关节与足内翻,亦受胫神经支配。

(5) 𝑚长屈肌:起于腓骨后面下 2/3 部,肌腱经踝管至足底,止于𝑚趾远节趾骨底,跖屈踝关节与屈𝑚趾,由胫神经支配。

3. **血管神经**

(1) **胫后动脉 posterior tibial artery**:为腘动脉的直接延续。沿小腿后群浅、深层肌之间下行,经内踝后方至足底,分为足底内、外侧动脉。沿途分支营养小腿后群肌等,并参与构成膝、踝关节动脉网。胫后动脉在起始部稍下方发出较粗的腓动脉,经胫骨后肌浅面斜向外下方,沿𝑚长屈肌与腓骨之间至外踝后方,沿途分支营养小腿后、外侧群肌等(图 10-14)。

(2) **胫后静脉 posterior tibial vein**:有两支,伴行于同名动脉的两侧,在腘肌下缘汇入腘静脉(图 10-14)。

(3) **胫神经 tibial nerve**:在小腿后群浅、深层肌之间伴胫后血管下行,经内踝后方至足底,分为足底内、外侧神经。沿途分支支配小腿后群肌(图 10-14)。

第五节 踝部与足部

踝部的上界即小腿部的下界,踝部的下界为过内、外踝尖的环行线与足部分界。经内、外踝最突出部的纵行线,将踝部分为踝前区与踝后区。足部以足内、外侧缘分为足背与足底。

一、踝前区与足背

(一) 浅层结构

踝前区与足背皮肤薄,移动性大,浅筋膜较疏松,下肢水肿时,足背肿胀出现较早。浅筋膜内有**足背静脉弓**及其属支。足背静脉弓内、外侧端向后沿足背两侧缘,分别与大、小隐静脉相续。分布于足背内侧缘的皮神经为隐神经,至外侧缘的为腓肠神经的末段**足背外侧皮神经**,两者间为腓深、浅神经的分支分布。腓浅神经的两支终末分支分布于足背与趾背绝大部分皮肤,腓深神经的皮支仅分布于第1、2趾相对缘背侧的皮肤(图10-14)。

(二) 深层结构

1. **深筋膜**　踝前区的深筋膜是小腿前区深筋膜的延续,自伸肌上支持带下延,于踝关节前方增厚形成横位的Y字形的伸肌下支持带。**伸肌下支持带** inferior extensor retinaculum 外侧端附着于跟骨上面的前部;其内侧部分为两束,上束附着于内踝,下束越过足内侧缘续于足底深筋膜。伸肌下支持带向深面发出两个纤维隔,形成3个骨纤维性管:内侧管通过胫骨前肌腱及其腱鞘;中间管通过躟长伸肌腱及其腱鞘、足背血管和腓深神经;外侧管通过趾长伸肌腱和第3腓骨肌腱及其腱鞘。足背的深筋膜分浅、深两层,浅层自伸肌下支持带下延,附于足内、外侧缘的骨膜,深层贴附于骨间背侧肌表面与跖骨骨膜。两层间为足背筋膜间隙,内容躟长伸肌与趾长伸肌腱、躟短伸肌及肌腱、趾短伸肌及肌腱,足背动脉及其分支与伴行静脉及腓深神经。

2. **足背动脉** dorsal artery of foot　在内、外踝连线中点的下方续于胫前动脉。经躟长伸肌腱和趾长伸肌腱之间前行,至第1跖骨间隙处分为足底深支及第1跖背动脉两终支(图10-22)。**足底深支**穿第1跖骨间隙与足底外侧动脉末端吻合成足底弓;**第1跖背动脉**分支至躟趾背面与第2趾背面的内侧缘;有的还发出**弓状动脉**(出现率34.72%),沿跖骨底背侧面向外侧行,

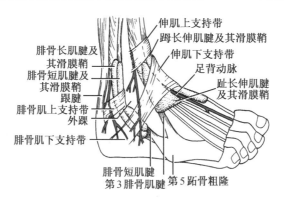

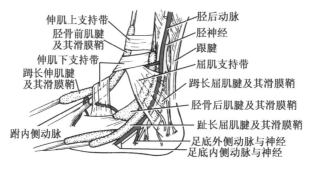

图 10-22　踝前区与足背

由弓上发出 3 条跖背动脉分布于第 2 ~ 5 趾背的相对缘。

3. 腓深神经　经伸肌下支持带深面,多循足背动脉内侧、在姆长、短伸肌腱之间前行,分支分布于第 1、2 趾背相对缘皮肤及足背肌、跗跖关节、跖趾关节等。

二、踝后区与足底

在踝后区,中线上有小腿后群肌浅层小腿三头肌的跟腱止于跟骨结节,跟腱内侧有小腿后群肌深层各长肌腱与胫后血管、胫神经至足底,跟腱外侧深部有腓骨长、短肌腱,浅部有腓肠神经(伴小隐静脉)至足之外侧缘。足底则主要包含来自小腿的长肌腱和足底肌,以及行于其间的足底内、外侧血管及神经等。

(一) 浅层结构

踝后区的皮肤移动性大,浅筋膜较疏松,足跟处的皮肤角化层较厚。足底皮肤厚,尤以足跟、第1、第5跖骨头及足外侧缘支持体重的部位更为明显。足底皮肤无毛,但汗腺丰富,由足底内、外侧神经的皮支分布。足底浅筋膜致密,其内含大量纤维束连接皮肤与深筋膜,并含较多的脂肪。

(二) 深层结构

1. 深筋膜　踝后区的深筋膜在内踝与跟骨内侧面之间及在外踝与跟骨外侧面之间增厚,分别形成屈肌支持带和腓骨肌上支持带,约束由小腿至足的各长肌腱与血管神经。足底的深筋膜也分浅、深两层,两层之间形成骨筋膜鞘,容纳通过足底的长肌腱、血管、神经与足底肌。

(1) 屈肌支持带与踝管:屈肌支持带两端分别附于内踝后下缘与跟骨内侧面,与跟骨共同构成**踝管** malleolar canal(图 10-23)。支持带向深面发出 3 个纤维隔,将踝管分隔成 4 个骨纤维性管,容被覆滑膜鞘的小腿屈肌腱与血管神经束通过,由前向后依次为:①胫骨后肌腱;②趾长屈肌腱;③胫后动、静脉和胫神经;④姆长屈肌腱。踝管是小腿后区与足底之间的唯一通道,管内有疏松结缔组织,小腿或足底感染,可经踝管互相蔓延。

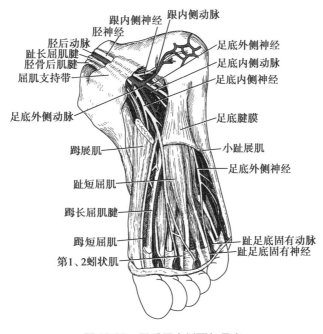

图 10-23　踝后区内侧面与足底

（2）**腓骨肌上、下支持带**：腓骨肌上支持带由踝后区深筋膜增厚形成，张于外踝与跟骨外侧面之间，腓骨肌下支持带实为伸肌下支持带向后外下方的延续。它们的深面有腓骨长、短肌腱及腓骨肌总腱鞘通过（图10-22）。

（3）**足底深筋膜**：分浅、深两层。浅层覆盖于足底肌浅面，深层（骨间跖侧筋膜）覆盖在骨间肌的跖侧，与跖骨骨膜愈合。浅层中间部增厚称**足底腱膜**，呈长三角形，尖向后附着于跟骨结节，底向前分裂成5束附着于各跖趾关节囊和趾腱鞘，各束间有横纤维相连。足底腱膜有保护足底血管、神经，加强足纵弓的作用。从足底腱膜内、外侧缘向深部发出内、外侧肌间隔，分别附着于第1、5跖骨，将足底分为内侧、中间、外侧3个骨筋膜鞘，分别容纳足底肌内侧群（除拇收肌外）与拇长屈肌腱、足底肌中间群与拇收肌及趾长屈肌腱、足底肌外侧群。3个肌群之间有足底内、外侧血管和神经走行。

2. **足底肌**　分为3群。内侧群主要内收、外展及屈拇趾；外侧群主要外展、屈小趾；中间群主要内收、外展及屈第2~5趾。

3. **足底的血管与神经**

（1）**足底内、外侧动脉**：在屈肌支持带深面由胫后动脉发出，经拇展肌深面入足底（图10-23）。足底内侧动脉沿拇展肌外侧缘前行，分布于足底内侧份的肌与皮肤；足底外侧动脉经趾短屈肌深面行向外侧至第5跖骨底处，折转向内侧至第1跖骨间隙，与足背动脉的足底深支吻合成足底弓，自弓向前发出4条趾足底总动脉，后者向前各自分为两支趾足底固有动脉，分布于足趾。足底外侧动脉沿途还分支营养足底外侧份的肌与皮肤。两动脉各有同名静脉与之伴行。

（2）**足底内、外侧神经**：行程大致与同名动脉相同。足底内侧神经主要分布于足底内侧群肌和内侧半皮肤；足底外侧神经主要分布于足底中间群、外侧群肌和外侧半皮肤。

第六节　下肢神经的节段性分布和下肢神经损伤

一、下肢皮神经的节段性分布

脊神经在躯干部皮肤的分布有明显的节段性，每一皮节形成一个环带，在上下肢环带不明显，但仍表现出一定的规律性。在下肢，大腿前内侧面与膝前区皮肤自上向下由$L_{1~3}$分布，小腿前内侧面与足内侧缘由L_4分布，小腿前外侧面、足背与足底内侧部由L_5分布，足外侧缘与足底外侧部由S_1分布，小腿后面与大腿后面由S_2分布，臀部、会阴由$S_{3,4}$分布，外生殖器前份由L_1、后部由$S_{3,4}$分布（图10-24）。按皮神经分布的规律，可行相应的疼痛治疗或判断麻醉平面。

二、下肢肌的神经节段性支配

虽然胚胎时期各肌节演发的肌都由支配该体节的脊神经配布，但在发育过程中肌常有合并、分层、分裂、迁徙等变化，所以脊神经对肌的支配节段性不明显，常有一条脊神经的纤维分布至多块肌，一块肌有多条脊神经的纤维分布的情况，所以一条脊神经损伤可致肌的功能减退而不完全丧失功能，但却可使多块肌受累。一般而言，下肢肌中髋肌前群与大腿前群、内侧群肌由腰丛的分支（$L_{2~4}$）支配，髋肌后群及大腿后群肌、小腿肌及足肌全由骶丛的分支支配，臀部肌、股后群肌、腘肌、小腿前群肌与足背肌由$L_{4,5}$、S_1支配，小腿三头肌由$L_{4,5}$、$S_{1,2}$支配，小腿外侧群肌由L_5、S_1支配，小腿后群肌深层与足底肌基本上由L_5、$S_{1,2(3)}$支配。

三、下肢神经损伤的解剖特点

下肢外伤，主要是某些骨折时常会伤及下肢的神经，导致出现相应症状。

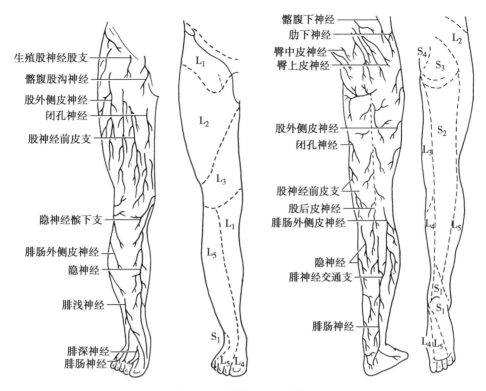

图 10-24　下肢皮神经的分布

（一）股神经损伤

股神经干损伤后大腿前群肌麻痹,屈髋能力降低,不能伸小腿而行走困难尤其是上楼梯时;膝反射消失;股前区感觉障碍,膝前区内侧份、小腿前内侧面亦可能出现感觉障碍,往往伴灼性神经痛。

（二）闭孔神经损伤

闭孔神经损伤后股内侧群肌麻痹,大腿不能内收,下肢交叉动作不能完成;大腿内侧面上份皮肤感觉障碍。

（三）坐骨神经损伤

坐骨神经损伤后大腿后群肌、小腿全部肌与足肌麻痹,膝关节不能屈,膝关节以下所有运动消失;跖反射与跟腱反射消失,但膝反射正常;膝以下除隐神经分布区外的皮肤感觉消失。

（四）胫神经损伤

胫神经常与腘血管同时损伤。胫神经损伤后小腿后群肌与足底肌麻痹,不能跖屈踝关节、不能屈趾,表现为钩形足、仰趾畸形;跖反射与跟腱反射消失;小腿后面、足外侧缘与足底皮肤感觉障碍。

（五）腓总神经损伤

腓总神经损伤后小腿前群与外侧群肌及足背肌麻痹,不能背屈踝关节、不能伸趾、也不能使足外翻,而呈马蹄内翻畸形;小腿前外侧面与足背、趾背感觉消失。

（六）臀上神经损伤

臀上神经损伤后臀中、小肌与阔筋膜张肌麻痹，髋关节不能外展、内旋力弱，大腿呈外旋位、行走时出现跛行。令患者以患肢单腿站立时站立不稳，其骨盆与整个身体均向健侧倾斜。

（七）臀下神经损伤

臀下神经损伤后臀大肌麻痹，伸髋关节无力，上楼梯困难，时间长后臀部的隆起消失、消瘦。

解剖操作

一、摸认、确定体表标志与投影及测量

（一）摸认下肢体表标志

参照本章相关内容，摸认髂嵴，髂前上棘、耻骨结节与腹股沟，髂后上棘、坐骨结节、股骨大转子，髌骨与股骨内、外侧髁，股骨内、外上髁与收肌结节，胫骨粗隆与胫骨前缘，髌韧带与腓骨头，内、外踝及跟骨结节与跟腱等体表标志。

（二）确定下肢体表投影

参照本章相关内容，确定股动脉，臀上动、静脉与臀上神经，臀下动、静脉与臀下神经，坐骨神经，腘动脉，胫后动脉，胫前动脉和足背动脉的体表投影。

（三）测量下肢长度

下肢全长、大腿长和小腿长。

二、模拟神经阻滞与血管穿刺操作

（一）模拟下肢神经阻滞穿刺

股外侧皮神经阻滞；股神经阻滞；隐神经阻滞；闭孔神经阻滞；坐骨神经 3 种途径阻滞，即臀部坐骨神经近端阻滞、远端阻滞和入路阻滞。

（二）模拟下肢大血管穿刺

大隐静脉穿刺或切开；股动脉穿刺；股静脉穿刺或插管。

（三）模拟阻滞、穿刺术要点

1. 摆正尸体标本体位，暴露模拟穿刺部位。
2. 体表定位，找出穿刺点的位置做好标记。
3. 按照麻醉操作规程，进行模拟阻滞穿刺。 体会麻醉进针的层次和手感。
4. 根据神经阻滞与血管穿刺的不同途径，选用不同颜色的染料，抽取适量穿刺注入。
5. 遵照解剖操作要求，进行剖查，认真观察穿刺路径和注射点的位置。
6. 验证并加深对麻醉相关解剖学知识的理解。

三、解剖股前区与膝前区

（一）尸位

尸体仰卧，下肢外展。

（二）触摸体表标志

触摸股前区与膝前区的骨性标志，体会重要血管、神经与这些标志的位置关系。

（三）皮肤切口与翻皮

1. 自髂前上棘沿腹股沟至耻骨结节的斜行切口（切口 1），已于解剖腹部时切开。

2. 平胫骨粗隆作水平切口（切口 2），切口内、外侧端分别达小腿内、外侧缘。

3. 自切口 1 中点向下作垂直切口至切口 2。

4. 完成上述切口后将皮片翻剥至大腿的内、外侧缘。翻皮时注意不要切断浅层的血管神经。

（四）解剖浅筋膜

1. **解剖大隐静脉与浅动脉**　在股骨内侧髁后缘处浅筋膜内找出大隐静脉及与之伴行的隐神经，向上追踪大隐静脉至隐静脉裂孔穿筛筋膜处；在大隐静脉末段解剖出其 5 条属支并找出与腹壁浅静脉、旋髂浅静脉、阴部外静脉伴行的同名浅动脉，追至穿出筛筋膜处。

2. **观察腹股沟浅淋巴结**　在腹股沟韧带下方和大隐静脉末段的两侧找出腹股沟浅淋巴结的上组与下组，观察清楚后将其去除。

3. **解剖皮神经**　①在髂前上棘下方 5～10cm 处找出股外侧皮神经；注意其穿出阔筋膜的位置；②沿缝匠肌的方向找出股神经前皮支与内侧皮支；③在大腿内侧面上份、股薄肌前缘附近找出闭孔神经的皮支。

（五）解剖深层结构

1. **观察阔筋膜**　保留已找出的浅血管与皮神经，全部去除浅筋膜。注意其上下方的附着与延续情况；观察阔筋膜各部的厚薄，特别注意外侧份增厚形成的髂胫束（起、止、前缘）；清除筛筋膜，提起大隐静脉末段仔细观察隐静脉裂孔（位置、外形、镰状缘、穿过结构）。

2. **解剖股前群肌**　沿皮肤切口切开阔筋膜并翻向两侧，仔细去除股前区的阔筋膜，但髂胫束予以保留；观察股前群肌特别是股四头肌的组成情况、肌束方向、股四头肌腱的附着情况后将肌修洁。

3. **解剖股三角**

（1）观察股三角的位置、边界。

（2）解剖股鞘：观察股鞘的位置、外形，其下端与股血管相融的情况；沿股动、静脉与股管的方向作 3 个纵行的切口切开鞘之前壁，观察鞘分为 3 格的情况及各格的内容；观察鞘之内侧格即股管的位置、外形、长度、各壁、下端封闭及上端以股环通向腹腔的情况、管内结构、股环的形状、大小与境界。

（3）解剖股神经：切开髂腰肌表面的髂腰筋膜，暴露髂腰肌与股神经，观察股神经与股动脉的位置关系及分支，追踪各肌支至入股前群肌各肌处、追踪隐神经至入收肌管处。

（4）解剖股动脉：观察股动脉的走行，向下追踪至其进入收肌管止。观察股动脉发出浅动脉的情况；在腹股沟韧带下 2～5cm 范围内找出发自股动脉后外侧壁的股深动脉；观察股深动脉发出旋股内、外侧动脉的情况并予追踪，追踪旋股内侧动脉至穿髂腰肌与耻骨肌之间处，追踪旋股外侧动脉至股直肌深面分为升支、降支与横支处；股深动脉主干潜入长收肌深面，此时暂不追踪；股动脉与股深动脉其余分支均不必细追。

（5）观察股静脉与股动脉的伴行情况，注意观察在腹股沟韧带下方与股动脉的位置关系；观察大隐静脉汇入股静脉的情况。

（6）观察腹股沟深淋巴结，观察后予以去除。

（7）牵开股血管与股神经观察股三角的后壁并予修洁。

4. **解剖收肌管**

（1）在缝匠肌中份将其横断，翻向其起、止点。

（2）在股中 1/3 份前内侧面、缝匠肌深面观察张于大收肌与股内侧肌之间的大收肌腱板及在腱板下份穿出的隐神经、膝降血管。

（3）沿股血管的方向纵行切开大收肌腱板，观察收肌管的后壁与外侧壁、管内结构以及它们的位置关系；注意观察管之下口及股血管通过下口与腘血管相延续的情况。

5. 解剖股内侧群肌与闭孔血管、闭孔神经

（1）长收肌与耻骨肌均已暴露与修洁，此时只需在长收肌内侧分离出股薄肌，在长收肌深面暴露短收肌与大收肌即可。

（2）在近长收肌起点处将肌切断并将肌下翻，完全暴露短收肌及其浅面的闭孔神经前支，并予修洁。

（3）将短收肌内侧缘提起翻向外侧，暴露其深面的闭孔神经后支及大收肌，修洁神经与大收肌，观察大收肌形成收肌腱裂孔及股血管通过该孔的情况。

6. 观察追踪股深动脉　长收肌切断翻开后即可自股深动脉起点向下追踪该动脉的全长，注意观察其行程中发出的穿动脉支数、穿大收肌腱弓的情况及股深动脉末端形成最后一支穿动脉的情况。

四、解剖小腿前区、踝前区与足背

（一）尸位

尸体仰卧，下肢外展。

（二）触摸体表标志

认真触摸小腿前区与踝部的体表标志、体会胫前动脉与腓深神经的体表投影。

（三）皮肤切口

1. 内、外踝间于踝关节前方作横切口（切口 1）。

2. 沿各趾根处（趾蹼背侧）作横切口（切口 2）。

3. 自大腿前面纵切口下端向下延长至切口 1 处并从此处延长切至切口 2 之中点。

4. 自纵切口翻剥皮片至小腿内、外侧缘，内、外踝后方及足之内、外侧缘。

（四）解剖浅筋膜

1. 自股前区的解剖时已找出的大隐静脉，向下追踪直至与足背静脉弓内侧端相续连处，同时找出与其伴行的隐神经，追至足之内侧缘。

2. 在小腿前外侧面中、下 1/3 交点处找出穿深筋膜浅出的腓浅神经皮支，观察它分为足背内侧与足背中间皮神经的情况及经踝关节前方至足背的情况。

3. 在足背浅筋膜内解剖出足背静脉弓，由弓外侧端追出小隐静脉并找出与之相伴的足背外侧皮神经。　自踝前区追踪足背内侧与足背中间皮神经直至足背远侧的皮肤切口处；在第 1、2 趾间的趾蹼处找出腓深神经终末支。

（五）解剖深层结构

1. 保留已解剖出的浅静脉与皮神经，清除全部浅筋膜，暴露小腿前区、踝前区与足背的深筋膜。

2. 观察小腿深筋膜与胫骨骨膜融合的情况及在小腿下端、踝前增厚形成的伸肌上、下支持带与腓骨肌下支持带，注意观察它们的附着点。　从胫骨外侧踝前面向下纵切小腿深筋膜，下端抵伸肌上支持带上缘，沿此缘作横切口，向两侧翻开深筋膜，观察深筋膜与胫骨骨膜的融合及向腓骨发出的前肌间隔与小腿前骨筋膜鞘；纵切前肌间隔观察外侧骨筋膜鞘后去除此二鞘的深筋膜。　沿伸肌下支持带下缘、足背远侧皮肤切口与足背正中切口切开足背深筋膜浅层并将其全部去除。

3. 观察小腿前群肌各肌的位置关系及肌间通行的胫前血管、腓深神经及其分支，并予修洁。

4. 观察腓骨长、短肌的起始、位置关系及行于二肌之间的腓浅神经；在腓骨长肌上端沿腓总神经的方向切断此肌，观察腓总神经分为腓浅、深神经的情况，观察后亦予以修洁。

5. 沿小腿前群肌肌腱方向切开伸肌支持带，理解支持带对肌腱的约束作用并观察伸肌下支持带向深面发出的纤维隔、形成的骨纤维管及各管通过的结构。观察完毕后去除二支持带。

6. 在足背筋膜间隙清理小腿前群肌各肌的肌腱，于踇长伸肌腱与趾长伸肌腱间找出足背动静脉与腓深神经，向远侧追至第 1 跖骨间隙，观察足背动脉分为第 1 跖背动脉与足底深支的情况及腓深神经的末端分布至第 1、2 趾背的情况。

五、解剖臀部与股后区

（一）尸位

尸体俯卧，两下肢外展。

（二）触摸体表标志

仔细触摸体表标志，体会坐骨神经阻滞麻醉时进针点的选择。

（三）皮肤切口与翻皮

1. 自两髂后上棘间中点至髂后上棘、再沿髂嵴至髂前上棘作弧形切口。

2. 自上切口内侧端沿后正中线向尾骨尖作纵切口。

3. 自尾骨尖沿臀沟向外下作斜切口，切口外下端约相当于大腿外侧缘上、中 1/3 的交点。

4. 平胫骨粗隆的横切口与股前区的下横切口相接。

5. 自臀部斜切口中点至下横切口中点作纵切口。

完成上述切口后将臀部皮片向外侧翻开，将股后区皮片向两侧翻开。

（四）解剖浅筋膜

在竖脊肌外侧、髂嵴下方找出跨髂嵴至臀部的臀上皮神经，在髂后上棘与尾骨尖的连线上找出臀内侧皮神经，在臀大肌下缘中点附近找出从下向上行的臀下皮神经。但如寻找困难，可不必花费时间寻找。股后区浅筋膜内无重要结构，可直接去除该部浅筋膜。

（五）解剖深层结构

1. 观察臀筋膜的被覆、向上对髂嵴的附着、向下与阔筋膜、向外下与髂胫束的延续情况；股后区的深筋膜向下延为腘筋膜的情况。剥除臀大肌表面的臀筋膜；自臀大肌下缘中点向下纵切阔筋膜直至腘窝上角，去除股后区的深筋膜，找出股后皮神经。

2. 解剖臀大肌 观察臀大肌的起止后修洁臀大肌、游离肌之上、下缘，将手指或刀柄伸入肌的深面作钝性分离，沿肌之起点外侧 2cm 切断臀大肌，将其向起端与止端翻开，观察并修洁进入该肌的臀上动、静脉浅支之分支及臀下动、静脉、神经之分支。

3. 剖查臀肌中层各肌 观察修洁中层各肌，观察梨状肌将坐骨大孔分隔为梨状肌上、下孔的情况。

4. 解剖出入梨状肌上孔的血管、神经 在梨状肌上缘与臀中肌后缘间找出臀上动、静脉浅支，以此为标志切断臀中肌，将肌翻开观察肌深面的臀小肌和二肌之间的臀上动、静脉深支以及臀上神经，分别予以修洁并注意血管神经出盆腔时的位置关系。

5. 解剖出入梨状肌下孔的血管神经 观察出入梨状肌下孔的 8 种血管神经，注意它们的位置关系，追踪坐骨神经至潜入股二头肌长头深面处、追踪臀下血管、臀下神经至进入臀大肌处、追踪阴部内血管与阴部神经至穿坐骨小孔处。分别修洁各血管神经，体会坐骨神经阻滞时穿刺点的确定方法。

6. **解剖股后区的肌、血管、神经**　观察股后群肌各肌的起止、走行。牵开股二头肌长头，观察追踪其深面的坐骨神经直至腘窝上角分为胫神经与腓总神经处，注意坐骨神经发出肌支支配股后群肌的情况，体会手术时"安全侧"的含义；观察坐骨神经的行程，体会坐骨神经的体表投影点。找出股深动脉的穿动脉，注意其支数、穿过大收肌的位置及彼此的吻合情况。

六、解剖腘窝与小腿后区、踝后区

（一）尸位

尸体俯卧，下肢外展。

（二）摸认体表标志

摸认股骨与胫骨内外侧髁、股骨内外上髁、腓骨头、内踝、外踝、跟骨结节及腘窝的边界、跟腱，体会胫神经、腓总神经及腘动脉、胫后动脉的投影。

（三）皮肤切口与翻皮

1. 平内、外踝作横切口。

2. 自股后区所作下横切口中点垂直向下作纵切口，直至足跟后缘。

3. 自纵切口将小腿后面皮片及踝后区皮片尽量向前翻剥。

（四）解剖浅筋膜

1. 在外踝后下方的浅筋膜中找出已于解剖足背时解剖出的小隐静脉与腓肠神经，循小隐静脉向上追踪至腘窝下角其穿腘筋膜处，观察小隐静脉有无同深静脉交通的穿通支及与大隐静脉之间的交通支。

2. 沿腓肠神经向上追踪至小腿后面中下份该神经由腓肠内侧皮神经与腓神经交通支汇成处，并继续沿腓肠内侧皮神经向上追踪，观察其穿出深筋膜处，沿腓神经交通支向外上方追踪，观察该神经的发起（发自腓肠外侧皮神经还是直接发自腓总神经）并找出腓肠外侧皮神经，观察其分布。

（五）解剖深层结构

1. 保留小隐静脉、腓肠神经等皮神经，去除全部浅筋膜，观察深筋膜，注意腘窝的深筋膜特别增厚而坚韧成为腘筋膜；内踝与跟骨内侧面间的深筋膜增厚形成屈肌支持带；外踝与跟骨外侧面间增厚形成腓骨肌上支持带。

2. 保留屈肌支持带，去除小腿后面与腘窝的全部深筋膜，修洁腓肠肌观察腘窝的境界。

3. **解剖腘窝**

（1）解剖腓总神经与胫神经：自腘窝上角沿股二头肌内侧缘清理出腓总神经至腓骨颈浅面，找出其在腘窝外侧角附近发出的腓肠外侧皮神经（腓神经交通支）。自腘窝上角始沿中线找出胫神经，追至腘窝下角神经潜入腓肠肌深面处，找出该神经发出的腓肠肌支及腓肠内侧皮神经。

（2）解剖腘动、静脉：清理腓肠肌内、外侧头，并钝性将二头与深面结构分离，于至腓肠肌的血管、神经进入肌处紧下方横断腓肠肌内、外侧头，将二头向上翻起、将肌腹下翻充分暴露腘窝内容物与比目鱼肌。向外侧牵开胫神经，暴露其深面的腘血管鞘。沿鞘之纵轴切开鞘的后壁，暴露腘静脉并将其牵向外侧，观察其深面的腘动脉。去除血管鞘及鞘周围的脂肪组织，清理出腘动脉发出的肌支与关节支。注意腘血管与收肌腱裂孔的关系。

（3）清除腘窝内所有脂肪结缔组织，观察腘窝底的构成。

4. **解剖小腿后群肌与血管神经**

（1）修洁比目鱼肌，观察肌在胫、腓骨上的起点及比目鱼肌腱弓。

（2）切断比目鱼肌在胫骨上的起点，将肌翻向外侧，去除小腿后群肌浅、深两层之间的筋膜隔，暴露血管神经束与小腿后群肌深层各肌。

（3）观察腘动脉在腘肌下缘分为胫前、胫后动脉以及胫前、胫后静脉汇为腘静脉的情况。 观察胫前动、静脉穿小腿骨间膜上缘上方行向小腿前骨筋膜鞘的情况及胫后动、静脉的走行、与胫神经构成血管神经束的情况，追踪此血管神经束至屈肌支持带上缘处。 找出胫后动脉上端发出的分支腓动脉并予追踪。

（4）观察小腿后群肌深层各肌，注意它们的起止、彼此间的位置关系，并予修洁。

5. **解剖踝管** 观察屈肌支持带的附着。 沿小腿后群肌各腱与血管神经方向切开支持带，观察支持带发出的纤维隔与形成的 4 个骨纤维管。 观察各管通过的结构并注意胫骨后肌与趾长屈肌腱的交叉。

七、解剖足底

（一）皮肤切口

1. 自足跟后缘中点至中趾根作一纵切口。

2. 自第 1 跖骨头至第 5 跖骨头作弧形切口。

从纵切口向两侧将皮片剥离。

（二）解剖浅筋膜

足底浅筋膜厚，其内有大量致密的纤维束连于皮肤与深筋膜间，故解剖时宜用刀锐性修去浅筋膜。

（三）解剖深层结构

1. 观察深筋膜浅层的三部，特别注意观察中间部足底腱膜，此部明显比内、外侧部增厚，其前端分为 5 束，分别终于第 1～5 趾，其后端附于跟骨结节。

2. 于跟骨结节稍前方横断足底腱膜，将其提起，于其内、外侧缘切断腱膜发出行向第 1 跖骨与第 5 跖骨的内、外侧肌间隔，将腱膜翻向各趾趾根部。 去除深筋膜浅层的内、外侧部。 体会足底深筋膜浅层深面的 3 个骨筋膜鞘。

3. **解剖足底肌第 1 层与血管、神经** 观察并修洁足底肌第 1 层各肌（跛展肌、趾短屈肌、小趾展肌）及跛展肌与趾短屈肌之间、小趾展肌与趾短屈肌之间通行的足底内、外侧血管与神经。

4. **解剖足底肌第 2 层与血管、神经** 于近其起点处切断趾短屈肌将其翻向远端，观察其深面的第 2 层肌即跛长屈肌腱、趾长屈肌腱、足底方肌与蚓状肌。 注意观察两长肌腱在足底的交叉、足底方肌的起止与 4 条蚓状肌起于趾长屈肌腱的情况。 在足底方肌浅面清理出从后内侧斜向前外侧的足底外侧动、静脉与足底外侧神经，追至第 5 跖骨底处止。

5. **解剖足底肌第 3、4 层** 在跟骨结节稍前方切断足底方肌与趾长屈肌腱、跛长屈肌腱，暴露足底肌第 3 层，即跛短屈肌、跛短肌与小趾短屈肌，观察各肌位置关系后予以修洁。 于跛展肌起点稍前方将其切断翻向止端暴露其深面的胫骨后肌腱，于小趾展肌止端稍近侧，切断该肌腱翻向起端暴露腓骨长肌腱，观察此二长肌腱的附着。 切断跛收肌斜头与横头翻向止端暴露其深面的足底外侧动脉终端，即足底动脉弓与伴行的足底外侧神经深支以及血管神经深面的足底肌第 4 层（骨间肌）。

（张剑凯）

第一节 概 述

麻醉的主要任务之一是镇痛。**疼痛** pain 是人类最为常见的生活和临床现象。任何人的一生,都不可避免地要经历疼痛的困扰。轻微而短暂的疼痛,能为机体提供特殊的警报信号,是生命不可缺少的保护功能之一,有利于机体趋利避害,我们可称之为"好痛"。从某种意义上说,人类甚至不能没有疼痛,先天无痛同样有害无益,此类患者终因不能感知和鉴别疼痛造成遍体鳞伤而最终危及生命。然而严重而持久的疼痛终究会给机体带来伤害。即便以十分之一的人存在不同程度疼痛来估算,不难想象地球上每天有多少人受到疼痛的困扰。特别是晚期癌症患者,多伴有剧烈的疼痛。据世界卫生组织估计,每天世界上处在疼痛煎熬之中者约有700万人。目前,某些疼痛仍缺乏有效的治疗措施,而长期或过量使用镇痛剂导致的躯体与精神依赖的问题也未能从根本上得到解决。这对医生、科学家和社会学家都是严峻的挑战。疼痛是一个没有国界的重大难题,解决这个难题需要世界范围的共同努力。进入 21 世纪以来,国际社会更加关注疼痛。2000 年,世界卫生组织将慢性疼痛列入疾病的范畴。美国第 106 次国会通过决议,将 2001 年 1 月 1 日开始的 10 年,定为"疼痛控制和研究的 10 年"(decade of pain control and research)。2002 年,第十届世界疼痛医学大会明确将疼痛列为继体温、血压、脉搏、呼吸之后的"第五大生命体征"。2004 年国际疼痛研究会(IASP)将每年的 10 月 11 日确定为世界镇痛日(global day against pain)。我国政府同样重视疼痛防治工作,2006 年宣布每年10 月的第 2 周为中国镇痛周(china week against pain),并提出"免除疼痛是患者的基本权利和医生的神圣职责"。麻醉与镇痛的许多工作与神经活动密切相关,因此掌握一些神经解剖学的知识对临床麻醉与镇痛的实践具有十分重要的意义。

一、疼痛的概念

疼痛对每个人来说司空见惯,但要用语言来明确其定义,描述其性状与特点,却又难以名状,似乎只可意会不可言传。

1. **疼痛的定义** 1994 年国际疼痛研究会(IASP)对疼痛的描述是:"Pain is an unpleasant sensory and emotional experience associated with actual or potential tissue damage, or described in terms of such damage."2001 年又进一步作了补充,"The inability to communicate in no way negates the possibility that an individual is experiencing pain and is in need of appropriate pain reliving treatment."可见疼痛是一种与组织损伤或潜在损伤相关的不愉快的感觉和情感体验。与其他感觉不同的是,疼痛至少包括感觉和情感两个方面。仅有感觉而无情感反应,或仅有情感反应而没有感觉,都不是真正意义上的疼痛。

2. **伤害性感受的含义** **伤害性感受** nociception,也可释义为伤害性知觉,是英文文献中应用较为普遍甚至取代疼痛概念的一个常用词汇。

伤害性感受与疼痛是既有区别又有联系的两个概念。一般认为,任何伤害性刺激均可伤害性感受,但并不是所有的伤害性刺激均可引起明确的疼痛。尽管伤害性感受与疼痛的信息传递和调制在皮质下经历的神经结构(如外周感受器、感觉神经元、脊髓背角、脑干、间脑等)基本一致,且对两者的信息进行传递、加工、处理均可做出适当的反应,并形成伤害性或痛感受的时程、强度和范围等进行认知编码,但有人认为伤害性感受与疼痛的主要区别在于,伤害性感受及其应答性反应可以发生在皮质以下的各级中枢,而疼痛的感知则必须(只有)到达大脑尤其是皮质才能建立。还有人认为痛觉可能为人类所特有,其他生命体或许仅有伤害性感受而无痛觉。这主要是基于部分皮质缺失患者可无明确疼痛的临床现象。

各种有害的刺激均可在神经系统的各级水平形成伤害性感受并做出应答性反应,疼痛也不例外,明确的感觉则仅在皮质才能建立,并往往伴有自主神经活动、运动、心理和情绪等反应。因此在有关疼痛的皮质下各级水平研究中,其效应多是对伤害性刺激的反应,可见用 nociception 描述比 pain 更符合实际。

二、疼痛的分类

疼痛的分类是人为的,视角不同分法亦不同,临床多结合病因、病情的主要特点综合分类。这里仅从解剖学的角度,对疼痛进行一般意义上的分类,并着重概念的理解与描述。

(一) 根据疼痛发生的解剖部位

1. 躯体痛somatalgia 是指伤害性刺激激活皮肤、骨骼肌、骨膜、关节等躯体性器官痛感受器而产生的疼痛。又可分为浅表痛和深部痛。

浅表痛是由刺激皮肤引起的疼痛。其特点是定位明确,反应较快。

深部痛是指皮下结构主要包括肌肉、肌腱、骨膜和关节受到伤害性刺激而引起的疼痛。其特点是定位模糊,反应迟钝,近似内脏痛的特征。

2. 内脏痛visceralgia 是指伤害性刺激激活内脏器官痛感受器而产生的疼痛。内脏痛具有以下几个特点:①感觉模糊,定位不明确,近似深部疼痛;②对不同伤害性刺激的反应循异。如直接切割、烧灼常不引起明显的内脏痛,而组织缺血、缺氧、炎症、平滑肌痉挛以及牵拉等,则可产生剧烈的疼痛,并伴有运动或自主性反射等;③持续性内脏痛可以产生特定部位皮肤及其深部组织的牵涉痛或痛觉过敏。

3. 牵涉痛referred pain 1893 年,Head 记述了这一现象,当内脏器官持续损伤或炎症时,患者常会诉述在邻近或远离该脏器的某些特定体表区产生疼痛或感觉过敏,严重者还伴有局部皮肤及皮下组织质地、结构、血流的变化,造成局部水肿等。人们把这种疼痛称为牵涉痛,发生牵涉痛的体表区,称为**牵涉区referred area**,为记载 Head 的贡献,也称为**海德带head zone**。

牵涉痛是内脏器官病变时一个非常普遍而重要的现象。对于人类来说,内脏器官疼痛发生牵涉痛的部位即牵涉区是恒定的,且可以自述的。如膀胱病变常引起肛周及耻骨弓部位的体表痛,内生殖器官的病变会引起会阴及股部的疼痛等。现将已知的脏器病变引起牵涉痛的部位和相关的脊髓节段列表如下(表 11-1),熟知牵涉区的位点可以在一定程度上辅助诊断何种脏器的病变。

4. 牵涉痛机制the mechanism of referred pain 关于牵涉痛发生的机制,从 18 世纪中叶人们就对其进行了研究。但迄今尚未得出明确的结论,概括起来主要有以下几种说法。

（1）**会聚易化学说convergence facilitation theory**:认为病变器官与其牵涉区的感觉经背根神经纤维传入脊髓,终止于脊髓背角的相同区域。当来自该病变器官过多的伤害性信息不断地进入脊髓背角,可形成局部兴奋灶,并可易化处于相同背角的其他神经元,使其活性大为增强。这样来自牵涉区皮肤本属正常、平时不足以引起躯体痛的阈下冲动,也能激活这些神经元,产生兴奋,传至皮质,从而产生牵涉痛或痛觉过敏的感觉(图 11-1)。

表 11-1　主要脏器病变的牵涉区及相关的脊髓节段

病变器官	牵涉性痛部位	脊髓节段
心	心前区与左上臂内侧	$T_{1\sim4}$
食管	胸骨区	$T_{4\sim5}$
胃	腹上区	$T_{7\sim8}$
十二指肠	腹壁脐上区	$T_{7\sim8}$
阑尾	脐区,病变波及腹膜壁层时移向右下腹	$T_{10}\sim L_1$
肝	右肩、颈	$C_{3\sim4}$
胆囊	右上腹与右肩胛下区	$T_{6\sim8}$,$C_{3\sim4}$
肾盂、输尿管	腰区与腹股沟区	$T_{12}\sim L_2$
膀胱	耻骨区与耻骨上区	$T_{11\sim12}$
膈	肩区	$C_{3\sim5}$

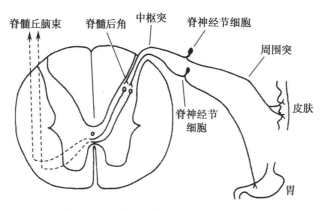

图 11-1　牵涉痛的会聚易化学说示意图

(2) **会聚投射学说** convergence projection theory:在临床实践中,人们发现有些内脏器官与其牵涉区皮肤的传入神经,在解剖关系上并不终止在相同的脊髓节段。如何解释这种情况发生的牵涉痛呢? 有人认为,尽管它们的传入纤维不经相同的背根节,也不终止于相同的脊髓背角,但在它们自不同阶段进入脊髓进一步向更高级中枢传递时,则可投射并会聚在传导通路的某个共同部位(如脑干、丘脑),终止于共同的神经元。当内脏痛觉冲动不断经此通路上传时,大脑依据往常的经验也会"理解"为来自皮肤的痛觉(图 11-2)。

(3) **周围神经分支学说** peripheral nerve braching theory:Dogiel(1897)最先提出脊神经节感觉神经元的中枢突和周围突存在分支的可能。Sinclair 等(1948)根据外周麻醉可以消除牵涉痛这一现象提出:人的脊神经背根节细胞周围突可能具有多个分支,分别连于内脏器官和相应部位的皮肤,两者的感觉传入由一个神经元承担,大脑皮质难以区分痛感觉的本源(图 11-3)。

(4) 内脏器官持续疼痛导致特定部位皮肤蓝染实验:1997 年,Wesselmann 预先经颈内静脉向动物的循环系统注射伊文思蓝(Evans blue)染料,然后向大鼠子宫腔内注入芥子油制作

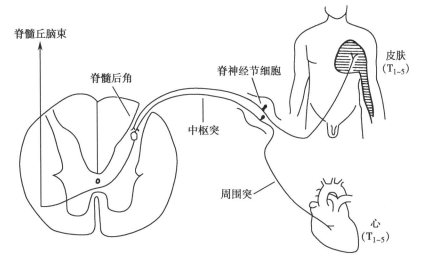

图 11-2　牵涉痛的会聚投射学说示意图

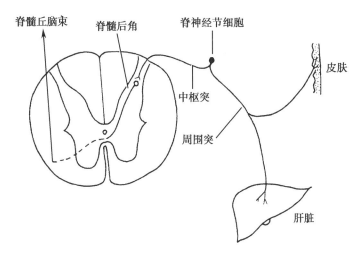

图 11-3　牵涉痛的轴突分支学说示意图

子宫持续炎性痛模型,一定时间后,随着子宫持续的疼痛,受试动物的特定部位(耻骨联合)皮肤恒定出现伊文思蓝渗漏斑。随后国内学者用同样方法观察了胃痛、膀胱痛和胆囊痛等动物模型的伊文思蓝渗漏情况,也获得了类似 Wesselmann 实验的结果,在受试动物特定体表区同样恒定出现伊文思蓝渗漏斑。由于动物不能自述,因此从技术层面判定渗漏斑为动物内脏痛的牵涉区还有困难,但不难理解这些渗漏斑的出现无疑与内脏器官的疼痛有关。为什么会发生这种现象?目前尚无合理的解释。近年来,关于在损伤、炎症、慢性疼痛等情况下交感神经纤维可与传入神经末梢或胞体产生交感-感觉耦联的报道屡见不鲜,能否解释上述现象的发生值得深思:假定内脏器官与特定部位皮肤的血管受相同节段的交感神经支配,持续性的内脏痛使支配该器官的交感神经兴奋,通过交感-感觉耦联机制向中枢传递痛信号,产生痛感受;而受相同脊髓节段交感神经支配的特定部位皮肤血管的交感神经则因未被兴奋处于舒张状态,舒张血管的内皮细胞间隙加大,部分血管内容物漏出,染料漏出导致局部皮肤蓝染,而致痛物质的漏出则可激活局部伤害性感受器,于是产生了相应部位的疼痛,从而产生了牵涉痛。应该指出的是,动物实验所显示的伊文思蓝渗漏斑与人类自述的牵涉区并不完全一致,因此交感-感觉耦联现象能否合理解释牵涉痛的发生机制尚需进一步研究。

　　100 多年来,人们对牵涉痛发生的机制提出了不同的假说,但多止于理论上的推测。直到

20 世纪 70 年代荧光标记和神经束路追踪技术的问世,才为这些推测提供了一定的形态学证据,但目前的研究结果都还不能独立阐释牵涉痛的发生机制。也许牵涉痛的发生本就不是一种机制,或不同内脏器官的牵涉痛也可能遵循不同的机制。因此,试图用一种机制解释所有内脏器官发生的牵涉痛,可能根本就是不客观的,牵涉痛发生机制的多元论可能恰恰反映了它的本来面目。

（二）　根据组织损伤或潜在损伤的病理改变程度

1. **生理性疼痛** physiological pain　可直接释义为与生理活动相关的疼痛,如青春期、经期前、人工流产后、性生活后等的乳房胀痛等;也可以广义地指时间短暂、一过性的去除刺激即可消失的一类疼痛。这是机体对有害刺激的防御性反应,不需治疗即可自动恢复正常。一般认为,生理性疼痛尚未造成组织损伤或潜在损伤的明显病理学改变。

2. **病理性疼痛** pathological pain　是指由创伤、感染、肿瘤等各种因素,不仅造成组织损伤或潜在损伤的病理学改变,甚至伴随情感变化的一类疼痛。主要包括炎性疼痛、神经病理性疼痛和精神源性疼痛等。

（1）**炎性疼痛** inflammation pain:由于创伤、手术、感染等原因导致组织损伤或潜在损伤而产生的疼痛。一般有红、肿、热、胀等组织学的炎症表现。持续时间较短的炎性痛通过抗感染治疗,多可修复损伤,疼痛消失,恢复正常。而久治不愈的炎性痛,累及躯体感觉神经系统的功能,则可恶化为神经病理性疼痛。

（2）**神经病理性疼痛** neuropathic pain:也称**神经源性疼痛** neurogenic pain。近 20 年来,国际疼痛研究学会关于神经病理性疼痛的定义已做 3 次修订。1994 年的定义为“外周或中枢神经系统的原发性损伤、功能障碍或短时间的紊乱所导致的疼痛”。2001 年将神经病理性疼痛的定义简化为“损伤或疾病累及中枢神经系统或躯体感觉系统所导致的疼痛综合征”。2011 年做出的最新定义为“神经病理性疼痛是躯体感觉神经系统损伤或疾病的直接后果 (Neuropathic pain is a pain arising as a direct consequence of a lesion or disease affecting the somatosensory system)”。

神经病理性疼痛临床表现特点为:①**自发性疼痛** spontaneous pain,即不作任何刺激就发生随机而持续的疼痛;②**痛觉过敏** hyperalgesia,即伤害性刺激所引起的异常增强、延长和更加敏化了的疼痛。换句话说,也就是伤害性刺激的时程、强度、范围虽小,却引起了与之不匹配的长程、高强度、大范围的疼痛;③**触诱发痛** allodynia,也有译作痛觉超敏或异常疼痛,即在正常情况下为非伤害性刺激导致的。如抚摸、轻触等本来是好的、舒适的刺激,一般不会引起疼痛,但在神经病理性疼痛情况下,却引起了持续地疼痛。

（3）**精神源性疼痛** psychological pain:是指在未见明显的器质性病理改变,甚至该器官已不存在(肢体残缺),但患者却诉述某些器官存在疼痛。如幻肢痛,妄想、癔症、抑郁症等所引起的疼痛。

目前神经病理性疼痛和精神源性疼痛的发生机制仍不清楚,临床治疗尚无可靠有效的手段,因而成为世界范围内的研究热点。

第二节　痛觉传递的解剖学基础

躯体痛觉传递的解剖结构简单明了,实际上只需经过位于背根节初级传入神经元和位于脊髓背角、背侧丘脑的二、三级神经元即可传导到大脑皮质。然而痛刺激在其传递过程中的调制、做出相应反应的路径则极其复杂。这里仅介绍参与痛觉传递的基本解剖结构及其路径。

一、痛觉传递的基本解剖结构

（一）痛觉初级传入神经元

痛觉传入初级神经元在结构上包括感受器、胞体和初级传入纤维 3 个连续的部分。

1. 感受器 100 年多前，德国生理学家 Von Frey 推测皮肤的感觉可能源于神经末梢。20 世纪初英国生理学家 Sherrington 提出了**感受器 receptor** 的概念，并认为感受器可分为**伤害性感受器 nociceptor** 和非伤害性感受器。循着这个概念，科学家一直在寻找形态学的证据。现已明确，感受器实质上是传入神经纤维的游离末梢，凡有神经末梢分布的部位都存在感受器。感受器能被各种形式的刺激所激活，并将刺激的能量转化为神经冲动，因此也是一种换能装置。其中能被痛刺激激活的称**痛感受器 receptor of pain**。

（1）伤害性感受器的分类：不同感受器在形态上似无特异之处，目前的分类主要根据其连属传入纤维的类型。连于较粗的、有髓鞘的 Aβ 纤维的称为 Aβ 感受器；连于较细的、有髓鞘的 Aδ 纤维的称为 Aδ 感受器，连于更细的无髓鞘 C 纤维的称为 C 感受器。目前认为，正常情况下，Aβ 感受器为非伤害性感受器，主要感受非伤害性刺激。而绝大多数的伤害性刺激都是由 Aδ 感受器和 C 感受器感受的。一般认为刺痛（锐痛、快痛或第一痛）主要由 Aδ 伤害性感受器介导，而灼痛（钝痛、慢痛或第二痛）主要由 C 伤害性感受器介导。

（2）伤害性感受器的分子解剖学基础：瞬时感受器电位（transient receptor potential, TRP），这一名词是由 Cosens 和 Manning（1969）在果蝇视网膜光感受器上记录到与正常电位不同的"瞬时感受器电位"而提出的，后来 Montell 和 Rubin（1989）等陆续在不同组织细胞上克隆并证明 TRP 的实质是受体门控的阳离子通道。现已知与感受器相关的 TRP 同源基因有 20 多个，因而又称之为"超家族瞬时感受器电位"（transient receptor potential superfamily）。其中与躯体和内脏温痛觉有关的超家族 TRP 成员主要有：①辣椒素敏感的伤害性热感受器 TRPV1。为一种阳离子选择性受体通道，对 Ca^{2+} 通透最高，依次为 Ca^{2+}、Mg^{2+}、Na^+、K^+ 等。增高细胞外液温度（阈值在 43℃，峰值在 45℃），激活 TRPV1 受体可诱发出 Ca^{2+} 内流和内向电流，提示 TRPV1 受体不仅是化学物质辣椒素的内源性受体，也是伤害性热感受器。②辣椒素非敏感的伤害性热感受器 TRPV2 受体。虽然与 TRPV1 受体同源，但对 50℃ 以下的热刺激不起反应，只有高达 53℃ 以上的热刺激才能发出内向电流，且不被辣椒素受体拮抗剂阻断。有人认为 TRPV1 可能是 C 纤维低阈值（43～45℃）伤害性感受器的分子结构基础，而 TRPV1 可能是 A 纤维高阈值（大于 53℃）伤害性感受器的分子结构基础。③辣椒素非敏感的非伤害性温觉感受器 TRPV3。在非伤害性温觉刺激条件下，从 22℃ 到 40℃，适宜阈值为 37℃ 到 39℃，可诱发出内向电流，且不被辣椒素受体拮抗剂阻断。④薄荷醇敏感的伤害性冷觉感受器 TRPM8。众所周知薄荷醇可激活对冷刺激敏感的神经末梢，提示其可能是冷觉感受器的激动剂。需要指出的是冷觉（cold）与凉觉（cool）温度范围差异很大，15～28℃ 引起的是适宜的凉觉，而低于 15℃ 引起的是不舒服的冷觉甚至是伤害性感觉。现已证实 TRPM8 只介导 8～28℃ 之间的温觉，既能介导 8～15℃ 之间的冷觉，也能介导 15～28℃ 之间的凉觉。

2. 痛觉初级传入神经元的胞体

（1）位置躯体痛觉初级传入神经元的胞体：司躯干和四肢痛觉者位于 31 对脊神经节内，司头面部痛觉者主要位于三叉神经节内，另外在舌咽神经上神经节、迷走神经颈静脉神经节、面神经的膝神经节等部也可有痛觉传入的初级神经元。

内脏痛觉传入神经元的位置是人们长期关注却又始终悬而未决的问题。20 世纪初，有人提出内脏感觉传入伴随交感或副交感神经行走。甚至认为内脏痛觉伴随交感神经传入，而除痛以外的其他感觉可能与副交感神经有关。但近年来的研究表明,伴随副交感神经的内脏传入也参与痛觉的传导。例如,支配胸、腹腔脏器的迷走神经和支配盆腔脏器的盆神经都被证实含有传递伤害性信息的初级传入纤维。一般认为,内脏感觉神经元的胞体也位于脊神经节或脑神经节内,其中枢突随相应的脊神经或脑神经进入脊髓或脑干。周围突则随脊神经、脑神经、交感神经或副交感神经的分支分布于各脏器。

(2)形态、大小及其与痛觉传导的关系:传递疼痛神经元同属感觉神经元,在形态上多为圆形、卵圆形,分支为双极或假单极。以大鼠背根节神经元为例,根据其直径大小,一般分为大、中、小三类:直径>35μm 者为大细胞,直径 20～35μm 者为中细胞,直径 6～20μm 者为小细胞。目前认为大细胞主要传递与非伤害性信息,而伤害性信息主要由中、小细胞传递,其中锐痛、快痛由中细胞介导,而钝痛、慢痛则由小细胞介导。

3. 痛觉初级传入纤维 实际是双极或假单极初级传入神经元胞体上的两个突起。较粗的一支分布于周围组织,为周围突,其末梢即为痛觉感受器;较细的一支连于脊髓和脑,为中枢突,终止于相应节段的脊髓背角或某些脑神经感觉核。这里介绍的初级传入纤维主要是指连于脊髓的中枢突。

(1)传入纤维的分类及其与痛觉传导的关系:初级传入纤维根据其连于背根节神经元的类型可以分为:①Aβ 纤维,由大细胞发出,有厚厚的髓鞘,较粗;②Aδ 纤维,由中细胞发出,有薄层髓鞘,较细;③C 纤维,由小细胞发出,无髓,最细。一般认为痛觉主要是由细的有髓的 Aδ 纤维和无髓的 C 纤维传入的。其中,中细胞发出的 Aβ 纤维传导速度快,兴奋阈低,主要传导锐痛、快痛;小细胞发出的 C 纤维兴奋阈较高,传导速度慢,主要传导慢痛。而非伤害性刺激主要由大细胞发出的 Aβ 纤维传入(图 11-4)。

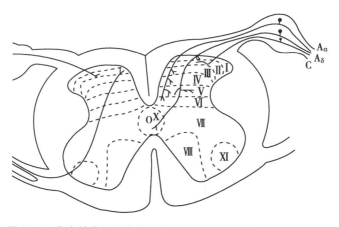

图 11-4 伤害性传入纤维的分类及其在脊髓背角板层终止的部位

(2)痛觉初级传入纤维在脊髓背角的终止部位:应用神经追踪与电生理等结合技术证实,非伤害和伤害性信息传入纤维在脊髓背角各个板层的终止部位具有选择性。其中,厚髓较粗的 Aβ 纤维主要传递非伤害信息,主要终止在Ⅲ～Ⅳ层,也可因刺激类型不同,分别终止于Ⅱ～Ⅵ等不同板层或板层组合;内脏传入主要终止在Ⅰ、Ⅱ、Ⅴ、Ⅹ,肌肉传入主要终止在Ⅰ、Ⅴ的外侧部。伤害性信息主要由薄髓较细的 Aδ 纤维和无髓最细的 C 纤维传递,Aδ 纤维主要终止于脊髓背角的Ⅰ、Ⅴ、Ⅹ层;C 纤维主要终止于Ⅱ层,并与此区的中间神经元、投射神经元和脑干下行纤维形成局部神经网络。Ⅱ层背侧部(Ⅱ。)和腹侧部(Ⅱ;)分别以柄细胞和岛细胞居多。前者多为兴奋性神经元,后者多为抑制性中间神经元,它们可能在疼痛传导的闸门控制中起重要作用,这在近年来特别受到研究人员的关注(图 11-4)。

(3)初级传入纤维末梢介导痛觉的物质基础:伤害性感受器接受伤害性刺激,转化可传导的信号冲动,经由初级传入纤维终末终止于背角相应板层并与此处的各种神经结构构成突触关系。通过释放能介导痛信息的分子物质将痛信息进一步向其他神经结构传递。现已证实在初级传入末梢有数十种生物活性物质存在,其中人们认为兴奋性氨基酸(谷氨酸)和 P 物质较多地符合伤害性信息传递信使的条件。

1) P 物质 substance P,SP:SP 是速激肽家族的成员之一,由 11 肽组成。有学者应用抗体微电极技术精确地测定到了 SP 在脊髓背角的释放。当给予伤害性刺激或用辣椒素选择性兴奋 C 纤维时,可在 C 纤维末梢终止的脊髓背角 Ⅱ 层精确地测定到 SP 的释放。超微结构观测显示 C 纤维传入末梢囊泡中含有致密的 P 物质,并与周围的中间神经元和投射神经元存在突触联系。放射免疫测定研究表明,高浓度的 K$^+$(致痛)可引起人工培养的背根节细胞释放SP;强电流刺激离体脊髓的背根也引起 SP 在灌流液中的浓度明显增加。这些结果在鼠、猫等整体动物实验中同样得到验证。在一例难得的天生无痛患者的尸检表明,SP 在脊髓背角胶质区(Ⅱ层)缺如;所有这些,为 SP 作为初级传入末梢释放的能介导痛觉的递质或调质提供了有力的佐证。

2) 兴奋性氨基酸 excitatory amino acid,EAA:EAA 作为中枢神经系统重要的神经递质早已公认。但直到 20 世纪 80 年代,随着受体类型和特异拮抗剂研究的不断发现,才促进了兴奋性氨基酸与痛觉关系的研究。实验表明,辣椒素及其类似物灌流脊髓切片,可引起大量谷氨酸和天门冬氨酸的释放。清醒动物的微透析测定实验中,伤害性刺激或外源施加 SP 可明显增加谷氨酸和天门冬氨酸在脊髓的释放。许多研究表明,谷氨酸(glutamate,Glu)及其不同受体亚型(NMDA 和非 NMDA 受体)在痛觉信息传递中均发挥重要作用。终止在脊髓初级传入末梢含有大量的 Glu,在无髓的 C 纤维末梢可见与 SP 共存,在脊髓背角的中间神经元也有大量的 Glu。大量实验证据显示,Glu 及其受体参与脊髓水平伤害性的传递和整合。背根神经节中含有大量的 Glu 阳性神经细胞。背角尤其在浅层,密集分布着大量的 Glu 能初级传入终末及Glu 受体阳性神经元。生理学研究表明,Glu 受体激动剂(如 Glu、NMDA)能激活脊髓背角伤害性反应神经元,并且明显易化外周伤害性刺激诱发的神经元反应,而 Glu 受体拮抗剂则能抑制外周伤害性传入诱发的脊髓背角伤害性反应神经元的活动。免疫电镜观察到 C 和 Aδ 末梢与背角浅层 mGluR5 阳性神经元构成突触关系。这些结果为 Glu 及其受体参与外周向脊髓伤害性信息的传递提供了强有力的形态学证据。

(二) 脊髓背角

脊髓背角 spinal dorsal horn 是外周各种感觉信息向中枢传递的第一站,也是中枢接受、加工、调制并进一步向更高级中枢传递信息的初始部位。熟悉脊髓背角的细胞与化学分子组构,对理解脊髓在整体功能调制中的地位显为重要。

1. 脊髓背角的细胞构成 就神经解剖学而言,脊髓背角的组织结构不外乎由神经元、胶质细胞与特定的神经纤维构成。

(1) **神经元 neuron**:主要包括两种:①投射神经元,胞体位于背角以较长的突起(如脊髓丘脑束等)把信息传递到更高级中枢的一类神经元;②中间神经元,胞体位于背角局部,以胞体或较短的突起将信息中继给其他神经元如投射神经元、其他中间神经元和前角运动神经元等。

当然,站在不同的角度,对背角神经元的构成类型也有一些另外的描述,如兴奋性神经元、抑制性神经元、寂静神经元、广动力或多觉神经元、伤害性感受神经元、非伤害性感受神经元等等。

(2) **神经纤维 nerve fiber**:也包括两种:①以末梢终止于背角的外周传入纤维;②高位中枢至背角的下行纤维。

（3）胶质细胞 gliacyte：脊髓背角胶质细胞的数量远比神经元多，主要为星形胶质细胞与小胶质细胞。越来越多的研究证实，脊髓胶质细胞在痛觉传递与调制过程发挥着极其重要的作用。

2. 脊髓灰质的板层构筑　1952 年，瑞典解剖学家 Rexed 根据神经元的形状、大小、走向、密度等特征，首先将猫的脊髓灰质分为 10 层。后来的研究证实，这种分层也适用于其他动物，因此被普遍接受。Ⅰ 层又叫边缘层，为一覆盖背角尖的薄层细胞；Ⅱ层，即胶质区，组成背角头的大部，在脊髓膨大部尤为发育，肉眼下的胶质状形态是由于此部含有大量小细胞和无髓纤维的缘故。因为在髓鞘染色时，显微镜下见此部宛若双眉，亮而透明，易于看清，故早期将此层谓之胶质区或胶状质。Ⅲ ~ Ⅳ层相当于后角固有核；Ⅴ层为背角颈；Ⅵ层仅见于颈、腰膨大；Ⅶ层相当于前后角之间的中间带；Ⅷ ~ Ⅸ层占据腹角，主要为大小不等的运动神经元构成；Ⅹ层是围绕中央管周围的灰质部分。目前认为，与感觉传入相关的主要是 Ⅰ ~ Ⅶ层和Ⅹ层。图 11-5 中与痛觉传递相关的 Aδ 纤维主要终止于 Ⅰ、Ⅴ、Ⅹ层，C 纤维主要终止于Ⅱ层，而传递非伤害信息的 Aβ 纤维终止在Ⅲ、Ⅳ层，内脏传入主要终止在 Ⅰ、Ⅱ、Ⅴ、Ⅹ层，肌肉传入主要终止在的外侧部 Ⅰ、Ⅴ层。

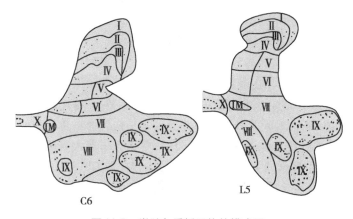

图 11-5　脊髓灰质板层构筑模式图

3. 背角的化学解剖学　随着神经物质定位、定性等现代神经科学技术的不断提高，越来越多的研究证实，脊髓背角神经化学物质极其丰富。仅在脊髓背角浅层的轴突末梢和神经元中就已证实有数十种神经递质或调质及其受体分布，如乙酰胆碱（Ach）、腺苷（ADNS）、铃蟾肽（BMBS）、胆囊收缩素（CCK）、降钙素基因相关肽（CGRP）、脑啡肽（ENK）、孤啡肽（orphanin）、神经紧张素（NT）、神经肽 Y（NPY）、甘丙肽（GALN）、γ-氨基丁酸（GABA）、谷氨酸（Glu）、甘氨酸（Gly）、促肾上腺皮质激素释放因子（CRF）、抗氟化磷酸酶（FRAP）、硫胺素单磷酸酯酶（TMP）、甲状腺释放因子（TRF）、一氧化氮（NO）等等。当然，这些物质在脊髓背角的其他层也有不同程度的分布。相信随着研究的进展，还会发现更多的化学物质存在于如上所述的背角神经元、胶质细胞及其纤维中。

4. 背角痛觉传递的信息物质系统　背角神经元、胶质细胞和纤维中存在如此众多的分子物质，它们在痛信息的传递与调制中并非各自为战，而是形成一定规模的链式分子物质信息系统，承前启后、相互作用，共同实现信息的传递与调制目标。目前已经证实，在脊髓背角至少存在两个密切相关的传递痛觉信息的递质系统，一个是短时程反应的兴奋性氨基酸系统，由 NMDA 受体介导；另一个是 SP 与兴奋性氨基酸共同参与的长时程反应系统，由 NMDA 受体和 SP 受体（NK-1）共同介导。通过这两个系统的相互作用，触发和传递不同性质不同时程的疼痛。

（三）背侧丘脑

背侧丘脑是间脑的最重要组成部分。上外侧部与尾状核和豆状核毗邻，底部隔着底丘脑与中脑相续。整体外形卵圆状，内部结构被 Y 形的内髓板分为前核群、内侧核群和外侧核群 3 个部分。各部分再由大量的神经核团构成。感觉传入冲动通过脊髓背角可直接到达背侧丘脑的不同核团，进行加工、整合进一步传至大脑皮质（图 11-6）。

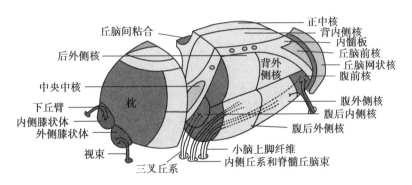

图 11-6　背侧丘脑内部结构模式图

1. 背侧丘脑外侧核群团　包括腹后核群、后核群、丘脑网状核等。其中，腹后核群的腹后内侧核主要接受三叉丘系传入的头面部躯体痛觉信息，而腹后外侧核主要接受脊髓丘系传入的躯干和四肢的躯体痛觉信息，进一步投射到大脑皮质相关区域。

2. 背侧丘脑内侧核团　一方面接受来自脊髓等低位中枢的伤害性信息，另一方面又广泛投射到与情感有关的额叶皮质和边缘系统。因此，该区可能与痛觉的情绪整合有关。

3. 前核群以及内髓板内核团　与痛觉传导与调制的关系尚待明确。

（四）大脑皮质

大脑皮质是痛觉传递的最高级驿站，也是人类痛觉整合的最高级中枢。临床观察表明，刺激患者皮质感觉 Ⅰ 区很少报告有痛感，切除感觉 Ⅰ 区和 Ⅱ 区，也未发现疼痛有明显改变，个别患者报告有短时间的疼痛减轻，这似乎说明皮质感觉区在疼痛知觉中作用不大。然而，在实验性损伤引起受试者产生疼痛时，在其皮质感觉区却可记录到长潜伏期的诱发慢波反应，而这种反应可被镇痛药抑制。同样的实验在动物体感皮质也可记录到类似的慢波反应。由于对知觉研究技术上的限制，很难在人体上进行更深入的实验性研究，因此对皮质如何进行信息整合痛觉，还知之甚少。

二、痛觉传递的基本路径

各种不适宜的致痛因素只有激活痛感受器，将其转化为痛信号（神经冲动）经背根节神经元的中枢突传递至脊髓背角，由此处的投射神经元形成上行传导通路，经脑干、丘脑等多级中继到达皮质，才能产生痛感觉。我们已经了解参与痛觉传入的基本结构，因而这对进一步描述痛觉传递的基本路径无疑是有帮助的。

（一）躯体痛觉传入的基本路径

1. 脊髓丘脑束（脊髓丘系）　主要传递躯干和四肢的躯体痛觉信息。第一级神经元胞体位于 31 对脊神经的背根节内，属中、小型假单极细胞，周围突连于躯干和四肢的躯体痛感受器，中枢突经脊神经背根外侧部进入脊髓，终止于相应节段脊髓背角第 Ⅰ ~ Ⅳ 层（不同动物种属终止板层部位可能不同），与这些板层的神经元构成突触关系。作为痛觉传递的第二级神经元进一步发出纤维经白质前连合斜越或上升 1~2 个脊髓节段，至对侧形成脊髓丘脑束上行，经延髓下橄榄核的背外侧、脑桥和中脑内侧丘系的外侧投射终止于背侧丘脑的腹后外侧核。这些自脊髓上行投射到背侧丘脑的投射纤维也称为"脊髓丘脑系"，简称脊髓丘系。作为痛觉传导通路的第三级神经元进一步发出纤维形成丘脑皮质束，经内囊投射到相应的皮质体感区（中央后回的上中部和旁中央小叶的后部），形成定位与性质明确的痛感觉（图 11-7）。

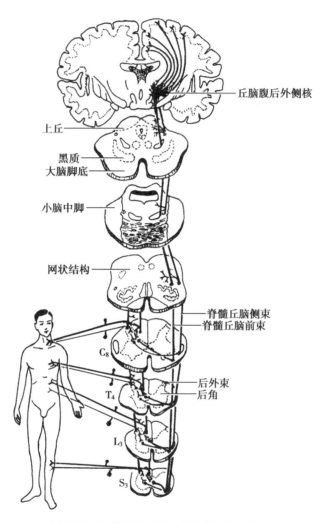

图 11-7 经脊髓丘系传入的痛觉路径示意图

也有人把脊髓至背侧丘脑不同部分的神经纤维束分为"新脊丘束"和"旧脊丘束"两类。其中终止在与疼痛感觉形成相关的背侧丘脑特异性核团如腹后外侧核的为"新脊丘束"，终止在与疼痛情感活动相关的背侧丘脑板内核群等的"旧脊丘束"。

2. 三叉丘脑束（三叉丘系） 主要传递头面部的躯体痛觉信息。其第一级神经元胞体在三叉神经节，周围突经三叉神经分支分布于头面部皮肤、口鼻腔黏膜和眶内结构的相应感受器，中枢突经三叉神经感觉根入脑桥，痛觉纤维和部分温觉纤维入脑桥后下降形成三叉神经脊束，止于三叉神经脊束核。由此第二级神经元发出的纤维，越至对侧组成三叉丘脑束，即三叉丘系，伴随脊髓丘脑束上行，止于背侧丘脑腹后内侧核，由此第三级神经元发出的纤维，入丘脑皮质束，经内囊后脚投射到躯体感觉区（中央后回的下部），产生定位和性质明确的痛感觉（图 11-8）。

三叉神经各支的感觉纤维传入中枢后，随性质不同去向分离。其中本体感觉终止于中脑

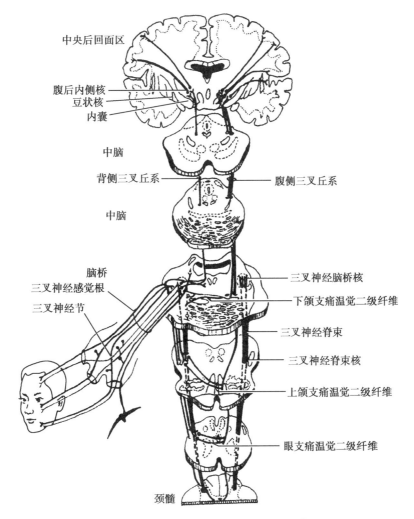

图 11-8　经三叉丘系传入的痛觉路径示意图

核,触压觉终止于脑桥核,而痛觉主要终止于三叉神经脊束核,且有一定的局部定位关系:其中来自眼神经的纤维终止于核的尾侧部,来自上颌神经的纤维终止于核的中部,而来自下颌神经的纤维终止于核的颅侧部。这种不同感觉分离终止现象为临床治疗相应疾病提供了启示,如在延髓闩平面切断三叉神经脊束可治疗顽固性三叉神经痛,术后三叉神经分布区痛觉消失,但触觉与角膜反射不受影响。

（二）躯体痛觉传入的其他路径

1. 脊颈丘脑束　是指脊髓背角、外侧颈核到丘脑的传导束。此路径的第一级神经同样位于脊神经节内,中枢突由后根进入脊髓,在后索内上行数节,终止于Ⅳ、Ⅴ板层,由此发出的第二级纤维形成脊颈束,终止于外侧颈核。外侧颈核是一纵行的细胞柱,位于脊髓的第1、2颈节的外侧索。由外侧颈核发出的纤维交叉到对侧,随对侧的内侧丘系上行至丘脑,终止于丘脑腹后外侧核。最后投射到达大脑皮质躯体感觉区。人的外侧颈核较小,猫的外侧颈核特别发达,双侧切断猫的脊颈束,动物可丧失痛觉。因此,推测这一传导路径也与痛觉的传导有关。

2. 脊髓中脑束　这一路径也和传递躯干和四肢的痛觉有关,其第一级神经元的胞体同样位于背根神经节,由此发出的中枢突多终止于脊髓背角Ⅰ层和Ⅳ~Ⅵ板层。二级纤维上行投射比较复杂,主要终止于中脑导水管周围灰质(PAG)、顶盖前核、红核、E-W核等部位。其确切功能尚待进一步深入研究,目前已知投射到PAG的脊髓中脑束可能与激活痛觉内源性下行抑制系统有关。

3. 脊髓网状束　该束起源于脊髓背角的深层和腹角的Ⅶ、Ⅷ板层,由此发出的二级纤维主要投射到延髓和脑桥网状结构内的有关核团,再进一步发出纤维投射到边缘系统的杏仁核、终纹床核和下丘脑等部。脊网束神经元接受广泛的外周会聚,慢性微电极记录表明,当伤害性刺激引起动物逃避反应时,脊网束神经元有伤害性反应出现;通过记录电极施加微弱电流刺激,动物也出现逃避反应,这说明脊网束与痛觉传递有密切关系。据此认为这一途径可能与痛刺激引起的情绪变化以及呼吸、心血管和神经内分泌反应有关。

4. 脊髓下丘脑束　近来有证据表明,在鼠和猴的脊髓中有大量的背角神经元直接投射到对侧下丘脑,被称为"脊髓下丘脑束"。它参与介导伤害性刺激引起的自主神经系统运动反应以及内分泌和情绪反应。基于下丘脑在神经内分泌中的特殊作用,以及是边缘系统的一个重要组成部分,因此一般认为脊髓下丘脑束可能在应激状态的疼痛感受和痛觉的情感成分的信息传递中起重要作用。

5. 背柱突触后纤维束　是指在背柱突触后神经元发出的纤维,它们投射到延髓的薄、楔束核,换元后再投射到丘脑。大部分(77%)背柱突触后神经元对轻触、压、伤害性机械和热刺激产生反应,传递非特异性伤害性信息;仅有小部分(6.7%)传递特异性伤害性信息。

6. 脊髓臂旁杏仁束　这是20世纪90年代才逐渐被了解的一个新传导束。神经起源于背角Ⅰ层,少量在Ⅱ层。其轴突经对侧投射到中脑臂旁核,由此发出的突触后纤维再上行终止于杏仁核。该束神经元接受来自皮肤、内脏、肌肉和关节的伤害性传入,参与介导疼痛的情感反应。

7. 脊髓臂旁下丘脑束　它与脊髓臂旁杏仁束同源,功能也相似。主要区别是在臂旁核的突触后二级纤维上行终止于下丘脑腹内侧核。

(三) 内脏痛觉传入的可能路径

1. 外周路径　早已明确,支配内脏器官的周围运动神经分别为交感神经和副交感神经,而管理内脏器官感觉神经元胞体所在位置及其传入路径仍在若明若暗之中。关于内脏痛觉外周传入路径主要观点如下。

(1) 经交感神经传入内脏感觉神经元的胞体位于$T_1 \sim L_3$脊神经节,与躯体感觉神经元一样也是假单极神经元。其周围突经脊神经、脊神经前支、交通支、交感干随交感神经的分支分布于相应的内脏器官及其血管等;中枢突随脊神经后根进入脊髓相应的节段。有人认为内脏器官的痛觉主要随交感神经传入。

(2) 经副交感神经传入内脏感觉神经元的胞体位于舌咽神经、迷走神经的感觉神经节和$S_{2\sim4}$脊神经节内,也是假单极神经元。周围突伴随脑神经和盆内脏神经中的副交感纤维分布于相应脏器,中枢突分别进入脑干和脊髓$S_{2\sim4}$节段。有人认为,经副交感神经传入的内脏感觉与内脏的呼吸、呕吐、压力反射等有关。然而新近的一些研究提示,部分脏器的痛觉也随副交感神经传入中枢,如气管、食管的痛觉有部分经迷走神经传入中枢,又如膀胱顶、前列腺、尿道、子宫颈和直肠下段的痛觉则主要经盆内脏神经传入中枢。

(3) 经相应脊神经传入心包、胆道的感觉传导可经膈神经传入中枢;胸、腹膜壁层的感觉传导可经胸神经、腰神经传入中枢;外生殖器的感觉传导则可循阴部神经传入中枢。它们的假单极神经元的胞体位于相应的脊神经节中。

2. 中枢路径　关于内脏痛觉中枢径路的认识目前同样不尽一致,一般认为主要有快痛和慢痛两条路径。快痛径路的一级神经元胞体在脊神经节内,其周围突是比较粗的有髓纤维,随交感神经或骶部副交感神经分布到各脏器;中枢突经背根外侧部进入脊髓的背外束止于脊髓背角。二级纤维在双侧腹外侧索内与脊髓丘脑束相伴上行,止于丘脑腹后外侧核。三级纤维经内囊后脚投射到第Ⅰ躯体感觉区和第Ⅱ躯体感觉区,形成比较明确的内脏快痛或锐痛的感觉。慢痛径路的一级神经元胞体也在脊神经节内,其周围突为薄髓或无髓纤维,分布于各内脏器官,而中枢突进入脊髓后可能在固有束内上行,在脊髓和脑干网状结构内多次中继,而后在丘脑背内侧核换元,主要投射到边缘叶,在形成内脏慢痛或钝痛感觉的同时,并做出相应的情感反应。

三、原癌基因在痛觉传递中的作用

原癌基因 proto-oncogene 是存在于人类细胞中固有的一类基因,参与细胞生长分化的调节,未被激活不具有致癌作用。在进化上高等保守,在正常情况下保持着控制细胞生长的生物学功能,是维持机体正常生命活动所必需的基因。只有当受到不恰当刺激,原癌基因的结构或调控区发生变异,基因产物增多或活性增强时,使细胞过度增殖,才致癌变。

原癌基因中的 *c-fos* 和 *c-jun* 是见于神经元的**细胞即刻早期基因** cellular immediately early gene,其特点是,几乎任何伤害性刺激均可引起该基因在与之相关的神经元内即刻表达,表达的高峰一般在 0.5 ~ 2 小时范围内。表达产物 Fos 和 Jun 是核内磷酸蛋白,仅位于细胞核内,可用特殊染色办法使之具有可视性。1987 年英国 Hunt 等人首次将 *c-fos* 原癌细胞基因表达可视技术用于痛觉研究,他们发现伤害性刺激引起大鼠 Fos 免疫阳性反应细胞主要集中在背角的 Aδ 纤维和 C 纤维传入终止的 Ⅰ、Ⅱ 和 Ⅴ 层,而非伤害性传入终末的 Ⅱ、Ⅳ 层很少有标记细胞。此后许多实验进一步证实,多种伤害性刺激,如机械性(止血钳重夹皮肤)、化学性(芥子油、甲醛、乙酸等),均可诱导 *c-fos* 或 *c-jun* 在背角、脑干、丘脑乃至整个中枢神经系统的表达,且表达的数量和刺激强度呈正相关,这些结果与相应电生理学研究完全一致。自此,细胞即刻早期基因的表达产物 Fos 或 Jun 蛋白在神经元内的有和无,便被作为参与伤害性反应神经元的标志物(相关性),而表达的多与少则被用来衡量伤害性信息的强度。

疼痛刺激引起原癌基因 *c-fos* 在与痛觉传递和调制相关的神经元中表达的发现及其可视技术的建立,是疼痛研究的一个重大要进展。不仅在方法学上增加了跨突触多级神经元通路研究的新手段,而且为研究痛觉的分子机制甚至不同程度的定量分析也提供了新途径。

第三节　痛觉调制的解剖学基础

从组织受到伤害性刺激到疼痛在皮质的产生,在神经系统经历了一系列复杂的电学和化学变化。伤害性刺激在外周感受器(神经元)换能,转变成为电信号(即神经冲动),经脊髓、脑干、丘脑到达大脑皮质,最后感知痛觉并做出相应的反应。在信号转导、传递、感知的各个环节,神经系统存在着内在的调节机制(即调制),增益或抑制信号的转导、传导,增强或减弱疼痛的感受。参与痛信号转导、传递、感知的神经结构或回路,构成了痛信号调制的解剖学基础。

一、感受器的痛觉调制

感受器广泛分布于皮肤等外周组织中,尽管对痛觉的调制机制目前还不完全清楚,但感受器具有调制作用在日常生活中是有体验的。各种物理或化学等刺激,如轻柔的抚摸按摩,合适的电刺激、针灸,皮肤敷贴缓释药物等,都可作用于体表感受器,从而缓解疼痛。反之,不适宜的刺激则可加剧疼痛。在外周组织中存在大量的致痛因子或调制因子,它们可以是受损的神经细胞或神经末梢释放的物质,如 Glutamate(KA)、GABA、5-HT、ATP、SP、Ach 等,也可是由非神经细胞释放的物质,如缓激肽(BK)及其受体、前列腺素(PG)、组胺(HA)、H^+、肿瘤坏死因子(TNF)、神经营养因子(NGF)等。当组织受到损伤或潜在损伤而释放这些物质时,则可激活相应的感受器,从而加重或减轻疼痛。

许多实验证明感受器具有以下特征：①感受器具有换能作用，能将各种刺激能量转化为具有电能性质的神经冲动；②感受器各具适宜刺激，不同的刺激只能激活其相应的感受器，且刺激需要一定的强度、频率、时程或量；③感受器对刺激的质和量以及其他属性已具初步编码能力；④各类感受器都具有适应现象，反复相同刺激可致感受器耐受。上述特征说明感受器具备痛觉调制功能。

二、初级传入神经元的痛觉调制

这里仅以传递躯干和四肢初级感觉神经元为例，它们的胞体位于 31 对**背根神经节 dorsal root ganglia，DRG** 内，是躯体痛觉传入的第一级神经元，传统观念认为 DRG 神经元仅具感觉传入功能。20 世纪 80 年代以来，随分子生物学技术的进展，发现 DRG 神经元几乎存在所有的离子通道，如 Na^+、K^+、Ca^{2+}、Cl^- 等；与痛相关神经递质、神经调质、受体，如 SP 及其受体、阿片肽及其受体、GABA 及其受体等。作为信息感觉和换能起源地，DRG 神经元上此众多的这些结构与物质不仅具有痛觉的传递功能，并能对外周伤害性末梢的兴奋性加以控制，对痛信号起放大、减弱等精细的微调作用，并对信号初步鉴别、分类甚至适当的调制显然是有意义的。

三、脊髓的痛觉调制

（一）脊髓痛觉调制的关键部位

脊髓是伤害性信息传入的第一站，而脊髓胶质区（即第Ⅱ板层）则是痛觉初级调制的最关键部位。应用神经追踪技术结合电生理功能鉴定，现已明确了伤害性感觉初级传入在脊髓板层的投射分布（图 11-4），它们由背根经背外侧束进入背角，其中 Aδ 纤维终止于第Ⅰ、Ⅴ、Ⅹ板层，C 纤维主要终止于胶质区（第Ⅱ板层），并与胶质区的中间神经元、投射神经元和脑干下行纤维形成局部神经网络。A 传入纤维和 C 传入纤维均可激活投射神经元的活动，而对胶质区中间神经元的作用相反，A 传入纤维兴奋其活动，C 传入纤维则抑制其活动。超微结构的研究已经证明了胶质区神经元与 C 传入纤维、投射纤维以及其他中间神经元存在明确的突触联系。免疫细胞化学研究表明，胶质区含有丰富的经典递质、神经肽及其受体，是脊髓中神经结构和化学组成最复杂的区域。这些突触联系、递质和受体的存在，成为脊髓胶质区对痛觉调制的形态和物质基础。通过突触前抑制、前馈抑制和对上行投射神经元的突触后抑制，减少或阻碍伤害性信息向中枢的传递，使疼痛得以缓解。了解脊髓痛觉调制机制，在其关键部位及早解除疼痛显然是最科学合理的。

（二）脊髓痛觉调制的细胞学基础

1. **神经元**　如前所述，脊髓背角的神经元在解剖学上主要有两种：①投射神经元，胞体位于脊髓背角，发出较长的突起，上行投射到脑干、背侧丘脑等皮质下中枢，一方面把信息传递到更高级中枢的神经元，另一方面也参与痛觉的调制；②中间神经元，也叫联络神经元。胞体位于脊髓背角局部，以胞体或较短的突起将信息中继给其他神经元，如投射神经元、其他中间神经元和前角运动神经元等，以构成局部信息传递与调制环路。

2. **胶质细胞**　在中枢神经系统，胶质细胞的数量是神经元的 10 倍以上。神经元与胶质细胞存在双向信息传递过程，神经胶质细胞具有调节突触形成和控制突触传递的效能。胶质细胞被动地对神经元起到支持与营养作用，而是主动参与神经元的信息加工。胶质细胞膜上除分布 K^+、Na^+、Ca^{2+}、Cl^- 等离子通道外，也表达多种神经递质、神经调质的受体和转运体。越来越多的研究表明,胶质细胞在痛觉调制中发挥重要作用。目前已经证实在胶质细胞上具有与神经元一样的辣椒素受体(TRPV1);具有与痛调制密切相关的特异性 ATP 受体亚型 P_2X_4;神经病理性疼痛早期胶质细胞 MAP 家族(ERK)明显上调;损伤和炎症时,胶质细胞炎症原因子如 TNF、IL-1、IL-6 合成释放增加;外源性药物抑制胶质细胞功能活动,可阻止疼痛敏化脊髓 LTP 增强;吗啡镇痛耐受形成时,胶质细胞肥大,如星形胶质细胞的标志物 GFAP 明显上调。许多研究表明,胶质细胞在疼痛恶化过程中扮演重要角色。

(三) 脊髓痛觉调制的物质基础

在脊髓背角有大量的神经递质或神经活性物质参与了痛觉的调制,兴奋性递质诸如 SP、Glu 等已于前述,而 γ-氨基丁酸(GABA)和某些阿片肽类物质在痛觉初级调制中的抑制作用也已有较肯定的认识。

1. γ-氨基丁酸(GABA)　免疫细胞化学和电镜研究证明,在背角胶质区内层的大多数岛细胞均含有 GABA,它们的轴突和含囊泡的树突与 C 纤维末梢形成轴突-轴突型和树突-轴突型突触关系。这些突触主要为突触前抑制性突触结构。这种突触结构的存在,强烈提示 GABA 能神经元参与了对伤害性信息传递的突触前调制。在脊髓背角胶质区还有大量脑啡肽能和强啡肽能中间神经元及阿片受体存在,并与伤害性传入 C 纤维的分布高峰重叠。

2. 阿片肽　阿片止痛已有悠久的历史,但对其神经机制的认识仅始于 20 世纪。1975 年终于在脑内发现了内源性阿片肽,从此揭开了阿片肽作为痛觉信息加工递质研究的新纪元。特别是 1992 年成功克隆阿片 μ、δ、κ 受体,对其在痛觉信息调制中作用的认识,开始步入到分子水平,相关的研究资料浩如烟海。电镜观察表明,阿片肽能神经元在胶质区内与 Ⅰ、Ⅴ 板层的脊丘束神经元树突有大量轴-树突触联系,提示阿片肽能神经元参与了背角痛信息的调制。这种调制作用既有突触前机制,也有突触后机制。

(四) 脊髓痛觉调制的机制

日常生活中人们都有轻揉皮肤可以局部止痛的体验,直到 20 世纪 60 年代,电生理学的研究才为阐明这种外周传入止痛的脊髓机制提供了依据。刺激低阈值的粗的有髓鞘的初级传入纤维可减弱脊髓背角痛敏神经元的反应;相反,阻断有髓鞘纤维的传导则增强脊髓背角痛敏神经元的反应。粗纤维对背角伤害性信息传递的这种抑制作用主要发生在胶质区(SG,Ⅱ层)。1965 年,加拿大 Melzack 和 Wall 在此基础上,共同提出了解释脊髓痛觉传递和调制机制的"闸门控制学说"。痛觉闸门控制学说的核心就是脊髓的节段性调制,SG 作为脊髓闸门可调制外周传入冲动向脊髓背角神经元的传递(图 11-9)。按照这个学说,参与节段性调制的神经网络

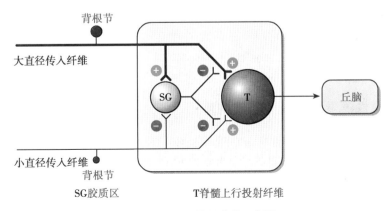

图 11-9　闸门控制学说示意图

主要由初级传入 A 纤维和 C 纤维、背角投射神经元(T)和胶质区抑制性中间神经元(SG)组成。A 纤维和 C 纤维均可激活 T 细胞的活动,而对 SG 细胞的作用相反,最后是否产生疼痛,取决于 A(粗)和 C(细)初级传入冲动在 T 细胞上相互作用的最终平衡状态。粗纤维的冲动增加可抑制细纤维的冲动,从而减轻疼痛(表 11-2)。

表 11-2 A 和 C 初级传入的平衡状态

初级传入	对 SG 细胞作用	对 T 细胞作用	SG 对 T 细胞作用	T 细胞传出
A	兴奋	兴奋	抑制	抵消
C	抑制	兴奋	去抑制	强兴奋
A+C	抵消	兴奋	减弱	弱兴奋

A 传入兴奋 SG 细胞,C 传入抑制 SG 细胞。因此,损伤引起 C 纤维紧张性活动,压抑抑制性 SG 细胞的活动,使"闸门"打开,C 传入冲动大量进入脊髓背角,从而致痛。当诸如轻揉皮肤等刺激兴奋 A 纤维传入时,SG 细胞兴奋,关闭"闸门",抑制 T 细胞活动,减少或阻抑伤害性信息向中枢的传递,从而使疼痛缓解。

该理论的提出受到了人们普遍的关注,并促进了疼痛研究的发展。新的研究结果的不断提出和科学界对闸门学说的持续争论,不断对原来闸门学说所解释的痛觉调制机制提出挑战。据此,闸门学说的创立人 Melzack 等先后于 1968 年和 80 年代初对闸门学说作了两次修改,使之进一步完善。新的闸门学说认为,SG 神经元于 C 传入纤维、A 传入纤维、投射神经元(T 细胞)以及 SG 神经元形成多种突触联系。不仅可通过突触前抑制、前馈抑制,也可通过直接对投射神经元的突触后抑制产生节段性调制。原来的学说过多地强调突触前的抑制作用,而新的理论模式不仅注意了突触后抑制在脊髓痛觉信息传递调制机制中的重要作用,还强调了心理因素、更高级中枢的下行抑制系统对脊髓痛觉信息的调制,新的改动无疑有利于对更多的疼痛现象的解释。但正如提出这个学说者所言:"疼痛研究处于动态变化,我们并不认为闸门学说是疼痛机制的最终解释。"纵观疼痛研究的发展,无论如何闸门学说对疼痛研究的影响远远大于假说的本身。循着闸门学说的思路,开辟了痛觉研究的广阔领域。因此,对于疼痛本质的认识来说,与其说闸门学说重要,不如说闸门学说的影响更重要。

四、脑干的痛觉调制

20 世纪 60 年代,在痛与镇痛研究领域,有个轰动世界的重大发现:我国学者邹刚和张昌绍首先发现微量吗啡注入家兔第三脑室周围灰质可产生持久地镇痛作用;Rynolds 用弱电流刺激中脑导水管周围灰质(PAG),也产生了强大的镇痛效应,能对清醒大鼠进行剖腹探查而无疼痛表现。这些研究提示机体内部可能存在着某种镇痛结构。由此,国际上掀起了一股在脑内寻找"镇痛结构"的热潮。1975 年,英国人 Hughes 和 Kosterlitz 发现了脑内的内源性阿片肽,从而提出了内源性痛觉调制系统的概念。

(一)内源性痛觉调制系统的结构基础

1. **痛觉下行抑制系统** descending inhibitory system of pain 多种研究证实,在中枢神经系统内有一个以脑干中线结构为中心直至脊髓背角,由脑内许多神经核团参与能抑制痛觉、减轻疼痛的神经网络系统,即内源性痛觉下行抑制系统。这是 20 世纪 60 年代痛觉研究领域的重大进展。主要包括中脑导水管周围灰质(PAG),脑干中缝核群的中缝背核、中缝大核及邻近的网状结构,脑桥背外侧网状结构的蓝斑核、臂旁腹外侧核即 KF 核、延髓嘴端腹内侧核群等,这些核群不仅彼此联系,甚至以较长的轴突经脊髓背外侧束直接下行至脊髓背角,与背角抑制性神经元构成突出联系,从而对外源性的痛信息传入产生抑制性的调制作用。在脑干阶段也抑制三叉神经脊束核中痛敏神经元的活动,从而减轻疼痛(图 11-10)。

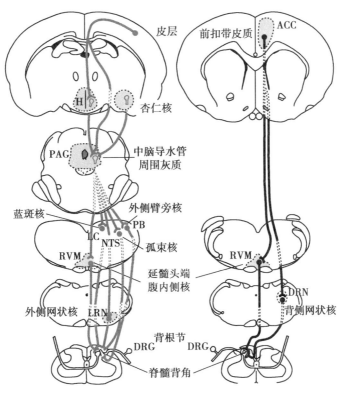

图 11-10　内源性痛觉调制系统模式图

2. 痛觉下行易化系统 descending facilitatory system of pain　近年来的研究资料表明,在脑干内还可能存在一个与下行抑制系统作用相反的下行易化系统。这主要是因为人们在研究下行抑制系统时发现,以大小不同的电流量刺激脑干中某些核团,如 PAG 和延髓头端腹内侧区(RVM)会引起完全相反的作用。特别是激活 RVM 对痛觉具有双向调节作用(抑制与易化),其原因可能是该区具有多种类型神经元,它们在痛觉下行调制中具有截然相反的作用。此外,前扣带皮质(ACC)、延髓网状背侧核(DRt)等也是易化系统的重要结构。虽然下行易化系统的解剖结构、传导途径和物质基础等研究还是初步的,但问题的提出对全面理解中枢神经系统对痛觉调制的机制无疑是有益的。

(二) 脑干痛觉调制的物质基础

在下行调制系统的主要结构中含有多种经典递质和神经肽。给予这些物质及其受体的激动剂,可以产生明显的镇痛作用,而给予受体拮抗剂则减弱镇痛。许多研究证实,参与下行抑制的经典递质和神经肽主要有:PAG 的 P 物质(SP)、血管活性肠肽(VIP)、脑啡肽(ENK)和 γ-氨基丁酸(GABA)等;在中缝大核的 ENK、SP、生长抑素(SOM)和 5-HT 等;蓝斑核的去甲肾上腺素(NA)、神经肽 Y(NPY)、甘丙肽等,其中有些物质可以共存于同一神经元。目前了解较明确的信息物质主要如下。

1. 阿片肽　脑啡肽和强啡肽在痛觉调制相关的结构如下丘脑,PAG、RVM 和脊髓背角的Ⅰ、Ⅱ、Ⅴ、Ⅸ板层中大量分布,但两者的分布并不完全重叠,其中下丘脑中内啡肽能神经纤维可沿第三脑室壁终止于 PAG 和蓝斑核(LC)。

2. 5-羟色胺（5-HT）　在中脑导水管周围灰质（PAG）和延髓头端腹内侧区（RVM）恒定存在大量的5-HT能神经元，它们可直接下行至脊髓背角，既与脊髓丘脑束神经元有单突触联系，还可通过背角脑啡肽能中间神经元介导与脊髓丘脑束神经元建立起多突触联系。它们多以突触前抑制的方式直接抑制脊髓丘脑束神经元的活动。有些研究表明，刺激RVM可在脊丘束神经元上记录到单突触的抑制性突触后电位（IPSP），说明突触后抑制也参与对脊髓背角痛敏神经元的抑制。刺激RVM可抑制背角脊丘束神经元的伤害性反应，从而抑制痛行为。相反，单胺氧化酶抑制剂、5-HT激动剂、5-HT前体可加强5-HT的效应。5-HT对于下行易化系统同样具有重要作用，在病理状态下，5-HT$_3$亚型痛觉过敏的产生。可见5-HT在抑制与易化过程起到双向作用，机体的最终反应取决于它们作用的平衡。

3. 去甲肾上腺素（NA）　大量的NA神经元可见与蓝斑核（LC）、外侧臂旁核（PB）和KF核等部。它们可直接终止于脊髓背角的 Ⅰ、Ⅱ、Ⅴ 板层，PAG和RVM也接受NA神经纤维的支配。外源性NA及其激动剂可直接作用于脊髓，通过α$_2$受体可选择性抑制背角伤害性神经元的反应，并抑制动物的痛行为反射，排空脊髓水平的NA可减弱脑干的下行抑制调制作用。临床上小剂量椎管内注射NA激动剂可以止痛。同时，许多研究都证实，5-HT和NA对脊髓伤害性信息传递的调制是相互依赖的，5-HT介导的痛觉传递的抑制有赖于NA系统的完整。

实验研究表明，将微量阿片类药物注射到PAG、RVM和蓝斑核（LC）可强烈抑制背角神经元的伤害性反应，并产生很强的镇痛效应，而纳洛酮可部分减弱电刺激PAG和中缝大核（NRM）的镇痛效应。

五、间脑的痛觉调制

传递痛觉的脊髓丘系、三叉丘系的纤维终止于背侧丘脑的相应核团。一般认为，痛觉可分为感觉分辨成分和情绪反应成分两部分。丘脑外侧核群神经元的反应具有躯体定位投射关系，神经元放电的频率和时程与刺激强度变化成正比，所以能定量反映外界刺激。这些神经元将外周刺激的部位、范围、强度和时间等属性编码向皮质传递，司痛觉分辨的功能。而丘脑板内核群神经元对外周刺激缺乏明确的躯体投射关系，感受野大，反应阈值也高。这些神经元的轴突广泛投射到大脑皮质，包括与情感有关的额叶皮质，也接受与边缘系统、下丘脑有密切联系的网状结构的传入。因此，它们可能主要行使痛觉情绪反应功能。可见背侧丘脑在痛觉的中枢整合上占有重要地位。

六、边缘系统和基底神经节的痛觉调制

边缘系统 limbic system 和**基底神经节** basal ganglion 在形成痛觉反应过程中作用是不可缺少的重要结构。除对机体的感觉、运动和内环境稳定等各种生理功能起着调节作用，还参与中枢调整活动，使机体更易对复杂多变的环境做出正确的、有利于自身生存的反应。目前对边缘系统和基底神经节参与痛觉调制的机制尚不清楚，这里仅简介部分核团在痛觉反应中的作用。

1. 海马 hippocampus 　是边缘系统中最显著的一个结构。单侧或双侧刺激海马背部，均可提高痛阈，并引起海马 θ 节律（或称节律性慢节律活动，4～7 次/秒）增多。在一定范围内，刺激越强，θ 节律活动也显著，同时可强烈抑制丘脑板内核群的放电。此外，海马与脑干的上行激活系统有联系，参与维持觉醒状态。

2. 杏仁核 amygdaloid nucleus 　刺激此核可提高痛阈，特别对刺激内脏大神经所致的丘脑后核放电有抑制作用。

3. **扣带回（cingulum）** 扣带回切除术能改变痛觉的情绪和情感成分。刺激扣带回前部能提高痛阈，而刺激扣带回后部有时痛阈下降。

4. **尾状核（caudatum）** 实验研究表明，刺激尾状核前区可明显提高痛阈，而刺激中心区则降低痛阈。临床观察证实，刺激疼痛患者尾状核前区可使疼痛明显缓解，对晚期癌症患者，用此法可得到满意的效果。

此外，如实验性急性痛可激活对侧前扣带回（ACC）、脑岛、大脑体感区（SⅠ、SⅡ）、前额皮质、丘脑和小脑，提示仅在刺激对侧某些脑区参与急性痛的中枢信息加工。但在神经病理性疼痛情况下，与实验性急性痛刺激则呈现明显差异，不仅激活的脑区不同，而且常常呈双侧性。如在下肢神经损伤导致的持续神经病理性疼痛患者，临床观察到其双侧前额叶外侧下部、脑岛、后顶叶、后扣带皮质等区域的脑血流图（rCBF）增强。这些结果提示参与急性痛、慢性痛传导与调制的皮质结构不同，特别是病理性疼痛的传导、调制与整合更复杂一些，往往有边缘系统的皮质参加。

七、大脑皮质的痛觉调制

知觉是感觉整合的最高级中枢大脑皮质的独有功能，痛觉作为感觉的其中之一，其冲动必然要到达大脑皮质进行信息加工，最终上升到意识。神经束路追踪研究证实，接受痛觉传入的丘脑各核团发出的投射纤维终止于不同的皮质区域，其中大脑皮质中央后回和旁中央小叶的后部为接受躯体感觉的主要区域已为公认。在人的皮质诱发电位实验中，实验性损伤刺激使受试者产生疼痛时，在皮质感觉区可记录到长潜伏期的慢波反应，并可被镇痛药所抑制。近年来，随着正电子发射断层扫描（PET）、单光子发射断层扫描（SPET）和功能磁共振技术（fMNT），以区域脑血流图（rCBT）变化作为脑区激活的指标显示脑活动的人体脑成像技术的发展和应用，可直观地观察到疼痛发展过程中脑活动的变化，积累了不少有重要价值的资料，加深了皮质对痛觉调制和感知的认识。但由于知觉研究技术上的限制，很难在人体上进行更深入的研究，因此迄今为止人们对大脑皮质（即使是已公认的感觉区）对不同感觉（包括痛觉）的整合和感知机制的认识，尚还处在一知半解的水平，然而这并不影响我们对皮质是痛觉整合、感知的最高级中枢的认识。

第四节 常见手术与麻醉药物反射的神经解剖学基础

麻醉及手术操作很容易刺激脏器的内感受器，通过内脏神经反射，引起心跳、血管舒缩及呼吸的变化，表现为血压、心率和呼吸频率的改变，严重者甚至出现心搏骤停及呼吸暂停。麻醉药及麻醉中的用药也有很多药物能兴奋或抑制自主性神经，从而可促进或抑制这类反射。因此熟悉这些反射的径路，对防治麻醉与手术过程中的有害反射具有重要的指导意义。但由于神经反射的径路往往极为复杂，很多反射的径路至今尚难认识清楚。但就反射弧的 5 个基本环节而言，某个受刺激器官的感受器的位置、传入神经、传出神经以及效应器的位置是不难认识的，而比较难以肯定的是反射弧的主要环节中枢部分的确切位置。一般认为，麻醉和手术中的这些常见反射的中枢部位，大多与脑干的网状结构有关。因此，在学习麻醉和手术中常见反射的解剖学基础之前，有必要首先认识脑干网状结构的解剖生理特点及其在各种反射活动中的功能意义。

一、脑干网状结构在机体反射中的作用

脑干网状结构 reticular formation of brain stem 位于脑干中央区,是脑干内边界明显的灰质与白质以外的神经胞体与神经纤维混杂分布的部分。其组织特点是神经纤维纵横穿行,交织成网,大小不等、形态各异的神经细胞位居其间。

（一）脑干网状结构的解剖学特征

1. 神经元形态多种多样　网状结构中的神经元形态多种多样,大小具有明显差异。小的直径 12 ~ 14μm,大的可达 90μm,突起有长有短,表明其传导或调制的距离可长可短;轴突有粗有细,表明其传导或调制的速度可快可慢。

2. 神经元的分布疏密不均　大细胞似乎局限在近中线的内侧 2/3 区,其中也混杂一些中小细胞;而网状结构的外侧 1/3 区,似乎只有小细胞。

3. 突起联系极为广泛　网状结构神经元的轴突侧支和树突均沿着脑干纵轴垂直的平面广阔分布,有的竟占半个横切面。有计算说明,一个网状结构神经元可接受 4000 个以上其他神经元的传入,它发出的轴突又可影响约 25 000 个其他神经元。因此神经冲动经过网状结构时,其特异性很难得以保持。

4. 多突触联系与长距离投射共存　网状结构内既有一些短轴突神经元组成连续的细胞传递链;也有一些神经元发出长突起直达丘脑、前脑、边缘系统和皮质等部,从而形成长距离的信息联系。

（二）脑干网状结构的生理学特征

1. 中枢神经的整合中心　在整个中枢神经系统中,脑干网状结构是神经冲动**会聚** convergence 和**分散** divergence 的核心场所。脑和脊髓各个部位的信息都向脑干网状结构会集,因此它对神经系统的各种功能均起整合作用。反之,脑干网状结构又将信息返回脑和脊髓各个部分,影响着整个中枢神经系统的功能状态水平。

2. 信息传递的"非特异性"作用　各种信息进入脑干网状结构后,由于其联系的广泛性及多突触传递的特点,使各种信息失去原有的特点,如失去嗅、视、听、热、冷、痛、痒等躯体感觉特征,但这些非特异性信息的维持对保持皮质的清醒状态却十分重要。

3. 特定生命功能中心　脑干网状结构对躯体运动、躯体感觉、内脏运动、心、血管、呼吸调节中枢即所谓的"生命中枢"以及内分泌、生物节律、睡眠觉醒、意识状态等均有调节和影响功能。

（三）脑干网状结构在机体反射中的作用

参与一个反射全部解剖学结构即反射弧。一般反射弧的基本环节是感受器-传入纤维-中枢-传出纤维-效应器。手术及麻醉对脏器的不适宜刺激激活了位于各脏器的感受器,管理各脏器的传入神经将信号传入中枢神经系统,除了通过长距离的上行纤维传至大脑皮质引起特定的感觉外,它们的侧支都直接或间接地与脑干网状结构发生联系。一方面网状结构内的各种功能核团(中枢)会聚了这些信息并进行整合,另一方面又可以通过网状脊髓束返回到脊髓等部,与脊髓前角的躯体运动神经元、侧角和骶副交感核的内脏运动神经元发生联系,进一步通过这些神经的传出纤维,连于相应的效应器,从而引起反射的效应。由此可见,脑干网状结构在各种反射过程中起到了会聚、分散的中枢调控作用。

二、常见手术和麻醉反射的解剖学基础

（一）压力感受器反射

当血压升高时,刺激位于颈动脉窦与主动脉弓的压力感受器,反射性地引起心率减慢、血压下降,甚至还可能出现呼吸抑制等现象。而当血压下降时,则反射性引起心率增快、血压回升和呼吸兴奋。这种由于刺激颈动脉窦与主动脉弓压力感受器而引起的血压上升或下降、心率加快或减慢的反射分别称为**颈动脉窦反射**和**主动脉弓反射**,统称**压力感受器反射**。正常状态下,它是机体使血压保持在稳定水平的重要机制。在浅麻醉状态下,不适宜的手术牵拉或压迫等,使颈动脉窦或主动脉弓的压力感受器受到刺激,也可引起压力感受器反射。患者往往出现血压骤降、脉搏变慢、心律失常或心搏骤停,甚至呼吸变浅或暂停,有时还出现抽搐等征,尤其是在洋地黄化的患者表现更为明显,因此在麻醉和手术时应注意防止这一现象的发生。

压力感受器反射的反射弧包括 5 个基本环节,其**感受器**是位于颈动脉窦壁内和主动脉弓外膜下的压力感受器。颈动脉窦处的**传入神经**是舌咽神经颈动脉窦支,主动脉弓处的传入神经是迷走神经心支。这些传入神经终止的**中枢**部位在延髓,主要止于孤束核。而孤束核发出的一些侧支可至位于延髓网状结构中的心-血管中枢、呼吸中枢、迷走神经背核等结构,其中心-血管中枢和呼吸中枢通过网状脊髓束与脊髓侧角和前角再发生联系,最后由迷走神经背核发出的迷走神经、脊髓侧角发出的交感神经、脊髓前角发出的肋间神经和膈神经等**传出神经**分别支配引起这一反射的心、血管和呼吸肌等**效应器**,从而引起血压、心率以及呼吸的改变。

（二）腹腔神经丛反射

在浅麻醉下手术操作牵拉腹腔脏器(如肠管、胆囊、胃等)或手术台腰桥过度升高,均可反射性引起呼吸暂停,随后呼吸增快并加深,同时血压下降、脉压变窄、心率减慢,严重时还可出现心搏骤停。这一反射因涉及腹腔神经丛,故临床上称为腹腔神经丛反射。腹腔神经丛反射的感受器是位于腹腔脏器的牵张感受器,传入神经是腹腔丛中的迷走神经和交感神经。随迷走神经传入者入延髓孤束核,随交感神经传入者入脊髓。它们进一步分别传至脑干网状结构中的心-血管中枢、呼吸中枢和迷走神经背核等。此后的神经联系、传出神经、效应器与压力感受器的反射弧基本相同。

（三）盆腔神经反射

浅麻醉时牵拉盆腔脏器、手术中膀胱尿潴留过多都可引起心动过缓、血压下降、呼吸暂停等反应,临床上称为**盆腔神经反射**。盆腔神经反射的感受器为位于盆腔脏器的牵张感受器,其传入神经为盆丛内的自主神经。其中由副交感神经传入者入骶髓,由交感神经传入者入下胸髓和上腰髓。这些传入神经进入脊髓,经上行传导束也传至脑干网状结构的相应部位,其后的神经联系、传出神经和效应器基本与腹腔神经丛反射相同。

（四）眼-心反射

眼-心反射,即压迫眼球引起心跳减慢、血管扩张。这一反射始于眼内的感觉神经末梢(感受器),经三叉神经的眼神经(传入神经)传入脑干(中枢),止于三叉神经感觉核,进而通过心-血管中枢,兴奋迷走神经背核并抑制脊髓侧角,最后通过迷走神经和交感神经(传出神经)引起心、血管(效应器)的效应。与此相似,刺激鼻黏膜可引起**鼻-心反射**,呈现类似的心、血管反应,并可引起喷嚏或抑制呃逆(膈肌痉挛)。鼻-心反射的径路始于鼻黏膜内感觉神经末梢,经

三叉神经的上颌神经鼻支传入中枢,到达三叉神经感觉核,进一步联系心-血管中枢和呼吸中枢,最后通过迷走、交感神经、膈神经和肋间神经等传出冲动,引起效应。

(五) 赫-白反射

肺泡吸气膨胀时,引起吸气终止,肺泡呼气回缩后,重又引起吸气,分别称为**肺膨胀反射**和**瘪缩反射**,总称**肺牵张反射**或**赫-白反射**(Hering-Breuer reflex)。全麻时常利用赫-白反射,通过过度膨肺使呼吸消失,或间断停止控制呼吸,以诱发自主呼吸的出现。赫-白反射的感受器主要是支气管、细支气管和肺泡壁的牵张感受器。肺吸气膨胀时,刺激感受器,冲动沿迷走神经传入延髓,使吸气中枢抑制,通过其传出神经,支配呼吸肌的活动,使吸气终止。肺呼气瘪缩时,感受器所受刺激减弱,传入冲动减少,吸气中枢抑制解除,于是再次引起吸气。

(六) 疼痛反射

在浅麻醉状态下切割皮肤和剥离骨膜时常可出现心率增快、血压升高和呼吸增快、加深等反应,即**疼痛反射**。这一反射的感受器是皮肤和骨膜中的痛感觉神经末梢;传入神经是相应部位的躯体神经;反射中枢包括脑干网状结构内的心-血管中枢、呼吸中枢和有关的核团;传出神经则有交感神经、迷走神经、肋间神经和膈神经等;效应器是心-血管和呼吸肌。

(七) 气管插管反射

在浅麻醉时作气管插管操作可引起呼吸抑制或呛咳动作(bucking),称为**气管插管反射**。偶尔也可以出现心动过缓,甚至心搏骤停,即所谓的**迷走-迷走反射**。这一反射感受器位于咽、喉、气管尤其是气管隆嵴黏膜等处;传入神经为迷走神经;中枢为脑干网状结构的心血管中枢、呼吸中枢、迷走神经背核等部;传出神经为迷走神经、交感神经和脊神经等;效应器为喉、心血管、呼吸肌。

(八) 轴突反射

周围神经中一根纤维受到刺激,冲动经该纤维及其分支传至附近区域,引起局部反应,称为**轴突反射**。它不涉及神经元胞体,也不通过中枢神经。因此,这种反射不是通常意义的反射,而是只涉及单根纤维及其分支的微小局部回路反应。例如,皮肤受到温热刺激,引起局部血管扩张,即属轴突反射,疼痛及炎症的局部反应也与轴突反射有关。

(鲁显福 张励才)

推荐阅读

[1] 朱长庚. 神经解剖学. 2 版. 北京：人民卫生出版社, 2009.

[2] 赵志奇. 疼痛及其脊髓机理. 上海：上海科技教育出版社, 2000.

[3] 韩济生. 神经科学. 3 版. 北京：北京大学医学出版社, 2009.

[4] 鞠躬. 神经生物学. 北京：人民卫生出版社, 2004.

[5] 张励才. 麻醉与镇痛的神经生物学. 上海：上海第二军医大学出版社, 2010.

[6] Harold E, Andrew L. Anatomy forAnaesthetists. 9th. London：Wiley Blackwell, 2015.

[7] 柏树令, 应大君. 系统解剖学 . 8 版. 北京：人民卫生出版社, 2013.

[8] 刘树伟, 李瑞锡. 局部解剖学. 8 版. 北京：人民卫生出版社, 2013.

[9] 郭曲练, 姚尚龙. 临床麻醉学. 3 版. 北京：人民卫生出版社, 2011.

[10] 谭冠先. 疼痛诊疗学. 3 版. 北京：人民卫生出版社, 2011.

[11] 付升旗, 刘荣志. 局部解剖学. 北京：人民卫生出版社, 2015.

[12] 王怀经. 局部解剖学. 3 版. 北京：人民卫生出版社, 2015.

[13] David L, Brown. 局部麻醉图谱. 范志毅译. 北京：科学出版社, 2008.

[14] Standring S. Gray,s Anatomy. 40th, New York：Churchill Livingstone, 2008.

中英文名词对照索引